Schattauer

Martina Kruse | Katharina Hartmann (Hrsg.)

Trauma und Gewalt in der Geburtshilfe

Ein Handbuch für Fachkräfte

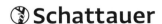

Besonderer Hinweis:
Die in diesem Buch beschriebenen Methoden sollen psychotherapeutischen Rat und
medizinische Behandlung nicht ersetzen. Die vorgestellten Informationen und Anleitungen
sind sorgfältig recherchiert und nach bestem Wissen und Gewissen weitergegeben. Dennoch
übernehmen Autor*innen und Verlag keinerlei Haftung für Schäden irgendeiner Art, die direkt
oder indirekt aus der Anwendung oder Verwertung der Angaben in diesem Buch entstehen.
Die Informationen sind für Interessierte zur Weiterbildung gedacht.

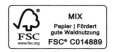

Schattauer
www.schattauer.de
© 2024 by J. G. Cotta'sche Buchhandlung Nachfolger GmbH, gegr. 1659, Stuttgart
Alle Rechte vorbehalten
Cover: Jutta Herden, Stuttgart
unter Verwendung einer Abbildung von Adobe Stock/tawatchai1990
Gesetzt von Eberl & Koesel Studio, Kempten
Gedruckt und gebunden von Friedrich Pustet GmbH & Co. KG, Regensburg
Lektorat: Mihrican Özdem
Projektmanagement: Dr. Nadja Urbani
ISBN 978-3-608-40086-1
E-Book ISBN 978-3-608-12322-7
PDF-E-Book ISBN 978-3-608-20675-3

Bibliografische Information der Deutschen Nationalbibliothek
Die Deutsche Nationalbibliothek verzeichnet diese Publikation in der Deutschen National-
bibliografie; detaillierte bibliografische Daten sind im Internet über http://dnb.d-nb.de abrufbar.

Vorwort

Geburt als Grundvoraussetzung für das Leben war und ist ein biologischer Akt; so simpel, wundervoll und doch anfällig zugleich. Historisch vollzieht sich ein Wandel des Rahmens – von passiver Schicksals- und Gottesergebenheit über Einflussnahme für die Mutter, dann für das Kind und letztlich für beide. Geburt ist gewaltig. Geburt kann auch ein gewalttätiger Akt sein – für Leib und Seele, für alle, auch vielleicht nur für die am Rande Beteiligten. Geburt kann verletzen und traumatisieren – den Leib und die Seele. Geburt kann aber vor allem erfüllen und ermächtigen, stärken und sensibel machen. Sie ist die Quelle unserer Beziehungs-, Bindungs- und Liebesfähigkeit. Sie ist die Mutter aller Lieben – sie ist die Urform der Liebe (Balint). Ihre Zumutungen sind die Zumutungen des Lebens. Ihre Kraft ist die Kraft des Lebens. Ihre Verletzlichkeit ist die Verletzlichkeit des Lebens. Geburt ist ein sexueller Akt. Geburt braucht Privatsphäre und Intimität. Sie braucht Geborgenheit und Schutz – in Raum, Zeit und Begleitung. Sex geht auf der Flucht – Gebären nie.

Geburtshilfe war zunächst Frauensache, dann ein zunehmend patriarchal und medical durchdrungenes Konstrukt zum physischen Schutz von Mutter, später Kind – immer dann, wenn die diesbezüglichen Möglichkeiten der Natur an ihre Grenzen stießen. Qualität bemaß und bemisst sich dabei an biologischen Parametern des gesunden Lebens- und Überlebens. Dieser Zweck heiligte und heiligt die Mittel und ebnete den Weg für die heute bevorzugte klinische Geburtsmedizin, die zunehmend in Form von Interventionen Geburten reguliert. Die interventionslose Geburt gehört fast ausnahmslos der Vergangenheit an.

Aus Sicht der üblichen Qualitätsparameter ist diese Entwicklung eine Erfolgsgeschichte, ohne Zweifel. Sie wurde auch der Maßstab für Verantwortung, und diesbezügliches Versagen führt zur Rechtsverfolgung. Zum Täter oder zur Täterin werden die, die untätig geblieben sind. Handelnde sind bis dato immer auf der sicheren Seite. Parallel dazu versorgt uns die Optimierungsgesellschaft mit einer gehörigen Portion Scham, insbesondere davor zu versagen. Die Angst davor wird immer mehr zum Bestimmer. Aktionismus und Katastrophisierungsneigung sind die Folge, und schon ist es nur noch ein kleiner Schritt zur Gewalt, einer wohlgemerkt nicht beabsichtigten.

Schon lange ist bekannt, dass Geburten psychisch traumatisieren können. Geburtserleben wird schon relativ lange erfasst. Der Fokus lag dabei lange Zeit bei der Gebärenden und ihrer Geburt. Die Rahmenbedingungen wurden kaum untersucht. Es galt als evident und selbstverständlich, dass Geburtshelfende helfen und retten und daher alle Interventionen hilfreich und gut sind. Diese und vor allem ihre Begleitumstände wurden lange nicht ernsthaft infrage gestellt.

Trotz hoher ethischer Selbstansprüche musste allerdings auch ich in den letzten Jahren lernen, dass ich gemäß den anerkannten Kriterien in meinem 40-jährigen Berufsleben keinesfalls immer traumasensibel und respektvoll gehandelt habe.

Und die Enttabuisierung und Diskussion rund um Respektlosigkeit in der Geburtshilfe ergab, dass es trotz #MeToo- und Selbstbestimmungsdiskurs im Jahrhundert der Frau immer noch gewaltvolle Übergriffe in der Geburtshilfe gibt, wenn auch selten und ohne gezielte Absicht.

Immer deutlicher wurde, dass Traumatisierungen nicht nur in der Natur der Geburt lagen, sondern auch in ihren Rahmenbedingungen. Im Kontext meiner Kultur der Vor- und Nachbesprechungen der Geburt war das Thema Respektlosigkeit ein Häufiges. Auf Befragen während eines Lehrauftrags gab es keine einzige Hebammenstudentin, die nicht Respektlosigkeit im Kreißsaal erlebt hat. Noch immer sind die Grundzüge traumasensiblen Arbeitens nicht überall bekannt und hinterlegt.

Geburtshelfer*innen bestreiten zum Teil noch heftig, dass es Gewalt in der Geburtshilfe überhaupt gibt. In der Tat gibt es wenig wissenschaftliche Evidenz dafür, aber die Erfahrungen sprechen Bände. Selbstredend ist es dabei nicht immer einfach, das Trauma der Geburt vom Trauma der Geburtshilfe abzugrenzen.

Was sollte geschehen?

Mit dem Roses Revolution Day wurde ein Zeichen gesetzt – es braucht dazu aber eine Weiterentwicklung: Wir brauchen das Gespräch und den Austausch mit Betroffenen und eine Kultur der Demut, die nicht nur rechtfertigt, sondern auch eine Entschuldigung kennt.

Screeningmethoden zum Geburtserleben und Nachgespräche sollten selbstverständlich sein. Eine wissenschaftliche Begleitung hilft bei der Zuordnung. Wir Geburtshelfer*innen sollten versuchen, uns nicht als Opfer haltloser Vorwürfe und schlechter Rahmenbedingungen zu sehen, und uns damit aus der Verantwortung stehlen. Neue Qualitätskriterien könnten helfen, achtsamer zu werden. Bisher war unser großes Ziel hauptsächlich die Vermeidung von Asphyxie (Sauerstoffmangel) und mütterlichem Verbluten. Warum kann es nicht zusätzlich darum gehen, eine posttraumatische Belastungsstörung zu vermeiden? Ein Kind braucht nicht nur Sauerstoff, sondern eine verfügbare Mutter, sonst droht die »emotionale Asphyxie«. All dies ließe sich messen und wahrscheinlich sogar zuordnen.

Und was ist eigentlich so schwer daran, sich selbst nach sinnvollen und gewaltfrei durchgeführten Interventionen vor Augen zu führen, dass dadurch mitunter das Selbstbestimmungsrecht der Frau gewaltig verletzt wird? Wie entlastend ist dabei ein »Tut mir leid für Sie« statt einem »Sind Sie gefälligst froh, dass ich Ihrem Kind das Leben gerettet habe«.

Für gute Geburtshilfe braucht es gute Betreuung, Ent-Ängstigung, Sinn sowie richtig verstandene Evidenz und Können. In fast allen Verbänden hat man dies im Blick. Am nationalen Gesundheitsziel wird gearbeitet. Es gibt Leitfäden zum respektvollen Umgang, Leitlinien verhelfen dem »Weniger ist manchmal mehr« in die Steigbügel, Leitlinien zu perinatalen psychischen Störungen und Traumasensibilität sind im Werden. Auch Trauma bei und Gewalt gegen Geburtshelfer*innen werden untersucht und Bedarfe ermittelt. Eine neue Sicherheits- und Fehlerkultur kombiniert mit einer Neuausrichtung der Haftpflichtproblematik könnte hier für Entspannung und besseren Umgang sorgen. Somit würde vielleicht die Angst wieder eine

Schutz- und Beratungsfunktion bekommen und nicht als Bestimmer Aktionismus beflügeln.

Und nicht zuletzt ist das Thema ›Trauma und Gewalt« vor allem in der Hebammenwissenschaft angekommen und hat Einzug in die Lehrpläne gehalten. Da passt es, dass sich dieses großartige Buch um einen ersten breiten und vielseitigen Aufschlag für ein schwieriges Thema mit einem breiten Kontinuum der Sicht- und Erlebensweisen bemüht.

Ich hoffe, es wird Einstiegslektüre für alle in der Geburtshilfe Tätigen – noch lange bevor man Stimme, Hand, Schere oder Skalpell erhebt. Alles am Ende für Mutter und Kind, aber mit der gebotenen Zurückhaltung und Traumasensibilität – irgendwo in der Mitte des »zu viel« und »zu wenig« – einem Konflikt, der Geburtshelfer*innen nie loslassen wird, den es aber zu verstehen und anzupassen gilt.

Dr. Wolf Lütje
Präsident der Deutschen Gesellschaft für Psychosomatische Frauenheilkunde und Geburtshilfe e. V. (DGPFG)

Einleitung

Seit einigen Jahren setzt sich mehr und mehr die Erkenntnis durch, dass Gewalt im Rahmen der Schwangerschaftsbetreuung, während der Geburt und auch im Wochenbett existiert, kein Einzelschicksal ist und Spuren hinterlässt. Zu viele sind davon betroffen, auch wenn es derzeit keine repräsentativen Studien zu Prävalenzen im deutschsprachigen Raum gibt.

Wir Herausgeberinnen, Martina Kruse und Katharina Hartmann, haben uns dem Thema Gewalt und Trauma im Kontext von geburtshilflicher Betreuung von unterschiedlichen Seiten genähert. Unsere Zusammenarbeit spiegelt zwei Seiten des Phänomens wider: Martina Kruse hat lange Jahre als Hebamme gearbeitet und berät als Traumafachberaterin Frauen und Paare, die die Geburt ihres Kindes negativ erlebt haben und mit den Folgen konfrontiert sind. Sie unterstützt Fachkräfte, die im Rahmen ihrer Arbeit traumatische Erfahrungen gemacht haben, und bildet seit vielen Jahren geburtshilfliche Fachpersonen zu den Themen Gewalt gegen Frauen, deren Auswirkungen und Gewalt unter der Geburt fort. Katharina Hartmann hat ihre Wurzeln in der Roses Revolution, sie ist eine Stimme der Betroffenen, Gründungsmitglied der Bundeselterninitiative Mother Hood e. V. und für den Verein unter anderem Mitglied der deutschen CEDAW-Allianz, dem Zusammenschluss zivilgesellschaftlicher Organisationen für die Umsetzung der UN-Frauenrechtskonvention. Sie ist als Vertreterin der Elternperspektive an unterschiedlichen nationalen und internationalen Forschungsprojekten und -netzwerken beteiligt. Zudem lehrt sie an Hochschulen und Universitäten zum Thema Frau*zentrierte Betreuung und Gewalt in der Geburtshilfe.

Mit diesem Handbuch wollen wir eine umfassende Bestandsaufnahme rund um das Thema Trauma und Gewalt in der Schwangerschaft, bei der Geburt und in der ersten Zeit mit einem Neugeborenen einem breiten Fachpublikum zugänglich und den Diskurs in seiner Breite sichtbar machen.

Das Thema Gewalt in der Geburtshilfe wurde zuerst von den Betroffenen selbst in die Öffentlichkeit gebracht, dann in der Folge von unterschiedlichen Professionen aufgegriffen; es wurde in Beratungs- und Therapiesituationen ein Begriff und findet langsam den Weg in die Forschung. Dabei entspricht es der Logik des Diskurses, dass die Beiträge in diesem Band aus unterschiedlicher Perspektive entstanden sind: Einige entsprechen hohen wissenschaftlichen Ansprüchen, andere sind aufgrund der Expertise der Beiträger*innen eher »aus der Praxis«, wieder andere drücken das Erfahrungswissen einzelner Betroffener aus und/oder sind als Expert*inneninterviews gestaltet und beschreiben die Sicht einer Gruppierung. Diese sehr unterschiedlichen Formate ergeben sich aus dem gegenwärtigen Zustand der Diskussion zum Thema Trauma und Gewalt in der geburtshilflichen Betreuung: Es wurde bislang noch wenig wissenschaftlich beleuchtet, betrifft aufseiten der Fachkräfte einen sehr großen, sehr vielfältigen

Personenkreis, ebenso aufseiten der Betroffenen, deren Perspektiven die aktuelle Diskussion sehr bereichern können.

Aus dieser Einstellung heraus möchten wir ein besonderes Augenmerk auf die Menschen richten, die sowohl außerhalb als auch im Rahmen der geburtshilflichen Begleitung häufiger von Marginalisierung und Diskriminierung (als eine Form von Gewalt) betroffen sind: Menschen mit Rassismuserfahrung oder gesundheitlichen Einschränkungen, queere Personen, Sexarbeiter*innen. Es reicht nicht aus, das Gespräch ausschließlich auf der wissenschaftlichen oder der professionellen Ebene zu führen. Über Betroffene zu sprechen, ohne sie zu hören, würde eine entscheidende Perspektive außer Acht lassen. Aus Respekt muss die Maxime »Nothing about us without us!« gelten. Wir haben versucht, in diesem Band Beiträger*innen zu versammeln, die der Vielzahl der Perspektiven entsprechen, der Komplexität des Phänomens Ausdruck geben und somit helfen, verfestigte Annahmen aufzuweichen und vermeintlich einfache Sachverhalte, wie »gut – böse«-Zuschreibungen, zu hinterfragen.

Die Auseinandersetzung mit dem Thema Gewalt im geburtshilflichen Kontext ist unter anderem deshalb keine einfache, weil es Menschen auch emotional anfasst und Grenzen einerseits überschreitet, andererseits verwischt. Hebammen und Gynäkolog*innen stellen fest, dass sie selbst Gewalt ausgeübt haben, oder sie wurden während der Arbeit von den Betreuten oder ihren Zugehörigen beleidigt oder waren körperlichen Übergriffen ausgesetzt. Die in der Geburtshilfe Arbeitenden müssen als Zeug*innen beobachten, wenn andere Gewalt erleben – so fühlen sich Hebammenstudierende oftmals machtlos und ohnmächtig, wenn Höhergestellte sie auffordern, missbräuchliche Handlungen vorzunehmen. Nicht zuletzt stellt sich den Fachkräften die Frage nach der eigenen Schuld, und sie brauchen Unterstützung, damit sie gesund bleiben und ihren Beruf weiter empathisch ausüben können.

Gebärende sind aufgrund der speziellen physiologischen Gegebenheiten der Geburt besonders verletzlich und schutzbedürftig: Sowohl körperlich als auch seelisch-emotional macht der Geburtsvorgang eine Gebärende »nackig«. Gewalt in der Geburtshilfe spielt sich immer ab vor dem Hintergrund dieser extremen Verletzlichkeit, in der die Gebärende ihrer Umgebung ausgeliefert ist. Eine gelungene Geburt braucht (berechtigtes!) Vertrauen in die Umgebung – Gewalt in der Geburtshilfe wirkt auch deshalb so perfide und tief in den Betroffenen nach, weil der Ort einer Geburt eigentlich ein ganz besonders geschützter Raum sein muss. Viel zu oft ist er es nicht.

Negative Geburtserfahrungen und Diskriminierung im Kontext Geburtshilfe sind kein Einzelschicksal, sondern es sind gesellschaftliche Prämissen, die sie ermöglichen, verstärken oder zumindest nicht verhindern. Zwar ist es immer das konkrete, situationsgebundene Verhalten einer bestimmten Person (in diesem Fall einer geburtshilflichen Fachkraft – Hebamme, Pflegekraft, gynäkologische Ärzt*in, Anästhesist*in, Kinderärzt*in etc.), das die negativen Erfahrungen der (werdenden) Eltern und anderer Anwesenden auslöst. Dieses »Fehlverhalten« Einzelner ist aber kein autonomes Handeln, sondern abhängig von und eingebettet in systemische Missstände und strukturelle Gegebenheiten in Krankenhäusern, gesundheitspolitische Vorgaben oder Defizite in der Ausbildung. Aktuelle Entwicklungen wie der Fachkräftemangel begünstigen die Entstehung von Gewalt und Trauma und verschlimmern den Fachkräftemangel gegebenenfalls noch, denn traumatisch erlebte Geburten haben Folgen auch für Fachkräfte: Auch bei Hebammen und Geburtshelfer*innen können psychische Folgeerkrankungen auftreten, und manche verlassen aufgrund der Belastung den Beruf (Aydın & Aktaş 2021; Wahlberg et al. 2016).

Doch der Verweis auf strukturelle Mängel darf nicht als Ausrede für fehlende Reflexions- und Handlungsbereitschaft dienen: Wir können dem Phänomen nur entgegentreten, wenn wir alle Ebenen des Problems angehen, sowohl die individuelle als auch die strukturelle und kulturelle.

Das Handbuch gliedert sich in sechs thematisch geordnete Abschnitte, in denen Fachartikel durch die Erfahrungen von betroffenen Eltern und Fachkräften ergänzt werden.

Teil I. Im ersten Teil des Buches wird das Thema Gewalt und Trauma in der geburtshilflichen Betreuung wissenschaftlich betrachtet und theoriegeleitet erörtert: Tina Jung führt aus politik- und sozialwissenschaftlicher Perspektive grundlegend in das Thema Gewalt in der Geburtshilfe ein. Die Geschichte der Roses Revolution in Deutschland beschreibt Katharina Hartmann, und sie begründet, warum die Aktion nicht automatisch eine Gesprächsaufforderung an das Fachpersonal darstellt. Eva Maria Bredler legt den grund- und menschenrechtlichen Rahmen für geburtshilfliche erlebte und ausgeübte Gewalt im deutschen Rechtsystems dar. Rassismus in der Geburtshilfe wird von Reena Suri beleuchtet. Anschließend wirft Tina Jung einen Blick auf den Faktor des sozialen Status und Klassismus als Ursache für Diskriminierung von Schwangeren und Gebärenden in der Geburtshilfe. Anhand psychologischer Forschung erklärt Lisa Hoffmann, wie und warum es zu Respektlosigkeit und Gewalt in der geburtshilflichen Betreuung kommt. Friederike Gerstenberg beschreibt anhand eines Fallbeispiels, wie psychische, soziale und politische Aspekte ineinandergreifen, und leitet daraus mögliche Handlungskonsequenzen ab. Der aktuelle klinisch-psychologische Forschungsstand zum Thema wird von Ariane Göbel, Lydia Rihm und Susan Garthus-Niegel dargelegt. Sie erläutern, zu welchen psychischen Störungen und Pathologien das Erleben von geburtshilflicher Gewalt führen kann. Martina Kruse stellt grundlegend dar, wie Trauma definiert werden und welche Folgen ein traumatisches Erlebnis haben kann.

Teil II beleuchtet das Thema aus dem Blick der Praxis: Eindrücke und Erfahrungen aus der niedergelassenen gynäkologischen Praxis, der geburtshilflichen Klinik, der außerklinischen Geburtshilfe werden aus persönlichen und beruflichen Perspektiven geschildert. Dazu berichtet Ulrike Bös aus der Sichtweise einer niedergelassenen Gynäkologin, wie das geburtshilfliche Trauma und Gewalterleben nicht nur die Schwangerenbegleitung betrifft, sondern auch noch Jahrzehnte später ein Thema für die Patient*innen sind. Stéphanie Berrut de Berrut erläutert aufgrund ihrer professionellen Erfahrung, wie traumatische Erlebnisse und Gewalt eine Rolle in der Arbeit einer psychosozialen Beratungsstelle spielen können.

Rassismus im geburtshilflichen Berufsalltag wird von Anne Christine Manawa

Nougho aus der Betroffenenperspektive heraus geschildert. Aus der Perspektive einer außerklinisch arbeitenden Hebamme blickt Margarete Sommer auf Gewalt in der Geburtshilfe. Tatjana Geschwendt erinnert sich an die traumatisch erlebte Geburt ihres Kindes und beschreibt, wie sie den anschließenden Aufenthalt auf der Neugeborenen-Intensivstation erlebt hat. Der in leitender Position tätige Geburtshelfer Jens Pagels schreibt zum Thema Gewalt im klinisch-geburtshilflichen Kontext. Zum Abschluss dieses Abschnitts beschreibt Franziska Hohmuth ihre traumatische Geburtserfahrung, die gelebten persönlichen Auswirkungen und was hilfreich war.

Teil III. Manche Personengruppen sind in besonderem Maße anfällig für Gewalterfahrung in der geburtshilflichen Betreuung, deshalb wird in Teil III der Fokus auf marginalisierte Gruppen gelegt: Ute Lange beleuchtet die Versorgung von behinderten Schwangeren und Gebärenden. Reena Suri berichtet aus der Betroffenenperspektive über Alltagsrassismus im Berufsumfeld. Ska Salden beschreibt aktuelle Probleme und künftige Möglichkeiten bezüglich struktureller Gewalt- und Diskriminierungserfahrungen von queeren Personen in der geburtshilflichen Versorgung. Der Versorgung von schwangeren und gebärenden Sexarbeiter*innen und der Entstigmatisierung der Begleitung durch Schwangerschaft, Geburt und Wochenbett widmet sich der Beitrag von Giovanna Gilges. Das Thema Schwangerschaft und Geburt nach Vergewaltigung ist im öffentlichen Blick noch weitestgehend unberücksichtigt. Susanne Heynen beschreibt die komplexe Bandbreite des Themas und erläutert die Bedürfnisse an die Begleitung dieser Personengruppe mit Traumaerfahrung. Daniel Masch schildert aus der Sicht eines Trans Vaters seine Erfahrungen während der Schwangerschaft, der Geburt und der Zeit im Wochenbett. Zum Abschluss geben Sandra Kern und Rebecca Körner aus der Betroffenenperspektive einen Einblick, welche Art Gewalt Eltern bei Fehl- und Totgeburten erleben.

Teil IV stellt ohne Anspruch auf Vollständigkeit verschiedene therapeutische Ansätze zur Bewältigung von Traumafolgen vor. Katrin Boger beschreibt ihren Ansatz der Integrativen bindungsorientierten Traumatherapie, bei dem sowohl mit den Bezugspersonen als auch mit Säuglingen und Kleinkindern gearbeitet wird. Der Therapeut Alexander Korittko stellt einen narrativen Therapieansatz zur Begleitung nach traumatischen Erfahrungen rund um die Geburt vor. Die Emotionelle Erste Hilfe (EEH) als eine weitere Möglichkeit zur Intervention bei Krisen des Kindes nach als traumatisch erlebten Geburten wird von Barbara Walcher erläutert.

Teil V. Eltern bei der Geburt zu begleiten, fordert viel Engagement und kann für Hebammen und Geburtshelfer*innen selbst zu einer Belastung werden. Diesem Aspekt widmet sich Teil V Abschnitt des Buches. Mechanismen, Arten und Konsequenzen von Gewalterfahrungen in der Hebammenausbildung werden von Margarete Sommer beschrieben. Miriam Al Msalma beschreibt das Erleben von Anti-Islam-Diskriminierung in der Hebammenwissenschaft aus der Studierendenperspektive. Der Beitrag von Lena Ontrup behandelt die Belastung von geburtshilflichem Fachpersonal durch nichtjuristische Schuld(-gefühle). Das Fachpersonal rückt auch Tanja Kuhnert in ihrem Artikel ins Zentrum. Sie zeigt auf, welche Maßnahmen die psychische Gesundheit und professionelle Handlungsfähigkeit von geburtshilflichen Fachpersonen unterstützen können.

Teil VI. Das Buch wäre nicht vollständig, wenn nicht auch Präventions- und Handlungsmöglichkeiten vorgestellt würden, daher werden in Teil VI gute Beispiele aus der Praxis vorgestellt, die Interessierten Ideen an die Hand geben können, wie sie gewaltfrei und niedrigschwellig die Situation im beruflichen Alltag verbessern können. Hierzu führt Martina Kruse in die Grundlagen einer traumasensiblen Sicht- und Arbeitsweise ein, deren Umsetzung einerseits gewaltbetroffenen Personen zugutekommt, andererseits aber als Prävention von negativen Erfahrungen wirksam sein kann. Katharina Hartmann beleuchtet die Chancen und Grenzen des Engagements der Betroffenen vor dem Hintergrund eines erweiterten Traumakonzeptes. Benjamin Dittrich berichtet als betroffener Vater von seiner Entwicklung hin zur sinnstiftenden Gründung und Begleitung einer Väter-Selbsthilfegruppe. Angela Rocholl und Ute Lange zeigen die Möglichkeiten und Grenzen von Sprach- und Integrationsmittler*innen zur Vermeidung von Respektlosigkeit und Gewalt rund um die Geburt auf. Immer wieder wird von Betroffenen die vaginale Untersuchung gewalthaft beschrieben. Beispielhaft für andere Interventionen stellt Claudia Schumann praktische Grundsätze zu respektvollen gynäkologischen Untersuchungen in der Schwangerschaft vor. Nach traumatisch erlebten Geburten kann zur Verarbeitung oder zur Vorbereitung einer Folgegeburt eine professionelle Nachbesprechung hilfreich sein. Andrea Hocke stellt dazu ein Modell vor.

Anhang. Wer Interesse hat, mehr zu dem Thema zu lesen, sich zu vernetzen oder Ideen braucht, an wen er Betroffene* weitervermitteln kann, dem sei der Anhang empfohlen. Hier sind hilfreiche Adressen ohne Anspruch auf Vollständigkeit zusammengestellt.

Mit diesem Handbuch möchten wir für die Ursachen, die Ausprägung und die Auswirkungen von missbräuchlicher, gewalthafter und/oder traumatischer geburtshilflicher Betreuung sensibilisieren. Unser Ziel ist es, einen respektvollen und facettenreichen Diskurs bei allen Beteiligten anzuregen.

Rheinland, im Februar 2024
Martina Kruse und Katharina Hartmann

Literatur

Aydın, R, Aktaş, S (2021) Midwives' experiences of traumatic births: A systematic review and meta-synthesis. European Journal of Midwifery 5: 1–10.

Wahlberg, A, Andreen Sachs, M, Johannesson, K, Hallber, G, Jonsson, M, Skoog Svanberg, A et al. (2016) Post-traumatic stress symptoms in Swedish obstetricians and midwives after severe obstetric events: A cross-sectional retrospective survey. International Journal of Obstetrics & Gynaecology 124: 1264–1271.

Anschriften

Die Herausgeberinnen

Martina Kruse, M. A.
Koordinatorin und Familienhebamme des Präventionsteam Frühe Hilfen des
Sozialpädagogischen Zentrum Kerpen, Traumazentrierte Fachberaterin, Integrative
Bindungsorientierte Traumatherapeutin, Systemische Beraterin und Fortbildnerin
in freier Praxis
Kyllburgerstr. 7
50937 Köln
E-Mail: martina.kruse@gmx.net
www.beratungundfortbildung-kruse

Dr. phil. Katharina Hartmann
Initiatorin der Roses Revolution in Deutschland, Mitgründerin von Mother Hood e. V.,
Referentin im Wissenschaftsressort und Leitung des Internationalen Netzwerkes
dieses Vereins, Mitglied in den COST Action 18211 »Perinatal Health and Birth Trauma«
und CA 22114 »Maternal Perinatal Stress and Adverse Outcomes in the Offspring:
Maximising infants' development (TREASURE)« sowie in der Deutschen CEDAW
Allianz
E-Mail: katharina_hartmann@gmx.de

Die Autor*innen

Miriam Al Msalma
Studentin des Fachs Hebammenwissenschaft
E-Mail: miriamalmsalma@outlook.de

Stéphanie Berrut de Berrut, Dipl.-Psych.
Systemische, Sexual- und Körpertherapeutin,
Leitung der pro familia Beratungsstelle Bonn
E-Mail: stephanie.berrut@profamilia.de

Katrin Boger, Dipl.-Päd.
Kinder- und Jugendpsychotherapeutin (VT/TP), Spezielle Psychotraumatologie
(DeGPT), EMDR, Gründerin und Leiterin des WZPP® Weiterbildungs Zentrum
für Pädagogik und Psychologie, Begründerin der I.B.T.®-Methode
Alfred-Delp-Straße 2
73430 Aalen
E-Mail: info@wzpp.de

Dr. med. Ulrike Bös
Fachärztin für Frauenheilkunde und Geburtshilfe
Gynäkologische Praxis
Hauptstr. 25
79219 Staufen
E-Mail: ub@frauenaerztin-staufen.de

Eva Maria Bredler, Dipl.-Jur.
Promotionsstudentin mit einem Forschungsvorhaben zu geburtshilflicher Gewalt am
Lehrstuhl für Internationales Öffentliches Recht und Menschenrechtsschutz der Universität Münster

Benjamin Dittrich, M. A.
Psychologischer Berater, Paartherapeut, Gründer der ersten Selbsthilfegruppe für
Männer nach belastender Geburt und mit väterlicher Depression in Deutschland
Philosophische Praxis Benjamin Dittrich
Wahnheider Straße 42
51105 Köln
E-Mail: mail@benjamin-dittrich.de

Prof. Dr. Susan Garthus-Niegel
Diplompsychologin, Professorin für Epidemiologie und Frauen- & Familiengesundheit an der MSH Medical School Hamburg, Bereichsleiterin für den Forschungsbereich Public Mental Health am Institut und Poliklinik für Arbeits- und Sozialmedizin
der Medizinischen Fakultät der TU Dresden
Am Kaiserkai 1
20457 Hamburg
E-Mail: susan.garthus-niegel@ukdd.de

Prof. Dr. Friederike Gerstenberg
Professorin für Psychologie, Hochschule Esslingen, 1. Vorsitzende von Kompass
Kirchheim e. V., Psychologische Fachberatungsstelle gegen sexualisierte Gewalt,
Systemische Therapeutin und Supervisorin
Flandernstr. 101
73732 Esslingen
E-Mail: friederike.gerstenberg@hs-esslingen.de

Tatjana Geschwendt, M. A.
Rhetorik und Slavistik M. A., Sprecherin vom Frauenpolitischen Rat Brandenburg,
Trainerin für Rhetorik, Konfliktmanagement, Kommunikation und Kinderrechte
www.phoenix-rhetorik.de/
An der Dorfaue 28
03149 Forst (Lausitz)
Telefon: 0151 40 06 42 47
Lied (YouTube): Ohne dich gibt's kein Zuhause

Giovanna Gilges, M. A.
Kulturpädagogik B. A., Gender Studies M. A., Doktorandin der Ruhr-Universität
Bochum, Fakultät der Sozialwissenschaften, Sektion Gender Studies, Gründungs-
mitglied und Vorstand der Gesellschaft für Sexarbeits- und Prostitutionsforschung
(GSPF)
E-Mail: gilges@posteo.de

Ariane Göbel, PhD
Diplompsychologin, wissenschaftliche Mitarbeiterin an der MSH Medical School
Hamburg (Epidemiologie und Frauen- & Familiengesundheit) und dem Universitäts-
klinikum Hamburg-Eppendorf (Zentrum für Psychosoziale Medizin, Klinik für Kin-
der- und Jugendpsychiatrie, -psychotherapie und -psychosomatik)
Am Kaiserkai 1
20457 Hamburg
E-Mail: ariane.goebel@medicalschool-hamburg.de

Dr. Susanne Heynen
Ergotherapeutin, Diplompsychologin, Jugendamtsleiterin
Landeshauptstadt Stuttgart
Wilhelmstraße (M) 3
70182 Stuttgart
Telefon: 0711 216-55301
Fax: 0711 216-9555301
E-Mail: susanneheynen@mail.de

Dr. Andrea Hocke
Fachärztin für Gynäkologie und Geburtshilfe, Psychotherapeutin, DKG-zertifizierte
Psychoonkologin, Oberärztin an der Universitätsfrauenklinik Bonn, Leiterin der
Gynäkologischen Psychosomatik der Universitätsfrauenklinik Bonn
Venusberg Campus 1
53127 Bonn
Tel.: 0228 28714737
E-Mail: Andrea.hocke@ukbonn.de

Dr. Lisa Hoffmann, Dipl.-Psych.
Wissenschaftlerin mit den Forschungsschwerpunkten Geburt und Frauengesundheit
Universität Bonn
Institut für Psychologie
Kaiser-Karl-Ring 9
53111 Bonn
E-Mail: lisa.hoffmann@uni-bonn.de und mail@einanfang.com

Franziska Hohmuth
Psychotherapeutin (HPG), Paar- und Sexualtherapeutin
Mittlerer Kaulberg 38–40
96049 Bamberg
E-Mail: Info@praxis-hohmuth.de
www.praxis-hohmuth.de

Dr. phil. Tina Jung
Politikwissenschaftlerin
Institut für Politikwissenschaft
Fachbereich 03 Sozial- und Kulturwissenschaften
Justus-Liebig-Universität Gießen
E-Mail: tina.jung@sowi.uni-giessen.de

Sandra Kern
Trauerbegleiterin und Dozentin, Gründerin von SternenEltern Saarland e. V.,
Vorsitzende Bundesverband Kindstod in Schwangerschaft und nach Geburt e. V.
(BVKSG)
SternenEltern Saarland e. V.
Humesstr. 8
66793 Saarwellingen
E-Mail: verein@sternenelternsaarland.de

Alexander Korittko, Dipl.-Soz.
Diplom-Sozialarbeiter, Systemischer Lehrtherapeut, Mitbegründer des Zentrums für Psychotraumatologie und Traumatherapie Niedersachsen (ZPTN), Autor zum Trauma-Thema
Baumbachstraße 3
30163 Hannover
E-Mail: alexander.korittko@t-online.de

Dr. med. Rebecca Körner
Trauerbegleiterin, 2. Vorsitzende von SternenEltern Saarland e. V.
E-Mail: verein@sternenelternsaarland.de

Tanja Kuhnert, M. A.
Lehrende für Systemische Therapie und Supervision (DGSF), Traumafachberaterin (DeGPT), Traumatherapeutin (PITT), Leitung von »cambiat – systemisches institut« und eigene Praxis in Köln
Weißhausstraße 27
50939 Köln
tanja-kuhnert@loesungsraum-koeln.de
www.loesungsraum-koeln
www.cambiat-institut.de

Prof. Dr. Ute Lange
Professorin für Hebammenwissenschaft, Schwerpunkt Qualitative Forschungs-methoden, Hebamme, Soziologin und Erziehungswissenschaftlerin M. A.
Hochschule für Gesundheit
Gesundheitscampus 6–8
44801 Bochum

Dr. Wolf Lütje
Frauenarzt, Psychotherapeut, Geburtshelfer, Geburtscoach, Gutachter, Lehrbeauftragter, Präsident der Deutschen Gesellschaft für Psychosomatische Frauenheilkunde und Geburtshilfe e. V. (DGPFG)
Brunsdorfer Weg 4
22359 Hamburg
E-Mail: wluetje@googlemail.com
www.geburts-coach.de

Anne Christine Manawa Nougho, M. Sc.
Public Heath M. Sc., Gesundheit und Krankenpflege B. Sc., Hebamme B. Sc.,
Stillberaterin IBCLC, wissenschaftliche Mitarbeiterin Hebammenstudiengang B. Sc.
Forschungs- und Lehreinheit Hebammenwissenschaft
Medizinische Hochschule Hannover
Heinrich Grupe Str. 43a
34376 Immenhausen
E-Mail: manawachrist@yahoo.fr

Dr. Daniel Masch
Pädagoge, Leiter der Beratungsstelle Trans*LG für trans* und nichtbinäre Menschen
Lüneburg, Referent, Supervisor und transaktionsanalytischer Berater (CTA-C)
E-Mail: Daniel-Masch@gmx.de
Tel.: 0176 76117402

Lena Ontrup, M. Sc.
Hebamme, Heilpraktikerin, Praxisanleitung, Hebammenkunde B. Sc.,
Pflegewissenschaft M. Sc., wissenschaftliche Mitarbeiterin für Praxisbegleitung
E-Mail: heb_lena_ontrup@posteo.de

Dr. med. Jens Pagels
Chefarzt der Frauenklinik des Allgemeinen Krankenhauses Viersen, Mutter-Kind-
Zentrum, Vorstand WHO/UNICEF-Initiative Babyfreundliches Krankenhaus
Allgemeines Krankenhaus Viersen (AKH)
Hoserkirchweg 63
41747 Viersen
E-Mail: jens.pagels@live.de

Lydia Rihm, M. Sc.
Psychologin, Doktorandin und wissenschaftliche Mitarbeiterin im Bereich Epidemio-
logie und Frauen- & Familiengesundheit an der MSH Medical School Hamburg
Am Kaiserkai 1
20457 Hamburg
E-Mail: Lydia.rihm@medicalschool-hamburg.de

Angela Rocholl, M. A.
Hebamme, Hebammenkunde B. Sc, Pflegemanagement M. A., wissenschaftliche
Mitarbeiterin am Institut für Hebammenwissenschaft an der Medizinischen Fakultät
der Universität zu Köln
E-Mail: Angela.rocholl@uk-koeln.de

Ska Salden, Dipl. Psych.*in
Aktiv im Netzwerk Queere Schwangerschaften und wissenschaftliche*r
Mitarbeiter*in an der Sigmund Freud PrivatUniversität Berlin
Columbiadamm 10, Turm 9
12101 Berlin
E-Mail: salden@sfu-berlin.de

Dr. med. Claudia Schumann-Doermer
Frauenärztin, Psychotherapeutin, 2005 bis 2014 Vorstandsmitglied und von
2014 bis 2020 Vizepräsidentin der Deutschen Gesellschaft für psychosomatische
Frauenheilkunde und Geburtshilfe (DGPFG)
Hindenburgstr. 26
37154 Northeim
E-Mail: ClaudiaSchumann@t-online.de

Margarete Sommer
Hebamme
E-Mail: hebamme-sommer@posteo.de
www.margarete-sommer.de

Reena Suri, B. Sc.
Freiberufliche Hebamme
Geburtshaus Düsseldorf gGmbH
E-Mail: reena.suri@geburtshaus-duesseldorf.de

Barbara Walcher
Kinderkrankenpflegerin, Still- und Laktationsberaterin IBCLC, EEH-Therapeutin,
-Ausbilderin und -Supervisorin, Ausbildungsleitung für EEH in Italien und im Tessin
Eltern-Kind Praxis
Otto von Guggenberg Straße 36
39042 Brixen
Italien
E-Mail: info@barbarawalcher.it
www.barbarawalcher.it

Inhalt

TEIL II AUS DER BERUFLICHEN PRAXIS

TEIL III SCHLAGLICHT AUF EINZELNE GRUPPIERUNGEN – INTERSEKTIONALITÄT

TEIL IV THERAPEUTISCHER BLICK AUF DAS FAMILIENSYSTEM

TEIL V FACHKRÄFTE ALS BETROFFENE

TEIL VI ANSÄTZE ZUR PRÄVENTION UND BEWÄLTIGUNG

TEIL VII AUSBLICK

ANHANG

Teil I

Grundlagen

TINA JUNG

1 Gewalt in der Geburtshilfe – politologische Standortbestimmung

1.1 Einleitung

Jede Art von Wissen, Erkenntnis und Reflexion ist stets historisch und gesellschaftlich situiert und nicht losgelöst von dem Gegenstand, mit dem es sich beschäftigt. Auch wissenschaftliches Wissen wird von konkreten Personen mit bestimmten Vorannahmen, Verortungen und Erfahrungen in vermachteten Institutionen (wie z. B. in Hochschulen) und in bestimmten gesellschaftlichen Verhältnissen re-produziert. Forscher*innen sind mit der Wahl der verwendeten Begriffe, Methoden und Deutungen im Rahmen ihrer disziplinären Verankerung an der Konstruktion des Forschungsgegenstands beteiligt.

Standortbestimmungen von Gewalt in der Geburtshilfe vorzunehmen, bedeutet daher notwendig, Standortbestimmungen der (wissenschaftlichen, politischen, rechtlichen) Perspektiven und Begriffe vorzunehmen, mit denen das im Fokus stehende Phänomen beschrieben, analysiert und politisch verhandelt wird.

1.2 Wissenschaftliche Perspektiven auf Gewalt in der Geburtshilfe

1.2.1 Begriffe und Ansätze: Respektlosigkeit, Missbrauch und Gewalt in der Geburtshilfe

Zur Beschreibung und Analyse von Grenzverletzungen und entmenschlichenden Praktiken in der Geburtshilfe werden Begriffe wie »Respektlosigkeit und Missbrauch« (disrespect and abuse) sowie »Misshandlung« (mistreatment) genutzt. Diese werden teils synonym zu »Gewalt« in der Geburtshilfe (obstetric violence) gebraucht, markieren aus wissenschaftlicher Perspektive jedoch unterschiedliche analytische Akzentuierungen und Reichweiten.[1]

---

1   Der folgende Abschnitt zu Begriffen und Ansätzen stellt eine überarbeitete Fassung von Ausschnitten aus Jung (2023) dar. Es ist zu betonen, dass es sich im Folgenden um eine

Respektlosigkeit und Missbrauch. Die Begriffe Respektlosigkeit, Missbrauch und Misshandlung werden in Forschungsarbeiten aus den Bereichen Public Health, Medizin und Hebammenwissenschaft stark rezipiert. Als Kriterien spielen hier vor allem geburtshilfliche Indikatoren und ein biomedizinisches Verständnis evidenzbasierter Forschung eine große Rolle.

In Studien zur geburtshilflichen Situation im Globalen Süden erscheinen Respektlosigkeit, Missbrauch und Misshandlung vor allem als zentrale Hindernisse für höhere Hospitalisierungsraten. Die Verhütung und Beseitigung des behandelten Phänomens steht hier im Kontext des Ziels, einen besseren Zugang für Frauen und gebärende Personen zu Gesundheitseinrichtungen im Globalen Süden zu fördern. Forschungsarbeiten, die Länder und Regionen des Globalen Nordens untersuchen, thematisieren Respektlosigkeit und Missbrauch vielfach im Kontext der »traumatischen Geburt« (für Gebärende und/oder für geburtshilfliches Personal) und der Risikofaktoren für die posttraumatische Belastungsstörung (PTBS) infolge dieser (Leinweber et al. 2021). Vorwiegend wird Trauma in einem biomedizinisch-psychiatrischen, symptomorientierten Verständnis gefasst (im Unterschied zu einem kontextualisierenden Traumaverständnis) (Jung 2023b).

Respektlosigkeit, Missbrauch und Misshandlung legen nahe, dass es sich um Formen des Fehlverhaltens von Personen oder um Defizite handelt, die durch Trainings, bessere Ausbildung oder andere Rahmenbedingungen in der Geburtshilfe verändert werden können. Damit einhergehend adressiert die zugrunde liegende Public-Health-Forschungsperspektive den Gegenstand vielfach als ein Problem des Gesundheitssektors. Die Rolle und Bedeutung von (gesamtgesellschaftlichen) Geschlechterverhältnissen und anderen strukturellen Macht- und Ungleichheitsverhältnissen für die Entstehung, Ursachen und (Nicht-)Wahrnehmung von Gewalt in der Geburtshilfe bleiben häufig unbenannt und unterthematisiert (z. B. Chadwick 2022; Sadler et al. 2016).

> »[W]hat is typically missing from these accounts, studies, and reports is an explicit articulation of mistreatment or trauma as rooted in gender/racialised violence and any critical understanding of the global systems of interlocking and historical power relations that produce the conditions for these forms of violence.« (Chadwick 2022, S. 192 f.)

Gewalt in der Geburtshilfe. Obgleich der Begriff »Gewalt in der Geburtshilfe« bereits seit dem 19. Jahrhundert vereinzelt genutzt wurde, hat er seine Prägung im lateinamerikanischen Geburtsaktivismus und in transnational gewordenen feministischen Bewegungen erfahren. Im Weiteren wurde Gewalt in der Geburtshilfe (obstetric violence) als Begriff im Kontext von inter- und transnationalen Policy-Akteur*innen aufgenommen (Europarat, EU und die Sonderberichterstatterin »Gewalt gegen Frauen« der Ver-

---

systematisierende Beschreibung der Forschungslage handelt. Einzelne Beiträge und Forschungsarbeiten können davon abweichen, Ansätze und Begriffsverwendungen sind nicht in allen Fällen trennscharf.

einten Nationen) (→ Kap. 1.3). Gemeinsam ist diesen Perspektiven, dass Gewalt in der Geburtshilfe als Begriff sowohl entmenschlichende Praktiken als spezifisch geprägt durch Deutungsweisen, Handlungslogiken und Strukturen des Geburtshilfe- und Gesundheitssystems in den Blick nimmt als auch als spezifische Form von Gewalt gegen Frauen und gebärende Personen und als Form geschlechtsspezifischer Diskriminierung versteht. Dies schließt (cis, hetero) Frauen ebenso ein wie lesbische, nichtbinäre, agender, trans* und inter* Personen, die schwanger werden, gebären und Mutter, trans* Vater bzw. Elternteil werden.

1.2.2 Perspektiven politik- und sozialwissenschaftlicher Geschlechter- und Gewaltforschung

Gewalt in der Geburtshilfe aus politikwissenschaftlicher Perspektive zu behandeln, bedeutet zunächst, sowohl Gewalt (gegen Gebärende) als auch Geburtshilfe als politisch zu betrachten: Damit ist erstens auf einer basalen Ebene die Anerkennung des Umstands gemeint, dass Gewalt in der Geburtshilfe weder natur- noch gottgegeben ist, sondern von Menschen gemacht und von Menschen verändert werden kann. Geburtshilfe ist zweitens als Teil des Gesundheitssystems politisch reguliert, das heißt, es können politische Akteure, Interessen, Rahmenbedingungen und Steuerungsmechanismen als Politikfeld untersucht werden. Damit einhergehend kann gefragt werden, »inwieweit politisches Handeln und Maßnahmen geschlechtliche Ausbeutungs-, Gewalt- und Diskriminierungsverhältnisse ermöglichen und welche Rolle diese für die Legitimität und Stabilität politischer Systeme und Ordnungen einnehmen« (Wilde & Bomert 2019, S. 2). Drittens kann aus Perspektive der Gewaltforschung sowohl Gewaltausübung als auch Gewaltfolgen in Form von »Trauma« selbst als gesellschaftliches Phänomen betrachtet werden, was insbesondere die subjektivierten, systemischen und strukturellen Dimensionen von gesellschaftlichen Macht- und Ungleichheitsverhältnissen als Ursache von Gewalt in den Fokus rückt (und damit nicht nur als von der eigentlich »guten« Norm bzw. Praxis abweichende Handlung einzelner Täter*innen betrachtet). Zugleich ist damit anerkannt und bekräftigt, dass die Verhütung und Bekämpfung von Gewalt gegen Frauen und LGBTIQA+ keine Privatsache ist, sondern Aufgabe von Staat, Politik und Demokratie (Jung 2024).

Die Geschlechterforschung bringt überdies das Verstehen ein, dass und wie Gewalt in der Geburtshilfe zugleich ein vergeschlechtlichtes Phänomen ist. Der öffentliche Raum, der Raum der Politik, Gleichheit und Freiheit von autonomen Bürgern, war sowohl real- als auch ideenpolitisch lange Zeit vor allem *weißen,* besitzenden Männern vorbehalten. Frauen, versklavte Menschen und Queers waren von diesem Raum ausgeschlossen. Die Hauptlast der reproduktiven gesellschaftlichen Arbeit wurde und wird immer noch mehrheitlich von Frauen getragen, diese dabei zugleich als »privat« unsichtbar gemacht und abgewertet (Rudolph 2015).

Zuschreibungen, dass Geburt eine rein private Angelegenheit sei, dass Schmerzen in der »Natur der Sache« liegen und daher jede Art von Schmerz (z.B. durch grobe Vaginaluntersuchungen) zuzumuten sei oder dass Gebärende keine rationalen Subjekte seien, können dazu beitragen, dass Gewalt in der Geburtshilfe verschleiert, normalisiert, bagatellisiert und geduldet bzw. systemisch weitergegeben wird. Überdies waren und sind Weiblichkeits- und Mütterlichkeitsnormen nicht frei von patriarchalen, rassistischen, kolonialen und statusbezogenen Zuschreibungen.

1.3 Gewalt in der Geburtshilfe verstehen: Mehrdimensionalität und Kontextualisierung

Aus der hier vertretenen Perspektive politik- und sozialwissenschaftlicher Geschlechterforschung (→ Kap. 1.4) wird Gewalt in der Geburtshilfe als vergeschlechtlichtes und gesellschaftliches Phänomen sowie als ein mehrdimensionales Geschehen verstanden (→ dazu ausführlich Jung 2023). Es umfasst folgende Dimensionen:

- Personale Gewalt, das heißt Gewalt, die von einzelnen oder mehreren Geburtshelfer*innen – ob bewusst, gezielt, beabsichtigt oder nicht – gegenüber Schwangeren und Gebärenden ausgeübt wird. Diese personale Gewalt kann physische, psychische und sexualisierte Gewaltanwendungen beinhalten.
- Institutionelle Gewalt, das heißt Gewalt, die durch professionelle Deutungs- und Handlungslogiken, die Routinen und/oder die räumliche Ordnung der Institution (z.B. des Kreißsaals) verursacht wird. Dies kann z.B. routinemäßig, ohne Aufklärung und Einverständnis ausgeführte Untersuchungen beinhalten ebenso wie Verletzungen der Intimsphäre, die durch das architektonisch-räumliche Setting im Geburtsraum gegeben sind.
- Strukturelle Gewalt, das heißt Gewalt, die durch politische, soziale und rechtliche Rahmenbedingungen im Gesundheits- und Geburtshilfesystem verursacht wird. Dazu gehören etwa Mangel an Zeit, Personal und Ressourcen für eine respektvolle Geburtshilfe, fehlende 1:1-Betreuung während der Geburt und Einschränkungen in der Wahlfreiheit des Geburtsorts.
- Verstöße gegen Rechtsnormen, das heißt, wenn Grund- und Menschenrechte nicht geachtet werden und/oder Patient*innenrechte verletzt werden.
- (Cis-hetero-)sexistische, rassistische und klassistische Formen von Gewalt in der Geburtshilfe als Ausdruck von und Teil gesellschaftlicher Ungleichheits- und Machtverhältnisse.
- Symbolische Gewalt, das heißt all jene Legitimationsmuster, die darauf abzielen, Gewalt in der Geburtshilfe als Gewalt unsichtbar zu machen, zu normalisieren, zu beschönigen oder zu verklären, so z.B. die Behauptung, eine Intervention sei medizinisch notwendig, um diese durchzusetzen.

Gewalt in der Geburtshilfe als in dieser Weise mehrdimensional zu verstehen, bedeutet, dass Gewaltsituationen zumeist nicht nur einer Form von Gewalt (z. B. physischer Gewalt) zuzuordnen sind, sondern mehrere Dimensionen berührt sind – die ihrerseits immer auch im Kontext mit institutionellen, strukturellen und gesellschaftlichen Verhältnissen in Bezug stehen. Gewalt in der Geburtshilfe kann sowohl die Form einer singulären Grenzverletzung als auch eine sequenzielle Abfolge von gewaltvollen Widerfahrnissen während Schwangerschaft, Geburt und Wochenbett annehmen; sie kann sich sowohl in Form von Handlungen und Interventionen als auch in Form von Unterlassungen und Vernachlässigung zeigen. Ausgehend von empirischen Hinweisen kann davon ausgegangen werden, dass weder die Gewährleistung einer 1:1-Betreuung durch eine Hebamme per se gleichbedeutend mit der Abwesenheit von Gewalt in der Geburtshilfe ist. Noch scheint die Unterlassung von (»unnötigen«) Interventionen in den Geburtsverlauf per se gleichbedeutend mit der Abwesenheit von Gewalt in der Geburtshilfe. Die Perspektive auf die Verhütung und Bekämpfung von Gewalt in der Geburtshilfe stellt die reproduktiven Rechte und die Würde der Schwangeren und Gebärenden in den Fokus. Das ist eine andere Perspektive als eine, die ein bestimmtes Leitbild von Geburt bzw. Geburtsmodus (z. B. die »physiologische Geburt«) in den Fokus stellt.

Gewalt in der Geburtshilfe stellt in aller Regel keine Ausnahmesituation dar, die von Einzelnen ausgeübt wird, sondern ist systemisch eingelassen. Von daher gibt es Hinweise, dass in vielen Kontexten statt von einzelnen, isolierten Gewaltakten eher von einer gewaltvollen Geburtshilfe als institutionalisierter Alltag ausgegangen werden kann. Damit korrespondieren die empirischen Befunde, die auf eine weite Verbreitung von Workplace Violence (Gewalt am Arbeitsplatz) in Kreißsälen verweisen und diese als möglichen Teil von Hebammenkultur ausweisen (z. B. Capper et al. 2022, 2020; Simpson et al. 2023). Im Kontext Kreißsaal meint dies Gewalt, die zwischen Geburtshelfer*innen ausgeübt wird und unter anderem eine Atmosphäre der Angst, Herabwürdigung und Übergriffigkeit etabliert.

Auch ist Gewalt in der Geburtshilfe in vielen Fällen nicht mit der Geburt beendet. Betroffene sind vielmehr häufig mit verschiedenen Formen von Sekundärviktimisierung durch medizinisches Personal (etwa auf der Wochenbettstation), Wochenbetthebammen, aber auch durch das eigene soziale Umfeld (z. B. Partner*in) und Angehörige des psychosozialen Hilfe- und Unterstützungssystems konfrontiert. Hier bedarf es weitergehender gesellschaftlicher Aufklärung, Fort- und Weiterbildung zu Gewalt in der Geburtshilfe sowie des Aus- und Aufbaus von spezialisierten Unterstützungs-, Hilfe- und Beschwerdestrukturen (z. B. Ombudsstellen) für Betroffene.

1.4 Gewalt in der Geburtshilfe ist politisch: Geschichte, Bewegungen, Politik[2]

Geschichte. Gewalt in der Geburtshilfe, hier zunächst ganz allgemein verstanden als Formen von Gewalt, die vor, während und nach der Geburt gegenüber Schwangeren, Gebärenden und Wöchner*innen ausgeübt werden, ist kein neues Phänomen. Berichte über gewaltsame Aspekte in der Geburtshilfe gibt es seit dem 16. Jahrhundert (Jung 2023; Labouvie 2000; O'Brien 2022; Sadler et al. 2016). Die Entstehungsgeschichte der modernen Gynäkologie und Geburtsmedizin ist verwoben mit Sexismus, Misogynie (Frauenfeindlichkeit), Kolonialismus, Rassismus und der Ausbeutung versklavter und sozial marginalisierter Schwangerer (O'Brien 2022; Winkler & Babac 2021).

Neu ist jedoch, dass und wie Gewalt in der Geburtshilfe seit etwa der Jahrtausendwende und insbesondere seit den 2010er Jahren in Wissenschaft, Recht, Politik und Öffentlichkeit diskutiert wird. Es ist seitens inter- und transnationaler Akteur*innen anerkannt, dass Gewalt in der Geburtshilfe eine weltweit verbreitete, systemisch verankerte Form der Verletzung »des Rechts der Frauen (und Gebärenden) auf eine respektvolle Versorgung« darstellt und als Verstoß gegen deren »Recht auf Leben, Gesundheit, körperliche Unversehrtheit und das Recht auf ein Leben ohne Diskriminierung« (WHO 2015, S.1) gewertet werden kann.

Thematisierung von Gewalt in der Geburtshilfe. Der Terminus »Gewalt in der Geburtshilfe« wurde von Frauenbewegungen und Geburtsaktivist*innen – ausgehend von Lateinamerika – ab der Jahrtausendwende popularisiert. Seit 2014 etablierten sich hiervon ausgehend in verschiedenen Ländern der Welt zentrale Melde- und Beobachtungsstellen von Gewalt in der Geburtshilfe (Obstetric Violence Observatories), so etwa in Chile, Spanien, Argentinien, Kolumbien, Frankreich und Italien.

Auch für Deutschland liegen zahlreiche Berichte und Dokumentationen geburtshilflicher Gewalt vor, wie sie seit 2013 im Rahmen der Roses Revolution dokumentiert werden. Die Roses Revolution (→ Kap. 2) versteht sich selbst als internationale Graswurzelbewegung gegen Gewalt in der Geburtshilfe: Am Tag des Internationalen Tags zur Bekämpfung von Gewalt gegen Frauen, dem 25. November, legen Betroffene Rosen vor den geburtshilflichen Einrichtungen nieder, in denen ihnen während der Geburt Gewalt widerfahren ist.

Wie auch bei anderen Formen von Gewalt gegen Frauen und LGBTIQA+ (z. B. häusliche Gewalt, Vergewaltigung in- und außerhalb der Ehe, digitale Gewalt) zeigt sich, dass das, was gesellschaftlich als Gewalt anerkannt ist, einem gesellschaftlichen Wandel unterliegt – und dieser Wandel nicht von selbst passiert, sondern maßgeblich durch Initiativen von Betroffenen, feministischen Bewegungen und Aktionen erkämpft wird. Unterstützt und flankiert werden Kämpfe um die Sichtbarmachung von Gewalt und deren De-Legitimierung und Ent-Normalisierung dann im Weiteren durch Prozesse

---

2   Dieser Abschnitt ist in Teilen eine überarbeitete Fassung eines Auszugs aus Jung (2023).

der Verrechtlichung (was nicht gleichbedeutend mit Kriminalisierung und Strafe ist, sondern auch Maßnahmen zur Verhütung, Schutz und Hilfe umfasst) (Jung 2024).

Inter- und supranationale Politik. Gewalt in der Geburtshilfe ist inzwischen zu einem Gegenstand der Politiken inter- und transnationaler Akteur*innen aus den Feldern der Menschenrechts-, Gesundheits- und Frauenpolitik geworden (→ Kap. 3). Die Bandbreite reicht von Berichten und Resolutionen mit eher appellativem Charakter (gleichwohl symbolisch relevant) hin zu rechtlich bindenden, in Kraft stehenden Gesetzen (letzteres im Fall der Istanbul-Konvention und CEDAW). Allen gemeinsam ist, dass Respektlosigkeit bzw. Gewalt in der Geburtshilfe als massive Verletzung von (reproduktiven) Menschenrechten, darüber hinaus auch als Form geschlechtsspezifischer Gewalt und Diskriminierung gefasst wird. Die (Mitglieds-)Staaten – darunter Deutschland – werden aufgerufen, umfassende Maßnahmen zur Verhütung und Bekämpfung von Gewalt in der Geburtshilfe umzusetzen. Somit wird zugleich die politische Verantwortung von Staat und Gesellschaft adressiert und anerkannt, dass es sich weder um ein Privatthema noch um Ausnahmen noch um eine lediglich das Gesundheitssystem betreffende Angelegenheit handelt.

Eine maßgebliche Rolle spielt die Weltgesundheitsorganisation (WHO), die »die Vermeidung und Beseitigung von Geringschätzung und Misshandlung bei Geburten in geburtshilflichen Einrichtungen« seit 2014 als Schwerpunktthema auf ihre Agenda gesetzt hat.

2019 legte die UN-Sonderberichterstatterin für »Gewalt gegen Frauen«, Dr. Dubravka Šimonović, der UN-Generalversammlung einen Bericht zur geburtshilflichen Gewalt vor, der sich auf mehr als 130 Eingaben aus aller Welt und regionale Reporte (darunter einer aus Deutschland, eingereicht von der Bundeselterninitiative Mother Hood e. V.) stützt (Šimonović & United Nations 2019). Als Ursachen von Gewalt in der Geburtshilfe werden strukturelle Ungleichheiten und Diskriminierung in Geschlechterverhältnissen, patriarchale Gesellschaftsmuster und fehlende Ausbildung und Anerkennung von Frauen- und Menschenrechten im Gesundheitswesen benannt.

Gewalt in der Geburtshilfe spielt überdies im Kontext der UN-Frauenrechtskonvention CEDAW (Convention on the Elimination of All Forms of Discrimination Against Women) eine Rolle: Der UN-Ausschuss für die Beseitigung der Diskriminierung der Frau hat Spanien 2020 und 2022 in zwei Individualbeschwerdeverfahren als in den betreffenden Fällen für verantwortlich für Gewalt in der Geburtshilfe befunden (Committee on the Elimination of Discrimination against Women 2022).

Die Parlamentarische Versammlung des Europarats hat 2019 in der Resolution 2306 geburtshilfliche und gynäkologische Gewalt als geschlechtsspezifische Gewalt, Menschenrechtsverletzung und Diskriminierung scharf verurteilt (Parlamentary Assembly 2019). Der Europarat bekräftigte seine Unterstützung des Übereinkommens des Europarats zur Verhütung und Bekämpfung von Gewalt gegen Frauen und häuslicher Gewalt, die sogenannte Istanbul-Konvention, die in Deutschland seit dem 1. Februar 2018 unmittelbar geltendes Recht ist (Bundesministerium der Justiz und für Verbraucherschutz 2017).

2021 hat das Europäische Parlament die »Resolution über sexuelle und reproduktive Gesundheit und Rechte in der EU im Rahmen von Frauengesundheit« verabschiedet und fordert die EU-Mitgliedsstaaten auf

> »to do their utmost to ensure respect for women's rights and their dignity in childbirth, and to strongly condemn and combat physical and verbal abuse, including gynaecological and obstetric violence, as well as any other associated gender-based violence in antenatal, childbirth and postnatal care, which violate women's human rights and may constitute forms of gender-based violence.« (European Parliament 2021, o. S.)

Sexuelle und reproduktive Gesundheit und Rechte werden in dieser Resolution als Säulen von Geschlechtergerechtigkeit, Demokratie und Bekämpfung geschlechtsspezifischer Gewalt ausgewiesen und anerkannt.

Daran anschließend hat die EU-Kommission im März 2022 einen Vorschlag für eine Richtlinie zur Bekämpfung von Gewalt gegen Frauen und häuslicher Gewalt angenommen (Europäische Kommission 2022). Der Vorschlag enthält gezielte Regeln für den Schutz von Betroffenen. Es ist somit der erste Rechtsakt in der Europäischen Union, in dem speziell geschlechtsspezifische Gewalt fokussiert und umfassend angegangen werden soll.

1.5 Politischer Status Quo in Deutschland

Inwieweit mit der EU-Richtlinie zur Verhütung und Bekämpfung von Gewalt gegen Frauen auch eine Kriminalisierung von Gewalt in der Geburtshilfe im europäischen Raum etabliert wird, bleibt abzuwarten. Deutlich wird jedoch, dass und wie Gewalt in der Geburtshilfe innerhalb des vergangenen Jahrzehnts weltweit und in Europa im Kontext von Frauen- und Menschenrechten von feministischen Bewegungen und Geburtshilfeaktivist*innen politisiert und als Gewaltform anerkannt wurde sowie Eingang in Erklärungen, Resolutionen und Abkommen inter- und supranationaler Akteur*innen und Rechtsbereiche zur Verhütung und Bekämpfung von Gewalt in der Geburtshilfe gefunden hat.

Eine spezifische Positionierung der Bundesregierung zur Verhütung und Bekämpfung von Gewalt in der Geburtshilfe als eine Form von geschlechtsspezifischer Gewalt und Diskriminierung steht indes noch aus; wie auch insgesamt die Umsetzung von rechtlich verbindlichen Vorgaben, etwa der Istanbul-Konvention, zur Verhütung und Bekämpfung von Gewalt gegen Frauen und häuslicher Gewalt in Deutschland teils noch gravierende Defizite aufweist (s. dazu ausführlich den ersten Evaluationsbericht der unabhängigen Expert*innenkommission GREVIO, Deutsches Institut für Menschenrechte 2022).

Zu dem politischen Auftrag der Verhütung und Bekämpfung von Gewalt in der Geburtshilfe, der für Deutschland und andere Staaten von der EU, dem Europarat und den Vereinten Nationen formuliert worden ist, gehört auch regelmäßiges Monitoring sowie Forschung und Forschungsförderung. Bislang ist die empirische Datenlage zur Situation in Deutschland noch äußerst unzureichend; insbesondere intersektional relevante Aspekte von Gewalt in der Geburtshilfe sind bislang weitgehend unerforscht. Die unzureichende Studienlage erschwert umgekehrt eine wirksame Strategieentwicklung zur Verhütung und Bekämpfung von Gewalt in der Geburtshilfe.

Das Geburtshilfesystem in Deutschland weist nicht zuletzt durch die Ökonomisierung des Gesundheitssystems erhebliche Probleme sowohl der Über- als auch der Unterversorgung auf, die gewaltverursachende Faktoren vor allem auf institutioneller und struktureller Ebene weiter verstärken und begünstigen (Jung 2022). Wiewohl gesundheitspolitische Reformen hier unabdingbar sind, können Maßnahmen zur Verhütung und Bekämpfung von Gewalt in der Geburtshilfe nicht allein auf das Gesundheitssystem beschränkt bleiben, sondern sollen – wie es in der gesetzlich in Kraft stehenden Istanbul-Konvention gefordert ist – in umfassende koordinierte Maßnahmen zur Bekämpfung von geschlechtsspezifischer Gewalt eingebettet sein.

Wie an den Ausführungen deutlich geworden ist, ist Gewalt in der Geburtshilfe ein Ausdruck von gesamtgesellschaftlichen, systemisch und strukturell verankerten Macht- und Ungleichheitsverhältnissen entlang *race, class* und *gender* – und nachhaltige Ansätze, Konzepte und Strategien zur Analyse, Kritik und Veränderung von Gewalt in der Geburtshilfe brauchen ein dergestalt kontextualisiertes Verständnis.

Gewalt gegen Frauen und gebärende Personen kann nicht unter sonst gleichbleibenden Bedingungen bekämpft werden, sondern berührt unmittelbar Fragen nach Gleichberechtigung und Solidarität, Freiheit und Gleichheit für alle Gesellschaftsmitglieder.

Literatur

Bundesministerium der Justiz und für Verbraucherschutz (2017) Gesetz zu dem Übereinkommen des Europarats vom 11. Mai 2011 zur Verhütung und Bekämpfung von Gewalt gegen Frauen und häuslicher Gewalt [Istanbul-Konvention]. Auszug aus dem Bundesgesetzblatt Jg. 2017, Teil II, Nr. 19, ausgegeben zu Bonn am 26. 7. 2017. http://tinyurl.com/2j96cnbn

Capper, TS, Thorn, M, Muurlink, O (2022) Workplace violence in the Australian and New Zealand midwifery workforce: A scoping review. Nursing Management 30(6): 1831–1842.

Capper, T, Muurlink, O, Williamson, M (2020) Midwifery students' experiences of bullying and workplace violence: A systematic review. Midwifery. https://doi.org/10.1016/j.midw.2020.102819

Chadwick, R (2022) The politics of naming: Contested vocabularies of birth violence. In: Pande, A (Hg.) Birth controlled. Selective reproduction and neoliberal eugenics in South Africa and India. Manchester: University Press: 182–209.

Committee on the Elimination of Discrimination against Women (2022) Views adopted by the Committee under article 7 (3) of the Optional Protocol, concerning communication No. 149/2019. http://tinyurl.com/4mx3dyjw

Deutsches Institut für Menschenrechte (2022) Umsetzung der Istanbul-Konvention in Deutschland. Erste Bewertung durch die Expert*innengruppe GREVIO. http://tinyurl.com/43ups3j5

Europäische Kommission (2022) Vorschlag für eine Richtlinie des Europäischen Parlaments und des Rates zur Bekämpfung von Gewalt gegen Frauen und häuslicher Gewalt. Straßburg: Europäische Union.

European Parliament (2021) Resolution on the situation of sexual and reproductive health and rights in the EU, in the frame of women's health (2020/2215[INI]), Texts adopted: Sexual and reproductive health and rights in the EU, in the frame of women's health. https://www.europarl.europa.eu/doceo/document/TA-9-2021-0314_EN.html

Jung, T (2022) Ökonomisierung des Gesundheitswesens und Auswirkungen auf die Geburtshilfe. In: Dück, J, Garscha, J (Hg.) Aus Sorge kämpfen. Von Krankenhausstreiks, Sicherheit von Patient*innen und guter Geburt. Berlin: Rosa-Luxemburg-Stiftung: 59−76. https://www.rosalux.de/publikation/id/45949/aus-sorge-kaempfen

Jung, T (2023) Gewalt in der Geburtshilfe als Gewalt gegen Frauen und gebärende Personen: Begriff, Konzept und Verständnisweisen. In: Labouvie, E (Hg.) Geschlecht, Gewalt und Gesellschaft. Interdisziplinäre Perspektiven auf Geschichte und Gegenwart. Bielefeld: transcript: 273−229.

Jung, T (im Druck) Gewalt gegen Frauen und Gewalt im Geschlechterverhältnis: Tabu-Brüche und Ent-Normalisierung. In: Kanz, V, Kuck, K (Hg.) Tabus und Tabubrüche als Ressource gesellschaftlichen Wandels. Magdeburger Forschungen zu Bildungs-, Kultur- und Sozialwissenschaften. Wiesbaden: Springer Fachmedien.

Labouvie, E (2000) Andere Umstände. Eine Kulturgeschichte der Geburt. 2., durchges. Aufl. Köln: Böhlau.

Leinweber, J, Jung, T, Hartmann, K, Limmer, C (2021) Respektlosigkeit und Gewalt in der Geburtshilfe. Auswirkungen auf die mütterliche perinatale psychische Gesundheit. Public Health Forum 2: 97−100.

O'Brien, E, Rich, M (2022) Obstetric violence in historical perspective. The Lancet 399: 2183−2185.

Parlamentary Assembly (2019) Obstetrical and gynaecological violence, Resolution 2306 (2019). https://pace.coe.int/en/files/28236/html

Rudolph, C (2015) Geschlechterverhältnisse in der Politik. Eine genderorientierte Einführung in Grundfragen der Politikwissenschaft. Opladen: Budrich.

Sadler, M, Santos MJDS, Ruiz-Berdún D (2016) Moving beyond disrespect and abuse: Addressing the structural dimensions of obstetric violence. Reproductive Health Matters 24: 47−55.

Šimonović, D, United Nations (2019) A human rights-based approach to mistreatment and violence against women in reproductive health services with a focus on childbirth and obstetric violence. New York: United Nations. https://digitallibrary.un.org/record/3823698

Simpson, S, Wepa, D, Vernon, R, Briley, A, Steen, M (2023) Midwifery students' knowledge, understanding and experiences of workplace bullying, and violence: An integrative review. International Journal of Nursing Studies Advances 5: 100144.

WHO, Weltgesundheitsorganisation (2015) Vermeidung und Beseitigung von Geringschätzung und Misshandlung bei Geburten in geburtshilflichen Einrichtungen. Genf: WHO. https://apps.who.int/iris/bitstream/handle/10665/134588/WHO_RHR_14.23_ger.pdf;sequence=22

Wilde, G, Bomert, Ch (2019) Politikwissenschaft: feministische Positionen, Debatten und aktuelle Entwicklungen. In: Kortendiek, B, Riegraf, B, Sabisch, K (Hg.) Handbuch Interdisziplinäre Geschlechterforschung, Geschlecht und Gesellschaft. Wiesbaden: Springer: 1−9.

Winkler, Ch, Babac, E (2021) Birth Justice. Die Bedeutung von Intersektionalität für die Begleitung von Schwangerschaft, Geburt und früher Elternschaft. Österreichische Zeitschrift für Soziologie 47: 31−58.

KATHARINA HARTMANN

2 Roses Revolution Deutschland – eine Graswurzelbewegung zur Sichtbarmachung von Gewalt in der Geburtshilfe

2.1 Einleitung

In Deutschland beginnt die Geschichte von Gewalt im geburtshilflichen Kontext als Teil der breiten öffentlichen Wahrnehmung mit der Roses Revolution. Die Roses Revolution ist eine Graswurzelbewegung gegen Gewalt in der Geburtshilfe: Betroffene machen auf die erlittene Gewalt aufmerksam, indem sie am Ort der Gewalt eine rosafarbene Rose niederlegen. Das Datum der Aktion, der 25. November, dem weltweiten Aktionstag gegen Gewalt gegen Frauen, verdeutlicht: Gewalt in der Geburtshilfe ist Gewalt gegen Frauen.

In den 10 Jahren seit dem ersten Roses-Revolution-Tag, dem 25. November 2013, konnte sich der Begriff »Gewalt in der Geburtshilfe« zunehmend etablieren. Obwohl das Phänomen schon vorher existierte, gab es keine Bezeichnung dafür – das Erlebte und Erfahrene war für Betroffene und Beobachter*innen normalisiert, tabuisiert und unsagbar. »Gewalt in der Geburtshilfe? – Das gibt es nicht!«, war noch vor 10 Jahren die allgemeine Reaktion. Das ist inzwischen erfreulicherweise anders: Gewalt in der Geburtshilfe ist ein etablierter Begriff. Damit ist diese Form von Gewalt gegen Frauen* innerhalb von 10 Jahren sichtbar, besprechbar und dadurch auch erst »bekämpfbar« (Jung 2021) geworden.

2.2 Kurze Geschichte der Roses Revolution

Die Roses Revolution in Deutschland nahm 2013 ihren Anfang: Die spanische Feministin und Aktivistin Jesusa Ricoy Olariaga hatte am 4. November 2013 in Blankenberge (Belgien) im Rahmen des »Summit: Birth Rights in the European Union: Mobilizing Change« der Organisation Human Rights in Childbirth einen runden Tisch zum Thema »How to make a European campaign against obstetric violence« angeleitet. Sie stellte dort Kampagnenideen und ihre Vision vor, anlässlich des internationalen Aktionstages gegen Gewalt gegen Frauen* (25. November) unter dem Dach und dem Logo der Roses Revolution eine globale Bewegung gegen Gewalt in der Geburtshilfe zu starten.

Die Roses Revolution war vorher eine rein spanische, 2011 spontan entstandene Bewegung: In der Fachzeitschrift des spanischen Verbandes der Gynäkologen und Geburtshelfer, der Sociedad Española de Ginecología y Obstetricia, war eine Cartoon-Serie publiziert worden. Die Frauen wurden dort als dumm, dick, hässlich oder zu alt gezeichnet; die dargestellten Gynäkologen ausnahmslos männlich und sich lustig machend über die medizinischen Konditionen der Frauen, ihre Informiertheit oder auch über Forschende, die sich mit dem Thema »respektvolle Geburtshilfe« beschäftigen. Die Matriaktivistin Jesusa Ricoy und die Kreativagentur Cuatro Tuercas, die das Rosen-Logo designten, wollten darauf mit der Roses Revolution eine Antwort geben.

Ich war damals Aktivistin bei der Organisation Human Rights in Childbirth und brachte die Idee der international konzertierten Roses Revolution für den 25. November mit nach Deutschland und gestaltete innerhalb von 3 Wochen den ersten Roses Revolution Day. Am 16.11.2013 gab es auf der Plattform der Bewegung, der Facebook-Seite von Roses Revolution Deutschland, ein erstes Posting mit dem Aufruf zur Aktion: »Wir legen eine rosafarbene Rose vor die Kreißsaaltür, hinter der uns Gewalt angetan wurde. Wer mag, schreibt einige erklärende Zeilen dazu« (→ Abb. 2-1). Es folgten einige Beispiele, was unter Gewalt in der Geburtshilfe zu verstehen ist: Gebärende zum Stillliegen zwingen, unsensibel nach dem Muttermund tasten, verbale Gewalt etc.

Die Aktion sollte sich also ursprünglich auf das Ablegen der Rose beschränken, gegebenenfalls mit einem beigelegten erklärenden Text. Ein Aufruf, die Geburtsgeschichte dazuzulegen oder diese gar an die Facebook-Seite für eine Veröffentlichung zu schicken, war nicht Bestandteil dieses ersten Aufrufes. Trotzdem begannen Betroffene, ihre Geschichten aufzuschreiben und an die Facebook-Seite zu schicken. Es gab aufseiten der Betroffenen ein starkes Bedürfnis, die eigenen Erfahrungen zu versprachlichen und der Öffentlichkeit mitzuteilen. Abbildung 2-2 zeigt ein Screenshot von der Danksagung für diese Postings.

Die Veröffentlichung der Berichte und auch Fotos der niedergelegten Rosen wurden im ersten Jahr unsystematisch und ohne die inzwischen übliche Durchnummerierung und Kategorisierung via Hashtags auf der Facebook-Seite gepostet.

Roses Revolution Deutschland hat ein neues Foto hinzugefügt.
16. November 2023

25. November - Globaler Aktionstag gegen Gewalt in der Geburtshilfe

Wir legen eine rosafarbene Rose vor die Kreißsaaltür, hinter der uns Gewalt angetan wurde. Wer mag, schreibt einige erklärende Zeilen dazu.

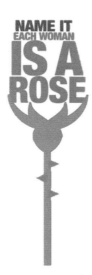

Gewalt gegen Frauen ist auch, sie unter Wehen gegen ihren Willen zum Stillliegen zu zwingen.
Unter Wehen wieder und wieder mit groben Fingern nach dem Muttermund zu tasten.
Ihnen zu sagen: "Wenn Sie jetzt nicht mitarbeiten, dann stirbt ihr Baby!".
Sie unter Geburt allein zu lassen oder ihnen zu sagen, sie sollen gefälligst still sein.
Ihnen ohne ihr Einverständnis und ohne medizinische Notwendigkeit einen Dammschnitt zu schneiden.
Ihnen ohne medizinische Notwendigkeit einen Kaiserschnitt zu machen.

Gewalt gegen Frauen ist auch Gewalt in der Geburtshilfe.
Auch hier in Deutschland. Jeden Tag!

Facebook: Roses Revolution Deutschland
Web: http://jesusaricoy.wix.com/rosesrevolution
           www.humanrightsinchildbirth.com

Abb. 2-1: Screenshot der Facebook-Seite der Roses Revolution Deutschland vom 16.11.2013

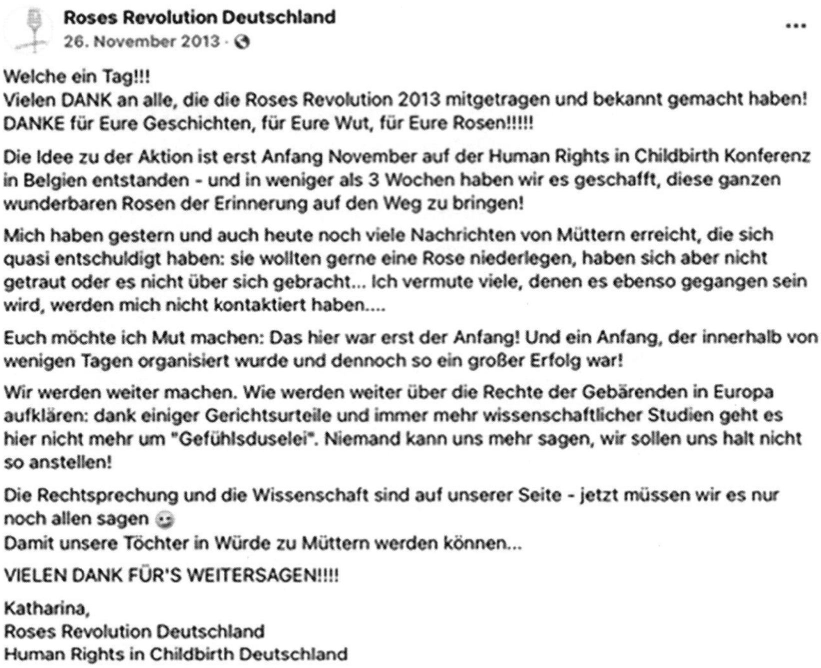

> **Roses Revolution Deutschland**
> 26. November 2013 · 🌐   …
>
> Welche ein Tag!!!
> Vielen DANK an alle, die die Roses Revolution 2013 mitgetragen und bekannt gemacht haben!
> DANKE für Eure Geschichten, für Eure Wut, für Eure Rosen!!!!!
>
> Die Idee zu der Aktion ist erst Anfang November auf der Human Rights in Childbirth Konferenz
> in Belgien entstanden - und in weniger als 3 Wochen haben wir es geschafft, diese ganzen
> wunderbaren Rosen der Erinnerung auf den Weg zu bringen!
>
> Mich haben gestern und auch heute noch viele Nachrichten von Müttern erreicht, die sich
> quasi entschuldigt haben: sie wollten gerne eine Rose niederlegen, haben sich aber nicht
> getraut oder es nicht über sich gebracht... Ich vermute viele, denen es ebenso gegangen sein
> wird, werden mich nicht kontaktiert haben....
>
> Euch möchte ich Mut machen: Das hier war erst der Anfang! Und ein Anfang, der innerhalb von
> wenigen Tagen organisiert wurde und dennoch so ein großer Erfolg war!
>
> Wir werden weiter machen. Wie werden weiter über die Rechte der Gebärenden in Europa
> aufklären: dank einiger Gerichtsurteile und immer mehr wissenschaftlicher Studien geht es
> hier nicht mehr um "Gefühlsduselei". Niemand kann uns mehr sagen, wir sollen uns halt nicht
> so anstellen!
>
> Die Rechtsprechung und die Wissenschaft sind auf unserer Seite - jetzt müssen wir es nur
> noch allen sagen 😊
> Damit unsere Töchter in Würde zu Müttern werden können...
>
> VIELEN DANK FÜR'S WEITERSAGEN!!!!
>
> Katharina,
> Roses Revolution Deutschland
> Human Rights in Childbirth Deutschland

Abb. 2-2: Screenshot der Danksagung vom 26. November 2013 nach der ersten Roses Revolution, geschrieben von mir (Katharina Hartmann)

Anders als inzwischen üblich, war die Aktion auf der Facebook-Seite im ersten Jahr nur auf den 25. November beschränkt. Die Seite wurde 700 Mal gelikt; eine größere Auswertung der Aktion fand nicht statt und es gab keine weiteren Postings auf der Seite über das Jahr hinweg.

Ab dem zweiten Jahr unterstützte Mascha Grieschat von der privaten Initiative »Gerechte Geburt« die Roses Revolution. Die Aktion professionalisierte sich mit einer ersten Pressemitteilung, die noch ohne Reaktion von großen öffentlichen Medien blieb. Sie fand aber Resonanz bei privaten Initiativen und Blogs, und vor allem druckten zwei Hebammenzeitschriften bzw. das Verbandsorgan des Deutschen Hebammenverbandes eine kurze Notiz zur Roses Revolution und zu der Bedeutung der niedergelegten Rosen. Die Beschreibung der Aktion beinhaltete ab 2014 auch den expliziten Aufruf, Geburtsberichte und Fotos der Rosenniederlegung, entweder selbst mit dem Hashtag #rosrev zu posten oder, bei Wunsch nach anonymisierter Veröffentlichung, via Privatnachricht an die Facebook-Seite der Roses Revolution Deutschland zu schicken. Zwischen dem 23. und dem 27. November 2014 wurden für die zweite Roses Revolution in Deutschland auf der Seite Berichte und Fotos von Rosenniederlegungen gepostet. Die einzelnen Berichte wurden mit dem Ziel der Zitierbarkeit seit dieser zweiten Ausgabe der deutschen Roses Revolution für je ein Jahr fortlaufend durchnummeriert.

Roses Revolution Deutschland
 23. November 2014 · 🌐   · · ·

Der erste Geburtsbericht für euch – anonym von einer Mama, die dieses Jahr noch keine Rose
niederlegen kann...
Aufschreiben ist ein erster Schritt und Heilung braucht Zeit...... und irgendwann werden wir die
#rosrev nicht mehr brauchen, weil solche Dinge nicht mehr passieren! Irgendwann!
🖤
(katharina)

"Ich hatte etwa 16 Stunden Wehen nach Blasensprung als die Ärztin meinte, ich bräuchte
unbedingt eine pda, ich würde mich nicht ausreichend entspannen. Das war ein Schock für
mich, weil ich das einfach nicht wollte. Ich wollte immer eine natürliche Geburt, eigentlich am
liebsten sogar zu Hause aber das wollte mein Mann nicht. Ich weiß nicht wieso aber ich habe
dann zugestimmt. Und ab dann wurde es für mich unerträglich. Ich fühlte mein eines Bein
nicht mehr und konnte nicht mehr aufstehen. Toilette ging auch nicht mehr, ich brauchte einen
Katheder. Außerdem hörten die Wehen auf, weshalb ich ein Wehenmittel brauchte.
Als ich es dann doch irgendwie geschafft hatte, dass der Kopf meines Sohnes draußen war,
ohne dass ich merkte, dass wann und wie eine wehe kam, gab es einen Stillstand. Hektik brach
aus, es wurde auf meinem Bauch herum gedrückt und irgendwie von oben geschoben. Due
Ärztin stützte sich regelrecht auf meinem Bauch ab und schob nach unten. schmerzen waren
unerträglich. Trotz hoch gelobte pda.
Dann war endlich mein Sohn da. Doch wir konnte uns gar nicht richtig kennen lernen, denn es
brach schon wieder Hektik aus. Die Plazenta kam nicht. Nach wenigen Minuten kam dann, man
müsse mich jetzt in den OP schieben, das sei vom Krankenhaus eben medizinisch so
vorgesehen, wenn die Plazenta nicht nach spätestens zwanzig Minuten kommt.
Also schon man mich in den OP.
Ich habe ein gesundes Kind, letztlich keine dauerhaften körperlichen Beschwerden.
Aber man hat mir eine PDA aufgedrängt, auf mir herum gepresst und mich aufgeschnitten
ohne dass ich es wollte. mein Umfeld versteht nicht, warum ich das nicht verarbeitet
bekomme."

Abb. 2-3: Screenshot des ersten Beitrages der Roses Revolution 2014 (als wir die Postings
noch nicht nummeriert haben)

Am 27. November 2014 erschien die Auswertung nach Abschluss der Aktion. Der Aktionstag verzeichnete eine stark gesteigerte Aktivität mit über 100 000 Nutzern und
über 2000 Likes (davon 1.300 neue im Vergleich zum Vorjahr) der Facebook-Seite. Im
Detail gab es 17 000 aktive Beteiligungen auf der Facebook-Seite, davon 1.900 Kommentare unter den geteilten 1000 Beiträgen. In 42 Städte in Deutschland erhielten 58 unterschiedliche Kliniken, außerdem ein Geburtshaus und eine Hebammenpraxis Rosen.
Auf der Facebook-Seite wurden folgende Beiträge anonym veröffentlicht: 50 Fotos von
Rosen und Briefen; 34 Geburtsberichte von Frauen; ein Bericht eines Vaters; ein Bericht
einer Hebammenschülerin; eine Rückmeldung eines Chefarztes; ein Kinderwunsch-
bericht; zwei Berichte einer (Noch-)Nicht-Rosenniederlegung; ein Brief, der Empörung
über die herrschenden Zustände zum Ausdruck brachte; ein Appell einer Person, die
mit betroffenen Frauen arbeitet und zur Rosenniederlegung ermuntern wollte.

Begleitet wurde der Aktionstag durch eine Themenwoche des in Karlsruhe ansäs-
sigen Vereins »happy birthday« (7 Artikel), einen Artikel in der deutschsprachigen Huf-
fington Post und zwei Videos auf YouTube. International beteiligten sich 17 Länder mit
unterschiedlichen Aktionen an der Roses Revolution.

Ab 2015 bestand das Kernteam der Roses Revolution aus mir, Mascha Grieschat von der Initiative »Gerechte Geburt« und Halina Koglin. Die Aktion wuchs weiter, zunehmend berichteten auch öffentliche Medien, sowohl über den Aktionstag als auch über das Phänomen Gewalt während der Geburt. Allerdings beschränkte sich die Berichterstattung bis zu Beginn der 2020er Jahre auf den Zeitraum rund um den Aktionstag am 25. November.

Inzwischen ist die Aktion als fester Termin an jedem 25. November etabliert. Seit 2019 liegt die Begleitung der deutschen Roses Revolution in den Händen des Vereins »Traum(a) Geburt e. V.«.

2.3 Die zwei Ebenen der Roses Revolution

Die Aktion der Roses Revolution bewegt sich auf zwei miteinander verknüpften Ebenen: Die eine Ebene findet in der realen Welt statt und hat »privaten« Charakter. Hier setzt eine individuelle, betroffene Person als Teil einer privaten Auseinandersetzung oder eines individuellen Bewältigungsprozesses mit der Rosenniederlegung ein Zeichen. Mit der Rose, dem Symbol für Schönheit, Liebe, aber auch wehrhafte Zartheit, setzt die Frau* sich selbst ein würdevolles Denkmal: »Name it! – Each woman is a rose« lautet der Slogan im Logo der Roses Revolution (Sag es! – Jede Frau* ist eine Rose). In einem anonymen Beitrag vom 25. November 2014 schreibt jemand in der die Rose begleitenden Nachricht an die Klinik:

> »Und trotz alledem habe ich eine der schönsten Rosen für Sie gewählt. Denn ich will nicht, dass Sie sie aus Wut über diesen Brief wegschmeißen. Sie sollen sie und ihre Schönheit achten. So wie sie auch jede werdende Mutter achten und respektieren sollen.
> Denn jede Frau ist eine Rose!« (Anonym 1, https://tinyurl.com/38kwzvdc)

Das Niederlegen von Blumen an Mahnmalen oder öffentlichen Orten der Trauer hat in der hiesigen Kultur eine lange Tradition – in diesen Kontext fügen sich die Rosenniederlegungen der Roses Revolution ein und können von den Betroffenen in Zusammenhang gestellt werden.

Oft müssen die Frauen sich stark überwinden und ihren Mut zusammennehmen, um die Rose zum Ort des Erlebten zu bringen. Betroffene berichten, dass dieser innere Widerstand in Gefühlen wie Stolz, Kontrolle, Stärke und Gemeinschaft mündet – Gefühle, die oft während der Geburt gefehlt haben und hier stellvertretend gelebt werden.

Die zweite Ebene ist das virtuelle Event auf der Facebook-Seite (und inzwischen auch auf Instagram unter @roses.revolution und der Internetseite von Trauma(a) Geburt e. V.), wo die individuellen Handlungen sichtbar werden, indem Rosenniederlegungen und Geburtsberichte veröffentlicht werden. Diese Sichtbarmachung von privaten Handlungen auf einer interaktiven Plattform erlaubt auch die wichtige Funktion der Solidarisierung: Andere Frauen und betroffene Menschen liken und kommentieren die Berichte, drücken Betroffenheit und Solidarität aus. Dies etabliert eine Form von virtueller Gemeinschaft, die von den Betroffenen immer wieder als sehr wichtig benannt wird – sie erfahren die wichtige Bestätigung, dass ihre Wahrnehmung richtig ist und dass sie nicht allein sind mit ihrem Erleben.

> »Ich bin Vater. Keine Mutter, aber meine Frau hat das schlimmste durchgemacht und ich als Mann konnte nur hilflos mit ansehen, wie sich Ärzte an ihrem Körper zu schaffen machten. Meine Frau hatte die schlimmsten Schmerzen ihres Lebens, schrie um Hilfe und wurde nicht gehört. Zeitweise befanden sich bis zu 5 Personen zwischen den Beinen meiner Frau und niemand sah ihr in die Augen, sprach ihr Mut zu, reichte ihr ein Glas Wasser oder einen feuchten Lappen. Ich, der keine körperlichen Schmerzen in dem Sinne hatte, zerriss es innerlich, meiner Frau nicht helfen zu können!!!
> Ich hielt ihre zitternde Hand die ganze Zeit, weinte mit ihr, atmete mit ihr ... und brach zusammen, als unsere wunderschöne Tochter endlich lebendig geboren wurde. Da war so viel Blut, dass ich den Anblick niemals vergessen werde. Meine Frau ist schwer Traumatisiert. Sie hat es nicht geschafft heute eine Rose niederzulegen. Aber es gibt uns Kraft, dass wir nicht alleine sind. [...]«
> (Anonym 2, http://tinyurl.com/5xe4p5pm)

Auch wenn beide Ebenen vor allem dazu gedacht sind, den Betroffenen eine Form des Ausdrucks zu geben und ihnen durch die Community Bestätigung zu vermitteln, erschließt sich durch die koordinierte Aktion eine weitere Funktion: Die Plattform mit den vielen Einzelberichten ermöglicht eine Quantifizierung und ist der öffentlich sichtbare Beleg, dass Gewalt in der Geburtshilfe in Deutschland geschieht. Der Einwand, es handele sich um Einzelfälle, wird entkräftet, und die Berichte zeigen, in welchen Formen sich Gewalt in der Geburtshilfe in Deutschland aus Sicht der Betroffenen manifestiert. Diese Funktion der Außenwirkung haben die Moderator*innen der Roses Revolution Deutschland von Anfang an erfasst und genutzt. Die jährlichen quantitativ-deskriptiven Auswertungen der Aktion dienen als politisches Argument und sind Informationsmaterial für Medien und politische Stakeholder.

2.4 Die Roses Revolution
als kommunikative Einbahnstraße

Die Roses Revolution ist eine Graswurzelbewegung, die als Ausdrucksmittel für die Betroffenen konzipiert ist. Es geht darum, den Frauen*, die aufgrund der Normalisierung der Gewalt und des herrschenden Tabus so lange stimm- und sprachlos waren, eine Stimme zu geben. Ihnen wird Solidarität vermittelt und die Quantifizierung wird zum politischen Argument.

Die einzelne Rose als Kommunikationsträger sendet die Nachricht, dass in der Begleitung dieser Gebärenden Essenzielles gefehlt hat. Aber diese Nachricht ist unidirektional – eine Reaktion der direkten Empfänger, des Personals eines bestimmten Kreißsaales, ist nicht vorgesehen. Für einige Fachpersonen ist dies schwer zu ertragen: Sie empfinden die Rosen als persönliche Anklage, gegen die sie sich nicht verteidigen können. Die Rosen lösen etwas in ihnen aus, das nur selten ein Gegenüber findet, weil die meisten Rosen anonym abgelegt werden. Das kann frustrieren, ein Gefühl von Ohnmacht und eine Abwehrhaltung auslösen. Wichtig ist hier anzuerkennen, dass diese nachvollziehbare menschliche Reaktion im Rahmen der eigenen Professionalität entsteht und dadurch einer ebenso professionellen Einordnung bedarf.

> »Das Fachpersonal [...] wird gerade deshalb zur Zielscheibe, weil es diese professionelle Rolle hat. Aus der Professionalität ergibt sich eine andere Qualität von Verantwortung für gewaltvolles Handeln als jene Verantwortung, welches ungeschulte, private Personen tragen. Aggressive Überreaktionen und fehlende Impulskontrolle mögen aus der Menschlichkeit der (Fach-)Person heraus verständlich sein – in professioneller Hinsicht sind sie inakzeptabel.« (Hartmann 2023, S. 66)

Den Initiator*innen der Aktion war es wichtig zu unterstreichen, dass es bei der Roses Revolution nicht um das Fachpersonal oder einen Austausch geht. Es geht um den Ausdruck und die Sichtbarmachung des Erlebten der Frauen* und Gebärenden. Sie stehen im Fokus, für sie wurde die Aktion geschaffen. Die dem Fachpersonal zugeschriebene Rolle innerhalb der Aktion ist erst einmal eine rein passive Zeug*innenschaft.

Diese kommunikative Einbahnstraße wird immer wieder kritisiert. Die Kritik berücksichtigt aber nicht, dass es vielen Frauen aus psychischen Gründen (noch) gar nicht möglich ist, in einen Austausch zu gehen. Und die Kritik lässt ebenso die herrschenden Machtverhältnisse außer Acht: Frauen, die Gesprächsangebote gesucht oder angenommen haben, wünschen sich erfahrungsgemäß im Grunde lediglich eine Anerkennung des Erlebten und eine Entschuldigung (Hartmann 2015). Sie berichten davon, dass die kommunikative Situation während eines solchen Gesprächs viel zu oft kein klärender Austausch war, sondern beispielsweise ein Absprechen des Erlebten (z. B. »Es war ja gar nicht so« oder »Sie lügen/erinnern sich falsch«), eine Rechtfertigung der Klinikversion (»Wir haben das ja gemacht, weil es sein musste«) oder in Anwesenheit der Klinikjustiziare eine juristische Absicherung (»Das war alles rechtens und lege artis«).

Eine derartige Asymmetrie in der Kommunikation unter Ausnutzung des herrschenden Machtgefälles kann zu einer Re-Traumatisierung der Betroffenen führen und ist nur in Einzelfällen ein passender Weg. Dies muss das Fachpersonal anerkennen und grundsätzlich aushalten.

2.5 Ausblick

Die Roses Revolution hat in den 10 Jahren ihrer Existenz in Deutschland einiges erreicht:

- Der Begriff »Gewalt in der Geburtshilfe« ist fest etabliert und zunehmend Teil des öffentlichen Bewusstseins. Das Erlebte wird für die Betroffenen benennbar, die Erfahrung solidarischer Anerkennung des Erlebten durch andere Menschen stabilisiert und tröstet viele Betroffene.
- Die Forschung interessiert sich für die Erfahrungen der Betroffenen und hilft mit der wachsenden Evidenz zu den Folgen von Gewalterleben im geburtshilflichen Kontext sowohl die praktische, psychologische Versorgung zu verbessern als auch die rein anekdotische Evidenz der Roses Revolution mit »harten Fakten« zu flankieren und somit glaubwürdiger zu machen.
- Es gibt vermehrt Hilfsangebote, wie das Hilfetelefon nach schwieriger Geburt (https://hilfetelefon-schwierige-geburt.de).
- Mithilfe von Daten der Roses Revolution wurden politische Gremien dazu bewegt, Resolutionen zu verabschieden, die die Notwendigkeit der Verbesserung der Geburtskultur in politischer Hinsicht zu verdeutlichen (→ Kap. 1).

Andererseits legen jedes Jahr wieder Betroffene ihre Rosen ab, weil Gewalt während der Geburt immer noch jeden Tag geschieht. Solange dies so ist, wird die Roses Revolution vermutlich Bestandteil der deutschen Geburtskultur bleiben.

Literatur

Hartmann, K (2015) Klagen nach vermeidbarer Sectio. Deutsche Hebammenzeitschrift 8: 30–33.
Hartmann, K (2023) Gewalt am »Arbeitsplatz Geburtshilfe«. Wer muss wen wann schützen? Deutsche Hebammenzeitschrift 2: 65–69.
Jung, T (2021) Krise und Gewalt. Zur »Schattenpandemie« der Gewalt gegen Frauen. 4. Vortrag der interdisziplinären Vortragsreihe »Shaping the Future: Female and Queer Perspectives on Possible Futures« der Justus-Liebig-Universität Gießen. Videomitschnitt des Vortrages https://www.uni-giessen.de/de/fbz/fb05/interdisziplin/ringvorlesung/vortraege/vortragsseiten/Krise_Gewalt

EVA MARIA BREDLER

3 Grund- und menschenrechtlicher Rahmen von geburtshilflicher Gewalt

3.1 Einleitung

Weltweit erleben Gebärende geburtshilfliche Gewalt: in privaten und staatlichen Einrichtungen, im Globalen Norden und Globalen Süden. Betroffene berichten von Eingriffen ohne Einwilligung, von Erniedrigung und Vernachlässigung. Menschenrechtlich ist geburtshilfliche Gewalt als geschlechtsbezogene Gewalt anerkannt. Sie verletzt nicht nur die körperliche Unversehrtheit und reproduktive Selbstbestimmung der Betroffenen, sondern ist auch eine Form von geschlechtsbasierter Diskriminierung. Die Weltgesundheitsorganisation (WHO 2014), die Sonderberichterstatterin für Gewalt gegen Frauen der Vereinten Nationen (United Nations 2019) und die Parlamentarische Versammlung des Europarats (Europarat 2019) verurteilen geburtshilfliche Gewalt und rufen Mitgliedstaaten auf, sie effektiv zu verhindern.

Geburtshilfliche Gewalt passiert nicht zufällig, sondern wird durch soziale und strukturelle Faktoren produziert, die wiederum rechtlich reproduziert werden (United Nations 2019; Solnes Miltenburg et al. 2018; Yamin 2008; Zampas et al. 2020). Der Staat trägt hierfür Verantwortung. Geburtshilfliche Gewalt als Grund- und Menschenrechtsverletzung zu verhandeln heißt, sie nicht mehr als privates, gar »natürliches« Schicksal zu begreifen, sondern als öffentliche Aufgabe, als rechtliches Handlungsfeld.

Grund- und Menschenrechte entfalten ihre Wirkungen dabei in drei Dimensionen:
- Abwehrdimension (obligation to respect): Der Staat muss sich rechtfertigen, wenn er Grund- und Menschenrechte selbst beschränkt.
- Schutzdimension (obligation to protect): Er muss vor Einschränkungen durch private Dritte schützen.
- Leistungsdimension (obligation to fulfill): Er muss unter gewissen Bedingungen die institutionellen Voraussetzungen schaffen, um Grund- und Menschenrechte zu verwirklichen.

Bei der Schutz- und Leistungsdimension hat der Staat jedoch einen weiten Gestaltungsspielraum und schuldet nur einen Mindeststandard. Menschenrechte wirken von außen auf die Grundrechte in Deutschland ein, Grundrechte sind im Lichte der Menschenrechte auszulegen (BVerfG, 16.12.2021 – 1 BvR 1541/20 BVerfGE 160, 79).

Die Grundrechte wiederum strahlen auf die gesamte nationale Rechtsordnung aus – alle einfachen Gesetze sind im Lichte der Grundrechte anzuwenden und auszulegen (BVerfG, 15.01.1958 – 1 BvR 400/51 BVerfGE 7, 198), es gibt keinen grundrechts-freien Raum. So wirken Grundrechte nicht nur im Verhältnis zwischen Staat und Bür-ger:innen, sondern auch zwischen Privaten.

Grund- und Menschenrechte verpflichten den Staat und berechtigen dessen Bür-ger:innen. Diese können ihre Rechte vor Fachgerichten einklagen und in letzter Ins-tanz Verfassungsbeschwerde erheben, wenn sie sich in ihren Grundrechten verletzt sehen. Haben sie diesen innerstaatlichen Rechtsweg erfolglos erschöpft, können sie vor den zuständigen Menschenrechtsausschüssen bzw. -gerichtshöfen Individualbe-schwerde erheben, um Menschenrechtsverletzungen feststellen zu lassen (→ Kasten »Fallbeispiele« in Kap. 3.3).

Ein grund- und menschenrechtlicher Ansatz gegen geburtshilfliche Gewalt hat transformatives Potenzial: Er stellt die Gebärenden als Rechtssubjekte in den Mittel-punkt; er verleiht politischen Anliegen Rechtsverbindlichkeit und stellt rechtsförmige Verfahren bereit, um diese Anliegen institutionell durchzusetzen – national wie inter-national. Zugleich sensibilisiert er dafür, inwieweit die gegenwärtigen Regelungen im Lebensbereich der Geburtshilfe die Rechtspositionen der Gebärenden noch nicht aus-reichend berücksichtigen, und weist auf die hierzu erforderlichen Maßnahmen hin.

3.2 Begriffsklärung: Was ist Gewalt?

Bislang gibt es noch keine international anerkannte, einheitliche rechtliche Definition von geburtshilflicher Gewalt. Doch die Phänomene lassen sich mit bereits bestehen-den menschenrechtlichen Begriffen erfassen. So nutzt auch die UN-Sonderberichter-statterin in ihrem Bericht zu geburtshilflicher Gewalt den Begriff »Gewalt gegen Frauen während der Geburt« (»violence against women during childbirth«, United Nations 2019, Randnummer 12).

»Gewalt gegen Frauen« ist als menschenrechtlicher Begriff ausdifferenziert be-schrieben und definiert insbesondere durch

- den Ausschuss CEDAW der UN-Frauenrechtskonvention (Committee on the Elimi-nation of All Forms of Discrimination Against Women)
- den Europäischen Gerichtshof für Menschenrechte (EGMR),
- das Übereinkommen des Europarats zur Verhütung und Bekämpfung von Gewalt gegen Frauen und häuslicher Gewalt (Istanbul-Konvention).

»Gewalt gegen Frauen« bezeichnet alle Handlungen geschlechtsspezifischer Gewalt, die zu körperlichen, sexuellen, seelischen oder wirtschaftlichen Schäden oder Leiden bei Frauen führen können, einschließlich der Androhung solcher Handlungen, der Nötigung oder der willkürlichen Freiheitsentziehung, sei es im öffentlichen oder pri-vaten Leben (Artikel 3 lit. a Istanbul-Konvention). Die Gewalt gegen Frauen ist »ge-schlechtsspezifisch«, wenn sie sich gegen eine Frau richtet, weil sie eine Frau ist, oder wenn sie Frauen unverhältnismäßig stark betrifft (Artikel 3 lit. b). Geschlecht wird dabei nicht biologisch, sondern sozial konstruiert verstanden, nämlich als gesellschaftlich geprägte Rollen, Verhaltensweisen und Merkmale (Artikel 3 lit. c). »Frauen« werden nicht definiert; doch nennt Artikel 4 Absatz 3 Istanbul-Konvention ausdrücklich die Geschlechtsidentität als Diskriminierungsgrund, sodass auch trans, nichtbinäre und inter Personen geschützt werden müssen. Eine enge Interpretation, die den Schutz auf Cis-Frauen beschränken möchte, ließe sich nur schwer mit dem Diskriminierungsverbot vereinbaren (Alaattinoğlu 2020).

Anders als die Istanbul-Konvention erwähnt die UN-Frauenrechtskonvention Geschlechtsidentität zwar nicht als Diskriminierungsgrund, doch wendet der CEDAW-Ausschuss die UN-Frauenrechtskonvention bereits auf trans und inter Personen an (CEDAW 2017). Queere Personen sind relativ gesehen besonders häufig von Gewalt betroffen (Lesben- und Schwulenverband 2023), ihre Rechte müssen deshalb besonders dringend mobilisiert werden.

3.3 Menschenrechtlicher Rahmen

Dass Gewalt gegen Frauen als Menschenrechtsproblem verstanden wird, ist nicht selbstverständlich. Die Trennung zwischen öffentlicher und privater Sphäre war lange Zeit auch in die Menschenrechte eingelassen. Menschenrechtsgarantien gingen von typisch männlichen Lebenserfahrungen aus – auch weil sie in politischen Foren ausgehandelt wurden, die von Männern dominiert waren. Dagegen wurde die soziale Lebenswirklichkeit von Frauen in der privaten Sphäre verortet und (menschen-)rechtlich ausgeblendet (Rudolf 2013). Internationale feministische Kämpfe kritisierten die Sphärentrennung (»Das Private ist politisch!«) und rückten andere Lebensrealitäten in das Blickfeld des Rechts. Ihnen ist auch zu verdanken, dass Reproduktion menschenrechtlich thematisierbar wurde und 1994 schließlich 179 Staaten mit dem Aktionsplan von Kairo reproduktive Gesundheit und Recht als Teil der Menschenrechte anerkannten (Ross 2021). Das umfasst den diskriminierungsfreien Zugang zu Gesundheitsdienstleistungen, die reproduktive Selbstbestimmung und die sichere Geburt (United Nations 1994). Inzwischen verpflichten zahlreiche Menschenrechtsverträge im Sinne der »obligation to protect« dazu, geburtshilfliche Gewalt durch geeignete Maßnahmen zu verhindern. Diese Verpflichtungen sind nicht in spezifischen Vorschriften enthalten, sondern erstrecken sich über unterschiedliche allgemeine Gewährleistungen. Für Deutschland bilden die Europäische Menschenrechtskonvention (EMRK), der UN-Sozialpakt, der UN-Zivilpakt, die UN-Frauenrechtskonvention und die Istanbul-Konvention den wichtigsten Referenzrahmen. Dabei können nur die Rechte der Gebärenden untersucht werden, da der Fötus nicht als Träger von Menschenrechten gilt (Copelon et al. 2005; Europarat 2017).

Recht auf Leben, Folterverbot

Im Extremfall kann geburtshilfliche Gewalt töten (CEDAW 2011). Das Recht auf Leben wird in Artikel 2 EMRK und Artikel 6 UN-Zivilpakt geschützt und verpflichtet Staaten, lebensbedrohliche Bedingungen zu vermeiden. Der EGMR hat festgestellt, dass Staaten sowohl private als auch öffentliche Krankenhäuser gesetzlich dazu verpflichten müssen, geeignete Maßnahmen zum Schutz des Lebens der Patient:innen zu ergreifen (EGMR, Urteil v. 17.1.2002 – 32967/96; EGMR, Urteil v. 8.7.2004 – 53924/00). Laut dem UN-Menschenrechtsausschuss sind Maßnahmen gegen geschlechtsspezifische Gewalt und Zugang zu obstetrischen (Notfall-)Gesundheitsleistungen erforderlich (Human Rights Committee 2018).

Zwangssterilisationen verletzen das Verbot der Folter und erniedrigender und unmenschlicher Misshandlung, das in Artikel 3 EMRK und Artikel 7 UN-Zivilpakt verankert ist (EGMR, Urteil v. 8.11.2011 – 18968/07; EGMR, Urteil v. 12.6.2012 – 29518/10, Human Rights Committee 2013). Der UN-Bericht zu geburtshilflicher Gewalt legt nahe, dass auch andere Eingriffe ohne Einwilligung (wie Damm- oder Kaiserschnitte) das Folter- und Misshandlungsverbot verletzen können (Human Rights Committee 2013; United Nations 2019).

Recht auf (reproduktive) Gesundheit

Geburtshilfliche Gewalt verletzt das Recht auf (das individuell erreichbare Höchstmaß an körperlicher und geistiger) Gesundheit, das in Artikel 12 UN-Sozialpakt garantiert ist. Staaten müssen dieses Recht schrittweise verwirklichen, indem sie die medizinische Versorgung in vier Dimensionen sicherstellen (CESCR 2016):

- Eine ausreichende Zahl an Krankenhäusern mit genügend Personal muss zur Verfügung stehen (availability).
- Die Krankenhäuser müssen physisch und geografisch sicher erreichbar sein (accessibility).
- Die Gesundheitsdienstleistungen müssen auf Geschlecht, Alter, Behinderung, sexuelle Vielfalt und die Anforderungen des Lebenszyklus Rücksicht nehmen (acceptability).
- Die Gesundheitsdienstleistungen müssen evidenzbasiert sein und dem aktuellen wissenschaftlichen und medizinischen Standard entsprechen (good quality).

Hierzu müssen Staaten schädliche Geschlechtsstereotype im Gesundheitssektor abbauen, etwa die Hierarchisierung und Stereotypisierung von Frauen als Betreuerinnen und Mütter. Im Bereich der Reproduktion müssen Privatsphäre und eine freie und informierte Entscheidungsfindung gewährleistet werden. Reproduktive Gesundheitsversorgung sicherzustellen, gehört zu den menschenrechtlichen Kernpflichten (CESCR 2016).

Auch Artikel 12 Absatz 1 UN-Frauenrechtskonvention verpflichtet dazu, einen diskriminierungsfreien Zugang zu Gesundheitsdienstleistungen zu gewährleisten und eine informierte Einwilligung sowie eine respekt- und würdevolle Behandlung sicher-

zustellen. Gemäß Artikel 12 Absatz 2 UN-Frauenrechtskonvention sorgen die Vertrags-
staaten für angemessene und erforderlichenfalls unentgeltliche Betreuung der Frau
während und nach der Geburt. Staaten müssen die erforderlichen Maßnahmen »unter
Ausschöpfung ihrer verfügbaren Mittel« ergreifen (CEDAW 1999).

FALLBEISPIELE

CEDAW hat bereits mehrere Fälle geburtshilflicher Gewalt entschieden.

Alyne da Silva Pimentel gegen Brasilien

In dem Fall Alyne da Silva Pimentel gegen Brasilien (CEDAW 2011) starb eine arme
Frau afrobrasilianischer Abstammung an Komplikationen nach einer Totgeburt,
weil Krankenhäuser ihr die rechtzeitige medizinische Versorgung verweigerten. Der
Ausschuss stellte fest, dass Brasilien es systematisch versäumte, den spezifischen
Gesundheitsbedürfnissen von Frauen gerecht zu werden, und damit gegen das Dis-
kriminierungsverbot verstieß — nicht nur in Form von Diskriminierung wegen des
Geschlechts, sondern intersektional auch wegen der Rasse und des sozioökonomi-
schen Status (Ziff. 7.7).

S. F. M. (Namenskürzel) gegen Spanien

Im Fall S. F. M. gegen Spanien verwendete der Ausschuss den Begriff »geburtshilfliche Gewalt« (obstetric violence) zum ersten Mal (CEDAW 2020b). Während der
Geburt wurde S. F. M. einer Reihe von Eingriffen unterzogen, die sämtlich ohne ihre
Einwilligung stattfanden. Sie litt unter posttraumatischer Belastungsstörung, Bindungsstörung und einem eingeschränkten Sexualleben. Dagegen leitete sie erfolglos ein Gerichtsverfahren gegen das Krankenhaus und die spanischen Behörden ein.
Der Ausschuss stellte fest, dass S. F. M. sowohl im Krankenhaus als auch vor Gericht
einer stereotypen und damit diskriminierenden Behandlung ausgesetzt worden
war (Ziff. 7.5) und rief Spanien zu individueller Wiedergutmachung und Präventiv-
maßnahmen auf (Ziff. 8).

N. A. E. (Namenskürzel) gegen Spanien

Bei N. A. E. wurde ohne ihre Einwilligung unter anderem die Geburt künstlich eingeleitet und ein Kaiserschnitt durchgeführt. Auch hier stellte CEDAW (2022) geburtshilfliche Gewalt als Form unzulässiger Diskriminierung fest und ordnete Abhilfe-
maßnahmen an.

Gewalt gegen Frauen und Diskriminierungsverbot

Gewalt gegen Frauen ist rechtlich als geschlechtsspezifische Diskriminierung anerkannt (Artikel 3 lit. a Istanbul-Konvention (EGMR, Urteil v. 9.6.2009 — 33401/02;
CEDAW 1999). Sie wird inzwischen als intersektionale Diskriminierung (Crenshaw
1989) konzipiert: Geschlechtsspezifische Diskriminierung ist untrennbar mit anderen
Kategorien (wie Rasse, Religion, Klasse oder sexueller Orientierung und Geschlechts-

identität) verbunden und kann Frauen entsprechend unterschiedlich betreffen (CEDAW 2010) (zu intersektionaler Diskriminierung → Kap. 5). Sowohl die UN-Frauenrechtskonvention als auch die Istanbul-Konvention verpflichten Staaten, Gewalt gegen Frauen durch staatliche wie private Akteure zu verhindern, zu verfolgen und zu bestrafen. Beide Menschenrechtsverträge sind insofern radikal, als sie die Ursachen der Gewalt adressieren und Staaten zum Aufbrechen schädlicher Verhaltensmuster auffordern: Artikel 5 UN-Frauenrechtskonvention und Artikel 12 Absatz 1 Istanbul-Konvention verpflichten zu erforderlichen Maßnahmen, um geschlechtsspezifische Rollenzuweisungen zu beseitigen, die auf einer Hierarchisierung der Geschlechter beruhen.

CEDAW (2020a) hat Deutschland aufgerufen, statistische Daten zu geburtshilflicher Gewalt bereitzustellen. Weil weiterhin belastbare Daten fehlen, konnte Deutschland der Aufforderung nicht nachkommen. Die Bundesregierung plante, 2021 eine entsprechende Studie zu initiieren (CEDAW 2021). Die inzwischen in Auftrag gegebene Studie fokussiert das subjektive Geburtserleben. Eine Studie zur Prävalenz von Gewalt steht weiterhin aus, obwohl Forschung zu (intersektionalen!) geburtshilflichen Gewalterfahrungen dringend angezeigt ist, um die erforderlichen Maßnahmen ergreifen zu können.

Recht auf Privatsphäre

Im Rahmen der Europäischen Menschenrechtskonvention (EMRK) wird reproduktive Gesundheit und Selbstbestimmung als Teil der Privatsphäre in Artikel 8 geschützt, deren Kernprinzip persönliche Autonomie ist (EGMR, Urteil v. 29.4.2002 – 2346/02).

Im Kontext von Hausgeburten hat der EGMR anerkannt, dass Artikel 8 EMRK grundsätzlich auch das Recht beinhaltet, über die Umstände der Geburt zu entscheiden (Prochaska 2020).

> »[T]he right concerning the decision to become a parent includes the right of choosing the circumstances of becoming a parent. The Court is satisfied that the circumstances of giving birth incontestably form part of one's private life for the purposes of this provision.« (EGMR, Urteil v. 14.12.2010 – 67545/09)

> »Indeed, giving birth is a unique and delicate moment in a woman's life. It encompasses issues of physical and moral integrity, medical care, reproductive health and the protection of health related information. These issues, including the choice of the place of birth, are therefore fundamentally linked to the woman's private life and fall within the scope of that concept for the purposes of Article 8 of the Convention.« (EGMR, Urteil v. 15.11.2016 – 28859/11, 28473/12)

Der Europäische Gerichtshof für Menschenrechte (EGMR) stellte auch in folgenden Fällen eine Verletzung von Artikel 8 EMRK fest:

- Anwesenheit von Studierenden während der Geburt ohne die informierte Einwilligung der Gebärenden (EGMR, Urteil v. 9.10.2014 – 37873/04)
- Entzug eines Neugeborenen aus der Obhut der Mutter ohne Einwilligung oder medizinische Begründung (EGMR, Urteil v. 8.4.2004 – 11057/02; EGMR, Urteil v. 11.12.2014 – 43643/10)
- Gynäkologische Untersuchung (im Gefängnis) ohne Einwilligung (EGMR, Urteil v. 22.7.2003 – 24209/94), bei Minderjährigen zusätzlich Verletzung von Artikel 3 EMRK (EGMR, Urteil v. 1.2.2011 – 36369/06)

3.4 Grundrechtlicher Rahmen

Auch der grundrechtliche Schutz gegen geburtshilfliche Gewalt entfaltet sich über mehrere Grundrechte: das Recht auf körperliche Unversehrtheit und (reproduktive) Selbstbestimmung, das Diskriminierungsverbot und Gleichstellungsgebot und der Anspruch der Mutter auf Schutz und Fürsorge der Gemeinschaft.

Körperliche Unversehrtheit und Recht auf reproduktive Selbstbestimmung

Eingriffe ohne Einwilligung berühren die körperliche Unversehrtheit, die Artikel 2 Absatz 2 S.1 Grundgesetz (GG) garantiert. Dabei stellt das Bundesverfassungsgericht fest, dass ein von anderen Menschen gezielt vorgenommener körperlicher Eingriff als umso bedrohlicher erlebt wird, je mehr die Betroffene sich dem Geschehen hilflos und ohnmächtig ausgeliefert sieht (BVerfG, 23.03.2011 – 2 BvR 882/09 BVerfGE 128, 282).

Gleichzeitig ist das Recht auf körperliche Selbstbestimmung intensiv betroffen, das in der Menschenwürde wurzelt. Das Selbstbestimmungsrecht wird doppelt geschützt: sowohl im allgemeinen Persönlichkeitsrecht (Artikel 2 Absatz 1 i. V. m. Artikel 1 Absatz 1 GG) als auch im Recht auf körperliche Unversehrtheit (Artikel 2 Absatz 2 S.1 GG). Es schützt auch das Recht, bei Dritten Hilfe zu suchen und anzunehmen, denn »Selbstbestimmung ist immer relational verfasst« (BVerfG, 26.02.2020 – 2 BvR 2347/15 BVerfGE 153, 182), also auf Beziehungen angewiesen. So schützt das Selbstbestimmungsrecht Entscheidungen im geburtshilflichen Kontext (Büchler 2017; Klein 2023). Dabei gibt es einen verfassungsrechtlich zwingend zu wahrenden Entfaltungsraum autonomer Selbstbestimmung, der sich nach realen Handlungsoptionen bemisst (BVerfG, 26.02.2020 – 2 BvR 2347/15 BVerfGE 153, 182).

Diskriminierungsverbot und Gleichberechtigungsgebot

Geburt ist ein normativ aufgeladener Prozess, Geburtserleben ist also auch sozial bedingt. Das Diskriminierungsverbot (Artikel 3 Absatz 3 S.1 GG) verpflichtet den Staat deshalb, die reproduktiven Freiheiten von Personen zu sichern, die zu den dort geschützten strukturell diskriminierungsgefährdeten Gruppen zählen. Menschenrechtlich interpretiert sind Verletzungen der reproduktiven Gesundheit und Selbstbestimmung von Frauen als geschlechtsspezifische Gewalt und damit als Diskriminierung aufgrund des Geschlechts einzuordnen (Klein 2023). Das Diskriminierungsverbot kann den Staat zu Schutzmaßnahmen verpflichten, insbesondere in Situationen struktureller Ungleichheit oder wenn mit einer Benachteiligung wegen des Geschlechts Gefahren für hochrangige grundrechtlich geschützte Rechtsgüter (etwa des Lebens) einhergehen (BVerfG, 16.12.2021 – 1 BvR 1541/20 BVerfGE 160, 79; Baer & Markard 2023).

Das Gleichberechtigungsgebot in Artikel 3 Absatz 2 GG geht über das Diskriminierungsverbot noch hinaus, indem es auf die Angleichung der Lebensverhältnisse zwischen Männern und Frauen zielt (BVerfG, 28.01.1992 – 1 BvR 1025/82, 1 BvL 16/83, 1 BvL 10/91 BVerfGE 85, 191). Formale Gleichbehandlung genügt damit nicht, vielmehr muss der Staat die tatsächlich bestehenden Nachteile beseitigen (Baer & Markard 2023). Das verpflichtet den Staat unmittelbar, geschlechtsspezifische Stereotype und Rollenerwartungen zu überwinden. In der Geburtshilfe werden insbesondere die Stereotypen der »entscheidungsunfähigen Frau« und der »aufopferungsvollen Mutter« aufgerufen (Zampas et al. 2020). Diese Stereotype muss der Staat erkennen und abbauen, z.B. indem er sie zum Gegenstand richterlicher und medizinischer Aus- und Fortbildung macht (CEDAW 2020b, 2022).

Anspruch der Mutter auf Schutz und Fürsorge

Artikel 6 Absatz 4 GG garantiert: »Jede Mutter hat Anspruch auf den Schutz und die Fürsorge der Gemeinschaft.« Die Norm soll vor Belastungen schützen, die mit Schwangerschaft, Geburt und Mutterschaft zusammenhängen (Aubel 2003; Brosius-Gersdorf 2022). Dabei ist Vorsicht geboten, um das Grundrecht nicht selbst zum Vehikel stereotypisierender Vorstellungen zu machen (Klein 2023). Bislang gibt es keine Rechtsprechung zu der Frage, ob sich auch nichtbinäre und inter Personen oder trans Väter auf das Grundrecht berufen können. Weil das Verbot der Geschlechtsdiskriminierung jedenfalls Personen mit nichtbinärer geschlechtlicher Identität schützt (BVerfG, 10.10.2017 – 1 BvR 2019/16), wäre es diskriminierend, diese grundsätzlich vom Schutzbereich auszuschließen. Konsequent muss der Schutz auch für inter und trans Personen gelten.

Der Schutzanspruch bezieht sich nicht nur auf Gefahren durch Dritte, sondern auch auf Gefahren, die sich aus gesundheitlichen Beeinträchtigungen ergeben (Robbers 2023). So kann aus Artikel 6 Absatz 4 GG ein Anspruch auf angemessene geburtshilfliche Betreuung entnommen werden (Klein 2023; Klimke 2020). Hier lassen sich Forderungen für eine 1:1-Betreuung grundrechtlich festmachen. Dabei kommt der Gesetzgebung jedoch ein weiter Ermessensspielraum zu, und die Aufwendung staatlicher Mittel steht unter dem Vorbehalt des Möglichen (BVerfG, 02.04.1996 – 2 BvR 169/93). Wird Artikel 6 Absatz 4 GG völkerrechtskonform im Lichte des Rechts auf Privatsphäre aus Artikel 8 EMRK interpretiert, lässt sich aus dem Grundrecht auch ein Anspruch darauf ableiten, während der Geburt von einer selbst gewählten (Vertrauens-)Person begleitet zu werden (ablehnend VG Leipzig, Beschluss v. 9.4.2020 – 7 L 192/20).

Grundrechte des Fötus und des medizinischen Personals

In der Geburtshilfe sind neben den Grundrechten der Gebärenden auch die Grundrechte des Fötus und des medizinischen Personals berührt. Ein »Interessenkonflikt« zwischen den Betroffenen wird vielfach konstruiert, entspricht jedoch nicht der Lebensrealität. Die Geburt ist keine Konfliktsituation kollidierender Grundrechte, sondern lässt sich mit relationaler Rechtstheorie (Herring 2020; Nedelsky 2011) als eine Situation mehrfachen Angewiesenseins konzipieren: Der Fötus ist – bereits physisch – auf die Gebärende angewiesen, während die Gebärende in der Geburtshilfe auf die Hilfe des medizinischen Personals angewiesen ist.

Fötus. Der Bundesgerichtshof lässt einen vermeintlichen Interessenkonflikt zwischen Gebärender und Fötus von vornherein nicht zu.

> »Die Entscheidungszuständigkeit der Mutter folgt daraus, daß der Geburtsablauf immer auch sie selbst und ihre körperliche Befindlichkeit betrifft. Darüber hinaus ist sie in dieser Phase die natürliche Sachwalterin der Belange auch des Kindes. Ist sie mit einer bestimmten Art der Entbindung rechtswirksam einverstanden, kann auch eine Beeinträchtigung des Kindes, die sich aus diesem Geburtsablauf ergibt, dem geburtsleitenden Arzt nicht als rechtswidrige Körperverletzung angelastet werden. Fehlt dagegen ihre Einwilligung, so kann der Arzt auch dem Kind für Verletzungen in der Geburt deliktisch haftbar sein.« (BGH, 06.12.1988 – VI ZR 132/88)

Es ist die Gebärende, die für sich und ihren Fötus entscheidet, nicht etwa das medizinische Personal oder der Staat. Dies widerspricht zwar dem Selbstverständnis des medizinischen Personals, das sich mit zwei Patient:innen – Gebärende und Fötus – konfrontiert sieht, ist jedoch gefestigte Rechtsprechung. Das medizinische Personal versorgt einzig die Gebärende, und die Gebärende sorgt für den Fötus. Die grundrechtliche Formel des Bundesverfassungsgerichts von der »Zweiheit in Einheit« bringt diese (auch körperlich) besonders verbundene Beziehung zwischen Schwangerer und Fötus – fast lyrisch – zum Ausdruck (BVerfG, 28.05.1993 – 2 BvF 2/90, 2 BvF 4/90, 2 BvF 5/92 BVerfGE 88, 203).

Gegen oder ohne den wirklichen bzw. mutmaßlichen Willen der Gebärenden dürfen also keine geburtshilflichen Maßnahmen durchgeführt werden, selbst wenn etwa die Ablehnung des Kaiserschnitts den Tod oder eine schwere Schädigung des Kindes zur Folge haben könnte (Ulsenheimer 2004). Der Einwand des medizinischen Personals, das Kind sei gefährdet und die Autonomie der Gebärenden deshalb nachrangig, greift rechtlich nicht durch.

Geburtshilfliches Personal. Auch die Grundrechte des medizinischen Personals kollidieren nicht mit den Grundrechten der Gebärenden. Zwar können sich Ärzt:innen und Hebammen grundsätzlich auf ihre Therapiefreiheit aus Artikel 12 Absatz 1 GG berufen, wenn arzthaftungsrechtliche Konsequenzen im Raum stehen. Doch die Therapiefreiheit ist ein fremdnütziges Grundrecht. Sie wird durch die Beziehung zur Patientin charakterisiert und endet dort, wo deren Selbstbestimmung beginnt (Francke 1994; Tolmein 2021). Behandelnde und behandelte Person bestimmten diese Grenze kommunikativ im Einzelfall, nämlich durch Aufklärung und Einwilligung (Francke 1994).

Die Gewissensfreiheit (Artikel 4 GG) verleiht dem medizinischen Personal zwar das Recht, eine Behandlung abzulehnen – nicht aber, eine Behandlung durchzuführen, indem sie sich über die Selbstbestimmung hinwegsetzen und in die körperliche Unversehrtheit der Gebärenden eingreifen (BGH, 08.06.2005 – XII ZR 177/03; Gutmann 2021c).

3.5 Grund- und Menschenrechte in Aktion

Um seine grund- und menschenrechtlichen Verpflichtungen zu erfüllen, hat Deutschland gesetzliche Regelungen erlassen. Die grund- und menschenrechtlichen Standards dienen hier als Prüfsteine. Sie können auf Schwach- und Leerstellen hinweisen, die innerhalb dieses Schutzkonzepts bestehen.

Angemessene und wohnortnahe Versorgung

Dem Schutz der »Mutter« aus Artikel 6 Absatz 4 GG dienen die Regelungen der §§ 24c–24i Sozialgesetzbuch V (SGB V). Die Versicherte hat gemäß § 24d SGB V bei und nach der Entbindung Anspruch auf ärztliche Betreuung sowie auf Hebammenhilfe. Bei normalem Schwangerschaftsverlauf hat sie die Wahl, die Schwangerenvorsorge sowohl bei Ärzt:innen als auch bei Hebammen in Anspruch zu nehmen, solange Leistungsinhalte und Zeitintervalle den Mutterschafts-Richtlinien entsprechen und nicht bereits von einem anderen Leistungserbringer durchgeführt worden sind (Deutscher Bundestag 2017).

Daneben hat die Versicherte gemäß § 24f SGB V einen Anspruch auf ambulante oder stationäre Entbindung und auf freie Wahl des Entbindungsorts, wozu auch außerklinische Geburtsmöglichkeiten zählen. Entgegen den Angaben der Bundesregierung (Deutscher Bundestag 2017) ist die flächendeckende Versorgung mit Hebammenhilfe und damit Wahlfreiheit des Geburtsorts derzeit gefährdet (Jung 2018). Als Maßgabe gilt: Eine klinische Geburtshilfestation sollte in 40 Minuten Autofahrzeit erreichbar sein (Gemeinsamer Bundesausschuss, o. J.). Das ist insbesondere in dünn besiedelten Regionen Deutschlands nicht mehr gewährleistet: Seit 1991 ist die Anzahl geburtshilflicher Stationen um 43 % gesunken, von 1186 auf 672 (IGES 2019). § 24f SGB V wird durch diese Unterversorgung nicht unmittelbar verletzt, weil die §§ 24c – 24i SGB V nur einen Anspruch auf Kostenerstattung vermitteln, nicht auf ein bestimmtes Leistungsniveau. Die Leistungen müssen gemäß § 12 Absatz 1 SGB V lediglich »ausreichend« sein. Dieser Minimalstandard dürfte in der Geburtshilfe noch nicht unterschritten sein. Eine grundrechtliche Perspektive weist jedoch darauf hin, dass den

Staat eine Schutzverantwortung trifft, die sich aus Artikel 6 Absatz 4 GG sowie seiner grundrechtlichen Schutzpflicht für körperliche Unversehrtheit und reproduktive Selbstbestimmung ergibt, und durch das Menschenrecht auf diskriminierungsfreien Zugang zu reproduktiven Gesundheitsdienstleistungen aus Artikel 12 UN-Sozialpakt und Artikel 12 UN-Frauenrechtskonvention verstärkt wird. Dies erfordert jedenfalls eine regelmäßige staatlich überwachte Bedarfserhebung und infrastrukturelle wie gesundheitsökonomische Maßnahmen gegen den akuten Geburtshilfestationen- und Hebammenmangel (Klein 2023; Klimke 2020), die auch die außerklinischen Möglichkeiten mitdenken.

Aufklärung und Einwilligung in der Geburt

Egal um welche geburtshilfliche Maßnahme es geht – die behandelnde Person ist grundsätzlich verpflichtet, die Gebärende aufzuklären (§ 630e BGB) und ihre Einwilligung einzuholen (§ 630d BGB).

Obwohl die Einwilligung so zentral für medizinische Behandlungen ist, ist die Einwilligungsfähigkeit gesetzlich nicht geregelt. Die Rechtsprechung hat drei Voraussetzungen aufgestellt: Die Patientin muss »Art, Bedeutung, Tragweite und Risiken der medizinischen Maßnahmen erfassen«, nach eigenen Maßstäben abwägen und ihr Handeln nach dieser Einsicht bestimmen können (Deutscher Bundestag 2012, S. 23). Viele medizinische Sachverständige sprechen Gebärenden ab Einsetzen der Eröffnungswehen diese Fähigkeiten pauschal (stereotypisierend) ab (OLG Naumburg, Urteil v. 6. 2. 2014 – 1 U 45/13). Das hebelt das Selbstbestimmungsrecht der Gebärenden jedoch nicht aus. Im Gegenteil: Der Bundesgerichtshof hat schon früh das Selbstbestimmungsrecht der Gebärenden betont und von den Ärzt:innen verlangt, die Aufklärung entsprechend nach vorne zu verlegen, nämlich sobald sich die Geburt in Richtung absolute oder relative Indikation einer Maßnahme entwickelt.

> »Das Recht jeder Frau, selbst darüber bestimmen zu dürfen, muss möglichst umfassend gewährleistet werden. Andererseits soll die werdende Mutter während des Geburtsvorgangs aber auch nicht ohne Grund mit Hinweisen über die unterschiedlichen Gefahren und Risiken der verschiedenen Entbindungsmethoden belastet werden, und es sollen ihr nicht Entscheidungen für eine dieser Methoden abverlangt werden, solange es noch ganz ungewiss ist, ob eine solche Entscheidung überhaupt getroffen werden muss. [...] Eine solche Aufklärung ist jedoch immer dann erforderlich und muss dann bereits zu einem Zeitpunkt vorgenommen werden, zu dem die Patientin sich noch in einem Zustand befindet, in dem diese Problematik mit ihr besprochen werden kann, wenn deutliche Anzeichen dafür bestehen, dass sich der Geburtsvorgang in Richtung auf eine solche Entscheidungssituation entwickeln kann [...]. Das ist etwa dann der Fall, wenn sich bei einer Risikogeburt konkret abzeichnet, dass sich die Risiken in Richtung auf die Notwendigkeit oder die relative Indikation einer Schnittentbindung entwickeln können.« (BGH, 17. 05. 2011 – VI ZR 69/10)

Diese Vorverlegung geht jedoch nicht weit genug. Damit die Gebärende ihr Selbstbestimmungsrecht effektiv ausüben kann, muss sie noch vor Einsetzen der Eröffnungswehen über mögliche Interventionen aufgeklärt werden, auch wenn deren Indikation noch unklar ist (Tömmel 2021).

Gemäß § 630e Absatz 3 BGB bedarf es ausnahmsweise keiner Aufklärung, wenn die Maßnahme unaufschiebbar ist, insbesondere bei konkret gefährdeten einwilligungsunfähigen Patient:innen (Wagner 2023). Die Rechtsprechung lässt abfallende fetale Herztöne nicht genügen, um eine solche »Unaufschiebbarkeit« anzunehmen. Sollte die Gebärende jedoch tatsächlich einwilligungsunfähig werden und die Geburt unvorhergesehen verlaufen, ist ihr mutmaßlicher Wille zu bestimmen. Dieser ist in erster Linie »aus ihren persönlichen Umständen, ihren individuellen Interessen, Wünschen, Bedürfnissen und Wertvorstellungen, nicht aber aus der Sicht des Arztes zu ermitteln« (BGH, 25.03.1988 – 2 StR 93/88). Deswegen ist es wichtig, den gewünschten Geburtsverlauf ebenso wie mögliche Abweichungen mit der Begleitperson durchzusprechen und diese als Hinweisgeber:in zu ermächtigen.

War die Gebärende zwar einwilligungsfähig, wurde aber nicht hinreichend aufgeklärt, kann die behandelnde Person sich gemäß § 630h Absatz 2 S. 2 BGB darauf berufen, dass die Gebärende auch im Fall einer ordnungsgemäßen Aufklärung in die Maßnahme eingewilligt hätte (sog. hypothetische Einwilligung). Das ist problematisch: Sinn der Aufklärung ist es gerade, die Voraussetzungen für eine selbstbestimmte Entscheidung zu schaffen. Doch wie soll ein:e Ärzt:in wissen, was die Gebärende gewollt hätte, wenn ein persönliches Gespräch über Wünsche, Ängste, Präferenzen gerade nicht stattgefunden hat? Das unterläuft das grundgesetzlich garantierte Selbstbestimmungsrecht (Gutmann 2021b). Die höchstrichterliche Rechtsprechung hat deswegen zusätzliche Erfordernisse aufgestellt: Wenn die Patientin plausibel darlegen kann, dass eine ordnungsgemäße Aufklärung über die vorgenommene Maßnahme sie in einen Entscheidungskonflikt versetzt hätte, dann kann die behandelnde Person sich nicht auf eine hypothetische Einwilligung berufen (BGH, 21.05.2019 – VI ZR 119/18). Das Problem dabei: Gerichte halten den Entscheidungskonflikt dann für nicht plausibel, wenn die Maßnahme absolut indiziert ist – und über die Indikation entscheidet das medizinische Personal.

> »Da Kristeller grds. vaginaloperativen Entbindungen vorzuziehen ist, bedarf es in rechtlicher Hinsicht auch keiner Aufklärung über alternative Behandlungsmöglichkeiten, da jene Alternativen nicht als gleichermaßen indiziert anzusehen sind.« (OLG Celle, Beschluss v. 13.11.2019 – 1 U 25/19)

Um grund- und menschenrechtlichen Anforderungen zu genügen, muss der Umfang der Aufklärung stattdessen völlig unabhängig von der medizinischen Indikation der Maßnahme der gleiche sein (Gutmann 2021a). Denn die Aufklärung dient einzig dem Schutz des Selbstbestimmungsrechts. Sie dient weder der körperlichen Unversehrtheit der Gebärenden noch der des Fötus. In der Geburtshilfe wiegt die Selbstbestimmung besonders schwer. Dort geht es nicht um die Behandlung einer Krankheit, sondern um einen unterstützten natürlichen Vorgang, der die personale Identität und Integrität prägt, also stark würdebezogen ist. Die Praxis hypothetischer Einwilligung verkürzt das Selbstbestimmungsrecht der Gebärenden deshalb unverhältnismäßig.

3.6 Fazit

Das transformative Potenzial des grund- und menschenrechtlichen Ansatzes liegt nicht darin, die Geburtshilfe weiter zu verrechtlichen. Denn einer Dynamik, bei der die Ärzt:innen ihre Behandlung primär nach Haftungsrisiken statt nach den Patient:innen ausrichten (sog. Defensivmedizin), sollte kein weiterer Vorschub geleistet werden (Tömmel 2021). Grund- und Menschenrechte helfen vielmehr, die bereits bestehenden rechtlichen Regelungen zu effektivieren und Schutzmaßnahmen einzufordern. Der Staat hat zwar einen weiten Ermessens- und Gestaltungsspielraum, aber Grund- und Menschenrechte leuchten diese Spielräume aus und strukturieren sie.

Dabei weisen sie auf die staatliche Gewährleistungsverantwortung für die soziokulturellen wie (infra-)strukturellen Ursachen geburtshilflicher Gewalt hin: Schädliche stereotypisierende Deutungsmuster müssen sowohl im Kreißsaal als auch vor Gericht aufgebrochen werden; gleichzeitig braucht es eine angemessene finanzielle und personelle Ausstattung der Geburtshilfe.

Grund- und Menschenrechte allein machen noch keine gute Geburt. Aber sie geben Politik und Aktivist:innen rechtsförmige Instrumente an die Hand, um die notwendigen Voraussetzungen für eine gute Geburt zu schaffen.

Literatur

Alaattinoğlu, D (2020) Forced sterilisation in the Istanbul Convention. Remedies, intersectional discrimination and cis-exclusiveness. In: Niemi, J, Peroni, L, Stoyanova, V (Hg.). International Law and Violence Against Women. Europe and the Istanbul Convention. Abingdon: Routledge/Taylor & Francis: 173–188.
Aubel, T (2003) Der verfassungsrechtliche Mutterschutz. Ein Beitrag zur Dynamik der Leistungsgrundrechte am Beispiel des Artikel 6 Absatz 4 GG. Berlin: Duncker et Humblot.
Baer, S, Markard, N (2023) Artikel 3 Absätze 2 und 3 Grundgesetz. In: von Mangoldt, H: Grundgesetz. Kommentar. Herausgegeben v. Peter M. Huber/Andreas Voßkuhle. 8. Aufl. München: C. H. Beck.
Brosius-Gersdorf, F (2022) Artikel 6 GG. In: Bauer, H, Britz, G, Brosius-Gersdorf, F et al. (Hg.). Grundgesetz-Kommentar. Band I: Präambel, Artikel 1–19. 4. Aufl. Tübingen: Mohr Siebeck.
Büchler, A (2017) Reproduktive Autonomie und Selbstbestimmung. Dimensionen, Umfang und Grenzen an den Anfängen menschlichen Lebens. 2. Aufl. Basel: Helbing Lichtenhahn Verlag.
CEDAW (1999) General recommendation No. 24: Article 12 of the Convention (women and health), UN Doc. A/54/38/Rev. 1, chap. I.

CEDAW (2010) General recommendation No. 28 on the core obligations of States parties under article 2 of the Convention on the Elimination of All Forms of Discrimination against Women. UN Doc. CEDAW/C/GC/28.

CEDAW (2011) Alyne da Silva Pimentel Teixeira v. Brazil, Views adopted 10. 8. 2011, Communication No. 17/2008, UN Doc. CEDAW/C/49/D/17/2008.

CEDAW (2017) Concluding observations on the combined seventh and eighth periodic reports of Germany, UN Doc. CEDAW/C/DEU/CO/7-8.

CEDAW (2020a) List of issues and questions prior to the submission of the ninth periodic report of Germany. UN Doc. CEDAW/C/DEU/QPR/9.

CEDAW (2020b) S.F.M. v. Spain, Decision adopted 28. 2. 2020, Communication No. 138/2018, UN Doc. CEDAW/C/75/D/138/2018.

CEDAW (2021) Ninth periodic report submitted by Germany under article 18 of the Convention, due in 2021. UN Doc. CEDAW/C/DEU/9.

CEDAW (2022) N.A.E. v. Spain, Decision adopted 13. 7. 2022, Communication No. 149/2019, UN Doc. CEDAW/C/82/D/149/2019.

CESCR (2016) General comment No. 22 (2016) on the right to sexual and reproductive health (article 12 of the International Covenant on Economic, Social and Cultural Rights), UN Doc. E/C.12/GC/22.

Copelon, R, Zampas, C, Brusie, E, deVore, J (2005) Human rights begin at birth: International law and the claim of fetal rights. Reproductive Health Matters 13: 120–129.

Crenshaw, K (1989) Demarginalizing the intersection of race and sex: A black feminist critique of antidiscrimination doctrine, feminist theory and antiracist politics. University of Chicago Legal Forum 1: 139–167.

Deutscher Bundestag (2012) Gesetzentwurf der Bundesregierung. Entwurf eines Gesetzes zur Verbesserung der Rechte von Patientinnen und Patienten, Drucksache 17/10488. Berlin: Deutscher Bundestag.

Deutscher Bundestag (2017) Antwort der Bundesregierung auf die Kleine Anfrage der Abgeordneten Birgit Wöllert, Sabine Zimmermann (Zwickau), Katja Kipping, weiterer Abgeordneter und der Fraktion DIE LINKE. Drucksache 18/10765. Berlin: Deutscher Bundestag.

Europarat (2017) Women's sexual and reproductive health and rights in Europe. https://rm.coe.int/women-s-sexual-and-reproductive-health-and-rights-in-europe-issue-pape/168076dead

Europarat (2019) Resolution 2306. Obstetrical and gynaecological violence. https://pace.coe.int/en/files/28236/html

Francke, R (1994) Ärztliche Berufsfreiheit und Patientenrechte. Eine Untersuchung zu den verfassungsrechtlichen Grundlagen des ärztlichen Berufsrechts und des Patientenschutzes. Stuttgart: Enke.

Gemeinsamer Bundesausschuss (o. J.). Sicherstellungszuschläge für Krankenhäuser. https://www.g-ba.de/themen/bedarfsplanung/sicherstellungszuschlaege/

Gutmann, T (2021a) § 630e BGB. In: von Staudinger, J, Gutmann, T: J. von Staudingers Kommentar zum Bürgerlichen Gesetzbuch mit Einführungsgesetz und Nebengesetzen. Herausgegeben v. Volker Rieble. Berlin: ottoschmidt – De Gruyter.

Gutmann, T (2021b) § 630 h BGB. In: von Staudinger, J, Gutmann, T: J. von Staudingers Kommentar zum Bürgerlichen Gesetzbuch mit Einführungsgesetz und Nebengesetzen. Herausgegeben v. Volker Rieble. Berlin: ottoschmidt – De Gruyter.

Gutmann, T (2021c) Einleitung zu §§ 630a–h. In: von Staudinger, J, Gutmann, T: J. von Staudingers Kommentar zum Bürgerlichen Gesetzbuch mit Einführungsgesetz und Nebengesetzen. Herausgegeben v. Volker Rieble. Berlin: ottoschmidt – De Gruyter.

Herring, J (2020) Law and the relational self. Cambridge: Cambridge University Press.

Human Rights Committee (2013) Report of the Special Rapporteur on torture and other cruel, inhuman or degrading treatment or punishment, Juan E. Méndez, UN Doc. A/HRC/22/53/Add.4.

Human Rights Committee (2018) General Comment No. 36 (2018) on article 6 of the Internatio-nal Covenant on Civil and Political Rights, on the right to life, UN Doc. CCPR/C/GC/36.

IGES (2019) Stationäre Hebammenversorgung. Gutachten für das Bundesministerium für Gesundheit. Berlin: IGES.

Jung, T (2018) Sichere Geburten? Aspekte der Versorgungsqualität in der Geburtshilfe in Zeiten der Ökonomisierung des Gesundheitssystems. In: Krüger-Kirn, H, Wolf, L (Hg.) Mutterschaft zwischen Konstruktion und Erfahrung. Aktuelle Studien und Standpunkte. Opladen: Verlag Barbara Budrich: 63–77.

Klein, LA (2023) Reproduktive Freiheiten. Tübingen: Mohr Siebeck.

Klimke, R (2020) »Du sollst mit Schmerzen Kinder gebären« – Obstetrische Gewalt in deutschen Kreißsälen. Kritische Justiz 53(4): 513–528.

Lesben- und Schwulenverband, LSVD (2023) Chronik von Straftaten gegen Lesben, Schwule, Bisexuelle, trans- und intergeschlechtliche Menschen (LSBTI). https://www.lsvd.de/de/ct/3958-Alltag-Homophobe-und-transfeindliche-Gewaltvorfaelle-in-Deutschland

Nedelsky, J (2011) Law's relations. A relational theory of self, autonomy, and law. Oxford: Oxford University Press.

Prochaska, E (2020) Human rights law and challenging dehumanisation in childbirth. A practicioner's perspective. In: Pickles, C, Herring, J (Hg.). Childbirth, vulnerability and law. Exploring issues of violence and control. London: Routledge, Taylor & Francis Group: 132–139.

Robbers, G (2023) Artikel 6 Grundgesetz. In: von Mangoldt, H: Grundgesetz. Kommentar. Herausgegeben. v. Huber, PM, Voßkuhle, A. 8. Aufl. München: C. H. Beck.

Ross, LJ (2021) Reproductive Justice. Ein Rahmen für eine anti-essentialistische und inter-sektionale Politik. In: Ross, LJ (Hg.). Mehr als Selbstbestimmung! Kämpfe für reproduktive Gerechtigkeit. Münster: edition assemblage: 17–60.

Rudolf, B (2013) Gewalt gegen Frauen und häusliche Gewalt aus menschenrechtlicher Sicht. Zeitschrift des Deutschen Juristinnenbundes 16 (1): 2–6.

Solnes Miltenburg, A, van Pelt, S, Meguid, T, Sundby, J (2018) Disrespect and abuse in maternity care: Individual consequences of structural violence. Reproductive Health Matters 26(53): 88–106.

Tolmein, O (2021) Die Zuteilung von Lebenschancen in der Pandemie – Medizinische Kriterien und die Rechte der Patienten. Neue Juristische Wochenschrift 5: 270–274.

Tömmel, TN (2021) Selbstbestimmte Geburt. Autonomie sub partu als Rechtsanspruch, Fähigkeit und Ideal. In: Mitscherlich-Schönherr, O, Anselm, R (Hg.). Gelingende Geburt. Interdisziplinäre Erkundungen in umstrittenen Terrains. Berlin: De Gruyter: 73–94.

Ulsenheimer, K (2004) Forensik. In: Schneider, H, Husslein, P, Schneider K-TM (Hg.). Die Geburtshilfe. Berlin: Springer: 1025–1042.

United Nations (1994) Programme of Action of the International Conference on Population and Development. UN Doc. A/CONF.171/13.

United Nations (2019) A human rights-based approach to mistreatment and violence against women in reproductive health services with a focus on childbirth and obstetric violence, UN Doc. A/74/137.

Wagner, G (2023) § 630d BGB. In: Artz, M, Berger, KP, Bieber, H-J, Harke, JD: Münchener Kommentar zum Bürgerlichen Gesetzbuch. Herausgegeben v. Henssler M, Krüger W. 9. Aufl. München: C. H. Beck.

WHO, Weltgesundheitsorganisation (2014) The prevention and elimination of disrespect and abuse during facility-based childbirth. Genf: WHO. https://iris.who.int/bitstream/handle/10665/134588/WHO_RHR_14.23_eng.pdf?sequence=1

Yamin, AE (2008) Will we take suffering seriously? Reflections on what applying a human rights framework to health means and why we should care. Health and Human Rights 10(1): 45–63.

Zampas, C (2020) Human rights and gender stereotypes in childbirth. In: Pickles, C, Herring, J (Hg.). Women's birthing bodies and the law. Unauthorised intimate examinations, power and vulnerability. [Place of publication not identified]: HART Publishing.

Zampas, C, Amin, A, O'Hanlon, L, Bjerregaard, A, Mehrtash, H, Khosla, R et al. (2020) Operationalizing a human rights-based approach to address mistreatment against women during childbirth. Health and Human Rights 22(1): 251–264.

REENA SURI

4 Rassismus in der Geburtshilfe

4.1 Einleitung

»Rassismus benachteiligt, entwürdigt, macht krank. Rassismus tötet. Auch heute noch« (El-Mafaalani 2021, S. 7). Rassismus ist alltäglich, wirkmächtig und in der BRD wie auch in vielen anderen Ländern weit verbreitet (Melter & Mecheril 2011). Er ist ein fester Bestandteil der Gesellschaft und deren Strukturen sowie eine grundlegende Basis aller Institutionen. In der peripartalen Schwangerenbetreuung durch Hebammen zeigt er sich durch Äußerungen und Handlungen, die zunächst nicht als rassistisch gewertet werden, weil keine rassistische Intention damit verknüpft ist. Doch Aussagen wie »Woher kommen Sie? [...] Nein, ich meine ursprünglich?« oder »Ich glaube, sie ist Araberin, aber sie spricht gut deutsch!« sind rassistisch. Anhand willkürlich gewählter äußerer Merkmale, hier der Hautfarbe, wird eine Zuschreibung gemacht. Auch die Annahme, dass schwangere Black, Indigenous und People of Colour (BIPoC) mit ihrem Schmerzempfinden grundsätzlich übertreiben (Güneş-Schneider 2020), und die daraus folgende Handlung, ihnen Schmerzmedikation zu verwehren, ist rassistisch.

Dieses Kapitel stellt die Auswirkungen peripartaler Rassismuserfahrungen auf die Gesundheit schwangerer Personen und deren Neugeborenen dar und welche Maßnahmen erforderlich sind, um individuellen und strukturellen Rassismus im peripartalen Kontext abzubauen.

4.2 Was ist Rassismus?

Birgit Rommelspacher (2011) nutzt in ihren Ausführungen zum Rassismusbegriff die Definition von Stuart Hall (2004): Rassismus generiert willkürlich gewählte Unterscheidungsmerkmale (z. B. Herkunft, Hautfarbe, Sprache, Religion), um eine Abgrenzung zu »Anderen« zu schaffen mit der Intention, diesen »Anderen« den Zugang zu bestimmten Ressourcen zu verwehren. Rassismus legitimiert diskriminierende Handlungen (politisch, sozial, wirtschaftlich) und privilegiert so die diskriminierende Gruppe (Rommelspacher 2011).

In Deutschland war das Verständnis des Rassismusbegriffs vor allem durch den Nationalsozialismus geprägt und auf diesen bezogen, was dazu führte, dass das postnationalsozialistische Deutschland diesen Begriff bis in die 1990er Jahre tabuisierte.

Bei der deutschen Rassismusforschung handelt es sich daher um ein eher junges Forschungsgebiet (Melter & Mecheril 2011).

Adorno (zit. nach Arndt 2012, S. 29) schreibt zur Tabuisierung: »Das vornehme Wort Kultur tritt anstelle des verpönten Ausdrucks Rasse, bleibt aber ein bloßes Deckbild für den brutalen Herrschaftsanspruch.« Fereidooni und El (2017) sprechen von Neorassismus bzw. Kulturrassismus, dabei beinhaltet das Unterscheidungsmerkmal »Kultur«, das die Diskriminierung rechtfertigt, die Religionszugehörigkeit, Sprache und Nationalität. Häufig wird angenommen, dass rassistischen Handlungen immer ein Vorsatz vorausgehen müsse. Rassistische Aussagen und Handlungen werden daher nicht als solche erkannt, wenn sie nicht mutwillig getätigt werden (Rommelspacher 2011). Rassismus ist somit als eine Folge von Konstrukten und dem damit einhergehenden Verständnis, die über 400 Jahre lang die globalen Machtverhältnisse bestimmt haben (Arndt 2017), zu verstehen. Die Anerkennung dieses Sachverhalts ist der erste Schritt, Alltagsrassismus als solchen zu erkennen, um folglich rassismuskritisch handeln zu können.

Rassismus findet in verschiedenen Lebensbereichen statt, so auch in der deutschen Gesundheitsversorgung (Graevskaia et al. 2022) und darunter in der peripartalen Versorgung als Teil des Gesundheitswesens. Beispielsweise werden empfundene Schmerzen von BIPoC mit rassistischen Ausdrücken wie »Morbus Bosporus« oder »Alles-tut-weh-Syndrom« (Güneş-Schneider 2020; Wanger et al. 2020) verharmlost.

4.3 Auswirkung von Rassismuserfahrungen auf die Gesundheit

In Anlehnung an Antonovsky bedeutet Gesundheit mehr als das bloße Fehlen von Erkrankungen. Gesundheit ist ein vielfältiges Zusammenspiel von lebensbeeinflussenden Elementen (Kensche 2010).

Da Schwangerschaft und Geburt grundsätzlich zu den biologisch natürlichen Lebensvorgängen gehören, können sie als Teilaspekt dieses Gesundheitsbegriffes gesehen werden. In Deutschland lebten 2022 ca. 6.500 Frauen im gebärfähigen Alter (potenziell Schwangere) mit Migrationshintergrund (Statista 2023; Definition Migrationshintergrund nach Statista).

Rassismuserfahrungen sind für betroffene Personen alltäglich, sie haben also schon früh eine Auswirkung auf die mentale Verfassung dieser Menschen (Kluge et al. 2020). In der Folge erhöht sich das Gesundheitsrisiko für psychische und physische Erkrankungen (Güneş-Schneider 2020; Kluge et al. 2020). In den USA sind die Zusammenhänge von Rassismuserfahrungen und mütterlicher* Gesundheit besser erfasst als in Deutschland, da es im deutschsprachigen Raum kaum Forschung dazu gibt. Miriam Zoila Pérez beschreibt die Auswirkungen von Rassismuserfahrungen auf Schwangere und deren Neugeborene in den USA. So sorgen diese bei den Betroffenen täglich und dauerhaft für Stress und schädigen das Wohlbefinden und die Gesundheit. Dauerstress macht krank. Übertragen auf die Schwangerschaft bedeutet Dauerstress, hervorgerufen durch Lebenslage und alltägliche Rassismuserfahrungen, eine Gefährdung der schwangeren Person und deren Neugeborenen (Pérez 2017; Sammler 2018). Es besteht ein erhöhtes Risiko, folgende Schwangerschaftserkrankungen (Ehlert 2004) zu entwickeln:

- Hyperemesis gravidarum (schwere Übelkeit und Erbrechen während der Schwangerschaft)
- Vorzeitige Wehentätigkeit, Fehlgeburt, Frühgeburtsbestrebungen (drohende Frühgeburt)
- Schwangerschaftsiduzierter Hypertonus (SIH), Präeklampsie (erhöhter Blutdruck, auch vorbestehend, in der Schwangerschaft), Eklampsie (in der Schwangerschaft auftretende tonisch-klonische Krampfanfälle)

In Deutschland zählen hypertensive Schwangerschaftserkrankungen (beispielsweise SIH, Präeklampsie, Eklampsie) zu den drei häufigsten Ursachen der Müttersterblichkeit (Rath & Heyl 2018).

Die Argumentation, dass insbesondere Armutsverhältnisse und schlechterer Zugang zu medizinischer Versorgung Ursachen für ein erhöhtes Gesundheitsrisiko in der Schwangerschaft sind (Sayn-Wittgenstein et al. 2019), berücksichtigt nicht, dass diese Aspekte Folgen von strukturellem und institutionellem Rassismus sein können.

Außerdem kommt es peripartal zu einer Vielzahl von Interventionen, beispielsweise zu häufigen vaginalen Untersuchungen, ohne das Einverständnis der betroffenen Person einzuholen, oder zu sekundären Kaiserschnitten (Schnittentbindung nach Beginn der Eröffnungswehen) ohne gerechtfertigte Indikation, zu denen es meist kein adäquates Aufklärungsgespräch gibt (Güneş-Schneider 2020).

»Frauen mit Migrationshintergrund sind überdurchschnittlich häufig von Respektlosigkeit und Gewalt in der Geburtshilfe betroffen« (Leinweber et al. 2021). Beides steht in Verbindung sowohl mit physischen (operative Eingriffe) als auch psychischen (Folgen von traumatischen Erlebnissen) Gesundheitsschädigungen der schwangeren Person.

Im englischsprachigen Raum gibt es verschiedene Studien, die auf ein schlechteres postpartales Outcome des Neugeborenen hinweisen (Giurgescu et al. 2011). So ist in den USA die Wahrscheinlichkeit, dass Neugeborene von Schwarzen Müttern* ihr erstes Lebensjahr nicht überleben, zweimal so hoch wie von weißen Müttern*. Auch Frühgeburtlichkeit und niedriges Geburtsgewicht (SGA) kommen fast dreimal häufiger vor (Sammler 2018).

Dieser Aspekt ist im deutschsprachigen Raum bisher kaum beforscht; die wenigen Untersuchungen liefern gegenteilige Ergebnisse. Winkler und Babac (2022) weisen darauf hin, dass die wenigen deutschen Forschungsergebnisse unter Umständen nicht aussagekräftig sind und kritisch betrachtet werden müssen, da zur Durchführung keine differenzierten Antidiskriminierungsdaten zugrunde lagen. Eine dazu vorliegende Forschung verglich Frauen mit türkischem Migrationshintergrund mit Frauen ohne Migrationshintergrund anhand der Berliner Perinataldaten. Es zeigte sich kein Zusammenhang zwischen einem erhöhten Risiko für ein schlechteres perinatales Outcome und Migrationshintergrund. Dabei wurden die Parameter Frühgeburtlichkeit, SGA und Säuglingssterblichkeit berücksichtigt (Berger & Schücking 2011).

Das »Konzept der Programmierung von Gesundheit und Krankheitsvulnerabilität« (Scholaske et al. 2021) hat diesbezüglich einen umfassenderen Blick. Da das Wohlbefinden des Kindes eng mit dem der schwangeren Person verbunden ist, wirken sich gesundheitsgefährdende Faktoren (z. B. Stress), die durch Rassismuserfahrungen der schwangeren Person entstehen, bereits negativ auf das Ungeborene aus und können einen gesundheitsschädigenden Effekt auf dessen Leben haben. Scholaske et al. (2021) beschreiben dies im »Modell der intergenerationalen Übertragung von Gesundheitsdisparitäten (GD) bei Mutter-Kind-Dyaden mit Migrationshintergrund« (→ Abb. 4-1). Es eignet sich zur Darstellung möglicher Gesundheitsrisiken Neugeborener von schwangeren Personen mit Rassismuserfahrung, da unter anderem Diskriminierung und Stress als beeinflussende Faktoren genannt werden.

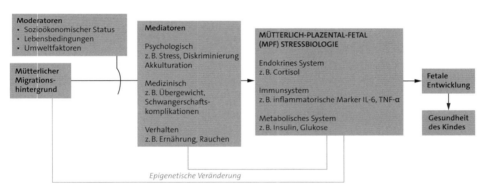

Abb. 4-1: Modell der intergenerationalen Übertragung von Gesundheitsdisparitäten (GD) bei Mutter-Kind-Dyaden mit Migrationshintergrund (Scholaske et al. 2021)

Auch das Erleben einer traumatischen Geburt der schwangeren Person kann negative Effekte auf die psychische Entwicklung des Neugeborenen haben. Daraus resultierende Schwierigkeiten beim Bonding von Mutter* und Kind können die psychosoziale Entwicklung des Neugeborenen beeinträchtigen (Leinweber et al. 2021; → Kap. 24).

4.4 Fazit

Rassismus war ursprünglich ein Konstrukt, das die Unterdrückung und Ausbeutung von Nichteuropäer*innen (nicht*weißen* Menschen[3]) durch Europäer*innen (*weiße* Menschen) zum eigenen Vorteil rechtfertigte. Die über Jahrhunderte gewachsene Wirkmacht hat auch in der Gegenwart noch Bestand. Entstanden in einer Zeit, die die Grundlagen für unser heutiges Europa und das damit verbundene Weltbild gelegt hat, sind rassistische Strukturen fest in unserem Denken, unserer Gesellschaft und unseren Institutionen verankert.

Rassismuserfahrungen wirken sich negativ auf die physische und psychische Gesundheit schwangerer Personen und ihrer Neugeborenen aus. Eine rassistische Haltung in der perinatalen Schwangerenbegleitung kann zu Geburtsangst führen und so das Risiko für einen Kaiserschnitt und/oder ein traumatisches Geburtserlebnis signifikant erhöhen (Marthesheimer & Schaal 2020).

Da Mutter* und Kind über Plazenta und Nabelschnur miteinander verbunden sind, können Botenstoffe, die von der schwangeren Person an das Ungeborene weitergegeben werden, die gesundheitliche Entwicklung des Ungeborenen negativ beeinflussen (z. B. bei Stress durch tägliche Rassismuserfahrungen). Es wird angenommen, dass dies zu einem schlechteren perinatalen Outcome führen kann. Des Weiteren wird angenommen, dass es zu Frühgeburtsbestrebungen (drohende Frühgeburt) kommen kann und ein Zusammenhang zwischen Rassismuserfahrungen der schwangeren Person und niedrigem Geburtsgewicht des Neugeborenen besteht. Im englischsprachigen Raum gibt es bereits Forschungsergebnisse, die darauf hindeuten (Leidenfrost 1984). Im deutschsprachigen Raum wird zum Thema Rassismuserfahrungen im peripartalen Kontext kaum geforscht. Ergebnisse aus der quantitativen Forschung stellen diesen Zusammenhang bisher nicht dar. Hier bedarf es eines multiperspektivischen Blicks, der die subjektive Wahrnehmung der schwangeren Person mit einbezieht. Aber auch der Blick auf rassismuskritische Bildungsangebote für Fachpersonal ist notwendig. Hier brauchen wir Schulungen für eine rassismuskritische und diskriminierungssensible Haltung im peripartalen Kontext.

Um rassistische Strukturen in der peripartalen Versorgung aufzulösen und die Betreuung schwangerer BIPoC zu verbessern, muss das Fachpersonal

- strukturellen Rassismus erkennen
  - in der eigenen Haltung,
  - allgemein in der Gesellschaft und
  - speziell in der peripartalen Versorgung,
- Ungleichbehandlungen von BIPoC-Müttern und -Kindern vermeiden,
- sich sensibilisieren für bewusste und unbewusste individuelle Vorannahmen (bias) sowie für persönliche Privilegien,

---

3   Die kursive Schreibweise von *weiß* soll darauf hinweisen, dass mit dieser Bezeichnung keine Hautfarbe gemeint ist, sondern eine strukturell konstruierte Machtposition.

- erkennen, dass Ungleichbehandlungen Teil des strukturellen Rassismus sind und ein schlechtes Outcome von Mutter und/oder Kind verursachen können.

Literatur

Arndt, S (2012) Gibt es kulturellen Rassismus? In: Arndt, A (Hg.) Die 101 wichtigsten Fragen: Rassismus. München: C. H. Beck: 28–30.

Arndt, S (2017) Rassismus. Eine viel zu lange Geschichte. In: Fereidooni, K, El, M (Hg.) Rassismuskritik und Widerstandsformen. Wiesbaden: Springer VS: 29–45.

Berger, C, Schücking, B (2011) Welchen Einfluss hat der Migrationshintergrund auf das geburtshilfliche Outcome? Die Hebamme 24(02): 116–119.

Ehlert, U (2004) Einfluss von Stress auf den Schwangerschaftsverlauf und die Geburt. Psychotherapeut 49(5): 367–376.

Fereidooni, K, El, M (Hg.) (2017) Rassismuskritik und Widerstandsformen. Wiesbaden: Springer VS.

Giurgescu, C, McFarlin, BL, Lomax, J, Craddock, C, Albrecht, A (2011) Racial discrimination and the black-white gap in adverse birth outcomes: A review. Journal of Midwifery & Women's Health 56(4): 362–370.

Güneş-Schneider, NB (2020) Black lives matter – auch im Kreißsaal! Deutsche Hebammen Zeitschrift 12: 82–83.

Kensche, M (2010) »Phänomenologie« von Erwin Straus und »Salutogenese« von Aaron Antonovsky. Dissertation. Berlin: Charité – Universitätsmedizin Berlin.

Kluge, U, Aichberger, MC, Heinz, E, Udeogu-Gözalan, C, Abdel-Fatah, D (2020) Rassismus und psychische Gesundheit. Der Nervenarzt 91(11): 1017–1024.

Leidenfrost, C (1984) Stimmungslage in der Schwangerschaft. Eine prospektive Studie. Dissertation. Jena, Friedrich-Schiller-Universität.

Leinweber, J, Jung, T, Hartmann, K, Limmer, C (2021) Respektlosigkeit und Gewalt in der Geburtshilfe – Auswirkungen auf die mütterliche perinatale psychische Gesundheit. Public Health Forum 29(2): 97–100.

El-Mafaalani, A (2021) Wozu Rassismus? Von der Erfindung der Menschenrassen bis zum rassismuskritischen Widerstand. Köln: Kiepenheuer & Witsch.

Marthesheimer, S, Schaal, NK (2020) Leichte Sorgen, bange Ängste, schwere Phobie. Deutsche Hebammen Zeitschrift 12: 8–13.

Melter, C, Mecheril, P (Hg.) (2011) Rassismuskritik. Band 1: Rassismustheorie und -forschung. 2. Aufl. Frankfurt a. M.: Wochenschau Verlag.

Rath, W, Heyl, W (2018) Müttersterbefälle weltweit. Welche Todesfälle wären vermeidbar? Deutsche Hebammen Zeitschrift 8: 8–15.

Rommelspacher, B (2011) Was ist eigentlich Rassismus? In: Melter, C, Mecheril, P (Hg.) Rassismuskritik. Band 1: Rassismustheorie und -forschung. 2. Aufl. Frankfurt a. M.: Wochenschau Verlag: 25–38.

Sammler, Julia (2018) Rassismus in der Geburtshilfe. https://editionf.com/Rassismus-in-der-Geburtshilfe-Das-passiert-bei-Mutter-und-Kind/#

Sayn-Wittgenstein, F zu, Stelzig, S, Pinkert, C (2019) Schwangerschaft, Flucht und Gesundheit. Die peripartale Versorgungssituation schutzsuchender Frauen in Deutschland. Frankfurt a. M.: Pro Familia Bundesverband. http://tinyurl.com/3ndzdwcz

Scholaske, L, Spallek, J, Entringer, S (2021) Fetale Programmierung von Gesundheitsdisparitäten bei Kindern mit Migrationshintergrund. Public Health Forum 29(2): 131–134.

Statista (2023) Frauen in Deutschland mit Migrationshintergrund nach Altersgruppen 2022. http://tinyurl.com/9atktprb

Pérez, MZ (2021) How racism harms pregnant women – and what can help. Vortrag auf YouTube. https://www.youtube.com/watch?v=ktOeFgmdIAo

Wanger, L, Kilgenstein, H, Poppel, J (2020) Über Rassismus in der Medizin. Ein Essay der Kritischen Medizin München. https://kritischemedizinmuenchen.de/wp-content/uploads/2020/08/Über-Rassismus-in-der-Medizin_14. 08. 2020_KritMedMuc.pdf

Winkler, C, Babac, E, Birth Justice (2022) Die Bedeutung von Intersektionalität für die Begleitung von Schwangerschaft, Geburt und früher Elternschaft. Österreichische Zeitschrift für Soziologie 47: 31–58.

TINA JUNG

5 Intersektionalität und Diskriminierung: Klassismus und Gewalt in der Geburtshilfe

5.1 Einleitung

Klassismus. Der Begriff Klassismus benennt Diskriminierung aufgrund des sozialen Status, also der sozialen Herkunft und/oder der sozialen Position. Klassismus wertet Menschen entlang des tatsächlichen, vermuteten oder zugeschriebenen Einkommens, ihres Bildungsgrades und ihrer (Nicht-)Berufstätigkeit auf oder ab. Er richtet sich gegen einkommensarme, erwerbs- oder wohnungslose Menschen, gegen Menschen der Arbeiter*innenklasse oder Menschen, die nichtakademische, körperliche oder praktische Berufe ausüben. Klassismus geht mit Stigmatisierung einher und hat Auswirkungen auf das Wohlergehen, die Gesundheit und die Lebenserwartung und verengt bzw. verwehrt den Zugang zu Teilhabe, Anerkennung, Macht, Geld, Gesundheitsversorgung, Wohnraum und Bildungsabschlüssen (Kemper & Weinbach 2009; Seeck & Theißl 2020).

Auf struktureller und institutioneller Ebene ist Klassismus Ausdruck von klassenbezogenen Ausbeutungs- und Herrschaftsverhältnissen, wie sie konstitutiver Bestandteil kapitalistischer Gesellschaften sind. Klassismus beinhaltet sowohl gesellschaftlich verbreitete stereotype Vorannahmen über und (mediale) Darstellungen von bestimmten Gruppen (kulturelle Diskriminierung) als auch individuelles diskriminierendes Verhalten.

Der Begriff Klassismus beschreibt Diskriminierungserfahrungen somit als strukturelles Phänomen, dem wie beim Sexismus und Rassismus gesellschaftliche Macht- und Herrschaftsverhältnisse zugrunde liegen.

Intersektionalität (Mehrfachdiskriminierung). Der Begriff Klassismus wurde vor allem im Kontext der Thematisierung von Mehrfachdiskriminierungen ab den 1970er Jahren popularisiert, wobei hier nach der Pionierarbeit der Lesbengruppe »The Furies« vor allem Working Class Academics, Frauenbewegungen und insbesondere der Schwarze Feminismus der Vereinigten Staaten eine große Rolle spielten (Kemper & Weinbach 2009). So benannten etwa das Combahee River Collective (2006) ab den 1970er Jahren, Audre Lorde (2015) und bell hooks (2015) ab den 1980er Jahren Kapitalismus, Patriarchat und Rassismus als miteinander verwobene und sich wechselseitig verstärkende, dabei jeweils eigenlogische und nicht zusammenfallende Ungleichheits-, Ausbeutungs- und Herrschaftsverhältnisse. Audre Lorde (2015), die sich selbst als black, lesbian, feminist, mother, poet, warrior (Schwarze, Lesbe, Feministin, Mutter, Dichterin, Kriegerin) bezeichnete, beschrieb eindrücklich, »dass Unterdrückung und Ablehnung von Unterschiedlichkeiten sich in allen möglichen Formen, Größen, Schattierungen und Sexualitäten zeigen« (S. 45). Aus der Einsicht in den gesellschaftlichen Zusammenhang der verschiedenen Diskriminierungsformen folgte die Überzeugung, dass für diejenigen, »die Befreiung und eine brauchbare Zukunft für unsere Kinder vor Augen haben« es daher in Bezug auf race, class und gender/sexuality »keine Hierarchien der Unterdrückung geben kann« (S. 45).

Für diese Überkreuzungen der Diskriminierungsformen entlang race, class und gender prägte die Menschenrechtsaktivistin und Juristin Kimberlé Crenshaw (1989, 1991) den Begriff der Intersektionalität, der inzwischen in vielfältige politische wie auch wissenschaftliche Kontexte Eingang gefunden hat (als Forschungsprogramm →Winker & Degele 2009, als Gesellschaftstheorie →Knapp 2012, kritisch dazu →Soiland 2012).

In den Sozialwissenschaften und der Geschlechterforschung wird dabei unter anderem diskutiert, ob und inwieweit die drei Masterkategorien race, class und gender durch weitere Diskriminierungsachsen erweitert werden sollen/müssen, darunter vor allem Sexualität, Alter, Religion, Disability/Ability (letzteres bezieht sich auf Diskriminierung aufgrund von Befähigung bzw. Behinderung, wobei der Begriff ausdrückt, dass die Behinderung nicht in der Person liegt, sondern auf Barrieren im sozialen Umfeld zurückzuführen ist) und andere Achsen der Differenz, die jeweils diskriminierungsrelevant wirksam werden (z. B. Knapp 2012; Knapp & Wetterer 2007).

Gewalt gegen Frauen. In verschiedenen Antidiskriminierungsgesetzen und -normen (z. B. im Berliner Landesantidiskriminierungsgesetz) ist sozialer Status als Diskriminierungsmerkmal verboten. Diskriminierung aufgrund des sozialen Status kann sich mit anderen Formen von Diskriminierung verschränken, darunter auch mit Gewalt gegen Frauen und solche aufgrund der Geschlechtsidentität (was trans*, nichtbinäre und inter Personen einschließt, →Kap. 3). So erhöhen z. B. Armut und ökonomische Abhängigkeiten (vom Staat und/oder von Ehepartner*innen, Partner*innen) sowie sozioökonomische Einschränkungen im Zugang zu (Lohn-)Arbeit, Teilhabe, Schutz- und Wohnraum das Risiko, Gewalt zu erfahren; diese Faktoren erschweren es auch, dass Betroffene sich dauerhaft aus gewaltvollen Verhältnisse befreien können.

Im Abkommen des Europarats zur Verhütung und Bekämpfung von Gewalt gegen Frauen und häuslicher Gewalt (der sog. Istanbul-Konvention) ist die ökonomische Dimension von geschlechtsspezifischer Gewalt mitaufgenommen, es werden also auch wirtschaftliche Schäden oder Leiden als Formen von Gewalt und Diskriminierung aufgefasst.

In der Istanbul-Konvention ist bisher zwar keine dezidiert intersektionale Perspektive etabliert (wiewohl sie offen dafür wäre, Weyers 2022). Gleichwohl konstatiert die unabhängige Expert*innenkommission GREVIO (»Group of Experts on Action against

Violence against Women and Domestic Violence«) auf der Basis der ersten Evaluierungen der Umsetzung der Istanbul-Konvention in den Staaten Malta, Andorra, Finnland und Deutschland, »dass die Staaten für Frauen, die sich intersektionaler Diskriminierung ausgesetzt sehen, bisher keine effektiven Maßnahmen entwickelt haben« und anerkennen so den Umstand, »dass Gewalt verschiedene Frauen mit unterschiedlichen Lebensrealitäten unterschiedlich betrifft« (Weyers 2023, S. 232 f.).

5.2 Sozialstatus und Gesundheitssystem

Ungleichheiten im sozialen Status haben Auswirkungen auf die Gesundheit, Lebenserwartung und Lebensqualität. Zahlreiche Studien belegen, dass

> »ein niedriger sozialer Status mit einem schlechteren allgemeinen Gesundheitszustand, einem höheren Risiko für viele körperliche und psychische Erkrankungen sowie für funktionelle Einschränkungen in der Alltagsgestaltung und Beeinträchtigungen der gesundheitsbezogenen Lebensqualität einhergeht.« (Lampert & Koch-Gronus 2016, S. 151)

Im Vergleich von Personen mit niedrigem und hohem Einkommen beträgt die Differenz in der mittleren Lebenserwartung zwischen 5 und 10 Jahre (Lampert & Koch-Gronus 2016). Befunde der (bislang überwiegend binär erfassten) geschlechtsbezogenen Gesundheitsforschung belegen zudem einen großen ungleichheitsrelevanten Zusammenhang zwischen Geschlecht und Gesundheit: So unterschieden sich Geschlechter in gesundheitsrelevanten Risiko-, Präventions-, Krankheits- und Stressbewältigungsverhalten (Wattenberg et al. 2020).

Gesellschaftliche Rollenzuweisungen und vergeschlechtlichte Deutungs- und Handlungsweisen beeinflussen wiederum gesundheitspolitische Programme und Präventionsangebote, Diagnostik und Therapie. Frauen, LGBTIQA+, rassifizierte und sozialökonomisch marginalisierte Personen sind dabei (Mehrfach-)Diskriminierungen in der Gesellschaft und im Gesundheitswesen ausgesetzt, die ihre Gesundheit beeinträchtigen. LGBTIQA+ sind durch gesellschaftliche Diskriminierung deutlich stärker psychisch und physisch belastet als die restliche Bevölkerung (Kasprowski et al. 2021); zudem werden bei Menschen, die nicht der *weißen*, cis-männlichen Gendernorm entsprechen, Krankheiten und Beeinträchtigungen häufig zu spät oder falsch erkannt und behandelt, weil Diagnostik, Medikamente und Behandlungsweisen typischerweise nur an *weißen* cis Männern erforscht und erprobt werden (Wattenberg et al. 2020; LVG & AFS 2021).

Frauen, LGBTIQA+ und rassifizierte Personen sind aufgrund gesellschaftlicher Ungleichheitsverhältnisse außerdem häufiger ökonomisch abhängig und verfügen über weniger Besitz und Entscheidungsmacht. Dies führt zu komplexen intersektionalen

Mehrfachdiskriminierungen und Beeinträchtigungen des Wohlbefindens, der Gesundheit und der Lebenserwartung.

Ungleichheiten im Sozialstatus spielen auch im geburtshilflichen Versorgungssystem eine große Rolle. In Deutschland hat jede Schwangere gesetzlich Anspruch auf Betreuung durch Hebammen und Gynäkolog*innen. Eine Analyse von Routinedaten der BARMER hat indes belegt, dass Schwangere aus einkommensschwachen Verhältnissen weniger Vorsorgeleistungen in der Schwangerschaft erhalten als solche mit hohem Einkommen. Unterschiede gibt es auch im Zugang zu einer Hebamme: 31 % der einkommensschwachen Schwangeren hatten keinen Hebammenkontakt vor der Geburt im Unterschied zu nur 11 % bei Schwangeren mit hohem Einkommen (Hertle et al. 2021).

Neben den gesetzlich durch die Krankenversicherungen getragenen Leistungen der Schwangerschaftsvorsorge nehmen 80 % der Schwangeren – und zwar unabhängig von ihrer sozialökonomischen Stellung – außerdem zusätzliche, privat zu zahlende Leistungen in Anspruch, die sogenannten individuellen Gesundheitsleistungen (IGeL) (Schäfers & Kolip 2015). Eine Interviewstudie hat gezeigt, dass sich Schwangere, die in finanzieller Armut leben, sowohl von dem vollständigen Verzicht auf als auch von der Auswahl einzelner IGeL belastet fühlen, »da sie Sorge haben, von relevanter medizinischer Versorgung ausgegrenzt zu sein« (Berthold & Zwicker-Pelzer 2018, o. S.). Auch wurde gezeigt, dass in Armut lebende Schwangere, die sich die Partner*innengebühr für Geburtsvorbereitungskurse nicht leisten können, eher ganz auf den Kurs verzichten, aus Scheu, ihn ohne Partner*in wahrzunehmen (Berthold & Zwicker-Pelzer 2018). Geburtsvorbereitungskurse werden insgesamt eher von gut ausgebildeten, ökonomisch abgesicherten und verheirateten (Cis-/Hetero-)Schwangeren besucht (Krahl 2012).

Eine Analyse der Daten der repräsentativen Bevölkerungsstichprobe des Soziooekonomischen Panels (SOEP) der Geburtenkohorten 2002–2009 hat ergeben, dass untere Einkommensgruppen überdurchschnittlich häufig eine Hausgeburt haben (2,5 % gegenüber 1,4 bis 1,7 % höherer Einkommensgruppen), wobei hier nicht zwischen geplanten und ungeplanten Hausgeburten unterschieden wurde. Zugleich stieg die Wahrscheinlichkeit eines Kaiserschnitts laut SOEP-Daten unter anderem bei einem fehlenden beruflichen Bildungsanschluss und einem mittleren und hohen Haushaltsäquivalenzeinkommen. Sowohl für die medizinischen als auch für die sozioökonomischen Faktoren spielt dabei soziale Ungleichheit eine Rolle (Kottwitz et al. 2011).

Die Daten zu den Hausgeburten sind insofern überraschend, als das Klientel von Geburtshäusern und Hausgeburtshebammen vielfach als gut gebildet und mit Ressourcen ausgestattet beschrieben wird; überdies stellt die Rufbereitschaftspauschale, die in Deutschland für geplante außerklinische Geburtshilfe an freiberufliche Hebammen individuell von Schwangeren zu erbringen ist (ergo keine Kassenleistung ist), eine hohe finanzielle Hürde dar. Insgesamt sind (Bildungs-, Teilhabe- und Gesundheits-)Angebote rund um Schwangerschaft, Geburt und Elternschaft vielfach marktlich organisiert und müssen privat finanziert werden. Damit geht eine soziale Selektion derer einher, die sich Bildung, Teilhabe und Gesundheitsversorgung nicht leisten können.

5.3 Klassismus im Kontext Gewalt in der Geburtshilfe

Obgleich die Forschungsliteratur zu Gewalt in der Geburtshilfe in den vergangenen Jahren stetig zugenommen und sich ausdifferenziert hat, ist der Zusammenhang zwischen Sozialstatus bzw. Klassismus und Gewalt in der Geburtshilfe in nur wenigen Studien – und dies zumeist in Ländern des globalen Südens – expliziter Gegenstand (z. B. Arias Fuentes et al. 2022; Sacks & Peca 2020). Dabei ist davon auszugehen, dass Ungleichheits- und Herrschaftsverhältnisse auf Basis des Sozialstatus sowohl in früheren als auch in Gegenwartsgesellschaften (einschließlich Deutschland) weltweit von hoher Relevanz für die Entstehung und Manifestationen von Gewalt in der Geburtshilfe sind – und es entsprechend spezifische Strategien zur Verhütung und Bekämpfung von Gewalt in der Geburtshilfe bedarf.

Entwicklung der Geburtsmedizin. Für die Entstehung der modernen Geburtsmedizin in Deutschland wurde gezeigt, dass in den frühen medizinischen Gebärhäusern, den sogenannten Accouchieranstalten, vorwiegend sozial marginalisierte, ledige und arme Schwangere geboren haben. Für diese war es in der Regel die einzige Möglichkeit, straffrei zu bleiben (eine andere, kleinere Gruppe waren Schwangere höherer Schichten, die heimlich gebären mussten) (Gengnagel & Hassel 1999). Schwangere, die andere Möglichkeiten hatten, haben auch nach der Entstehung dieser frühen »Geburtskliniken« bis weit in das 20. Jahrhundert mehrheitlich zu Hause geboren.

Accouchieranstalten dienten geburtsmedizinischen Experimenten und der Forschung und Ausbildung von Gynäkolog*innen, seltener auch von Hebammen. Schwangere und Gebärende wurden darin als lebendige Studienobjekte für Unterricht und für medizinische Experimente betrachtet. Marita Metz-Becker (1997) kommt in ihrer kulturhistorischen Arbeit zu dem Schluss, dass an sozial marginalisierten Schwangeren und Gebärenden in Accouchieranstalten »beträchtliche und schmerzhafte Gewalt verübt« (S. 204) worden ist, die viele mit ihrem Leben zahlten. Im Gebärhaus zu Tode gekommene Frauen wurden auch anschließend in den angegliederten Sezierhäusern geburtsmedizinischen Untersuchungszwecken zugeführt. Zur schmerzhaften Gewalt an den Frauen schreibt der berühmte Gynäkologe und Direktor des Göttinger Gebärhauses Friedrich Benjamin Osiander 1794:

> »[…] so werden auch die ins Haus aufgenommenen Schwangeren und
> Kreisenden gleichsam als lebendige Fantome angesehen, bey denen alles das
> […] vorgenommen wird, was zum Nutzen der Studierenden und Hebammen
> und zur Erleichterung der Geburtsarbeit vorgenommen werden kann.«
> (zit. nach Gengnagel & Hasse 1999, S. 33).

Das beinhaltete, dass Osiander bei jeder zweiten Geburt eine Zangengeburt durchführte.

Mit Blick auf die transnationale Geschichte des europäischen Kolonialismus und Imperialismus zeigen überdies O'Brien und Rich (2022), dass die Gewinnung geburtsmedizinischen Wissens und Techniken eng mit der Ausbeutung von und Gewalt an rassifizierten und sozial marginalisierten schwangeren Körpern verwickelt ist. Diese gewaltvolle Geschichte wurde bislang nicht angemessen aufgearbeitet. Auch ist zu fragen, ob und in welcher Form Ungleichheitsideologien bis heute tief in den Natur- und Lebenswissenschaften, in der Ausbildung und im klinischen Alltag in Deutschland eingeschrieben sind bzw. von diesen fortgeschrieben werden (Nguyen & Puhlmann 2023; LVG & AFS 2021).

Geburtshilfe heute. Der Bericht der UN-Sonderberichterstatterin Gewalt gegen Frauen benennt sozioökonomische Ungleichheit als Ursache von Gewalt in der Geburtshilfe (UN General Assembly 2019). Eine Studie aus Indien hat gezeigt, dass Gebärende mit niedrigem sozioökonomischem Status bis zu 3,6-fach häufiger von Gewalt in der Geburtshilfe betroffen sind (Nawab et al. 2019). Sen et al. (2018) sehen die intersektionale Verwobenheit von sozialen und ökonomischen Ungleichheiten als Ursache von Respektlosigkeit und Missbrauch in der Geburtshilfe, der auch konzeptionell, in der Forschung und der Entwicklung von Bekämpfungsstrategien Rechnung getragen werden muss.

Dabei sind die oben in diesem Unterkapitel dargelegten Aspekte sozialer Ungleichheit und Diskriminierung jeweils auch im Kontext der Entstehung und Manifestation von Gewalt in der Geburtshilfe von hoher Bedeutung (Jung 2023; → Kap. 1). Klassismus und Mehrfachdiskriminierungen in Gesundheit und Geburtshilfe können sich in folgenden Dimensionen als Gewalt in der Geburtshilfe manifestieren:

- Im (finanziell, sozial) verwehrten oder eingeschränkten Zugang zu geburtshilflicher Versorgung und zu (Bildungs-, Gesundheits- und Teilhabe-)Angeboten rund um Schwangerschaft, Geburt und Wochenbett/Elternschaft, den verwehrten oder eingeschränkten Zugang zu Wissen und Aufklärung über geburtshilfliche Versorgungsangebote und reproduktive Rechte, den Zugang zu und die Wahlfreiheit von Hebammen, Gynäkolog*innen und Geburtssettings.
- In entwürdigenden Interaktionen und diskriminierenden Einstellungen des geburtshilflichen Personals gegenüber Schwangeren, Gebärenden und Wöchner*innen aufgrund ihres (zugeschriebenen) Sozialstatus. In der Forschungsliteratur werden im Zusammenhang mit Klassismus z.B. abwertende und verletzende Kommentare über das Sexualverhalten, das Alter und die Körper der Gebärenden beschrieben (Sen et al. 2018); in eigenem Forschungsmaterial (Interviews mit Hebammen) wird über die herabwürdigende »Einklassierung« von Gebärenden, z.B. »die Ausländerin«, »die Lehrerin«, »die einfach gestrickte Frau« berichtet.
- In klassistisch relevanten geburtshilflichen Entscheidungen des Personals, etwa hinsichtlich Zugabe oder Vorenthalt (bzw. den Graden dazwischen) von Schmerzmitteln und emphatischer Begleitung oder Vernachlässigung bei der Geburt sowie die Entscheidung für Kaiserschnitt (→ Kap. 5.1).

5.4 Fazit

Sowohl die Europäische Kommission (2010) als auch die Weltgesundheitsorganisation (Marmot 2007) haben die Verringerung der gesundheitlichen Ungleichheiten als ein vorrangiges Ziel definiert. Gesundheitliche Ungleichheiten werden als komplexes Zusammenspiel materieller, psychosozialer und verhaltensbezogener Faktoren gefasst. Als Ursachen von gesundheitlichen Ungleichheiten stehen gesellschaftliche Ungleichheits- und Diskriminierungsfaktoren im Blick, wie unter anderem die Bekämpfung von Armut und Förderung von Teilhabe in Arbeit, Demokratie und Gesellschaft und die Förderung von Nachhaltigkeit im Sinne der »Eindämmung von sozialräumlich ungleich verteilten Umweltbelastungen und -risiken« (Lampert 2018, S. 12).

Diskriminierung aufgrund des (zugeschriebenen) Sozialstatus ist weiter eine Ursache für Gewalt in der Geburtshilfe bzw. letztere kann klassistische Manifestationen annehmen.

Insgesamt ist die Studien- und Datenlage zu Klassismus, Mehrfachdiskriminierungen und Gewalt in der Geburtshilfe eklatant unzureichend und zeigt großen Handlungsbedarf in den Feldern Forschung, Forschungsförderung, Politik, Recht und Gesundheit.

Literatur

Arias Fuentes, FF, Artega, E, Sebastián, MS (2022) Social inequalities in women exposed to obstetric and gyneco-obstetric violence in Ecuador: A cross-sectional study. IBMC Women's Health 22: 419.

bell hooks (2015/1982) Ain't I a woman. Black women and feminism. New York: Routledge.

Berthold, A, Zwicker-Pelzer, R (2018) Individuelle Gesundheitsleistungen (IGeL) in der Schwangerschaft – Erfahrungen von Frauen mit geringen finanziellen Ressourcen. GMS, 4. Internationale Fachtagung der Deutschen Gesellschaft für Hebammenwissenschaft (DGHWi). Düsseldorf: German Medical Science GMS Publishing House. https://www.egms.de/static/de/meetings/dghwi2018/18dghwi09.shtml

Combahee River Collective (2006/1977) A black feminist statement. In: Fahs, B (Hg.): Burn it down! Feminist Manifestos for the Revolution. London: Verso: 271–280.

Crenshaw, KW (1989) Demarginalizing the intersection of race and sex: A black feminist critique of antidiscrimination doctrine, feminist theory, and antiracist politics. University of Chicago Legal Forum 1: 139–167.

Crenshaw, KW (1991) Mapping the margins. Intersectionality, identity politics, and violence against Women of Color. Stanford Law Review 43: 1241–1299.

European Commission (2010) Reducing health inequalities in the European Union. Luxemburg: European Union.

Gengnagel, A, Hasse, U (1999) »Die Geburt der Klinik«: Accouchiranstalten in Deutschland. In: Metz-Becker, M (Hg.): Hebammenkunst gestern und heute. Zur Kultur des Gebärens durch drei Jahrhunderte. Marburg: Jonas Verlag: 31–36.

Hertle, D, Lange, U, Wende, D (2021) Schwangerenversorgung und Zugang zur Hebamme nach sozialem Status: Eine Analyse mit Routinedaten der BARMER. Gesundheitswesen 2023; 85: 364–370.

Jung, T (2022) Ökonomisierung des Gesundheitswesens und Auswirkungen auf die Geburtshilfe. In: Dück, J, Garscha, J (Hg.). Aus Sorge kämpfen. Von Krankenhausstreiks, Sicherheit
von Patient*innen und guter Geburt. Berlin: Rosa-Luxemburg-Stiftung: 59–76.

Jung, T (2023) Gewalt in der Geburtshilfe als Gewalt gegen Frauen und gebärende Personen:
Begriff, Konzept und Verständnisweisen. In: Labouvie, E (Hg.): Geschlecht, Gewalt und
Gesellschaft. Interdisziplinäre Perspektiven auf Geschichte und Gegenwart. Bielefeld:
transcript: 273–296.

Kasprowski, D, Fischer, M, Chen, X, de Vries, L, Kroh, M, Kühne, S et al. (2021) Geringe Chancen
auf ein gesundes Leben für LGBTIQ+-Menschen. DIW-Wochenbericht 6: 79–88.

Kemper, A & Weinbach, H (2009) Klassismus. Eine Einführung. Münster: Unrast.

Knapp, GA & Wetterer, A (Hg.) (2007) Achsen der Differenz. Gesellschaftstheorie und
feministische Kritik II. Münster: Westfälisches Dampfboot.

Knapp, GA (2012) Verhältnisbestimmungen: Geschlecht, Klasse, Ethnizität in gesellschafts-
theoretischer Perspektive. In: Knapp, GA (Hg.): Im Widerstreit. Feministische Theorie in
Bewegung. Wiesbaden: Springer: 429–460.

Kottwitz, A & Spieß, KC & Wagner, GG (2011) Die Geburt im Kontext der Zeit kurz davor und
danach – Eine repräsentative empirische Beschreibung der Situation in Deutschland auf der
Basis des Sozio-oekonomischen Panels (SOEP). In: Villa, PI, Moebius, S, Thiessen, B (Hg.)
Soziologie der Geburt. Diskurse, Praktiken und Perspektiven. Frankfurt a. M.: Campus:
129–153.

Krahl, A (2012) Aktueller Forschungsstand zur Bedeutung der Geburtsvorbereitung. In:
Deutscher Hebammenverband (Hg.): Geburtsvorbereitung. Kurskonzepte zum Kombinieren.
Stuttgart: Hippokrates: 2–9.

Lampert, T & Koch-Gromus, U (2016) Soziale Ungleichheit und Gesundheit. Bundesgesund-
heitsblatt 59: 151–152.

Lampert, T (2018) Soziale Ungleichheit der Gesundheitschancen und Krankheitsrisiken. ApuZ,
Aus Politik und Zeitgeschichte 24: 12–18.

Lorde, A (2015) »Es gibt keine Hierarchie der Unterdrückung.« In: AnouchK IV (Hg.): Vertrauen,
Kraft & Widerstand. Kurze Texte und Reden von Audre Lorde. Berlin: w_orten&meer: 45–48.

LVG, AFS (Landesvereinigung für Gesundheit und Akademie für Sozialmedizin Niedersachsen
e. V.) (2021) Impulse für Gesundheitsförderung 110: Rassismus im Gesundheitswesen
(Schwerpunktheft), 1. Quartal 2021.

Marmot, M (2007) Achieving health equity: From root causes to fair outcomes. Lancet:
370(9593): 1153–1163.

Metz-Becker, M (1997) Der verwaltete Körper. Die Medikalisierung schwangerer Frauen in den
Gebärhäusern des frühen 19. Jahrhunderts. Frankfurt a. M.: Campus.

Nawab, T, Erum, E, Amir, A, Khalique, M, Ansari, MA et al. (2019) Disrespect and abuse during
facility-based childbirth and its sociodemographic determinants – a barrier to healthcare
utilization in rural population. Journal of Family Medicine and Primary Care 8: 239–245.

Nguyen, T, Puhlmann, F (2023) Wissenschaftlicher Rassismus in den Natur- und Lebenswissenschaften: Geschichte und Gegenwart. In: Nationaler Diskriminierungs- und Rassismus-
monitor (Hg.): Rassismusforschung I. Theoretische und interdisziplinäre Perspektiven.
Bielefeld: transcript: 169–189.

O'Brien, E, Rich, M (2022) Obstetric violence in historical perspective. Lancet 399(10342):
2183–2185.

Sacks, E, Pecafe, E (2020) Confronting the culture of care: A call to end disrespect,
discrimination, and detainment of women and newborns in health facilities everywhere.
BMC Pregnancy and Childbirth 20: 249.

Schäfers, R, Kolip, P (2015) Zusatzangebote in der Schwangerschaft: Sichere Rundumversorgung
oder Geschäft mit der Unsicherheit? In: Böcken, J, Meierjürgen, R (Hg.) Gesundheitsmonitor
2015: Bürgerorientierung im Gesundheitswesen. Gütersloh: Bertelsmann Stiftung: 119–150.

Seeck, F, Theißl, B (Hg.) (2020) Solidarisch gegen Klassismus: organisieren, intervenieren, umverteilen. Münster: Unrast.

Sen, G, Reddy, B, Iyer, A (2018) Disrespect and abuse in maternal care: Adressing key challenges. Reproductive Health Matters 53: 6–18.

Soiland, T (2012) Die Verhältnisse gingen und die Kategorien kamen. Intersectionality oder Vom Unbehagen an der amerikanischen Theorie. www.portal-intersektionalität.de

UN General Assembly (2019) A human rights-based approach to mistreatment and violence against women in reproductive health services with a focus on childbirth and obstetric violence. New York: United Nations. http://tinyurl.com/ms6sjekj

Wattenberg, I, Lätzsch, R, Hornberg, C (2020) Gesundheit, Krankheit und Geschlecht: ein gesundheitswissenschaftlicher Zugang zu Einflussfaktoren und Versorgungssystem. In: Kortendiek, B, Riegraf, B, Sabisch, K (Hg.): Handbuch Interdisziplinäre Geschlechterforschung. Geschlecht und Gesellschaft. Wiesbaden: Springer VS: 1–10.

Weyers, L (2023) Ist Frau gleich Frau? Für einen intersektionalen Ansatz in der Istanbul-Konvention. Kritische Justiz 2: 231–244.

Winker, G, Degele N (2009) Intersektionalität. Zur Analyse sozialer Ungleichheiten. Bielefeld: transcript.

LISA HOFFMANN

6 Respektlosigkeit und Gewalt unter Geburt: eine psychologische Einordnung

6.1 Einleitung

Auch wenn die psychologische Forschung zum Thema Geburt weit weniger umfangreich ist, als wünschenswert wäre: Es gibt einige Studien, die zeigen, dass Geburt kein rein medizinischer Vorgang ist (Hoffmann & Banse 2021), sondern dass psychologische Faktoren sowohl einen Effekt auf den Geburtsverlauf haben können (→ Kap 6.2) als auch dass sich Geburt wiederum auf psychologische Aspekte auswirken kann. So legen Studien nahe, dass ein negatives Geburtserleben mit einem niedrigeren Wohlbefinden im Wochenbett sowie mit einer negativeren Stillbeziehung assoziiert ist (Hoffmann et al. 2023a). Auch zeigte sich, dass ein negatives Geburtserleben bzw. das Wohlergehen im Wochenbett, das aus dem Geburtserleben resultiert, mit einer unsichereren Bindung zum Säugling korreliert (DiMatteo 1996; Hoffmann et al. 2023a) sowie mit der Entwicklung postpartaler Depressionen und posttraumatischer Belastungsstörung (Bell & Andersson 2016; Garthus-Nigel et al. 2013; Hoffmann et al. 2023a). Dabei scheint es so zu sein, dass interventionsreiche Geburten (z. B. Geburten mit Periduralanästhesie, Dammschnitt oder Kaiserschnitt) zu einem negativeren Geburtserleben führen als interventionsarme Geburten (Hoffmann et al. 2023a). Ein negatives Geburtserleben steht zudem in Zusammenhang mit Selbststigmatisierung nach interventionsreichen Geburten, also dem Gefühl, ungenügend zu sein, weil man nicht natürlich geboren hat (Hoffmann et al. 2024). Das Gefühl von Kontrolle unter der Geburt (Preis et al. 2019) sowie die Anwesenheit von Partner*innen während des gesamten Geburtsprozesses (Hoffmann et al. 2023b) wirken sich potenziell positiv auf das Geburtserleben aus.

Die Weltgesundheitsorganisation (WHO) wies im Jahr 2018 explizit darauf hin, dass ein günstiges Geburtoutcome nicht nur ein gesundes Kind inkludiert, sondern auch eine positive Geburtserfahrung für die Gebärende. Die oben dargestellten Studien unterstützen diese Aussage und zeigen auf, welche Folgen ein negatives Geburtserleben für die gesamte Familie haben kann. Sie verdeutlichen, wie wichtig es ist, Respektlosigkeit und Gewalt unter Geburt zu erkennen und zu vermeiden. Im Folgenden sollen nun einige soziale und personale Faktoren dargestellt werden, die einen Erklärungsansatz für die Entstehung von geburtsbezogener Gewalt liefern können. Dabei ist davon auszugehen, dass soziale und strukturelle Gegebenheiten eine zentrale Rolle bei der Entstehung von Gewalt einnehmen.

6.2 Natürliches und medizinisches Mindset

Eine der Grundannahmen der Psychologie besagt, dass menschliches Erleben, die Informationsverarbeitung und infolgedessen auch das Verhalten durch mentale Repräsentationen, das heißt durch Mindsets beeinflusst werden (Fiske 1995). Ein Mindset kann als eine Art mentale Brille verstanden werden, durch die Informationen aus der Umgebung selektiv wahrgenommen werden (Crum et al. 2013). Übertragen auf den geburtshilflichen Kontext bedeutet dies, dass Geburt als ein eher natürliches oder als ein eher medizinisches Ereignis mental repräsentiert sein kann; es also eine eher natürliche und eine eher medizinische Mindsetausprägung gibt (Hoffmann & Banse 2021). Hat eine Person ein eher natürliches Mindset, ist bei ihr mental repräsentiert, dass Geburt ein natürlicher Vorgang ist, der von der Gebärendenden bis auf wenige Ausnahmen ohne medizinische Hilfe bewältigt werden kann. Entsprechend werden medizinische Interventionen wie die Periduralanästhesie tendenziell abgelehnt, außerklinische Geburtsorte befürwortet und das Vertrauen in Hebammen ist hoch. Personen mit medizinischem Mindset hingegen nehmen Geburt als einen risikobehafteten Vorgang wahr, der routinemäßig medizinischer Unterstützung bedarf; medizinische Einrichtungen sowie eine ärztliche Überwachung des Vorgangs werden bevorzugt (Hoffmann & Banse 2021).

Es zeigte sich, dass das Mindset von Schwangeren einen Teil des späteren Geburtsverlaufs erklären kann: Nehmen Frauen Geburt als einen eher natürlichen Vorgang wahr, benötigen sie unter Geburt weniger Interventionen, als wenn sie ein eher medizinisches Mindset haben. Das geburtsbezogene Mindset hat dabei sowohl einen Effekt auf bewusste Entscheidungen vor und während der Geburt (z. B. Wahl des Geburtsortes) als auch auf die Entstehung von Emotionen (z. B. Ängsten) und Kognitionen (z. B. Erwartung, die Geburt nicht bewältigen zu können), die den Geburtsverlauf automatisch beeinflussen können (Hoffmann et al. 2023a). Dies ist wichtig, um zu verstehen, dass Gebärende in der Geburtssituation häufig nicht anders handeln können, als sie es tun, und dass die Bemängelung einer unzureichenden Kooperationsbereitschaft aberkennt, dass Mindsets und Ängste einen nicht immer kontrollierbaren Einfluss auf unser Verhalten haben können, insbesondere in stressbehafteten Situationen (→ Kap. 6.5).

Ähnliche Befunde zeigten sich auch für die Väter (Hoffmann et al. 2024), und auch nichtschwangere Frauen weisen bereits ein geburtsbezogenes Mindset vor, das in Zusammenhang mit Geburtsängsten sowieso Geburtswissen steht (Rublein & Muschalla 2022). So scheint es plausibel, dass auch Hebammen und ärztliches Personal ein geburtsbezogenes Mindset haben, das Entscheidungen beeinflusst, die im Verlauf des Geburtsprozesses getroffen werden. Dabei ist davon auszugehen, dass ein eher medizinisches Mindset mit einer schnelleren Interventionsbereitschaft einhergeht und damit potenziell einen negativen Effekt auf das Geburtserleben der Gebärenden hat. Eine hohe Interventionsbereitschaft ist insbesondere für Frauen negativ, die ein eher natürliches Mindset haben. Empirisch zeigte sich, dass bei diesen Frauen ein Kaiserschnitt zu einer noch negativeren Bewertung des Geburtserlebens führte als bei Frauen mit medizinischem Mindset (Hoffmann & Banse 2021; Hoffmann et al. 2023a). Aber auch potenzielle Nachteile eines natürliches Mindsets sind denkbar – nämlich dann, wenn die Geburtshelfer*innen davon ausgehen, dass Geburten ohne Interventionen ablaufen sollten und z. B. gewünschte Schmerzmittel oder elektive Kaiserschnitte verweigern. Um Respektlosigkeit und Gewalt unter Geburt zu vermeiden, sollte insofern das geburtshilfliche Personal versuchen, sich die eigene Mindsetausprägung bewusst zu machen und bemüht sein, Entscheidung auf evidenzbasiertem Wissen zu treffen und sich nicht von den eigenen Annahmen, Glaubenssätzen und geburtsbezogenen Präferenzen in ihrer Urteilsfindung beeinflussen zu lassen – auch wenn dies keine einfache Aufgabe ist.

6.3 Soziale Normen der Institution, Konformität und Autorität

Soziale Normen beschreiben Regeln, Vorstellungen und Erwartungen für angemessenes Verhalten, die eine Gruppe (z. B. Gesellschaft, Institution) für ebendiese Gruppe explizit und implizit festlegt (Smith & Mackie 2007). Menschen sind bestrebt, soziale Normen zu erfüllen, da eine Abweichung soziale und rechtliche Konsequenzen haben kann (z. B. Ausgrenzung aus der Gruppe, Kündigung der Arbeitsstelle). Soziale Normen haben zudem einen informativen Charakter; insbesondere in uneindeutigen und nicht klar geregelten Situation bieten sie Orientierung für das eigene Handeln und unterstützen das menschliche Bedürfnis, sich richtig zu verhalten (Werth et al. 2020). Hierbei steht die Vermeidung negativer sozialer Konsequenzen nicht so stark im Vordergrund.

Soziale Normen spielen auch im geburtshilflichen Kontext eine Rolle. Sie entscheiden unter anderem darüber, was überhaupt als Gewalt unter Geburt definiert und was als notwendiges und normales Verhalten unter Geburt angesehen wird. Studien aus dem Bereich der sexuellen Gewalt zeigen, dass Betroffene Gewalt nicht immer als solche identifizieren (Wilson & Miller 2016) und damit, dass die Anerkennung von Gewalt nicht nur eindeutig objektiven Kriterien zugrunde liegt. Auch obliegt die Definition gesellschaftlichem Wandel; ein bekanntes Beispiel dafür ist Vergewaltigung in der Ehe, die erst seit 1997 als ein strafrechtlich relevantes Vergehen eingestuft wird. Herrschen in einer geburtshilflichen Institution soziale Normen vor, die ein respektloses und gewaltvolles Behandeln der Gebärenden begünstigen, übernehmen die Individuen in diesem System diese Verhaltensweisen, um den (sozialen) Regeln und Erwartungen gerecht zu werden und negative Konsequenzen zu vermeiden. Solches Verhalten kann z.B. die routinemäßige, schnelle, ungefragte und nicht evidenzbasierte Anwendung von Interventionen bedeuten (»Das machen wir immer so«) oder auch verbale Drohungen, um Personen zu einer bestimmten Handlung zu bewegen. Häufig resultiert respektloses und gewaltvolles Handeln also nicht daraus, der Gebärenden absichtlich schaden zu wollen, sondern basiert vielmehr auf den sozialen Normen der Umgebung und dem Bedürfnis der Gruppenmitglieder, sich diesen Normen anzupassen.

Das Bestreben von Menschen, sich in ihren Einstellungen, Meinungen und Gefühlen denen der anderen Gruppenmitglieder sowie den vorliegenden sozialen Normen anzunähern, bezeichnet man als Konformität (Smith & Mackie 2007). Menschen neigen zudem dazu, Anweisungen von Autoritätspersonen zu befolgen. Ash (1955) zeigte in Experimenten, dass sich Menschen häufig sogar dann der Mehrheitsmeinung einer Gruppe anschließen, wenn diese offensichtlich falsch ist. In seinen Experimenten mussten Versuchspersonen beurteilen, welche von mehreren Linien die längste war. Hörten die Studienteilnehmenden vor ihrer Beurteilung die (falsche) Meinung anderer Personen, schlossen sich 33 % dieser falschen Mehrheitsmeinung an, sie verhielten sich also konform. Gab es keine vorherige Beeinflussung durch andere, wurden bei der Einschätzung kaum Fehler gemacht. Milgram (1963) zeigte in seinen Experimenten, dass die Mehrzahl von Menschen (65 %) die Anweisung einer Autoritätsperson befolgt, auch wenn dies bedeutet, der anderen Person potenziell zu schaden. So wurden Versuchspersonen dazu aufgefordert, eine andere Person mit Elektroschocks zu bestrafen, wobei die Voltzahl sukzessiv erhöht wurde. 65 % der Probanden kamen dieser Aufforderung bis zum Schluss (450 Volt) nach. (Anmerkung: Die Personen wurden nicht tatsächlich den Elektroschocks ausgesetzt, die Versuchspersonen gingen jedoch davon aus.) Studien aus den letzten Jahrzehnten zeigen, dass Menschen mit hohem Status sowie Personen, die nach Einzigartigkeit streben, seltener konformes Verhalten zeigen (Imhoff 2023). Die Sichtbarkeit eines positiven Beispiels kann dazu führen, dass sich Personen Autoritätsmeinungen widersetzen. So fand Milgram in Folgestudien, dass nur noch 10 % der Teilnehmenden der Aufforderung der Versuchsleitung nachkamen, wenn sie vorher gesehen hatten, wie sich eine andere Person den Anweisungen widersetzte (Imhoff 2023).

Diese beiden sozialpsychologischen Studien zeigen also eindrücklich, dass sich Menschen üblicherweise der Meinung der Gruppe (oder Institution) sowie der Meinung der ihnen höher gestellten Personen anschließen. Herrscht ein Klima vor, in dem gewaltvolle Strukturen beabsichtigt oder unbeabsichtigt gefördert werden, ist es nicht verwunderlich, dass sich auch die einzelnen Personen gewaltvoll verhalten. Für den geburtshilflichen Kontext kommt erschwerend hinzu, dass – im Gegensatz zu den Experimenten von Ash und Milgram – Situationen unter Geburt häufig nicht eindeutig richtig oder eindeutig falsch sind und dass das Widersetzen gegenüber einer Autoritätsperson berufliche Nachteile, im Extremfall eine Kündigung bedeuten kann. Nichtsdestotrotz wird deutlich, dass es wichtig ist, vorherrschende soziale Normen kritisch zu hinterfragen, so wie es z.B. im Fall von Vergewaltigung in der Ehe geschehen ist. Werden (unangemessene) Anweisungen von Autoritäten nicht befolgt, kann dies ein

Ansporn für andere sein, sich diesen ebenfalls zu widersetzen. Letztlich kann nur so ein Umdenken stattfinden und soziale Normen können sich neu formen.

6.4 Stereotype, Diskriminierung und kognitive Verzerrungen

Um der Vielzahl der Informationen aus der Umgebung gerecht zu werden, verwenden Menschen sogenannte mentale Shortcuts (Abkürzungen), die eine schnellere und weniger tiefe Verarbeitung ermöglichen (Bless et al. 2004). Beispiele hierfür sind Stereotype, also bestimmte Vorstellungen und Annahmen, die Menschen über Mitglieder einer bestimmten Gruppe haben (Smith & Mackie 2007); sie können den Ausgangspunkt für Vorurteile und Diskriminierung darstellen. Stereotype und andere kognitive Verzerrungen sind im medizinischen Bereich nicht unüblich (Dror 2011), da Personen in diesem Arbeitsfeld häufig vermehrtem Stress ausgesetzt und daher in ihren Ressourcen eingeschränkt sind, was eine oberflächliche, automatische und stereotypische Verarbeitung von Informationen wahrscheinlicher macht (Strack & Deutsch 2004). Studien aus den USA weisen auf eine schlechtere Versorgung von Schwarzen und anderen Minderheiten hin (z. B. Wouk et al. 2021), was als eine Form der Diskriminierung aufgefasst werden kann. Betrachtet man, dass Rassismus ein strukturelles Problem darstellt, sind ähnliche Ergebnisse auch für Deutschland erwartbar. Weitere, häufig stereotypisierte und diskriminierte Gruppen stellen z. B. Behinderte, psychisch Erkrankte, Homosexuelle und Transpersonen dar. Da es zu den aufgeführten Gruppen eigenständige Kapitel in diesem Handbuch gibt, wird auf diese Formen der Diskriminierung an dieser Stelle nicht näher eingegangen und auf die entsprechenden Kapitel verwiesen (→ Kap. 4 und 5).

Von einer stereotypisierten Wahrnehmung sind vermutlich auch Erstgebärende betroffen. Empirisch zeigt sich, dass diese Gruppe eine sehr hohe Wahrscheinlichkeit hat, mit medizinischen Interventionen zu gebären. Als mögliche Gründe kommen sowohl individuelle Faktoren der Gebärenden infrage (z. B. inadäquate Geburtserwartungen), aber auch mögliche Verzerrungen aufseiten des geburtshilflichen Personals (Hoffmann et al. 2023a). Verfügt dies über die Annahme, dass Erstgebärende wahrscheinlich ohnehin Interventionen benötigen, könnte diese Erwartung im Sinne einer selbsterfüllenden Prophezeiung dazu führen, dass schneller unnötige und damit übergriffige Interventionen angewendet werden. Hier sollten eigene Denkmuster kritisch hinterfragt werden, um Erstgebärende bestmöglich im Übergang zur Elternschaft zu unterstützen.

Eine weitere kognitive Verzerrung stellt der sogenannte fundamentale Attributionsfehler (Gilbert & Malone 1995) dar. Dieser besagt, dass die Ursache für ein bestimmtes Verhalten oder Ereignis eher der Person als der Situation zugeschrieben wird. Stolpert eine Person etwa, gehen Menschen eher davon aus, dass die Person tollpatschig und ungeschickt ist als dass der Boden rutschig ist. Der fundamentale Attributionsfehler lässt sich sehr gut für die Erklärung der »unkooperativen Gebärenden« hinzuziehen, die impliziert, die Gebärende arbeite (willentlich) nicht gut oder gut genug mit. Die Ursache liegt also angeblich in der Person. Dabei wird der Einfluss der besonderen Situation unterschätzt, der unter anderem sehr starke Schmerzen und Kontrollverlust beinhaltet. Starke Schmerzen gehen vermutlich mit einem Einbüßen von Ressourcen einher und damit mit einer höheren Wahrscheinlichkeit für unkontrolliertes Verhalten (→ Kap. 6.5). Für die Mehrzahl der Gebärenden sind die Schmerzen unter Geburt sehr hoch. Das Ausmaß an Schmerzen steht jedoch nicht in Zusammenhang mit dem geburtsbezogenen Mindset und auch nicht mit dem Geburtsort, das heißt Frauen mit einem eher natürlichen Mindset sowie Frauen, die außerklinisch gebären, haben nicht weniger Schmerzen (Hoffmann 2020). Es ist also wichtig, Gebärenden nicht die Schuld für ihre Schmerzen zu geben und sie bestmöglich im Umgang mit diesen zu unterstützen. Es ist davon auszugehen, dass jede Gebärende unter Geburt so gut kooperiert, wie sie kann, und so gut es die Situation ermöglicht.

Grundsätzlich sind mentale Abkürzungen notwendig und sinnvoll, um in der komplexen Welt zurechtzukommen. Sie ermöglichen es uns, schnell und effektiv zu handeln. Trotzdem ist es wichtig, sie und das eigene Verhalten kritisch zu hinterfragen, um basierend auf diesen Abkürzungen nicht respektlos oder gewalttätig zu handeln.

6.5 Impulsive versus reflektierte Verhaltensausführung

Personen handeln nicht immer ihren Werten und Überzeugungen entsprechend (Strack & Deutsch 2004). Für den Geburtskontext kann dies z.B. bedeuten, dass Geburtshelfer*innen, die eigentlich zugewandt arbeiten, in einigen Situationen (plötzlich) impulsiv handeln und z.B. laut, barsch und respektlos werden – auch wenn sie dies eigentlich nicht wollen.

In der Psychologie geht man davon aus, dass (soziales) Verhalten sowohl durch impulsive Prozesse als auch durch reflektierte Entscheidungen ausgelöst werden kann. Strack und Deutsch (2004) haben dafür das Reflective-Impulsive Model (RIM) entwickelt, das beschreibt, dass die menschliche Informationsverarbeitung und Verhaltensausführung auf zwei unterschiedlichen Systemen beruht:

- Reflektives System: Das Verhalten basiert auf bewussten Abwägungsprozessen und Entscheidungen.
- Impulsives System: Das Verhalten basiert auf automatischen Prozessen. Fehlende Verhaltenskontrolle; Verhalten beruht auf Assoziationen, die zuvor gespeichert wurden.

Es gibt eine Asymmetrie zwischen den Systemen: Während Informationen immer auch impulsiv verarbeitet werden, erfolgt eine reflektierte Verarbeitung nur, wenn die Person hinreichend motiviert ist und genügend Ressourcen zur Verfügung hat. Müdigkeit, Anspannung und Stress gehen insofern mit einer höheren Wahrscheinlichkeit für eine impulsive Verhaltensausführung einher.

Das Modell lässt sich nutzen, um Respektlosigkeit und Gewalt unter Geburt zu erklären. Wie oben bereits genannt, bedient sich das impulsive System vor der Verhaltensausführung Assoziationen, die im Laufe des Lebens gelernt wurden. Graues Haar wird z. B. mit alt, weise, langsam assoziiert (Strack & Deutsch 2004), eine verzweifelte und schreiende Gebärende vielleicht mit wenig Kontrolle, wenig Kooperationsbereitschaft, Stress und drohenden Geburtskomplikationen verbunden. Um das Verhalten zu unterbinden, wird impulsiv reagiert,

- mit Wenn-dann-Sätzen (»Wenn du nicht mitmachst, dann stirbt dein Kind«),
- mit einer Abwertung der Emotionen der Gebärenden (»Stell dich nicht so an«) oder
- mit der vorschnellen und ungefragten Anwendung von Interventionen.

Verfügen Menschen über hinreichende Ressourcen und genügend Motivation, kann es gelingen, das Verhalten reflektiert zu verarbeiten (Strack & Deutsch 2004), besonnen zu bleiben, die Emotionen der Gebärenden zu validieren (»Ich sehe, dass das schwer ist, aber wir schaffen das zusammen«) und eine evidenzbasierte Lösung für das vorliegende Problem zu erarbeiten.

Da Stress mit impulsivem (Strack & Deutsch 2004) und damit weniger empathischem Verhalten assoziiert ist, ist es wichtig, das eigene Stresslevel zu reduzieren. Dafür sind z. B. Pausen notwendig, eine ausreichende Nahrungs- und Flüssigkeitszufuhr sowie Schlaf. Betrachtet man die seit Jahren bemängelte Unterbesetzung im Kreißsaal, wird schnell klar, dass es sich hier vor allem um ein strukturelles Problem handelt, das einer politischen Lösung bedarf. Trotzdem ist es ratsam, dass das geburtshilfliche Personal, wann immer möglich, selbstfürsorglich ist und bei sehr hohem Stresslevel vermehrt darauf achtet, in stressbehafteten Situationen möglichst reflektiert zu handeln.

6.6 Zusammenfassung und mögliche Auswege

- Studien legen nahe, dass ein positives Geburtserleben einen wichtigen Ausgangspunkt für den Übergang zur Elternschaft darstellt. Dabei sind weniger Interventionen tendenziell mit einem positiveren Geburtserleben assoziiert. Aber auch ein hohes Kontrollempfinden und die kontinuierliche Anwesenheit von Partner*innen haben einen positiven Effekt. Beides ist umsetzbar, auch wenn Interventionen angewendet werden müssen.
- Das geburtsbezogene Mindset steht in Zusammenhang mit dem Geburtsverlauf. Das geburtshilfliche Personal sollte Gebärenden in ihren Bedürfnissen begegnen, da sich diese je nach Ausprägung des Mindsets (natürlich vs. medizinisch) unterscheiden können. Auch sollten sich Geburtshelfer*innen (kritisch) mit dem eige-

nen Mindset auseinandersetzen, um sicherzugehen, dass sich dieses nicht ungünstig auf die Beratung oder Geburt auswirkt.

- Menschen haben das Bedürfnis, sich den sozialen Normen der Gruppen anzupassen und den Anweisungen von Autoritätspersonen zu folgen. Es ist notwendig, die sozialen Normen der Gruppe zu hinterfragen und anzupassen, wenn diese gewaltvolle Handlungen begünstigen.
- Menschen neigen zu Stereotypen und vereinfachten Denkmustern. Dies kann zu Diskriminierung führen. Im geburtshilflichen Kontext betrifft dies häufig nichtweiße Personen, Behinderte, Queere und auch Erstgebärende. Es ist wichtig, sich für diese Thematik zu sensibilisieren und diskriminierendes Verhalten abzulegen.
- Ein vereinfachtes Denkmuster (fundamentaler Attributionsfehler) ist es, den Einfluss der Situation zu unterschätzen und die Ursache für Ereignisse zu stark in Personen zu sehen. Geburtshilfliches Personal sollte sich stets bewusst machen, dass sich die Gebärende in einer sehr herausfordernden und schmerzhaften Situation befindet und so gut handelt, wie sie es kann. Es kann hilfreich sein, sich für schwierige Situationen ein Mantra zuzulegen (z. B. »Sie macht es so gut wie sie kann«).
- Menschen, die über wenig Ressourcen und Motivation verfügen, handeln mit höherer Wahrscheinlichkeit impulsiv. In der Geburtshilfe kann daraus gewaltvolles Handeln resultieren. Selbstfürsorgliches und ressourcenorientiertes Handeln ist also wichtig. Eine Schonung der Ressourcen muss dabei sowohl auf individueller Ebene stattfinden, vor allem aber auch durch mehr Personal, um die einzelnen Mitarbeitenden zu entlasten. Hier sind politische Lösungen notwendig.

Literatur

Asch, SE (1956) Studies of independence and conformity: I. A minority of one against a unanimous majority. Psychological Monographs: General and Applied 70(9): 1–70.

Bell, AF, Andersson, E (2016) The birth experiences and women's postnatal depression: A systematic review. Midwifery 39: 112–123.

Bless, H, Fiedler, K, Strack, F (2004) Social cognition. How individuals construct social reality. London: Psychological Press.

Crum, A, Salovey, P, Achor, S (2013) Rethinking stress: The role of mindsets in determining the stress response. Journal of Personality and Social Psychology 104(4): 716–733.

DiMatteo, MR, Morton, SC, Lepper, HS, Damush, TM, Carney, MF, Pearson, M et al. (1996) Cesarean childbirth and psychosocial outcomes: A meta-analysis. Health Psychology 15(4): 303–314.

Dror, I (2011) A novel approach to minimize error in the medical domain: Cognitive neuroscientific insights into training. Medical Teacher 33(1): 34–38.

Fiske, ST (1995) Social cognition. In: Tesser, A (Hg.); Advanced social psychology. New York: McGraw-Hill: 149–194.

Garthus-Niegel, S, von Soest, T, Vollrath, ME, Eberhard-Gran, M (2013) The impact of subjective birth experiences on post-traumatic stress symptoms: A longitudinal study. Archives of Women's Mental Health 16(1): 1–10.

Gilbert, DT, Malone, PS (1995) The correspondence bias. Psychological Bulletin 117(1): 21–38.

Hoffmann, L., Hilger, N., Banse, R. (2024). Men, mindsets and birth: Results of a prospective longitudinal study. Journal of Reproductive and Infant Psychology. Advance online Publication.

Hoffmann, L, Banse, R (2021) Psychological aspects of childbirth: Evidence for a birth-related mindset. European Journal of Social Psychology 51(1): 124–151.

Hoffmann, L, Banse, R, Hilger, N (2023) The mindset of birth predicts birth outcomes: Evidence from a prospective longitudinal study. European Journal of Social Psychology 53(5): 857–871.

Hoffmann, L, Hilger, N, Riolino, E, Lenz, A, Banse, R (2023) Partner support and relationship quality as potential resources for childbirth and the transition to parenthood. BMC Pregnancy and Childbirth 23: 435.

Hoffmann, L, Berner, E, Hilger, H (2024) »Too posh to push?« Self-stigmatization in childbirth. [Manuscript revised and submitted].

Imhoff, R (2023) Nonconformity. In: Encyclopedia of heroism studies. Springer: Cham.

Milgram, S (1963) Behavioral study of obedience. Journal of Abnormal and Social Psychology 67(4): 371.

Preis, H, Lobel, M, Benyamini, Y (2019) Between expectancy and experience: Testing a model cf childbirth satisfaction. Psychology of Women Quarterly 43(1): 105–117.

Rublein, L, Muschalla, B (2022) Childbirth fear, birth-related mindset and knowledge in non-pregnant women without birth experience. BMC Pregnancy and Childbirth 22: 249.

Smith, ER, Mackie, DM (2007) Social psychology. 3rd edition. London: Psychological Press.

Strack, F, Deutsch, R (2004) Reflective and impulsive determinants of social behavior. Personality and Social Psychology Review 8(3): 220–247.

Wilson, LC, Miller, KE (2016) Meta-analysis of the prevalence of unacknowledged rape. Trauma, Violence, & Abuse 17: 149–159.

Werth, L, Seibt, B, Mayer, J (2020) Sozialpsychologie – Der Mensch in sozialen Beziehungen. 2. vollständig überarb. Aufl. Berlin: Springer.

Wouk, K, Morgan, I, Johnson, J, Tucker, C, Carlson, R, Berry, DC, Stuebe, AM (2021) A systematic review of patient-, provider-, and health system-level predictors of postpartum health care use by people of color and low-income and/or uninsured populations in the United States. Journal of Women's Health 30(8): 1127–1159.

WHO, Weltgesundheitsorganisation (2018) WHO recommendations: Intrapartum care for a positive childbirth experience. http://tinyurl.com/yc8psvyb

FRIEDERIKE GERSTENBERG

7 Geburtshilfe systemisch betrachtet – Zusammenspiel psychischer, sozialer und gesellschaftlicher Aspekte

7.1 Einleitung

Die Geburtshilfe kann als System bezeichnet werden, das sich mit der Begleitung von Schwangerschaften und Geburten befasst. Als System definieren Schlippe und Schweitzer (2016, S. 31) »eine beliebige Gruppe von Elementen, die durch Beziehungen miteinander verbunden und durch eine Grenze von ihren Umwelten abgrenzbar« sind. Übertragen auf das System Geburtshilfe bedeutet das, dass verschiedene Personen und Berufsgruppen an der Geburtshilfe beteiligt sind, die je nach (subjektiver) Sichtweise ihre eigene Definition des geburtshilflichen Systems haben bzw. prägen. Geburtshilfe lässt sich aus verschiedenen Perspektiven betrachten: beispielsweise aus der Sicht der gebärenden Person, des zu gebärenden Menschen, aus historischer, hebammenwissenschaftlicher, medizinischer, pflegerischer, familiärer oder psychologischer Sicht.

In der geburtshilflichen Praxis offenbart sich dabei die Notwendigkeit eines Zusammenspiels dieser unterschiedlichen Perspektiven. Psychische Faktoren, wie die emotionale Verfassung der Schwangeren oder die individuellen Bewältigungsstrategien während der Geburt, können einen erheblichen Einfluss auf den Geburtsverlauf haben. Soziale Aspekte, wie die Unterstützung durch den Partner oder die Partnerin, die Familie oder das soziale Umfeld, ökonomische Rahmenbedingungen des Gesundheitssystems sowie gesellschaftliche Normen und Erwartungen prägen ebenfalls den Verlauf und das Erleben der Geburt.

Ein systemischer Blick auf die Geburtshilfe erfordert daher die Betrachtung aller beteiligten Perspektiven und ihrer Wechselwirkungen. Nur durch ein umfassendes Verständnis dieser Komplexität können adäquate Unterstützungssysteme geschaffen werden, die den Bedürfnissen und Wünschen der gebärenden Person und des zu gebärenden Menschen gerecht werden.

7.2 Fallbeispiel Frau M.

Frau M. ist zum Zeitpunkt der Beratungsanfrage 30 Jahre alt. Sie hat weder psychische noch körperliche Vorerkrankungen. Seit 6 Jahren ist sie mit ihrem Partner zusammen. Vor 3 Monaten sind Frau M. und ihr Partner Eltern eines gesunden Kindes geworden. Die Schwangerschaft verlief weitgehend unkompliziert.

Die Geburt eröffnet »spontan«. Frau M. entscheidet sich für eine Klinikgeburt. Nachdem Frau M. und ihr Partner an der Kreißsaaltür klingeln, werden sie von einer Hebamme mit den Worten begrüßt, sie sei heute die achte Frau und habe Glück; nach ihr könne man keine weiteren Frauen mehr aufnehmen.

Die erste Phase der Geburt (Eröffnungsphase) verbringt Frau M. mit ihrem Mann in einem kleinen, fensterlosen Vorbereitungsraum. Sie ist kontinuierlich an ein CTG (Wehenschreiber) angeschlossen, um die Wehentätigkeit zu kontrollieren, und kann sich dadurch im Raum wenig bewegen. Nachdem die Geburt gut voranschreitet, bittet sie ihren Partner, eine Hebamme zu rufen; sie spüre, dass »es gleich losgeht«. Ihr Partner wird von der Hebamme vertröstet, sie komme gleich. Da die Austrittsphase der Geburt beginnt, versucht er, seine Partnerin nach besten Kräften zu unterstützen. Frau M. gebiert, mit Unterstützung ihres Partners und ohne Unterstützung einer fachkundigen Person, ein gesundes Kind im Vorbereitungsraum. Sie selbst trägt Geburtsverletzungen davon, die über eine Stunde lang von einer Ärztin versorgt werden müssen.

Zu Hause zeigt Frau M. ein fürsorglich-distanziertes Verhalten ihrem Kind gegenüber. Sie nimmt zwar alle kindbezogenen Aufgaben (Wickeln, Stillen usw.) wahr, wirkt dabei aber oft abwesend. Das fällt zunächst ihrem Partner, dann auch der Nachsorgehebamme auf. Als ihr Partner das Verhalten anspricht, bricht Frau M. in Tränen aus. Nach Rücksprache mit der Hebamme und dem Kinderarzt des Kindes sucht Frau M. um psychologische Beratung nach.

7.3 Psychische Folgen des Geburtserlebens und ausgewählte beraterische Interventionsmöglichkeiten

Bei den potenziellen Auswirkungen von Situationen auf das psychische Erleben von Menschen sprechen wir von intrapersonalen Auswirkungen. Diese betreffen alles, was in einer Person vor sich geht. Dabei können unterschiedliche Systematiken berücksichtigt werden. Exemplarisch sollen hier die potenziellen Auswirkungen des Geburtserlebens anhand des BASK-Modells (Braun 1988) veranschaulicht werden.

7.3.1 BASK-Modell

Bei dem BASK-Modell handelt es sich um ein Modell, bei dem unterschiedliche psychische und somatische (körperliche) Verarbeitungsebenen systematisch unterschieden werden können. Das Akronym BASK steht dabei für die unterschiedlichen Verarbeitungsebenen:

- B für Behavior (Verhalten)
- A für Affect (Gefühl)
- S für Sensation (Körpererleben)
- K für Knowledge (Gedanken, Wissen)

Frau M. kommt in ihrem Verhalten (B) zwar der Sorge für ihr Kind nach, scheint aber affektiv nicht gleichermaßen involviert (A) zu sein. Auf Nachfrage berichtet Frau M. von Gefühlen der Angst und der Überforderung (A). Diese spürt sie als eine Art Lähmung (S) in ihrem gesamten Körper. Seit der Geburt kreisen ihre Gedanken um ihr subjektiv empfundenes »Versagen« (K). Hätte sie sich anders verhalten, wäre die Geburt sicherlich ein schöneres Erlebnis gewesen (A). Sie schämt sich (A), dass ihr Partner sie in dieser Ausnahmesituation erlebt hat, und fühlt sich schuldig (A), ihn und ihr Kind in eine solche Situation gebracht zu haben.

7.3.2 Auswirkungen des Geburtserlebens auf das intrapersonale Erleben

Häufig wird das Geburtserleben von emotionalen Turbulenzen und psychischer Instabilität begleitet. Es handelt sich daher bei den meisten Fällen um normale Anpassungsprozesse (Lundgren et al. 2009; Rohde et al. 2017). Zugleich sind Frauen postpartal am deutlichsten gefährdet, psychisch zu erkranken (Rohde 2017). Zu den möglichen Einflussfaktoren im Sinne eines biopsychosozialen Verursachungsmodells gehören nach Rohde et al. (2017, S. 220):

- »Individuelle Vulnerabilität
- Biografische Aspekte
- Qualität der Partnerschaft
- Lebenssituation
- Fehlen ausreichender sozialer Unterstützung
- Zusätzliche belastende Lebensereignisse
- Persönlichkeitsmerkmale
- Komplikationen während der Schwangerschaft
- Geburtserleben
- Faktoren, die das Neugeborene betreffen«

Schon an dieser Stelle wird deutlich, dass beispielsweise gesellschaftliche Normen, wie diejenige, die Geburt mit Glücksempfinden gleichzusetzen, bisher nicht zu den Vulnerabilitätsfaktoren gezählt werden. Es ist naheliegend, dass gesellschaftliche Normen auch psychischen Stress beim betreffenden Individuum erzeugen können. So wie im Fall von Frau M., die die Befürchtung formuliert, sie habe bei der Geburt »versagt«.

Wir können nun unterschiedliche Hypothesen zu ihrem psychischen Zustand entwickeln. Aus der Fallbeschreibung ist zu entnehmen, dass es bei Frau M. keine vorhergehenden Risikofaktoren biologischer, psychologischer oder sozialer Art gibt. Es lässt sich vermuten, dass das Geburtserleben einen Haupteffekt auf ihren beschriebenen perinatalen psychischen Zustand hat. Vielleicht hat Frau M. die Geburt als traumatisch erlebt. Zu dieser Symptomatik würden unter anderem Flashbacks und Albträume gehören, meist begleitet von vermeidendem Verhalten, sozialem Rückzug, dem Gefühl der inneren Abgestumpftheit, Gereiztheit und/oder erhöhter Schreckhaftigkeit (Rohde et al. 2017). Bei einer ausgeprägten Symptomatik wäre eine Weitervermittlung in eine traumaspezifische Psychotherapie angeraten. Wichtig ist, dass eine Entbindung subjektiv als traumatisierend erlebt werden kann, auch wenn aus einer anderen Perspektive (die dann häufig »objektiv« genannt wird) kein »katastrophales« Ereignis vorliegt. Für die als subjektiv traumatisch empfundene Wahrnehmung spielen das Gefühl des Ausgeliefertsein und der Hilflosigkeit, die Verletzung von Schamgefühlen und die Wahrnehmung der Geburtshelfer:innen als unsensibel eine bedeutsame Rolle (Rohde et al. 2017).

Im beraterischen Prozess wäre nun zu klären, welche Symptomatik vorliegt und durch wen diese am hilfreichsten behandelt werden kann. Neben der potenziellen Traumatisierung von Frau M. könnte es sich beispielsweise auch um eine postpartale Depression, eine posttraumatische Belastungsstörung, eine vorübergehende Anpassungs- und Belastungsreaktion, eine depressive Verstimmung, Scham- und Schuldgefühle oder auch um eine akute Krisensituation handeln. Auf alle diese Hypothesen lässt sich im beraterisch-therapeutischen Bereich individuell reagieren, beispielsweise mit einer Ressourcenerkundung, der Übung des »inneren sicheren Ortes« oder der Erstellung von Lebenslinien.

7.3.3 Auswirkungen des Geburtserlebens auf die Beziehung zwischen Bezugsperson und Kind

An dem Beispiel von Frau M. lässt sich veranschaulichen, dass sich intrapersonale Prozesse auch interpersonal, auf andere psychische Systeme auswirken können, beispielsweise auf das intrapersonale System des Kindes. Schon seit den 1980er Jahren zeigen die Arbeiten von Tronick et al. (1987) mit dem »still face experiment«, dass sich der Abbruch eines liebevollen Kontakts mit der betreuenden Bezugsperson als Stressor für das Kind darstellen kann (Ainsworth et al. 1951). Wirkt Frau M. in ihrem Fürsorgeverhalten distanziert, kann das direkte Auswirkungen auf die Selbstregulation ihres

Kindes haben, da die Selbstregulation des Kindes stark von den Möglichkeiten der Fremdregulation der Bezugsperson abhängt. Es kann beispielsweise zu vermehrtem Bindungsverhalten kommen, das sich in Schreien äußert. Neuere Untersuchungen zeigen, dass sich auch externe Faktoren wie die Anzahl und Schwere der Interventionen unter der Geburt auf die Bindung zwischen primärer Bezugsperson und Kind sowie die Familiengesundheit auswirken können (Hoffmann et al. 2023).

Auch für den Bereich der Interaktion psychischer Systeme lassen sich Hypothesen zu den individuellen Auswirkungen der (Geburts-)Situation von Frau M. auf ihr Kind entwickeln. So könnte es beispielsweise zu Bindungs- oder Fütterauffälligkeiten seitens des Säuglings kommen. Sein Schlafverhalten und Schreiverhalten könnten negativ beeinflusst sein. Gerade bei den Interventionsmöglichkeiten bezüglich des innerpsychischen Systems des Kindes wird deutlich, dass eine systemische Sichtweise sinnvoll ist, da ein Kind diesen Alters auf die Regulationsfähigkeiten seiner Hauptbezugspersonen angewiesen ist (Ainsworth et al. 1978; Bowlby 1951). Eine Beratung, die solchen Erkenntnissen Rechnung trägt, fokussiert dann mehr auf den Interaktionen der Betroffenen. Es könnte auf familiärer Ebene die entwicklungspsychologische Beratung, eine systemische Therapie oder Beratung, eine Erziehungsberatung, Maßnahmen im Rahmen der frühen Hilfen, eine aufsuchende Familienhilfe, eine Paar- oder Familienberatung oder ein Kuraufenthalt sinnvoll sein.

7.4 Perspektive des Einzelfallreflexes

Die bisher entwickelten Hypothesen und vorgeschlagenen Interventionen zielen, wie so oft im Beratungskontext, auf die Einzelfallthematik ab. Dieser individuumsfokussierte Blick ist nicht nur sinnvoll, sondern auch hilfreich, da der konkrete Auftrag ja auch in der Beratung des Einzelfalls liegt. Gleichzeitig birgt er eine nicht zu unterschätzende Gefahr und kann unreflektiert zum sogenannten Einzelfallreflex werden. Von einem Einzelfallreflex wird gesprochen, wenn jemand auf das Leid anderer automatisch mit persönlicher Hilfe bzw. Beratung reagiert. Je nach Kontext und Auftrag ergibt diese Perspektive Sinn. Sie kann aber auch dazu führen, dass relevante situative bzw. systemische Faktoren vernachlässigt werden. Die Folgen des Einzelfallreflexes sind demnach für fast alle Bereiche der psychosozialen Beratung hoch relevant. Knab (2016, S. 64) schlussfolgert, dass der Einzelfallreflex zu »eine[r] Privatisierung und Entöffentlichung von gesellschaftlichen Konflikten« führen kann. Denn in der individuellen Geschichte von Frau M. stecken nicht zu vernachlässigende soziale und gesundheitspolitische Faktoren, ein gesellschaftlicher Systemzustand.

Dieser gesamtgesellschaftliche Systemzustand zeichnet sich auch in der Wahrnehmung der Öffentlichkeit ab, die sich beispielsweise in Pressemitteilungen äußert. Im März 2017 erscheint in den Stuttgarter Nachrichten ein Artikel mit dem Titel »Hebammenmangel in Stuttgart – Plätze in den Kreißsälen werden knapp« (Welzhofer 2017).

Gefolgt wird dieser Artikel von einer Meldung des Statistischen Landesamtes Baden-Württemberg (2019a): »Baden-Württemberg: Höchste Geburtenzahlen seit 1998«.

Betrachtet man die Anzahl der Lebendgeburten beispielhaft für das Bundesland Baden-Württemberg im Zeitraum zwischen 1950 und 2017 (Statistisches Landesamt Baden-Württemberg 2019b), sieht man, dass die Zahlen seit dem Jahr 2012 deutlich angestiegen sind. Zurückführen lässt sich dieser Effekt hauptsächlich auf die Zuwanderung von Frauen im gebärfähigen Alter und durch die »familienfreundliche« Politik, die sich vor allem auf den Ausbau von Krippenplätzen und Ganztagsbetreuung sowie das Elterngeld konzentrierte, um dadurch eine bessere Vereinbarkeit von Familie und Beruf zu ermöglichen.

Trotz steigender Geburtenzahlen wurden allein in Baden-Württemberg im Zeitraum von 2010 bis 2015 Geburtshilfeeinrichtungen aus Rentabilitätsgründen geschlossen (Ott 2018), was zu einer Zuspitzung der Belegungssituationen in den baden-württembergischen Kreißsälen führt (Kohler & Bärnighausen 2018). Neben der Verknappung an Geburtshilfeeinrichtungen kommen aber weitere Faktoren hinzu: die im Geburtshilfesystem tätigen Personen. Bei einer Befragung baden-württembergischer Kliniken (Kohler & Bärnighausen 2018) berichten Krankenhäuser über Probleme, offene Stellen zu besetzen:

- Über 50 % geben offene Stellen für Hebammen an,
- über 40 % offene Stellen für Fachärzt:innen und
- über 30 % offene Stellen für Assistenzärzt:innen.

Gleiches zeichnet sich in einer Mütterbefragung der BVF (Stengel & Borde 2019) ab: 51 % der Mütter berichten über Schwierigkeiten, eine Betreuung durch eine Hebamme in Berlin zu finden.

Hebammenseitig kommt eine Befragung aus dem Jahr 2017 (Kohler & Bärnighausen 2018) zu dem Ergebnis, dass ca. 17 % der 237 befragten Hebammen in ihren Diensten wöchentlich mehr als vier Geburten gleichzeitig betreuen.

Diese Entwicklungen sind auch deutschlandweit zu verzeichnen: Mehr als 35 % der Kliniken in der BRD haben Schwangere unter der Geburt mindestens einmal abgewiesen. Als Ursachen nennen die geburtshilflichen Abteilungen (Mehrfachnennungen möglich)

- zu 65,8 % einen Mangel an Hebammenbetreuung,
- zu 64,4 % eine Überlastung neonatologischer Stationen,
- zu 56,1 % fehlende Raumkapazitäten und
- zu 13,7 % Ärzt:innenmangel in der Geburtshilfe.

Der Fall Frau M. ist demzufolge in ein größeres gesamtgesellschaftliches Bild einbettbar. Eine Analyse des Hauptgrundes für die Abweisung von Schwangeren unter der Geburt, der Hebammenmangel, lässt sich nach Befragung der Hebammen auf drei Gründe zurückführen:

- Ein sehr hohes Arbeitsaufkommen
- Starke Hierarchien
- Diverse Aufgaben, die nicht prioritär in den Arbeitsbereich der Hebammen fallen

Betrachtet man den Fall von Frau M. unter Einbezug der Geburtshilfesituation in der BRD, wird deutlich, dass die Situation des gesellschaftlichen Systems eine schlechtere Betreuung der Frauen, Kinder und Familien vor, unter und nach der Geburt mit sich bringt, und dass die steigenden Geburtenzahlen, die weniger werdenden Geburtshilfeeinrichtungen, die prekäre Personalsituation in den Geburtshilfeeinrichtungen und darüber hinaus falsche monetäre Anreize (z.B. die bessere Vergütung eines Kaiserschnitts im Vergleich zu einer interventionslosen Geburt) zu mehr psychischen und körperlichen Belastungen der Frauen, Kinder, Männer und Familien führen.

7.5 Bedeutung für die Beratung und Vorschläge zur Verbesserung des Geburtshilfesystems

Es ist nachvollziehbar, dass gerade für die psychosoziale Beratung die Auswirkungen der vorgenannten gesellschaftlichen Entwicklungen im Bereich der Geburtshilfe vielfältig sind. Spürbar werden diese konkret in den Bereichen der Schwangerschafts- und Schwangerschaftskonfliktberatung, in denen vermehrt Schwangere mit Ängsten in Beratung gehen. Auch im Bereich der frühen Hilfen ist das Thema der Hebammenbetreuung vor, unter und nach der Geburt allgegenwärtig. Kolleg:innen aus dem Bereich der aufsuchenden Familienhilfe und Jugendhilfe berichten über Mütter, die keine bzw. eine mangelhafte Wochenbettbetreuung haben. Zudem klafft die Schere zwischen Frauen mit einem höheren formalen Bildungsabschluss und Frauen mit einem niedrigeren formalen Bildungsabschluss, Frauen mit vs. ohne Migrationshintergrund usw. wie in anderen Bereichen der psychosozialen Beratung ebenfalls auseinander (Leinweber et al. 2021). Die Auswirkungen sind spürbar, die empirischen Untersuchungen allerdings rar. Die Folge des Einzelfallreflexes führt damit, wie von Maria Knab (2016) beschrieben, zu einer erheblichen Vernachlässigung eines eigentlich nur gesellschaftlich lösbaren Konflikts.

Verschiedene Bündnisse, darunter die Bundeselterninitiative Mother Hood e. V., schlagen zur Lösung dieser Problematiken konkrete Maßnahmen für eine Verbesserung der Geburtshilfesituation in Deutschland, für eine Verbesserung der Situation für Mütter, Väter und ihre Kinder und damit auch für eine Entlastung der psychosozialen Beratung vor (Mother Hood e. V. 2018). Dazu gehören folgende Maßnahmen:

- Bedarfsorientierte Vergütung der Geburtshilfe
- Besserer Personalschlüssel in den Kreißsälen
- Wohnortnahe Versorgung
- Erfassung von Geburtsschäden
- Absicherung von Geburtsschäden
- Erfassung der Müttersterblichkeit
- Verbesserung der sektorenübergreifenden Versorgung
- Investitionen in Forschung für eine evidenzbasierte Geburtshilfe

- Stärkung der Kinder-, Frauen- und Patient:innenrechte
- Förderung der Prävention und Gesundheitskompetenz

Dieser Aufzählung hinzuzufügen ist die Frage nach dem Umgang mit gesellschaftlichen Normen und Diskursen bezüglich Geburt. Beispielsweise dem Umgang mit der Idee oder dem »Imperativ«, Geburt könne harmonisch, konflikt-, schmerz- und schamfrei ablaufen, was dazu führt, dass den Gebärenden zwar die Kreißsäle präsentiert werden, aber die Risiken und Nebenwirkungen sowohl bei den Kreißsaalführungen als auch in den Geburts»vorbereitungs«kursen verschwiegen werden oder zumindest nicht thematisiert werden. Wenn dann das harmonische Geburtserleben eben teilweise auch aufgrund des systemischen Versagens nicht stattfindet, kann bei den Gebärenden das Gefühl entstehen, sie seien selbst schuld daran, dass sie das »mütterliche Idealgeburtserleben« nicht gespürt hätten.

Bei Frau M. kann man vermuten, dass die Auswirkungen auf ihr psychisches System mit einem anderen (vielleicht auch realistischeren) gesellschaftlich vermittelten Ideal von Geburt und einer hebammenbetreuten Geburt anders ausgesehen hätten.

Zusammenfassend lässt sich sagen, dass eine individuelle Beratung bzw. Psychotherapie sicherlich wertvoll und nützlich ist. Aus der Psychotherapieforschung ist zudem bekannt, dass Psychotherapie und Beratung wirksam sind (Chambless & Ollendick 2001; Margraf 2018). Frau M. beispielsweise braucht individuelle psychologische Unterstützung, um die Erlebnisse unter der Geburt bewältigen zu können. Systemwissen kann ihr bei der Bewältigung helfen, allein nützt es ihr für ihre persönliche Lebenssituation und die Bewältigung dieser wenig.

Gleichzeitig braucht ein System, in dem Gebärende häufiger in solche Situationen wie die von Frau M. geraten, Engagement auf vielen Ebenen. Es braucht Engagement aufseiten der Elternteile, der geburtsbezogenen Vereine, der Politik. Kurz gesagt braucht es gesellschaftliches Engagement, weil individuelle psychosoziale Beratung bzw. Psychotherapie nicht allgemeines Systemversagen abfangen sollte. Es soll vielmehr das Systemversagen in Zukunft minimiert werden, damit individuelles Leid verringert wird und weniger Beratungs- und Therapiebedarf besteht.

Literatur

Ainsworth, MDS, Blehar, MC, Waters, E, Wall, S (1978) Patterns of attachment. A psychological study of strange situation. Hillsdale, NJ: Erlbaum.

Bowlby, J (1951) Maternal care and mental health: A report prepared on behalf of the World Health Organization as a contribution to the United Nations programme for the welfare of homeless children. 2nd ed (WHO Monographs No. 2). Genf: WHO.

Braun, BG (1988) The BASK model of dissociation. Dissociation 1(2): 4–23.

Chambless, DL, Ollendick, TH (2001) Empirically supported psychological interventions: Controversies and evidence. Annual Review of Psychology 52: 685–716.

Hoffmann, L, Hilger, N, Banse, R (2023) The mindset of birth predicts birth outcomes: Evidence from a prospective longitudinal study. European Journal of Social Psychology. doi: 10.1002/ejsp.2940

Kohler, S & Bärnighausen, T (2018) Entwicklung und aktuelle Versorgungssituation in der Geburtshilfe in Baden-Württemberg. Bericht für den Runden Tisch Geburtshilfe in Baden-Württemberg. Heildelberg: Heidelberger Institut für Global Health. http://tinyurl.com/72t8r3ta

Knab, M (2016) Beratung in offenen Settings in ihrem Gerechtigkeitspotential profilieren – Ein Beitrag zur Weiterentwicklung der fachlichen Kultur Sozialer Arbeit. In: Hollstein-Brinkmann, H, Knab, M (Hg.) Beratung zwischen Tür und Angel: Professionalisierung von Beratung in offenen Settings. Wiesbaden: Springer VS.

Leinweber, J, Jung, T, Hartmann, K, Limmer, C (2021) Respektlosigkeit und Gewalt in der Geburtshilfe – Auswirkungen auf die mütterliche perinatale psychische Gesundheit. Public Health Forum 29(2): 97–100.

Lundgren I, Karlsdottir S, Bondas T (2009) Long-term memories and experiences of childbirth in a Nordic context – a secondary analysis. International Journal of Qualitative Studies on Health and Wellbeing 4: 115–28.

Margraf, J (2018) Hintergründe und Entwicklung. In: Margraf, J, Schneider, S (Hg.) Lehrbuch der Verhaltenstherapie. Band 1: Grundlagen, Diagnostik, Verfahren und Rahmenbedingungen psychologischer Therapie. Berlin: Springer: 3–45.

Mother Hood e. V. (2018) Unser 10-Punkte-Plan mit Lösungen für #sichereGeburt. https://mother-hood.de/informieren/forderungen-loesungen/#10punkteplan

Ott, R (2018, 18. Dezember) Geburtshilfe an Albklinik ist erledigt. Suche nach Fachärzten erfolglos. Hebammen werden jetzt kündigen. Südwestpresse. https://www.swp.de/suedwesten/staedte/muensingen/geburtshilfe-an-albklinik-ist-erledigt-28719986.html

Schlippe, A von, Schweitzer, J (2016) Lehrbuch der systemischen Therapie und Beratung I – Das Grundlagenwissen. Göttingen: Vandenhoeck & Ruprecht.

Rohde, A, Hocke, A, Dorn, A (2017) Psychosomatik in der Gynäkologie. Stuttgart: Klett-Cotta.

Statistisches Landesamt Baden-Württemberg (2019a) Baden-Württemberg: Höchste Geburtenzahl seit 1998. https://www.statistik-bw.de/Presse/Pressemitteilungen/2019173

Statistisches Landesamt Baden-Württemberg (2019b) »Babyboom« in Baden-Württemberg? Zur Entwicklung der Geburtenhäufigkeit im Südwesten. https://www.statistik-bw.de/Service/Veroeff/Monatshefte/20190201

Stengel V & Borde T (2019) Hebammenpräsenz und Qualität der Betreuung bei Klinikgeburten in Berlin: Ergebnisse einer Online-Befragung von Müttern. Zeitschrift für Hebammenwissenschaft 1: 26–34.

Tronick, E, Als, H, Adamson, L, Wise, S, Brazelton, B (1978) The infant's response to entrapement between contradictory messages in face-to-face interaction. Journal of the American Academy of Child Psychiatry 17: 1–13.

Welzhofer, L (2017, 12. März) Plätze in den Kreißsälen werden knapp. Stuttgarter Nachrichten. http://tinyurl.com/5n723fub

ARIANE GÖBEL, LYDIA RIHM UND SUSAN GARTHUS-NIEGEL

8 Psychische Belastungen und Störungen nach erlebter Gewalt in der Geburtshilfe

8.1 Einleitung

Gewalterfahrung im geburtshilflichen Kontext kann Folgen für die psychische Gesundheit der betroffenen Frauen haben. Als gewaltvoll erlebtes unangemessenes Verhalten des geburtshilflichen Personals kann von einer Missachtung geäußerter Bedürfnisse bis hin zu physischer Gewalt und Misshandlung reichen. Insbesondere wenn eine Geburt als traumatisches Ereignis erlebt wird, ist das Risiko, eine psychische Störung zu entwickeln, erhöht. Dabei reichen mögliche psychische Belastungen von kurzfristigen Belastungsreaktionen bis zu langfristigen Folgen durch die Ausbildung einer psychischen Störung wie einer posttraumatischen Belastungsstörung (PTBS). Ob es nach belastenden Erfahrungen zur Ausprägung einer psychischen Störung kommt, wird durch ein individuelles Zusammenspiel unterschiedlicher Risiko- und Schutzfaktoren beeinflusst. Risikofaktoren auf intraindividueller Ebene (z.B. genetische oder neurobiologische Faktoren, kritische Lebensereignisse) sowie in der eigenen Umgebung (z.B. Bildung, Familienhintergrund, Normen) beeinflussen, wie vulnerabel, also anfällig für Belastungen Menschen sind. Die Zeit der Schwangerschaft und die Postpartalzeit stellt im Allgemeinen eine Phase enormer Veränderungen dar, was die eigene Belastungsgrenze in dieser Zeit grundsätzlich reduzieren kann. Kann Überbelastung nicht durch unterstützende Schutzfaktoren (z.B. günstige Verarbeitungsstrategien, erlebte soziale Unterstützung) langfristig reduziert werden, können psychische Belastungen die Folge sein.

Psychische Störungen werden anhand störungsspezifischer Kriterien mithilfe zweier Klassifikationssysteme eingeordnet – der Internationalen Statistischen Klassifikation der Krankheiten und Verwandter Gesundheitsprobleme in 11. Fassung (ICD-11; WHO 2019) und dem Diagnostischen und Statistischen Manual Psychischer Störungen in 5. Fassung (DSM-5-TR; American Psychiatric Association 2022). Im deutschen Gesundheitssystem dient die ICD der Diagnostik einer psychischen Störung. Da das DSM im internationalen Kontext und besonders in der Forschung herangezogen wird, wird in diesem Kapitel auf beide Klassifikationssysteme verwiesen.

Im Folgenden werden Psychopathologien nach erlebter Gewalt im geburtshilflichen Kontext beschrieben und Einflussfaktoren sowie Entstehungsmodelle erläutert.

8.2 Traumabezogene Störungen

Bei traumabezogenen Störungen wird das Vorliegen eines traumatischen oder belastenden Ereignisses explizit als diagnostisches Kriterium gefordert. Etwa 20 bis 30 % der Geburten werden von Frauen als traumatisch erlebt (Boorman et al. 2014). Besonders eine psychisch oder physisch gewaltvolle Behandlung durch das geburtshilfliche Personal kann zu einem traumatischen Geburtserlebnis beitragen. Auch im Rahmen der Schwangerschaftsvorsorge oder Geburtsvorbereitung kann es zu traumatischen Ereignissen kommen (z. B. Untersuchungen ohne vorherige Zustimmung). Man unterscheidet zwischen vorübergehenden Belastungsreaktionen (akute Belastungsreaktion und Anpassungsstörung) und dem vollständigen klinischen Bild einer posttraumatischen Belastungsstörung (PTBS).

Akute Belastungsreaktion/akute Belastungsstörung. Eine akute Belastungsreaktion ist eine vorübergehende Reaktion auf ein belastendes Ereignis mit emotionalen, kognitiven, somatischen oder verhaltensbezogenen Symptomen, z. B. wiederkehrende, belastende Erinnerungen, Vermeidung von Reizen, die an die Situation erinnern, negative Stimmung, Anspannung und Wutausbrüche. Die Symptome dauern mindestens 3 Tage und höchstens 1 Monat an (nach DSM-5-TR) und können sich im Verlauf verändern: von einer Art Betäubung (z. B. eingeschränkte Aufmerksamkeit, Desorientiertheit), hin zu einem Rückzug aus der Situation, einem Unruhezustand oder einer Überaktivität. Eine Amnesie bezüglich des belastenden Ereignisses ist ebenfalls möglich. Dabei wird eine akute Belastungsreaktion aufgrund der Schwere des Stressfaktors nicht als pathologisch angesehen und ist eine gut dokumentierte Folge negativer Geburtserfahrungen (Gürber et al. 2017). Schobinger et al. (2020) berichten, dass 8,9 % der befragten Mütter 1 Woche postpartal Symptome einer akuten Belastungsreaktion aufwiesen. Eine akute Belastungsstörung kann sich, wenn die Symptome über 1 Monat hinaus bestehen, zu einer PTBS entwickeln.

Anpassungsstörung. Unter einer Anpassungsstörung versteht man eine maladaptive Reaktion auf einen psychosozialen Stressor oder ein belastendes Lebensereignis, bei der die Verarbeitung des Ereignisses erschwert ist. Dabei kann das Ereignis von beliebiger Art und beliebigem Schweregrad sein. Die Symptome dauern zwischen 1 und 6 Monaten nach dem Ereignis an und zeichnen sich durch eine übermäßige gedankliche Beschäftigung mit dem auslösenden Ereignis oder seinen Folgen aus, verbunden mit Sorgen sowie dem Gefühl, mit dem Alltag und seiner Planung überfordert zu sein. Dabei führen die Symptome zu einem deutlichen Leiden und erheblichen Beeinträchtigungen in wichtigen Bereichen (z. B. familiär, sozial, beruflich). Eine geringe Zufriedenheit mit der erhaltenen geburtshilflichen Betreuung kann mit dem Auftreten einer Anpassungsstörung zusammenhängen (Ferreira et al. 2019). Forscher:innen berichten beispielsweise, dass 24 % der befragten Mütter 6 bis 8 Wochen (Ferrari et al. 2021) bzw. 6 Monate postpartal (Wynter et al. 2013) unter einer Anpassungsstörung litten.

PTBS/geburtsbezogene PTBS. Das Erleben eines traumatischen Ereignisses ist Voraussetzung für die Diagnose einer PTBS. Gemäß ICD-11 müssen zudem Symptome aus den folgenden drei Bereichen vorliegen:

- Wiedererleben der traumatischen Situation durch sich aufdrängende Gedanken, Albträume oder Flashbacks, in der Regel verbunden mit starken emotionalen Reaktionen,
- Vermeidung von Gedanken, Erinnerungen und Situationen, die mit dem Ereignis verbunden sind,
- Anhaltende Wahrnehmung einer erhöhten Gefahr, mit gesteigerter Anspannung oder Schreckhaftigkeit.

Im DSM-5-TR gibt es ein weiteres Symptomcluster:

- Anhaltende negative und veränderte Gedanken sowie die Unfähigkeit, sich an wichtige Aspekte des traumatischen Ereignisses zu erinnern, negative Gefühle mit Schuld, Angst oder Scham sowie abgeflachte Emotionen, dem Gefühl, nicht mehr man selbst zu sein oder die Welt als unreal zu erleben.

Die Symptome aus den unterschiedlichen Bereichen müssen parallel für mindestens 4 (DSM-5-TR) oder mehrere Wochen (ICD-11) vorliegen. Die Diagnose einer PTBS wird frühestens 1 Monat nach dem traumatischen Ereignis vergeben, um vorübergehende Belastungsreaktionen im Verarbeitungsprozess zu berücksichtigen.

Einige Frauen entwickeln eine PTBS als direkte Folge ihrer Geburtserfahrung (geburtsbezogene PTBS; Ayers et al. 2016). In der Literatur wird eine Prävalenzrate einer geburtsbezogenen PTBS von 4,7 % berichtet (Heyne et al. 2022). Um die Entwicklung einer geburtsbezogenen PTBS erklären zu können, entwickelten Ayers et al. (2016) ein spezifisches Vulnerabilitäts-Stress-Modell (→ Abb. 8-1). Entlang dieses Modells ist das Risiko für die Entwicklung einer psychischen Störung besonders erhöht, wenn Stressereignisse auftreten und im Zusammenspiel mit vorhandenen Risiko- und Schutzfaktoren die eigene, individuelle Belastungsgrenze überschritten wird. Bedeutsame Faktoren, die die zugrunde liegende Vulnerabilität (d. h. Anfälligkeit für Belastung), mit der die Geburt erlebt wird, erhöhen können, sind insbesondere folgende:

- Vorherige psychische Belastungen
- Traumata und PTBS-Diagnosen
- Starke schwangerschafts- und geburtsbezogene Ängste
- Schwangerschaftskomplikationen

Einflussfaktoren für ein negatives Geburtserleben können folgende sein (Ayers et al. 2016; Khsim et al. 2022; Martínez-Vázquez et al. 2021):

- Medizinische Interventionen
- (Not-)Kaiserschnitt
- Mangel an Unterstützung
- Abwertung
- Missachtung von Bedürfnissen durch das geburtshilfliche Personal

- Verbale sowie psychoaffektive Gewalt des Personals (z. B. die Anwesenheit einer unterstützenden Begleitperson verwehren)
- Abweichen vom Geburtsplan
- Erlebter Kontrollverlust

Je nachdem, wie die Geburt verarbeitet wird, können posttraumatische Stresssymptome im Zusammenspiel mit den vorliegenden Vulnerabilitätsfaktoren (z. B. psychische Belastung) sowie postpartalen Einflussfaktoren (z. B. Bewältigungsstrategien) abklingen oder sich zu einer PTBS verfestigen.

Die Symptome einer geburtsbezogenen PTBS entsprechen weitgehend jenen der PTBS (Thiel et al. 2018), wobei geburtsbezogene Symptome des Wiedererlebens und Vermeidens, allgemeine Symptome wie ein gesteigertes Erregungsniveau oder Anspannung, negative Kognitionen und Stimmungen im Zentrum stehen (Horesh et al. 2021). Die Geburt unterscheidet sich jedoch von anderen traumatischen Ereignissen dadurch, dass sie generell als positives Ereignis gesehen wird. Zudem handelt es sich um ein physiologisches Ereignis innerhalb des eigenen Körpers. Somit können auch innerliche körperliche Anzeichen wie Schmerzen aufdringliche Erinnerungen an die Geburt auslösen. Erinnerungen an die Geburt werden als angstbesetzt und bedrohlich erlebt und daher häufig verdrängt. Auch das Neugeborene selbst kann mit der traumatischen Erfahrung verknüpft werden und durch seine Anwesenheit ständig an die traumatische Erfahrung erinnern, was im schlimmsten Falle dazu führen kann, dass die Frauen versuchen, das Kind zu »(ver)meiden« (Horesh et al. 2021; Weidner et al. 2018).

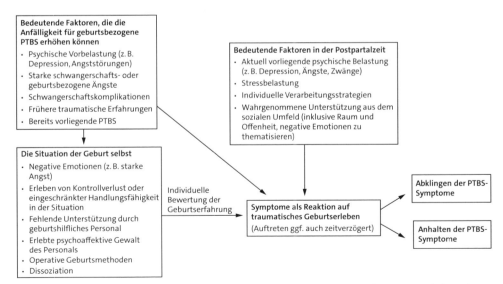

Abb. 8-1: Vulnerabilitäts-Stress-Modell für geburtsbezogene PTBS nach Ayers et al. (2016)

Nicht in jedem Falle ist eine PTBS mit allen diagnostischen Kriterien erfüllt. Auf einem subklinischen Level können dennoch posttraumatische Stresssymptome aus den für die PTBS genannten Symptomclustern vorliegen, die eine starke Belastung für die Betroffenen darstellen und ebenfalls im Zusammenhang mit einem negativen Geburtserleben und Gewalterfahrung unter der Geburt stehen (Scandurra et al. 2022). Eine Analyse der bisherigen internationalen Forschung ergab eine Prävalenzrate von 12,3 % bei Frauen nach traumatisch erlebter Geburt (Heyne et al. 2022).

Retraumatisierung durch Gewalt in Geburtshilfe. Liegt ein früheres Trauma vor, kann das Erleben von Gewalt unter der Geburt zu einer Retraumatisierung führen. Bestimmte Reize triggern dabei das Wiedererleben von Erinnerungsbildern früher erlebter Gewalt (wie z. B. sexuelle Übergriffe; Reed et al. 2017). Mögliche Trigger sind
- Handlungen des geburtshilflichen Personals, die zum Erleben von Kontrollverlust oder Hilflosigkeit beitragen (z. B. Intransparenz des professionellen Handelns),
- die Verwendung sogenannter Täter:innensprache (»Schreien Sie nicht so!«, »Ist doch gleich vorbei!«) oder
- unsensible Untersuchungen, die mit Schmerzen oder dem Gefühl des Ausgeliefertseins einhergehen (Roberts et al. 2023; Weidner et al., 2018).

Um einer Retraumatisierung durch die Geburt vorzubeugen, sollte daher eine eventuell vorbestehende Traumatisierung innerhalb der Regelanamnese erfasst werden, damit ein achtsamer Umgang sichergestellt werden kann (Weidner et al. 2018).

8.3 Weitere relevante psychische Störungen

Das Vorliegen eines traumatischen Ereignisses ist bei den im Folgenden aufgeführten Störungen kein explizites Diagnosekriterium, kann aber, auch im Zusammenspiel mit weiteren Risikofaktoren, mit deren Ausbildung zusammenhängen. Depressionen sowie Angst- und Zwangsstörungen werden aufgrund ihrer Relevanz in der Postpartalzeit und dem komorbiden Auftreten mit traumabezogenen Belastungsreaktionen (Malaju & Alene 2022) vorgestellt.

Depression. Eine depressive oder labile Stimmung mit Erschöpfung, Irritabilität oder verringerter Konzentration tritt innerhalb der ersten Tage nach der Geburt häufig auf (auch als »Baby Blues« bekannt). In einer Übersicht internationaler Studien werden gemittelte Häufigkeiten von 39 % berichtet (Rezaie-Keikhaie et al. 2020). Die vorwiegend milden Symptome sind vorübergehend und verschwinden meist innerhalb der ersten Wochen nach der Geburt wieder. Bestehen die Symptome jedoch weiter oder zeigen eine höhere Intensität, kann eine depressive Episode vorliegen. Zu den Hauptsymptomen einer Depression gehören Traurigkeit, Interessen- oder Freudverlust sowie

Antriebslosigkeit. Weitere Symptome sind kognitive Störungen (z.B. verringerte Konzentrationsfähigkeit), somatische Beschwerden (z.B. Schlafstörungen), Reizbarkeit, verringertes Selbstwertgefühl, Hoffnungslosigkeit bis hin zu Suizidgedanken oder -handlungen. Die Symptome gehen mit einer deutlichen Einschränkung in verschiedenen Lebensbereichen einher. Nach der ICD-11 müssen bei einer Major Depression mindestens fünf Symptome, darunter ein Hauptsymptom, mindestens 2 Wochen lang die meiste Zeit des Tages und fast täglich vorliegen. Bei schweren Verläufen ist es möglich, dass sich zusätzlich psychotische Symptome, wie Wahnvorstellungen oder Halluzinationen, entwickeln. Etwa 10 bis 20 % der Mütter sind von einer peripartalen Depression betroffen (Woody et al. 2017). Eine schlechte Behandlung durch das geburtshilfliche Personal (z.B. Missachten der Privatsphäre) sowie verbale geburtshilfliche Gewalt wurden als Risikofaktoren einer postpartalen Depression identifiziert (Martínez-Vázquez et al. 2022; Paiz et al. 2022).

Angststörungen. Angststörungen sind gekennzeichnet von extremen Furchtreaktionen (d.h. emotionale Reaktion auf reale oder wahrgenommene unmittelbare bevorstehende Bedrohung) und Angstreaktionen (d.h. Antizipation zukünftiger Bedrohung) mit entsprechenden Verhaltensauffälligkeiten und Einschränkungen in wichtigen Lebensbereichen. Dabei werden verschiedene Arten von Angststörungen durch Objekte oder Situationen bestimmt, die starke Furcht- oder Angstreaktionen auslösen (wie öffentliche Plätze, soziale Situationen, spezifische Reize). Panikstörungen sind durch plötzlich auftretende Panikattacken ohne einen erkennbaren äußeren Auslöser gekennzeichnet. Bei generalisierten Ängsten liegen starke, anhaltende Sorgen vor, die in ihrem Inhalt wechseln. Angstsymptome können akute oder unterschwellig vorliegende körperliche Symptome (z.B. Zittern, Herzrasen), einen Zustand erhöhter körperlicher Erregung bis hin zu Panikattacken sowie ein ausgeprägtes Vermeidungsverhalten in Bezug auf den angstauslösenden Reiz umfassen. Zum Erfüllen der jeweiligen diagnostischen Kriterien müssen die Symptome, je nach Störung, zwischen 1 und 6 Monaten vorliegen. Für allgemeine klinisch relevante Angstsymptome im ersten Jahr nach der Geburt werden Prävalenzen von 15 bis 17,9 % berichtet; für eine generalisierte Angststörung von 4,2 bis 5,7 % und für weitere Angststörungen von 9,3 bis 9,9 % (Dennis et al. 2017). Eine traumatische Geburtserfahrung kann mit Angststörungen in Verbindung stehen (Asadzadeh et al. 2020). Es gibt jedoch weit weniger Forschung in diesem Bereich als zu postpartaler Depression oder PTBS.

Geburtsangst (Tokophobie). Eine spezifische Form der Angststörung ist die extreme Angst vor Geburten (Tokophobie; Nilsson et al. 2018), die in der ICD-11 und im DSM-5-TR unter den spezifischen Phobien eingeordnet wird. Dabei wird unterschieden zwischen einer primären Geburtsangst, das heißt als Erwartung auf eine bevorstehende Geburt, und einer sekundären Geburtsangst, das heißt als Reaktion auf die Erfahrung einer zurückliegenden Geburt. Unangemessenes Verhalten des geburtshilflichen Personals (z.B. Alleinlassen der Schwangeren im Kreißsaal) und eine traumatische Geburtserfahrung können mit der Entstehung von extremer Geburtsangst zusammenhängen (Nilsson et al. 2018). Ergebnisse einer norwegischen Studie legen nahe, dass die subjektive Geburtserfahrung sogar stärker mit der Entwicklung von sekundärer Geburtsangst zusammenhängt als Geburtskomplikationen: Nach einer subjektiv negativen Geburtserfahrung entwickelten 26,5 % der Frauen Geburtsangst, während es bei jenen mit Geburtskomplikationen lediglich 9,9 % waren (Størksen et al. 2013). Geburtsangst wiederum hängt mit geburtsbezogener PTBS und postpartaler Depression zusammen (Ayers et al. 2016; Staudt et al. 2023).

Zwangsstörungen. Die Hauptsymptome von Zwangsstörungen sind wiederkehrende Zwangsgedanken und -handlungen, die eine deutliche Belastung und Beeinträchtigung darstellen können. Zwangsgedanken umfassen als belastend oder beängstigend erlebte Gedanken, Ideen oder Handlungsimpulse, die wiederholt, gegen den Willen und häufig gegen Widerstand der Betroffenen auftreten. Zwangshandlungen oder -rituale umschreiben Handlungen, die meist vorbeugend gegen ein objektiv unwahrscheinlich eintretendes, als bedrohlich wahrgenommenes Ereignis ständig wiederholt werden. Betroffene erleben diese Handlungen als sinnlos und ineffektiv und versuchen, diese zu unterbinden. Häufig geht ein Unterdrücken von Zwangshandlungen jedoch mit einem Verstärken zugrunde liegender Angst einher. Vereinzelte Zwangssymptome, die nicht unbedingt klinisch bedeutsam sein müssen, treten vermehrt in der Peripartalzeit auf. Intrusive Zwangsgedanken und Ängste fokussieren in dieser Zeit häufig auf die kindliche Gesundheit, z. B. Kontakt des Kindes mit Krankheitserregern und der (un-)beabsichtigten Schädigung des Kindes (Starcevic et al. 2020). Als begünstigende Faktoren für eine Zwangsstörung in der Peripartalzeit wurden neben psychischen Vorbelastungen, genetischen und immunologischen Faktoren, hormonellen Veränderungen sowie mütterlichen Schlafstörungen auch äußere Belastungen und bedeutende oder traumatisch erlebte Ereignisse diskutiert (Brander et al. 2016).

8.4 Zusammenfassung und Ausblick

Nach erlebter Gewalt im geburtshilflichen Kontext können unterschiedliche psychische Belastungen auftreten, dabei sind als Gebärende vor allem Frauen betroffen. Neben den hier vorgestellten psychischen Störungen können sich in der Postpartalzeit auch weitere Störungsbilder und Symptome entwickeln oder sich in ihrer Intensität verstärken. So stellt die Geburt beispielsweise einen Risikofaktor für eine postpartale Psychose dar, die vergleichsweise selten, jedoch besonders einschränkend ist. Allerdings sind bisherige Studienergebnisse hinsichtlich der Relevanz geburtsbezogener Einflüsse auf die Symptomausprägung nicht eindeutig. Es bedarf weiterer Forschung, um das komplexe Zusammenspiel individueller Vorbelastung und Erfahrungen und hormoneller, immunologischer und psychischer Wirkfaktoren zu verstehen (Yang et al. 2022). Zudem ist weitere Forschung notwendig, um die Perspektive auf psychische Belastung nach Gewalterfahrungen im Kontext der Geburt zu erweitern, insbesondere unter Einbezug von Personen, die im Allgemeinen einem höheren Diskriminierungsrisiko ausgesetzt sind (z. B. aufgrund von Hautfarbe, ethnischer Herkunft, körperlichen Merkmalen, Behinderung, sexueller Orientierung oder Transgeschlechtlichkeit).

Nicht immer entwickelt sich nach einer als gewaltvoll erlebten Geburt eine psychische Störung. Schutzfaktoren, die eine puffernde Wirkung entgegen einer Entwicklung von Psychopathologien in der Peripartalzeit haben können, stellen beispielsweise folgende dar (z. B. Ayers et al. 2016; De Schepper et al. 2016; Khsim et al. 2022; Martínez-Vázquez et al. 2022; Scandurra et al. 2022):

- Erlebte soziale Unterstützung in der Schwangerschaft, während und nach der Geburt
- Vor- und Nachbereitungsangebote rund um die Geburt
- Teilnahme an einem Geburtsvorbereitungskurs
- Geburtsplan
- Möglichkeit, unter der Geburt Fragen zu stellen
- Miteinbeziehen der Frauen in Entscheidungsprozesse

Zur Einschätzung der möglichen individuellen Vorbelastung ist es wichtig, Frauen bereits während der Schwangerschaft und nach der Geburt bezüglich ihrer bestehenden Risiko- und Schutzfaktoren hin zu untersuchen. Nach der Geburt sollten die Frauen außerdem zu ihrer subjektiven Geburtserfahrung befragt werden.

Werden Partner:innen bzw. Väter als Begleitpersonen direkt oder durch Erzählungen der Betroffenen indirekt mit einer traumatischen Geburt konfrontiert, ist bei diesen ebenfalls eine (sekundäre) Traumatisierung möglich (Horesh et al. 2021). Bislang gibt es wenig Evidenz zu psychischen Auswirkungen von erlebter Gewalt im geburtshilflichen Kontext bei Angehörigen. Eine metaanalytische Übersichtsarbeit ergab eine Rate von 1,2 % für eine geburtsbezogene PTBS bei Vätern, unabhängig von der Art der Traumatisierung (Heyne et al. 2022). Darüber hinaus können sich mütterliche psychische Belastungen in der Postpartalzeit – als mögliche Folge erlebter Gewalt oder auch unabhängig davon – wiederum negativ auf die Paarbeziehung auswirken (Garthus-Niegel et al. 2018c). Zudem gibt es Hinweise darauf, dass Kinder weniger gestillt werden (Garthus-Niegel et al. 2018a), Schlafprobleme entwickeln (Garthus-Niegel et al. 2018b) oder sogar langfristig in ihrer Entwicklung beeinträchtigt werden (Garthus-Niegel et al. 2017; Junge et al. 2017; Polte et al. 2019).

ZUSAMMENFASSUNG DES KAPITELS

- Das Verhalten des geburtshilflichen Personals beeinflusst das (subjektive) Geburtserleben.
- Im Falle von unangemessenem Verhalten kann die Geburt als traumatisch erlebt werden.
- Im Zusammenspiel mit eigenen Schutz- und Risikofaktoren können psychische Belastungen verschiedener Art und verschiedenen Ausmaßes die Folge von geburtshilflicher Gewalt sein.

- Die Reaktionen Betroffener reichen von vorübergehenden Belastungsreaktionen bis hin zur Ausbildung psychischer Störungen, z. B. einer (geburtsbezogenen) posttraumatischen Belastungsstörung.
- Bestehende Risiko- und Schutzfaktoren sollten während der Schwangerschaft und nach der Geburt erfragt werden.
- Eine gute Vorbereitung auf die Geburt, wahrgenommene Unterstützung durch das geburtshilfliche Personal sowie ein Miteinbeziehen der Frauen in Entscheidungsprozesse vor und während der Geburt können traumatischen Erfahrungen entgegenwirken.
- Die Erfragung von Gewalterlebnissen (generell und im geburtshilflichen Kontext) sollte in die Regelanamnese inkludiert werden.

Literatur

American Psychiatric Association (2022) Diagnostic and statistical manual of mental disorders (DSM-5-TR). Washington, DC: American Psychiatric Association Publishing.

Asadzadeh, L, Jafari, E, Kharaghani, R, Taremian, F (2020) Effectiveness of midwife-led brief counseling intervention on post-traumatic stress disorder, depression, and anxiety symptoms of women experiencing a traumatic childbirth: A randomized controlled trial. BMC Pregnancy and Childbirth 20(1): 142.

Ayers, S, Bond, R, Bertullies, S, Wijma, K (2016) The aetiology of post-traumatic stress following childbirth: A meta-analysis and theoretical framework. Psychological Medicine 46(6): 1121–1134.

Boorman, RJ, Devilly, GJ, Gamble, J, Creedy, DK, Fenwick, J (2014) Childbirth and criteria for traumatic events. Midwifery 30(2): 255–261.

Brander, G, Pérez-Vigil, A, Larsson, H, Mataix-Cols, D (2016) Systematic review of environmental risk factors for obsessive-compulsive disorder: A proposed roadmap from association to causation. Neuroscience & Biobehavioral Reviews 65: 36–62.

De Schepper, S, Vercauteren, T, Tersago, J, Jacquemyn, Y, Raes, F, Franck, E (2016) Post-traumatic stress disorder after childbirth and the influence of maternity team care during labour and birth: A cohort study. Midwifery 32: 87–92.

Dennis, C-L, Falah-Hassani, K, Shiri, R (2017) Prevalence of antenatal and postnatal anxiety: Systematic review and meta-analysis. British Journal of Psychiatry 210(5): 315–323.

Ferrari, B, Mesiano, L, Benacchio, L, Ciulli, B, Donolato, A, Riolo, R (2021) Prevalence and risk factors of postpartum depression and adjustment disorder during puerperium – a retrospective research. Journal of Reproductive and Infant Psychology 39(5): 486–498.

Ferreira, QT, Vasconcelos De Lima, LS, De Lima E Silva, LX, Ferreira Aquino, DM, Castro, JFDEL (2019) Adjustment disorder resulting from childbirth: Evaluation of signs and symptoms in postpartum women. Revista Eletrônica de Enfermagem 21.

Garthus-Niegel, S, Ayers, S, Martini, J, von Soest, T, Eberhard-Gran, M (2017) The impact of postpartum post-traumatic stress disorder symptoms on child development: A population-based, 2-year follow-up study. Psychological Medicine 47(1): 161–170.

Garthus-Niegel, S, Horsch, A, Ayers, S, Junge-Hoffmeister, J, Weidner, K, Eberhard-Gran, M (2018a) The influence of postpartum PTSD on breastfeeding: A longitudinal population-based study. Birth 45(2): 193–201.

Garthus-Niegel, S, Horsch, A, Bickle Graz, M, Martini, J, von Soest, T, Weidner, K et al. (2018b) The prospective relationship between postpartum PTSD and child sleep: A 2-year follow-up study. Journal of Affective Disorders 241: 71–79.

Garthus-Niegel, S, Horsch, A, Handtke, E, von Soest, T, Ayers, S, Weidner, K et al. (2018c) The impact of postpartum posttraumatic stress and depression symptoms on couples' relationship satisfaction: A population-based prospective study. Frontiers in Psychology 9: 1728.

Gürber, S, Baumeler, L, Grob, A, Surbek, D, Stadlmayr, W (2017) Antenatal depressive symptoms and subjective birth experience in association with postpartum depressive symptoms and acute stress reaction in mothers and fathers: A longitudinal path analysis. European Journal of Obstetrics & Gynecology and Reproductive Biology 215: 68–74.

Heyne, C-S, Kazmierczak, M, Souday, R, Horesh, D, Lambregtse-van den Berg, M, Weigl, T et al. (2022) Prevalence and risk factors of birth-related posttraumatic stress among parents: A comparative systematic review and meta-analysis. Clinical Psychology Review 94: 102157.

Horesh, D, Garthus-Niegel, S, Horsch, A (2021) Childbirth-related PTSD: Is it a unique posttraumatic disorder? Journal of Reproductive and Infant Psychology 39(3): 221–224.

Junge, C, Garthus-Niegel, S, Slinning, K, Polte, C, Simonsen, TB, Eberhard-Gran, M (2017) The impact of perinatal depression on children's social-emotional development: A longitudinal study. Maternal and Child Health Journal 21(3): 607–615.

Khsim, IEF, Rodríguez, MM, Riquelme Gallego, B, Caparros-Gonzalez, RA, Amezcua-Prieto, C (2022) Risk factors for post-traumatic stress disorder after childbirth: A systematic review. Diagnostics (Basel) 12(11): 2598.

Malaju, MT, Alene, GD (2022) Longitudinal patterns of the relation between anxiety, depression and posttraumatic stress disorder among postpartum women with and without maternal morbidities in Northwest Ethiopia: A cross-lagged autoregressive structural equation modelling. Archives of Public Health 80(1): 225.

Martínez-Vázquez, S, Hernández-Martínez, A, Rodríguez-Almagro, J, Delgado-Rodríguez, M, Martínez-Galiano, JM (2022) Relationship between perceived obstetric violence and the risk of postpartum depression: An observational study. Midwifery 108: 103297.

Martínez-Vázquez, S, Rodríguez-Almagro, J, Hernández-Martínez, A, Delgado-Rodríguez, M, Martínez-Galiano, JM (2021) Long-term high risk of postpartum post-traumatic stress disorder (PTSD) and associated factors. Journal of Clinical Medicine 10(3): 488.

Nilsson, C, Hessman, E, Sjöblom, H, Dencker, A, Jangsten, E, Mollberg, M et al. (2018) Definitions, measurements and prevalence of fear of childbirth: A systematic review. BMC Pregnancy and Childbirth 18(1): 28.

Paiz, JC, de Jezus Castro, SM, Giugliani, ERJ, dos Santos Ahne, SM, Aqua, CBD, Giugliani, C (2022) Association between mistreatment of women during childbirth and symptoms suggestive of postpartum depression. BMC Pregnancy and Childbirth 22(1): 664.

Polte, C, Junge, C, von Soest, T, Seidler, A, Eberhard-Gran, M, Garthus-Niegel, S (2019) Impact of maternal perinatal anxiety on socia-emotional development of 2-year-olds, a prospective study of Norwegian mothers and their offspring: The impact of perinatal anxiety on child development. Maternal Child Health Journal 23(3): 386–396.

Reed, R, Sharman, R, Inglis, C (2017) Women's descriptions of childbirth trauma relating to care provider actions and interactions. BMC Pregnancy and Childbirth 17: 1–10.

Rezaie-Keikhaie, K, Arbabshastan, ME, Rafiemanesh, H, Amirshahi, M, Ostadkelayeh, SM, Arbabisarjou, A (2020) Systematic review and meta-analysis of the prevalence of the maternity blues in the postpartum period. Journal of Obstetric, Gynecologic & Neonatal Nursing 49(2): 127–136.

Roberts, C, Montgomery, E, Richens, Y, Silverio, SA (2023) (Re)activation of survival strategies during pregnancy and childbirth following experiences of childhood sexual abuse. Journal of Reproductive and Infant Psychology 41(2): 152–164.

Scandurra, C, Zapparella, R, Policastro, M, Continisio, GI, Ammendola, A, Bochicchio, V et al. (2022) Obstetric violence in a group of Italian women: Socio-demographic predictors and effects on mental health. Culture, Health & Sexuality 24(11): 1466–1480.

Schobinger, E, Stuijfzand, S, Horsch, A (2020) Acute and post-traumatic stress disorder symptoms in mothers and fathers following childbirth: A prospective cohort study. Frontiers in Psychiatry 11: 562054.

Starcevic, V, Eslick, GD, Viswasam, K, Berle, D (2020) Symptoms of obsessive-compulsive disorder during pregnancy and the postpartum period: A systematic review and meta-analysis. Psychiatric Quarterly 91(4): 965–981.

Staudt, A, Baumann, S, Horesh, D, Eberhard-Gran, M, Horsch, A, Garthus-Niegel, S (2023) Predictors and comorbidity patterns of maternal birth-related posttraumatic stress symptoms: A latent class analysis. Psychiatry Reserach 320: 115038.

Størksen, HT, Garthus-Niegel, S, Vangen, S, Eberhard-Gran, M (2013) The impact of previous birth experiences on maternal fear of childbirth. Acta Obstetricia et Gynecologica Scandinavica 92(3): 318–324.

Thiel, F, Ein-Dor, T, Dishy, G, King, A, Dekel, S (2018) Examining symptom clusters of childbirth-related posttraumatic stress disorder. Primary Care Companion for CNS Disorders 20(5).

Weidner, K, Garthus-Niegel, S, Junge-Hoffmeister, J (2018) Traumatic birth: Recognition and prevention. Zeitschrift für Geburtshilfe und Neonatologie 222(5): 189–196.

Woody, C, Ferrari, A, Siskind, D, Whiteford, H, Harris, M (2017) A systematic review and meta-regression of the prevalence and incidence of perinatal depression. Journal of Affective Disorders 219: 86–92.

WHO, Weltgesundheitsorganisation (2019) International statistical classification of diseases and related health problems. Online-Version. Genf: WHO. https://icd.who.int/en

Wynter, K, Rowe, H, Fisher, J (2013) Common mental disorders in women and men in the first six months after the birth of their first infant: A community study in Victoria, Australia. Journal of Affective Disorders 151(3): 980–985.

Yang, JMK, Jones, I, Di Florio, A (2022) Puerperal Psychosis. Cham: Springer.

MARTINA KRUSE

9 Trauma und die Folgen

9.1 Einleitung

Hoch belastende oder traumatische Ereignisse wie Gewalt in der Geburtshilfe können sich, neben den psychischen Erkrankungsbildern, die im Kapitel 8 in diesem Buch vorgestellt wurden, in unterschiedlichster Form bei Betroffenen zeigen, z. B. in irritierenden Verhaltensweisen oder Gefühlsäußerungen. Die Betroffenen nehmen diese Veränderung bei sich selbst wahr und suchen oft den »Fehler« bei sich: Sie sind diejenigen, die »nicht richtig« sind. Allen anderen geht es ja gut, sie freuen sich über ihre Kinder und können die Herausforderungen scheinbar spielend meistern – nur sie selbst nicht. Dies erhöht den Druck noch zusätzlich und kann Symptome verstärken. Für Fachkräfte, die mit Eltern in der Schwangerschaft und nach der Geburt arbeiten, ist es wichtig, Hinweiszeichen zu erkennen, die auf eine Belastung hindeuten. Dies ist notwendig, um die Frauen und ihre Angehörigen auffangen zu können. Ein erster Schritt liegt darin, das Leid anzuerkennen: Ärzt*innen, Hebammen, Pflegepersonal und auch Therapeut*innen müssen sich klarmachen, dass es sich nicht nur um vereinzelte Fälle handelt, sondern sehr viele Menschen in Folge der Erfahrungen, die sie im geburtshilflichen Kontext gemacht haben, Symptome entwickeln und ihre Elternschaft nicht so leben können, wie sie sich das gewünscht haben. Gegebenenfalls ist auch eine Vermittlung in weiterführende Hilfen notwendig, wenn die Grenze des eigenen professionelle Auftrags erreicht ist. Auf diese Weise bleiben Fachkräfte handlungsfähig und werden nicht von eigenen Ohnmachtsgefühlen gelähmt, und betroffene Menschen bekommen die Unterstützung, die sie brauchen, um in ihren neuen Rollen als Eltern anzukommen. Indirekt werden damit die Kinder gestützt, die für eine gesunde Entwicklung auf ein stabiles Umfeld angewiesen sind.

In diesem Artikel wird ein grundlegendes Wissen zu Trauma und seinen Auswirkungen dargestellt, das notwendig ist, um zu verstehen, weshalb Menschen in scheinbar »normalen« Situationen »ungewöhnlich« oder unerwartet reagieren.

9.2 Definition Trauma

Fast jeder Mensch macht in seinem Leben eine oder mehrere Erfahrungen, die der Definition Trauma entsprechen. Fischer und Riedesser (2009) definieren Trauma wie folgt:

> Ein Trauma ist ein »vitales Diskrepanzerlebnis zwischen bedrohlichen Situationsfaktoren und den individuellen Bewältigungsmöglichkeiten, das mit Gefühlen von Hilflosigkeit und schutzloser Preisgabe einhergeht und so eine dauerhafte Erschütterung von Selbst- und Weltverständnis bewirkt.« (S. 84)

In jedem Fall liegt ein existenziell bedrohliches Ereignis zugrunde. Mögliche Ursachen können sein (Fischer & Riedesser, 2009; Huber 2003; Reddemann & Dehner-Rau 2013; Sendera & Sendera 2013):
- Physische, psychische, sexualisierte Gewalt oder das Miterleben dessen als Zeug*in
- Gewalt im Kontext von Schwangerschaft und Geburt
- Schwere Erkrankungen, medizinische Behandlungen, Geburten, Unfälle
- Verlust von Partner*in, einem engen Familienangehörigen, einem Kind (z.B. durch Früh- oder Todgeburt, Kindstod oder auch Inobhutnahme), aber auch der Verlust von Heimat
- Das Zusammenleben von Kindern mit Menschen, die Traumata erlebt haben (second generation)
- Die Konfrontation mit Traumafolgen bei Angehörigen der helfenden Berufe und anderen

Nicht selten findet sich auch mehr als eine Ursache. Gleichzeitig ist zu bedenken, dass es keine Zwangsläufigkeit gibt. Nicht jeder Mensch, der geflohen ist, nicht jedes Elternteil, das eine gewaltvolle Geburt erlebt hat, ist auch traumatisiert. Nicht jede Erfahrung von Gewalt löst Traumafolgen aus.

Mit der Definition von Fischer und Riedesser wird deutlich: Ob eine Erfahrung traumatisch erinnert wird, unterliegt subjektiven Faktoren. Resilienz, stärkende und anerkennende Unterstützung während und nach der Situation können die Verarbeitung und die Integration des Erlebten positiv fördern. Gleichermaßen kann sich der Mangel an Unterstützung oder bereits vorbestehende Belastungen, z.B. aufgrund von früheren Gewalterfahrungen, Isolation oder (psychischen) Erkrankungen, negativ auswirken. Schlaf- und Ruhelosigkeit, Alpträume, sich unwillkürlich aufdrängende Bilder oder Erinnerungen, Veränderungen in der Beziehungsgestaltung zu Partner*in und Kindern, Vermeidungsverhalten etc. können die betroffenen Personen, ihre Zugehörigen und auch Fachkräfte belasten. Menschen, die ein Trauma erleben, haben nicht die Möglichkeit, durch ihr Handeln den Fortgang des Geschehens positiv mitgestalten zu können. Sie fühlen sich ohnmächtig und der Situation schutzlos ausgeliefert. Flucht und Kampf (Huber, 2003) als mögliche Bewältigungsstrategie ist nicht möglich.

Ein weiterer Aspekt, ebenfalls unter anderem von Fischer und Riedesser benannt, betrifft das Danach: »… und im Anschluss war alles anders!« ist ein häufig gehörter Satz in diesem Zusammenhang. Für die Betroffenen ändert sich der Blick auf sich selbst und auf die Welt. Wer sich zuvor vielleicht stark eingeschätzt hat, fähig, mit Schwierigkeiten umzugehen und aus jeder Lage noch das Beste zu machen, muss sich jetzt eingestehen, dass man doch auch in Situationen geraten kann, in denen man verwundbar ist. Tatsächlich ist dies in der Beratungsarbeit sehr häufig Thema: Eine Klientin in meiner Beratungspraxis beschrieb es so: »Ich hab' mich so gut vorbereitet, ich war fest davon überzeugt, dass ich das Kind wunderbar auf die Welt bringen kann. Klar, ich wusste, dass es schmerzhaft ist, aber ich bin immer mit allem klargekommen. Und dann das. Nichts konnte ich mehr beeinflussen, egal was ich versucht habe. Ich hab' das nicht mehr ausgehalten.«

9.3 Traumareaktionen

Bedrohliche Situationen lösen im Gehirn in Sekundenbruchteilen eine Notfallreaktion aus, die wiederum Auswirkungen auf den gesamten Organismus hat. Angst und Bedrohung aktivieren die Amygdala (Mandelkern) im limbischen System des Gehirns. Die Amygdala sorgt dafür, dass der Körper in Alarmbereitschaft versetzt wird. Ziel ist es, den Körper und den Geist zu befähigen, die Gefahr zu bekämpfen oder vor ihr zu fliehen (fight or flight). Sollte beides nicht möglich sein, so kann die bedrohte Person erstarren (freeze), wie das sprichwörtliche Kaninchen vor der Schlange, in der Hoffnung, dass die lebensbedrohliche Situation vorbeigeht. Dafür werden die Stresshormone Adrenalin, Noradrenalin und Cortison in großer Menge ausgeschüttet. Um sich zur Wehr setzen oder die Flucht antreten zu können, muss das für die Motorik zuständige Kleinhirn ebenfalls aktiviert werden, ebenso wie das Stammhirn, das unter anderem die Atmung und Herztätigkeit steigert. Dadurch wird die Sauerstoffversorgung im Körper erhöht. Reduziert wird dagegen die Aktivität im präfrontalen Cortex (Großhirnrinde), der für Prozesse wie Denken, Handlungsplanung und Impulskontrolle verantwortlich ist. Dies hat eine mangelhafte Angstkontrolle zur Folge (Stangl 2023). Sollte das Leben bedroht sein, kann diese Reaktion unter Umständen lebensrettend sein – denn wer zu lange nachdenkt, statt rasch zu handeln, setzt sich der Gefahr aus.

Allerdings hat die schnelle Reaktion den Nachteil, dass die Kommunikation des präfrontalen Cortex mit dem Hippocampus gestört ist. Der Hippocampus ist für die Speicherung der Erinnerungen zuständig. Durch die unterbrochene Zusammenarbeit mit dem Cortex werden die Eindrücke nicht im expliziten, sondern im impliziten Gehirn als Erinnerungsfragmente abgespeichert. Sie sind von der Bewertung durch den Cortex abgeschnitten. Tauchen in einer späteren Situation Worte, Bilder, Gerüche, Berührungen, Gefühle etc. auf, die denen des Traumas gleichen (Trigger), reagiert die Amygdala ohne ausreichende Bewertung durch den Cortex darauf und löst erneut die Notfallreaktion aus. Dies wird Flashback genannt, das Phänomen »der automatisierten, zumeist räumlich und zeitlich dislokalen Pseudo-Erinnerungen aus der traumatischen Situation« (Fischer & Riedesser 2009, S.122). Auch dies dient der Lebenserhaltung, sollte der Trigger wirklich auf eine erneute Gefahr hinweisen. Oftmals haben die Auslösereize allerdings keinen direkten Bezug zu einer real existierenden Bedrohung, sondern tauchen in einem anderen, alltäglichen Kontext auf: die Sonnenblumen, die bei einem Unfall am Straßenrand standen; das Aftershave, das der Angreifer aufgelegt hatte, das von vielen Menschen benutzt wird; eine geschlossene Tür, die damals die Flucht verhindert hat und heute dafür sorgt, dass es im Zimmer warm bleibt. Der Körper wird immer wieder in Stress versetzt; das bleibt nicht ohne Folgen für die seelische und körperliche Gesundheit.

> **FALLBEISPIEL Frau S.**
>
> Frau M. erwartet ihr zweites Kind. Die erste Geburt war für sie sehr schwierig, sie war lange Zeit mit großer Angst allein. Das Personal erlebte Frau S. als sehr unfreundlich und respektlos. In der Austrittsperiode wurde mehrfach der Kristeller-Handgriff angewendet. Für die Mutter war dieser Druck auf den Bauch unglaublich schmerzhaft. Trotz lautstarker Ablehnung drückte die Hebamme, die einen grünen Kittel trug, immer weiter. Frau S. war dieser Situation ohnmächtig ausgeliefert. Als die Schwangere jetzt ein anderes Krankenhaus betritt, um sich zur Geburt anzumelden, kommt ihr im Eingangsbereich ein Arzt entgegen, der grüne OP-Kleidung trägt. Frau S. gerät in Panik, dreht sich um und verlässt die Klinik, ohne ihren Termin wahrzunehmen (Fluchtreaktion).

9.4 Window of Tolerance – das Toleranzfenster

Das Modell des Window of Tolerance (Ogden et al. 2006) stellt dar, wie sich Stress auf das Verhalten und Empfinden von Menschen auswirken kann (→ Abb. 9-1).

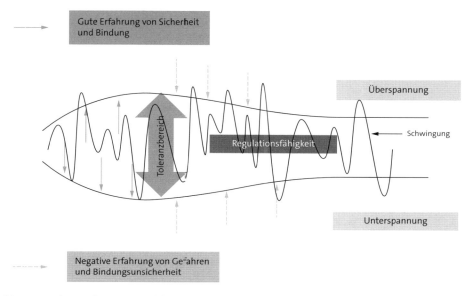

Abb. 9-1: Toleranzfenster, modifiziert nach Ogden et al. (2006)

Der Bereich, in dem die unterschiedlichen Hirnareale in einem guten Kontakt miteinander stehen, in dem wir denken, reflektieren, analysieren und rational handeln können, ist individuell ausgeprägt und wird hier Toleranzfenster genannt. Innerhalb der eigenen Toleranzgrenzen kann das Anspannungsniveau höher oder niedriger sein (schwarze Linie). Durch positive Erfahrungen von Sicherheit und Stärke kann sich das Fenster weiter öffnen – auch stressvollen Situationen kann noch reflektiert begegnet werden. So wie gute Erfahrungen das Fenster weiten, so können traumatische und gewaltvolle Erlebnisse dazu führen, dass der individuelle Toleranzbereich wieder schrumpft. In Folge können schon vermeintlich kleinere Belastungen wie ein Besuch einer Arztpraxis oder etwas Harmloses wie ein grüner OP-Kittel Übererregungssymptome wie starke Angst, Angespanntheit und die Auslösung des Flucht- oder Kampfreflex oder Erstarrung zur Folge haben. Der Übererregung folgt oftmals die Untererregung, die sich durch emotionale Taubheit, massive Erschöpfung, depressive Symptome oder Ohnmachtsanfälle äußern kann. Anhand dieses Modells wird deutlich, dass Geburtserlebnisse in die eine oder andere Richtung wirken können: Fühlen sich Eltern in dieser besonderen Lebensphase gut aufgehoben, sicher und respektvoll begleitet und erleben sie sich einzeln oder als Paar stark und fähig, eine solche große Herausforderung gut zu bewältigen, so kann diese Erfahrung das individuelle Toleranzfenster positiv beeinflussen, es weitet sich. Ist die Geburt aber mit Schrecken, Missachtung, Gewalt und Ohnmacht verbunden, so kann eine gegenteilige Entwicklung einsetzen, der eigene Wohlfühlbereich schrumpft.

9.5 Auswirkungen von traumatischen Ereignissen

Nicht jedes Trauma muss langfristige Folgen für die Betroffen haben. Geschätzt wird, dass ca. ein Drittel der Betroffenen nach einer Zeit der Anpassung das Erlebte gut verarbeiten kann und nicht langfristig unter den Auswirkungen leidet. Symptome in dieser Zeit können Schlaflosigkeit, emotionale Belastung, Ruhelosigkeit etc. sein. Ob und wie gut eine Integration des Traumas gelingt, ist von unterschiedlichen Schutz- und Risikofaktoren abhängig: unter anderem die Art des Traumas, das Alter zum Zeitpunkt des Ereignisses, die Häufigkeit des Ereignisses, Nähe zur bzw. Abhängigkeit von der Täterperson, eigene Ressourcen, die Unterstützung während und nach dem Ereignis (Huber 2003). Im Folgenden werden einige mögliche Auswirkungen von traumatischen Erfahrungen im Kontext von Schwangerschaft und Geburt beschrieben. Da jeder Mensch ein Individuum ist, kann die Auflistung nicht vollständig sein.

Körperliche Folgen. Geburtstraumata können physische Folgen haben. Durch Eingriffe verursachte Verletzungen, besonders solche, die schlecht heilen, können körperlich, emotional und sexuell einschränken. Beispiele hierfür sind unnötige und nicht eingewilligte Episiotomie (Dammschnitt), Kaiserschnitt oder Verletzungen, die durch den schmerzhaften und oftmals falsch durchgeführten Kristeller-Handgriff ausgelöst wurden. Diese körperlichen Folgen können jahrelang zu spüren sein.

Selbstwahrnehmung. Die Art und Weise, wie eine Person sich selbst in dieser Welt sieht, kann durch das Erleben von Traumata beeinflusst sein. Betroffene können Unsicherheiten, mangelndes Selbstbewusstsein oder mangelnde Selbstwahrnehmung entwickeln. Wichtige Körperwahrnehmungen wie Schmerzen, Kindsbewegungen oder Wehen (z.B. in einer Folgeschwangerschaft) können abgespalten sein und so verhindern, auf Warnsignale des Körpers zu reagieren. Dies kann bis hin zur Verdrängung der Schwangerschaft gehen, wenn der Gedanke daran, was kommen wird, zu schmerzhaft ist. Auf diese Weise kann eine hilfreiche Planung der kommenden Geburt verzögert werden oder ganz entfallen. Eine weitere mögliche Auswirkung ist der innere oder äußere Rückzug und Depressionen.

> **FALLBEISPIEL Frau U.**
>
> Die schwangere Frau U. meldet sich im Kreißsaal mit der Angst, dass es ihrem Kind nicht gut geht. Die diensthabende Ärztin teilt ihr nach einer kurzen Ultraschalluntersuchung und einer Kardiotokografie mit, dass ihre Wahrnehmung falsch sei. Dem Kind gehe es gut. Die Mutter ist sehr verunsichert und geht mit schlechtem Gefühl wieder nach Hause. Im Laufe des Abends bekommt sie starke Blutungen, ihr Kind wird per Notfallkaiserschnitt geholt. In den nächsten Monaten fühlt sie sich sehr ängstlich und wird sehr häufig beim Kinderarzt vorstellig. Sie traut ihrer eigenen Intuition nicht mehr.

Beziehung zu anderen Personen. Hier sind vor allem der Partner oder die Partnerin und das Kind zu nennen. Der Kontakt zu ihnen kann ebenfalls unter dem Eindruck des Erlebten stehen. Diesen Aspekt behandelt Kapitel 7.

Affekte. Die Art und Weise, wie Menschen in bestimmten Situationen reagieren, kann durch das Trauma während der Schwangerschaft, der Geburt und in der Zeit danach geprägt sein. Für Fachkräfte ist es wichtig, diese manchmal irritierenden Verhaltensweisen im Kontext von Traumata zu deuten; das macht sie nachvollziehbarer und damit besser handhabbar.

- Fight: Wird eine schwangere Person durch ein Erinnerungsfragment getriggert, so kann das den Kampfreflex auslösen. Vielleicht äußert sich dieser in großem Widerstand gegen die betreuende Hebamme, die betreuende ärztliche Fachkraft oder andere Fachpersonen. Die Schwangere lehnt alle Vorschläge ab, hinterfragt sie überkritisch. Sie wird laut und ablehnend, im Extremfall greift sie die Fachkraft sogar körperlich und verbal an. Wird diese ungute Betreuungssituation als Traumafolge gesehen, so ergibt sich der Sinn: Der »Kampf« gegen die Fachkraft stellt den Versuch dar, einen schwierigen Moment zu bewältigen.
- Flight: Aus überfordernden, potenziell retraumatisierenden Situationen zu fliehen, kann ebenso eine Form der Bewältigung darstellen. Niemand befindet sich gern in einer bedrohlichen Lage. Das kann bedeuten, dass die schwangere Person fluchtartig die Praxis, den Kreißsaal oder die Beratungsstelle verlässt, ohne dass das Ziel des Besuches erreicht wurde. Fluchtsymptome können sich durch einen plötzlichen Themenwechsel, Abbruch des Gesprächs oder Ausweichen aus dem Blickkontakt zeigen.

> **FALLBEISPIEL Frau A**
> Frau A ist mit ihrem dritten Kind schwanger. Sie ist in der Vergangenheit vergewaltigt worden. Die ersten beiden Kinder wurden vom Jugendamt in Obhut genommen. Ihre jetzige Lebenssituation ist unsicher; es ist nicht klar, wie der Kindsvater zum Kind steht, das Jugendamt hat von der Schwangerschaft Kenntnis bekommen und einen Hausbesuch angekündigt. Frau A geht zur Vorsorge zu ihrem Frauenarzt. Als die medizinische Fachangestellte (MFA) ihren Blutdruck messen möchte, gerät Frau A außer sich, schreit die MFA an, wirft das Blutdruckgerät durch den Raum. Die MFA ist hilflos und versucht, sie festzuhalten. Das verstärkt das Kampfverhalten von Frau A so sehr, dass der Arzt sie schließlich mit Gewalt aus der Praxis drängt und droht, die Polizei zu rufen.

- Freeze: Auch das Erstarren kann eine Traumareaktion sein und z. B. während einer Geburt beobachtet werden. Die gebärende Person wirkt wie eingefroren, sie scheint kommunikativ nicht mehr erreichbar. Sie ist wie abgeschnitten von sich selbst und ihrer Umwelt. In der Geburtsbetreuung kann dieser Zustand falsch gedeutet werden. Das Umfeld nimmt statt einer Gebärenden, die dringend eine fürsorgliche und achtsame Unterstützung bräuchte, vielleicht eine Frau wahr, die in sich ruht und ganz in die Geburtsarbeit vertieft ist.

FALLBEISPIEL Frau Y.

Frau Y. stellt sich kurz vor der zweiten Geburt zur Beratung vor. In ihrer Kindheit hatte sie massive Gewalt erfahren. Bei der Geburt ihres ersten Kindes wurde sie so sehr getriggert, dass sie im Wortsinn starr vor Angst war. Dies führte dazu, dass sie nur den Beginn der Geburt erinnerte. Ihr Bewusstsein setzte erst wieder ein, als ihr Kind bereits einige Stunden alt war. Ihr Mann berichtet, dass sie während der ganzen Zeit wie versteinert gewirkt hätte. Aktuell leidet sie darunter, dass sie keine Erinnerung an die Geburt hat, und es macht ihr große Angst, dass sich das wiederholen könnte.

Sehr häufig werden nach traumatischen Geburten bei den Betroffenen Scham und Schuldgefühle beobachtet, die sehr quälend sein können. Scheinbar alle anderen können ihre Kinder gut auf diese Welt bringen, nur man selbst hat versagt. »Wenn ich nur länger durchgehalten hätte«, »... mich besser entspannt hätte«, »... mich den vorgeschlagenen Interventionen widersetzt hätte« sind mögliche Gedankengänge.

In der Praxis ist zu beobachten, dass oftmals erst sehr viel später Wut und Trauer Raum hochkommen – Wut auf die Fachkräfte oder die Umstände der Geburt und Trauer ob des Betrugs um das gewünschte Geburtserlebnis.

9.6 Fazit

Wer mit Schwangeren, Gebärenden, Eltern und ihren Familien arbeitet, kann in mehrfacher Weise mit dem Thema Trauma und seinen Auswirkungen in Berührung kommen. Frauen können durch Erlebnisse, die nicht im Zusammenhang mit der Schwangerschaft stehen, vorbelastet in den neuen Lebensabschnitt eintreten und die Geburt vielleicht als eine Retraumatisierung erleben oder nichtbelastete Schwangere können durch gewalt- oder schicksalhafte Erfahrungen während dieser Zeit (primär) traumatisiert werden.

Ein Trauma bedeutet für Betroffene einen massiven Einschnitt in ihr Leben. Die während der Situation einsetzende Notfallreaktion ist an sich hilfreich und sinnvoll. Die in Folge des Erlebten entwickelten Verhaltensweisen ergeben ebenfalls Sinn, wenn man sie in dem Kontext betrachtet, in dem sie entstanden sind (Weiß 2016): Menschen reagieren auf Triggerreize, als ob sie wieder in einer bedrohlichen Situation wären. Die Amygdala als Notfallzentrum weiß nicht, dass es aktuell keine Bedrohung gibt – sie nimmt nur den Auslösereiz wahr.

Ob und wie ein Trauma sich auswirkt, ist individuell verschieden. Die beste Unterstützung ist die Prävention, sodass im Rahmen der geburtshilflichen Betreuung keine traumatischen Erfahrungen gemacht werden müssen. Sollte es trotz allem zu Belastungen kommen, so werden sich eine gute und empathische Begleitung während und nach der Bedrohung positiv auswirken und die Verarbeitung erleichtern. Hier liegt der

Auftrag für die Fachkräfte, die Schwangere, Gebärende und Eltern während und nach hoch belastenden Geburten mit Feingefühl zu begleiten.

Literatur

Fischer, G, Riedesser, P (2009) Lehrbuch der Psychotraumatologie. München: Reinhardt.

Huber, M (2003) Trauma und die Folgen. Trauma und Traumabehandlung. Teil 1. Paderborn: Junfermann.

Ogden, P, Minton, K, Pain, C (2006) Trauma and the body: A sensorimotor approach to psychotherapy. New York: W. W. Norton.

Reddemann, L, Dehner-Rau, C (2013) Trauma heilen. Ein Übungsbuch für Körper und Seele. 4., vollst. überarb. Aufl. Stuttgart: Trias.

Sendera A, Sendera M (2013) Trauma und Burnout in helfenden Berufen. Erkennen, Vorbeugen, Behandeln – Methoden, Strategien und Skills. Wien: Springer.

Stangl, W (2023) Das Gehirn während eines Traumas. Psychologie-News. https://psychologie-news.stangl.eu/4194/das-gehirn-waehrend-eines-traumas

Weiß, W (2016) Traumapädagogik: Entstehung, Inspirationen, Konzepte. In: Weiß, W, Kessler, T & Gahleitner, S (Hg.) Handbuch Traumapädagogik. Weinheim: Beltz: S. 20–32.

Teil II

Aus der beruflichen Praxis

ULRIKE BÖS

10 Aus der gynäkologischen Praxis: Auswirkungen von geburtshilflicher Gewalt auf die Schwangerenbetreuung

10.1 Einleitung

Schwangerschaft und Geburt rufen enorme körperliche und seelische Veränderungen hervor. Frühere Gewalterfahrungen, schwere körperliche und seelische Vorerkrankungen, beruflicher und familiärer Stress, Traumatisierung durch Fehlgeburt, Kindstod oder lange unerfüllt gebliebenen Kinderwunsch sowie Erlebnisse von sexuellen Übergriffen können durch diese Veränderungen reaktiviert werden (Kruse 2021). Auch dass 20 % der Geburten von Frauen traumatisch erlebt werden und 10 % der Gebärenden in den ersten Wochen nach der Geburt eine traumatische Stressreaktion zeigen (Weidner et al. 2018), hat Auswirkungen auf die gynäkologische Betreuung von Schwangeren. Wenngleich nicht jede belastete Schwangerschaft, nicht jedes negative Geburtserleben ihre Ursache in unsensibler oder inkompetenter Betreuung haben: Eine Schwangerschaft kann ganz anders verlaufen, als sich die schwangere Person das vorstellt.

Negative geburtshilfliche Vorerfahrungen und indirekte traumatisierende Erfahrungen können sich auf die Schwangerschaft und Geburt beschwerend auswirken. Sie erfordern neben gynäkologischem Sachverstand traumasensible Gesprächsführung, Feinfühligkeit in den Untersuchungsabläufen und, wenn nötig, auch Beschränkung der Untersuchung auf das medizinisch unbedingt Notwendige. Patient*innen mit traumatischen Erfahrungen in der Vergangenheit berichten in der Sprechstunde selten spontan darüber (Büttner 2019; Schumann & Gras 2022).

10.2 Erwartungshaltungen in der Schwangerenvorsorge

10.2.1 Erwartungen der Schwangeren

Die frauenärztliche Betreuung von Schwangeren ist gegenwärtig auch ohne die Berücksichtigung möglicher unausgesprochener negativer Vorerfahrungen herausfordernd: Erwartungen schwangerer Personen an einen möglichst natürlichen, unkomplizierten, gesunden Schwangerschaftsverlauf zeugen häufig von widersprüchlichen Haltungen, Wünschen und Ängsten. Auf der Wunschliste ganz oben, wenn auch nicht immer, stehen maximale Sicherheit unter Einsatz der gesamten zur Verfügung stehenden medizinischen Leistungen. Ein werdender Vater, der seine schwangere Frau in der 30. Schwangerschaftswoche zum ausführlichen Organscreening des Kindes mittels einer Ultraschalluntersuchung in meine Sprechstunde begleitete, fasste das einmal so zusammen: »Frau Doktor, Sie haben dafür zu sorgen, dass wir ein gesundes Kind bekommen.«

Das nationale Gesundheitsziel »Gesundheit rund um die Geburt« hat sich einer positiven Grundhaltung gegenüber Schwangerschaft, Geburt, Wochenbett und Elternschaft verschrieben, bei der vorhandene Potenziale gefördert, Frauen und Eltern gestärkt und Pathologisierung vermieden werden sollen (Hauffe 2020). Im gynäkologischen Praxisalltag überwiegt bei werdenden Eltern das Bedürfnis nach – am liebsten optischer – Rückversicherung, denn die allermeisten würden gern bei jedem Termin in der Praxis ihr heranwachsendes Kind im Ultraschallbild sehen. Sie bringen wenig Verständnis für den mühsam erarbeiteten Kompromiss zwischen Hebammen-, Eltern- und gynäkologischen Fachverbänden auf, der in der Strahlenschutzverordnung die Anwendung von Ultraschall nur bei wenigen, ausschließlich medizinisch begründeten Untersuchungsanlässen erlaubt (German Board and College of Obstetrics and Gynecology 2021; Bundesamt für Justiz 2021). Neben ausgeprägten Kontrollbedürfnissen gibt es die Befürchtung, sich bloß keine der zahlreichen, oft medizinisch unsinnigen Untersuchungsangebote aus App, Internet und Krankenkassenwerbung entgehen zu lassen. Auch Ängste sind nicht selten (Angst vor Schmerz, vor Geburtsverletzungen, vor Beckenbodenschwäche, vor Veränderungen des sexuellen Erlebens nach der Geburt, vor Kontrollverlust). Durch Erwartungshaltungen (eine tolle Geburt in der Wunschklinik erleben, problemloses Stillen etc.) sehen sich Schwangere häufig großem Druck ausgesetzt.

Nicht unerwähnt sollen diejenigen bleiben, die sich eine zurückhaltende gynäkologische Betreuung der Schwangerschaft wünschen. Sie soll möglichst wenige und nur die medizinisch notwendigen Ultraschalluntersuchungen enthalten. Gelegentlich wird auch der Wunsch nach einer geteilten oder kombinierten Schwangerschaftsbetreuung, z. B. im Wechsel mit einer Hebamme, geäußert. Dies ist bei einer komplikationslosen Schwangerschaft ohne Risikofaktoren meines Erachtens sogar wünschenswert. Frühere traumatische Erfahrungen können bei diesem Betreuungsmodell eher angesprochen werden. Die Verarbeitung und Einbeziehung in die aktuelle Schwangerschaft gelingen meist besser, die Vorbereitung auf Geburt und Wochenbett ist auf mehrere Schultern verteilt. Dadurch hat die schwangere Person mehr Zeit, sich mit den eigenen Wünschen, Ängsten und Erwartungen auseinanderzusetzen. Es bleibt mehr Raum, eine selbstbestimmte Haltung zu entwickeln.

10.2.2 Erwartungen der betreuenden Frauenärzt*innen

Die Schwangerenbetreuung in der gynäkologischen Praxis orientiert sich in Deutschland an den sogenannten Mutterschaftsrichtlinien (Gemeinsamer Bundesausschuss 2023). Ihr vorrangiges Ziel ist, durch die ärztliche Schwangerschaftsvorsorge die frühzeitige Erkennung von Risikoschwangerschaften und Risikogeburten zu ermöglichen. Sie empfiehlt nach aktuellen Maßstäben die Anwendung von Maßnahmen, deren diagnostischer und vorbeugender Wert ausreichend gesichert ist. Historisch entwickelte sich das Konzept der ärztlich kontrollierten Schwangerschaft aus dem Bestreben, die Müttersterblichkeit zu reduzieren; sie liegt in Deutschland in den letzten Jahrzehnten konstant bei 4 verstorbenen Frauen je 100 000 Lebendgeborenen. Ein weiteres Bestreben war, die Säuglingssterblichkeit zu senken. Seit Jahrzehnten ist diese gleichbleibend bei 3 von 1000 (Bundesamt für Statistik 2022). Vor 20 Jahren war jedoch schon fraglich, ob gesunde Schwangere ohne spezifische gynäkologische Risiken von regelmäßiger, fachärztlicher Betreuung wirklich profitieren (Beckermann & Perl 2004).

Ob bei einer Schwangerschaft ein besonderer Betreuungsbedarf entsteht, sei es durch körperliche Risiken oder durch außergewöhnliche psychosoziale Belastungen, hängt von der wachen Aufmerksamkeit aller involvierter Fachpersonen ab. Eine der Aufgaben als begleitende Frauenärztin besteht in den ersten Wochen der Schwangerschaft häufig darin, ein Vertrauensverhältnis aufzubauen. Rückversichernd und beruhigend werden dabei die natürlichen, physiologischen Veränderungen während der Schwangerschaft betont und das jeder schwangeren Person innewohnende Potenzial bestärkt, diese Zeit auch ohne unnötige Zusatzuntersuchungen bewältigen zu können.

»Trauma – ich kann das Wort schon gar nicht mehr hören«, so der empörte Kommentar zweier Kreißsaalärzt*innen in leitender Position, als sie auf das Thema Gewalt in der Geburtshilfe angesprochen werden. Bei der Befragung einer Kollegin, die seit Jahren Schwangere in eigener Praxis betreut, steht Abwehr statt Empathie im Vordergrund: »Sie [die Schwangeren] verlangen Einfühlsamkeit und Berücksichtigung vergangener traumatischer Erfahrungen von mir, und dann verklagen sie mich, wenn etwas nicht so läuft, wie sie es sich vorstellen.«

Diese Zitate stehen bei den Kreißsaalgynäkolog*innen für die in der Klinikrealität täglich erlebte Kollision unterschiedlicher Erwartung bei Schwangeren und Frauenärzt*innen, bei der Praxisgynäkolog*in für die Haftpflichtproblematik.

Die Bereitschaft von werdenden Eltern und Krankenversicherungen, Frauenärzt*innen (und Hebammen) für jegliche Art körperlicher Schäden bei Mutter und Kind verantwortlich zu machen und diese zu verklagen, hat deutlich zugenommen. So verstärken drohende Haftpflichtprozesse die Ängste, Schwangerschaftsrisiken zu übersehen, und führen zu häufigeren Untersuchungen.

Im Übrigen erschweren chronischer Zeitmangel und die Notwendigkeit effektiver Praxisführung bei in der Schwangerenvorsorge tätigen Gynäkolog*innen eine traumasensible Schwangerenbetreuung. Die Vergütung fachärztlicher Arbeit mit niedrigen Pauschalbeträgen fördert eher Quantität, also die Begleitung möglichst vieler Schwangerer, statt Qualität, wie sie für eine respektvolle, zeitintensive, flexible Betreuung typisch ist.

10.3 Traumasensible Schwangerenvorsorge: Stand der Forschung

Welche Bedürfnisse hat die Schwangere also bezüglich der gynäkologischen Schwangerenbetreuung? Für nahezu jede schwangere Person, die traumatische Vorerfahrungen gemacht hat, ist eine sensible, individualisierte Begleitung während der Schwangerschaft und Geburt von großer Wichtigkeit. Zahlreiche Studien belegen, dass Respektlosigkeit und Gewalt in der Geburtshilfe Auswirkungen auf die mütterliche psychische Gesundheit haben (Leinweber et al. 2021; Thomson et al. 2021).

Eine umfangreiche Metaanalyse mit über 20 000 Teilnehmenden aus 12 Ländern konnte als wirksamste Präventionsstrategien gegen negative und traumatisch erlebte Geburtserlebnisse folgende Maßnahmen identifizieren: kontinuierliche Hebammenbetreuung zusammen mit Geburtsbegleitung durch eine vertraute Person, körperliche Zuwendung und eine intensive, individuell ausgerichtete Geburtsvorbereitung (Taheri et al. 2018). Interessanterweise zeigten die Analysen, dass die meisten Entspannungsmethoden und Schmerzmittel nicht das positive Geburtserleben zu steigern vermochten. Auch internetbasierte kognitive Verhaltenstherapie hatte keine nennenswerten positiven Effekte auf die Lebensqualität und psychische Gesundheit nach traumatisierenden geburtshilflichen Erfahrungen (Sjömark et al. 2022). Natürlich gibt es im internationalen Vergleich entsprechend der unterschiedlichen Formen der Schwangerenbegleitung große Unterschiede in der Definition, der Theorie und in praktischen Lösungsansätzen zum Umgang mit Gewalt und Traumatisierung im geburtshilflichen Kontext. Politisch und institutionell haben sich jedoch im vergangenen Jahrzehnt einige hilfreiche Konzepte etabliert. Für geburtshilflich tätige Menschen gilt die einfache, aber alte Regel, Schwangere und Gebärende respektvoll zu begleiten, ernst zu nehmen und ihre Ressourcen zu stärken (Hartmann & Kruse 2022).

10.4 Traumasensible Schwangerenvorsorge nach Stadien

10.4.1 Bei Fehlgeburten

Wenn der Verdacht einer Fehlgeburt oder einer verhaltenen Fehlgeburt (missed abortion) im Raum steht, führe ich zunächst eine kurze Untersuchung mit Ultraschall durch und nehme mir, nachdem sich die Schwangere wieder angekleidet hat, erst einmal Zeit, um auf Augenhöhe, bestenfalls noch anhand der Sonobilder auf dem PC, das Untersuchungsergebnis in Ruhe zu besprechen. Auch wenn das Wartezimmer voll und der Zeitdruck groß ist.

Gerade die verhaltene Fehlgeburt, die sich nicht mit einer Blutung ankündigt, kann bei der Schwangeren, die voller Vorfreude zur Sprechstunde gekommen ist, traumatischen Stress auslösen (Kruse 2017). Bei der sich ankündigenden Fehlgeburt kann sich die schwangere Frau durch die Blutung bereits mit der Möglichkeit auseinandersetzen, dass sich eine Fehlgeburt ankündigt und die Schwangerschaft vorzeitig endet. Ich nehme wahr, dass eine schwangere Frau in dieser Situation häufig nichts mehr hören, sehen oder wahrnehmen kann. Sie kann, will nicht glauben, dass die Schwangerschaft jäh zu Ende geht. Wenn eine vertraute Person dabei ist, die als empathische Zeugin fungiert, ist die Situation meist einfacher zu bewältigen.

Einen erneuten Kontrolltermin 2 bis 3 Tage später anzubieten, damit die gerade erfahrene Tatsache der Fehlgeburt realisiert und akzeptiert werden kann, ist dabei manchmal essenziell, auch wenn es das Zeitbudget der Praxis überfordert. Beim ersten oder zweiten Termin erläutere ich die Möglichkeiten, die die Schwangere für den weiteren Verlauf und den Umgang mit der Fehlgeburt hat. Es ist wichtig, darauf hinzuweisen, dass viel Zeit vorhanden ist und weder überstürzte Entscheidungen noch schnelles Handeln erforderlich sind, sondern grundsätzlich drei Therapieoptionen zur Verfügung stehen (Maeffert 2020):

- 1. Option: Abwarten, bis der Körper durch eine Abbruchblutung die Schwangerschaft allein beendet
- 2. Option: Medikamentöse Auslösung einer Abbruchblutung
- 3. Option: Aktive Beendigung der Schwangerschaft durch eine ambulante Operation in kurzer Vollnarkose (Vakuumaspiration)

Alle Optionen erfordern Zeit, Geduld und Empathie, damit die Schwangere das unerwartete Ereignis Fehlgeburt angemessen verarbeiten kann.

10.4.2 Im 1. Trimenon

Die ersten 13 Schwangerschaftswochen, man spricht auch vom 1. Trimenon, können entscheidend sein für die Selbstwahrnehmung der Schwangeren und den Aufbau von Selbstvertrauen nach Fehlgeburt, nach einem späteren Verlust des Kindes oder einer traumatisch erlebten Geburt.

Es ist wichtig, in Aussicht zu stellen, dass ausreichend Zeit bleibt, um im Laufe der Schwangerschaft alle aufkommenden Fragen klären zu können. Ebenso wichtig ist es, Offenheit statt Abwehr zu signalisieren, obwohl das Wartezimmer manchmal zum Brechen voll ist und der alltägliche Zeitdruck im Praxisalltag durch gynäkologische Notfälle nicht selten unvorhersehbar und sprunghaft ansteigt. Ängste und Sorgen sollten trotzdem ihren Platz haben. Die Erfahrung zeigt, dass die häufigeren Konsultationen während der ersten Wochen einem grundsätzlichen, nach außen verlagerten Bedürfnis nach Rückversicherung geschuldet sind. Sie werden meistens weniger, wenn das Selbstvertrauen in die eigene Schwangerschaft wächst.

Es gibt keine allgemeingültige Regel für den Umgang mit Angst und Retraumatisierung, weil jede Schwangere auf ihre Art und Weise reagiert:

- Die überkontrollierende Schwangere traut niemandem wirklich, informiert sich überdurchschnittlich viel, nutzt Apps, verbringt viel Zeit in Internetforen oder Chat-Gruppen, kommt zu jedem Termin mit einer langen Liste Fragen.
- Für die ängstliche Schwangere, die sich immer wieder mit Panikattacken konfrontiert sieht, häufig Angst empfindet, »dass etwas nicht stimmt«, kann es hilfreich sein, ihr Kind mittels Sonografie zu sehen, dabei empathische Zuwendung zu erfahren. Sie hat oft ein Netz verschiedener Fachpersonen (Frauenärzt*in, Hebamme, Psychotherapeut*in, Osteopath*in, Heilprakter*in etc.).
- Die konfrontativ-aktive Schwangere spricht Ängste offen, manchmal sogar provozierend oder vorwurfsvoll an und fordert eine Auseinandersetzung mit Ängsten und erlebten Traumatisierungen ein.
- Die zurückhaltende Schwangere sieht häufig dieses Thema zunächst nicht in der gynäkologischen Sprechstunde verortet, hegt aber dennoch die Erwartung, dass es angesprochen wird.

Ich spreche mit der schwangeren Frau darüber, welche körperlichen und emotionalen Veränderungen sie in der Schwangerschaft erwartet, stelle den natürlichen Ablauf einer Schwangerschaft in den Vordergrund (»Das Kind wächst von allein«) und bespreche den möglichen Ablauf der Schwangerenvorsorge. Es ist sinnvoll, in dieser Zeit nach der Vorgeschichte (Anamnese), dem Zustandekommen der Schwangerschaft (lang erwartet oder ungeplant), der Partnerschaft, der beruflichen Situation, den Hoffnungen und Erwartungen der Schwangeren zu fragen. Eine Erstgebärende hat meistens ganz andere Erwartungen als eine Frau, die bereits eine oder mehrere Schwangerschaften erlebt hat.

Vaginale Untersuchungen sind in diesen ersten Wochen lediglich bei Beschwerden oder Blutungen notwendig, sodass im ersten Schwangerschaftsdrittel darauf weitgehend verzichtet werden kann.

Eine Schwangere, die die erste Geburt mit anschließender Verlegung des Neugeborenen auf die Intensivstation als traumatisierend erlebt hat, antwortete auf die Frage, was sie sich für die Betreuung der Folgeschwangerschaft wünscht, wie folgt: »Das Vertrauen in meinen eigenen Körper ist für mich die Grundlage der nächsten Schwangerschaft. Ich möchte das Selbstvertrauen wieder stärken. Ich sehe keine Notwendigkeit, vermehrt Kontrollen machen zu lassen, um ein sicheres Gefühl zu bekommen. Die medizinische Einschätzung liegt bei den Ärztinnen, und es tut gut, sich darauf verlassen zu können. Ein zugewandter Umgang, Ehrlichkeit und Unterstützung genügen vollkommen. Vielleicht könnte man genau nachfragen, was genau als traumatisierend wahrgenommen wurde, um darauf einzugehen und eventuelle Ängste und Ablehnung damit abbauen zu können.« (Gedächtnisprotokoll)

10.4.3 Im 2. und 3. Trimenon

Die Zeit zwischen der 13. und 36. Schwangerschaftswoche ist in der Regel von mehr körperlicher und seelischer Stabilität geprägt. Durch Umstellungsvorgänge hervorgerufene Schwangerschaftsbeschwerden des ersten Schwangerschaftsdrittels treten in den Hintergrund. Die Zeit ist geeignet, um tieferliegende, unaufgearbeitete geburtshilfliche Erfahrungen anzusprechen. Zuhören ist manchmal wichtiger als Reden. Auch im 2. Trimenon kann meist auf vaginale Untersuchungen verzichtet werden, wenn keine Blutungen oder keine Beschwerden vorliegen.

Zwischen der 27. Schwangerschaftswoche und dem Geburtstermin geben die regelmäßig und deutlich spürbaren Kindsbewegungen mehr Sicherheit. Wachstumskontrollen um die 30. und in der 36. Schwangerschaftswoche sind für viele Schwangere wichtig. Aber auch die Erinnerung an vergangene Geburten und die Angst vor der kommenden Geburt rücken stärker in den Vordergrund. Häufige Themen sind folgende:

- Mögliche Geburtsrisiken, die den Geburtsmodus beeinflussen: Wie will ich gebären?
- Der Geburtsort: Wo will ich gebären?
- Das Setting: Welche vertraute Person will ich um mich haben? Brauche ich das Gefühl, eine Kinderklinik und Neugeborenenintensivstation in der unmittelbaren Nähe zu haben? Oder ist bei unkomplizierter Schwangerschaft ein Geburtshaus der richtige Geburtsort?

Ich frage nach der individuellen Geburtsvorbereitung und ob die Schwangere eine Hebamme gefunden hat und spreche die Geburtsangst aktiv an. Bei Bedarf ist die Vermittlung eines oder einer spezialisierten Therapeut*in sinnvoll, denn nicht immer ist die Bearbeitung der Geburtsangst ausschließlich in der gynäkologischen Sprechstunde leistbar.

10.4.4 Vor, während oder nach der Geburt eines verstorbenen Kindes

Es wäre vermessen zu glauben, dass die Begleitung einer Schwangeren vor, während oder nach der Geburt eines verstorbenen Kindes allein eine gynäkologische Angelegenheit wäre. Vielmehr ist hier fast immer ein multidisziplinärer Ansatz mit Einbeziehung verschiedener Berufsgruppen gefragt: Hebamme, Traumatherapeut*in, Sozialarbeiter*in, Seelsorger*in, Doulas (nichtmedizinische Helferin, die die Person emotional und körperlich unterstützt), Osteopath*in, Mitarbeiter*in des Beerdigungsinstituts, des Weiteren Freund*innen, Verwandte und Partner*in. Der oder die Gynäkolog*in, Kinderärzt*in und Hausärzt*in sollten ein offenes Ohr haben und Hilfestellung geben, falls dies gewünscht wird.

Als Gynäkologin bin ich häufig nicht erste Ansprechpartnerin nach dem Verlust eines Kindes, auch wenn ich dafür grundsätzlich Bereitschaft signalisiere. Die gynäkologische Praxis mit der dort stattgefundenen Schwangerschaftsbegleitung wird bei der Traumaverarbeitung nicht selten sogar gemieden, weil es die Erinnerungen an das nicht lebende Kind zu schmerzhaft wiederbelebt. Eine Frau, die ich in der Schwangerschaft bis zum unerwarteten Kindstod in der 39. Schwangerschaftswoche und über die Geburt hinaus begleitet hatte, wechselte danach in eine andere Praxis, weil sie mit der Praxis und sogar mit dem Weg dorthin traurige Erinnerungen verband; sie konnte sich nicht vorstellen, noch einmal diesen Ort zu betreten. Auch wenn solche Entscheidungen nachvollziehbar sind, benötigt es ein gutes Maß an Selbstreflexion und im günstigeren Fall Supervision, damit solche »Abschiede« nach der zeitintensiven, empathischen Betreuung einer traumatisierten Schwangeren gelingen. Wird die Aufarbeitung von gynäkologischer Seite vernachlässigt, führt das zu Frustration (→ Kap. 10.2.2) und häufig zur Weigerung, sich in Zukunft erneut auf eine anspruchsvolle, traumasensible Betreuung von Schwangeren einzulassen.

10.4.5 Im Wochenbett

Die Nachuntersuchung im Wochenbett bietet eine Gelegenheit, die Frau nach der Geburt auf ihr subjektives Geburtserleben anzusprechen. Das muss nicht viel Zeit in Anspruch nehmen, kann aber durch das Wiedergeben des Erlebten bei der Verarbeitung helfen. Das systematische Nachbesprechen von traumatisierenden geburtshilflichen Erfahrungen muss nicht immer positive Wirkung bezüglich der Vermeidung künftiger Traumata zeigen (Bastos et al. 2015). In der Praxisarbeit ist das Anhören des Geburtserlebens Ausdruck von Respekt gegenüber der Frau, die durch die Schwangerschaft und Geburt eine gewaltige Erfahrung gemacht hat, die Schmerz und Erschöpfung, aber hoffentlich auch Kraft und Stärke mit sich gebracht hat (Hartmann & Kruse 2022).

10.5 Traumasensible Betreuung nach lange zurückliegender geburtshilflicher Traumatisierung

Gewalt im geburtshilflichen K ontext kann auch Langzeitfolgen haben. Dabei liegt die Traumatisierung manchmal jahrzehntelang zurück und wurde entweder (vermeintlich) erfolgreich bearbeitet oder resigniert zur Seite gelegt oder verdrängt.

Auch hier kann eine genaue gynäkologische Anamnese einen Zugang zu zurückliegender Traumatisierung ermöglichen, falls dieser gewünscht wird. Die einfache Frage »Wie haben Sie die Geburt(en) erlebt?« genügt manchmal, um neben routinierten Fragen nach Anzahl der Schwangerschaften und Geburten, erlebte geburtshilfliche Traumata zum Vorschein zu bringen. Hierzu einige Fallbeispiele aus der Praxis aus den Jahren 2003 und 2023, die ich in Gedächtnisprotokollen dokumentiert habe.

FALLBEISPIELE

Dyspareunie: Gesellschaftliche Ächtung nach Vergewaltigung
I. Z., 90 Jahre: Meine einzige Geburt war 1945. Der Krieg war grade zu Ende, und mir passierte das, was damals vielen Frauen passierte, aber Gott sei Dank nur einmal [sie wurde vergewaltigt]. Es war klar, dass das Kind nicht von meinem Mann sein konnte, da der in Kriegsgefangenschaft war. Es war also unehelich. Unter der Geburt – damals fanden fast alle Geburten zu Hause statt – schimpfte die Hebamme mich aus und sprach die ganze Zeit von der Schande, die dieses Kind sei. Es dauerte lange, bis es kam. Ich glaube, da ist unten viel zerrissen. Jedenfalls hatte ich, als mein Mann aus der Gefangenschaft nach Hause kam, jedes Mal höllische Schmerzen, wenn wir zusammen waren. Erst bei meinem zweiten Mann war es kein Problem mehr, aber wir führten auch eine Josefsehe [eine Ehe ohne Geschlechtsverkehr]

Bevormundung: Nicht ernst genommen werden
G. B., 80 Jahre: 1964 wurde mein zweites Kind in der städtischen Klinik in H. geboren. Es waren viele Frauen, die in dieser Nacht in Wehen lagen. Der Kreißsaal schien überfüllt zu sein. Mein Mann gab mich an der Kliniktür ab, er durfte nicht mitkommen – so war das damals eben. Überall hörte man Schreie. Eine Krankenschwester schob mich in einen Vorraum, der aussah wie eine Abstellkammer. Ich sagte, dass die Wehen schon häufig kommen und sehr weh tun. Aber die Schwester glaubte mir nicht. Als ich immer mehr [vor Schmerzen] schrie, kam endlich jemand. Sie gerieten plötzlich in Hektik, schoben mich mit dem Bett, auf dem ich lag, irgendwohin, setzten mir eine Maske auf [vermutlich Lachgas], und als ich wieder zu mir kam, wurde mir meine Tochter kurz gereicht. Unten brannte es wie Feuer. Ich war dann wieder alleine, denn die Kinder wurden damals rasch ins Kinderzimmer gebracht.

Episiotomie: Angst, dass dem Kind etwas zustoßen könnte
E. M., 59 Jahre: Damals [1989 im Universitätsspital einer südamerikanischen Großstadt] waren die Kreißsäle überfüllt. Wir waren viele Gebärende. Man kam erst in

den Kreißsaal, wenn man schon anfing zu pressen. Dann musste man auf eine Art hohen Thron steigen, die Beine wurden angewinkelt auf zwei Beinhaltern festgeschnallt und man musste mit dem Po bis an die Kante des Stuhls rutschen. Ich hatte solche Angst, dass mein Kind in den Eimer fällt, der einen Meter unter den Beinen stand, wenn ich weiterpresse. Dann bekam ich eine Infusion, der Arzt schnitt mich mit einer großen Schere unten auf, und sie fingen dann Gott sei Dank das Kind auf. Ich frage mich heute noch, was passiert wäre, wenn niemand zum Kindauffangen da gewesen wäre und es in den Eimer gefallen wäre.

Kristellern: Demütigung
A. S., 57 Jahre, ca. 1992, in einem Kreiskrankenhaus: Der Arzt schrie mich an, ich solle mich nicht so anstellen, und warf sich auf meinen Bauch, während die Hebamme zwischen meinen Beinen, die auf zwei Beinhaltern gelagert waren, die Augen verdrehte und sagte: »Jetzt machen Sie aber mal hinne.« Dabei wusste ich nicht, wie ich die Schmerzen aushalten sollte, die mir den Unterleib zerrissen.

Vaginismus nach der Geburt: Scham
L. F., 46 Jahre: 1995 bekam ich mein erstes Kind in der Universitätsklinik in F. Da die Wehen sehr lange dauerten, bekam ich 4 oder 5 Schichtwechsel mit, das heißt, dass verschiedene Hebammen und Studenten mich immer wieder untersucht haben, manchmal unter Anleitung des Oberarztes [die Studenten und der Oberarzt waren ausschließlich Männer]. Ich komme aus einem sehr konservativen Elternhaus, wo man sich nie nackt gezeigt hat. Ich musste mich ständig mit entblößtem Unterleib vor mehreren Männern untersuchen lassen. Ich kam mir vor wie ein Stück Vieh und gleichzeitig schämte ich mich. Bis heute krampft sich bei mir alles zusammen, wenn ich gynäkologisch untersucht werden soll.

Nach solchen Traumatisierungen frage ich die Patient*innen zunächst, ob sie überhaupt eine gynäkologische Untersuchung wünschen und was ihre Motivation ist, meine Sprechstunde aufzusuchen. Je nach Beschwerden passe ich die Untersuchungsmethoden an. Bei einer Routine-Krebsfrüherkennungsuntersuchung ohne Beschwerden reicht es beispielsweise, nur das äußere Genital zu begutachten oder/und eine vorsichtige, sehr langsam durchgeführte vaginale Untersuchung mit dem kleinsten Speculum durchzuführen. Bei ausgeprägtem Vaginismus verzichte ich manchmal ganz auf die vaginale Tastuntersuchung und stelle die Organe des kleinen Beckens durch eine Ultraschalluntersuchung bei voller Harnblase von der Bauchdecke aus dar, um Tumorerkrankungen des kleinen Beckens auszuschließen. Falls die Patientin Beschwerden hat, versuche ich, die Untersuchung so anzupassen, dass es nicht zu einer Retraumatisierung kommt.

Häufig ist es das erste Mal, dass eine Frau überhaupt über ihre traumatische Geburtserfahrung spricht, und sie ist danach erleichtert. Ich biete dann an, dass wir die Untersuchung auch an einem anderen Tag durchführen können, falls überhaupt eine medizinische Notwendigkeit dafür besteht und sie untersucht werden möchte.

10.6 Fazit und Empfehlungen

Für die traumasensible gynäkologische Schwangerschaftsbetreuung sollte ausreichend Zeit zur Verfügung stehen, um ein Vertrauensverhältnis aufzubauen, die schwangere Person mit ihrer Vorgeschichte, dem familiären, sozialen, beruflichen Umfeld kennenzulernen und Raum zu geben für erlebte Traumatisierungen. Für die gynäkologische Anamnese bedeutet dies, nicht nur nach der Anzahl der Geburten, dem Geburtsmodus und Kindsgewicht, sondern auch nach Geburtserleben und den durchlebten Erfahrungen zu fragen.

Empathie und Respekt sind essenziell, das heißt respektvolles Zuhören, Verzicht auf Bewertungen, Gespräche mit Augenkontakt, und nach der Untersuchung Geduld mit den immer wiederkehrenden Ängsten der Schwangeren, die häufige Rückversicherung und Notfalltermine verlangt. Um dem Zeitdruck in der Praxis zu entgehen, kann die schwangere Person aufgefordert werden, ihre Fragen zu sammeln. Ihr sollte versichert werden, dass während der 9 Monate der Schwangerschaft genug Zeit bleibt, alle Fragen zu beantworten. Ein Teilen der Vorsorge – beispielsweise durch eine kombinierte Schwangerschaftsbetreuung mit einer kompetenten Hebamme – ist bei einer komplikationslosen Schwangerschaftsbetreuung unterstützenswert.

Die Betreuung traumatisierter Schwangerer erfordert bei den involvierten Gynäkolog*innen Supervisionsarbeit und Reflexion des eigenen Handelns, um Frustration und Zynismus vorzubeugen. Neben gynäkologischer Expertise sind viel Gelassenheit, eine positive Grundhaltung, Geduld und nicht zuletzt Freiheit von der Angst vor juristischen Klagen hilfreich.

Gynäkolog*innen müssen keine Traumaexpert*innen sein. Neben grundlegenden psychosomatisch orientierten Weiterbildungen sollte sie jedoch über ein Netzwerk an in der Traumaarbeit erfahrenen Personen und Beratungsstellen verfügen, die sie der Schwangeren empfehlen kann.

Die zeitintensivere Betreuung traumatisierter Schwangerer benötigt bessere finanzielle und personelle Ausstattung, um den Bedürfnissen nach mehr Zeit und Flexibilität dieser Schwangeren gerecht zu werden.

Vaginale Untersuchungen sollten auf das notwendige und medizinisch begründete Maß reduziert werden. Das Einverständnis der Schwangeren vorausgesetzt, kann eine vorsichtige, langsame vaginale Untersuchung Traumatisierung vermeiden helfen (→ Kap. 35).

Zusammengefasst: Die gynäkologische Schwangerenvorsorge sollte empathisch, respektvoll und gleichzeitig rational, analytisch und vorausschauend sein.

Literatur

Bastos, MH, Furuta, M, Small, R, Bick, D (2015) Debriefing interventions for the prevention of psychological trauma in women following childbirth. Cochrane Database of Systematic Reviews 4.

Beckermann, M, Perl, FM (2004) Frauen-Heilkunde und Geburts-Hilfe. Integration von Evidence-Based Medicine in eine frauenzentrierte Gynäkologie. Basel: Schwabe Verlag.

Bundesamt für Justiz (2021) Verordnung zum Schutz vor schädlichen Wirkungen nichtionisierender Strahlung bei der Anwendung am Menschen. www.gesetze-im-internet.de/nisv/

Bundesamt für Statistik (2020) Müttersterblichkeit in Deutschland. https://www.bib.bund.de/Permalink.html?cms_permaid=1217688

Büttner, M (2019) Sexuelle Störungen nach sexueller Gewalt. Gyne 04: 28–33.

Gemeinsamer Bundesausschuss, G-BA (2023) Richtlinie des Gemeinsamen Bundesausschusses über die ärztliche Betreuung während der Schwangerschaft und nach der Geburt (Mutterschafts-Richtlinie/Mu-RL). Berlin: G-BA. https://www.g-ba.de/downloads/62-492-3335/Mu-RL_2023-09-28_iK-2023-12-19.pdf

German Board and.College of Obstetrics and Gynecology, GBCOG (2021) Strahlenschutzverordnung und Babykino. Medizinisch indizierter Ultraschall bei Schwangeren stellt keine Ordnungswidrigkeit dar. Frauenarzt 62: 124.

Hartmann, K, Kruse, M (2022) Gewalt in der Geburtshilfe. Erkennen, reflektieren, handeln. Hannover: Elwin Staude.

Hauffe, U (2020) Das Nationale Gesundheitsziel »Gesundheit rund um die Geburt«: eine Sensation in vielerlei Hinsicht. Gyne 5: 42–45.

Kruse, M (2017) Traumatisierte Frauen begleiten. Das Praxisbuch für Hebammenarbeit, Geburtshilfe, Frühe Hilfen. Stuttgart: Thieme.

Kruse, M (2021) Begleitung von traumatisierten Frauen während der Schwangerschaft und Geburt in der frauenärztlichen Praxis. Gyne 07: 32–37.

Leinweber, J, Jung, T, Hartmann, K, Limmer, C (2021) Respektlosigkeit und Gewalt in der Geburtshilfe – Auswirkungen auf die mütterliche perinatale psychische Gesundheit. Public Health Forum 29(2): 97–100.

Maeffert, J (2020) Die konservative Therapie der verhaltenen Fehlgeburt. Frauenarzt 11: 776–779.

Schumann, C, Gras, C (2022) Leitfaden für die gynäkologische Unterleibsunersuchung. Gyne 03: 7–11.

Sjömark, J, Parling, T, Jonsson, M, Lasson, M, Svanberg, A (2022) Effect of internet-based cognitive behaviour therapy among women with negative birth experiences on mental health and quality of life – a randomized controlled trial. BMC Pregnancy and Childbirth 18(1): 387.

Taheri, M, Takian, A, Taghizadeh, Z, Jafari, N, Sarafraz, N (2018) Creating a positive perception of childbirth experience: Systematic review and meta-analysis of prenatal and intrapartum interventions. Reproductive Health 15(1): 73.

Thompson, G, Diop, MG, Stuijfzand, S, Horsch, A (2021) Policy, service and training provision for women following a traumatic birth: An international knowledge mapping exercise. BMC Health Services Research 21(1): 120–126.

Weidner, K, Garthus-Niegel, S, Junge-Hoffmeister, J (2018) Traumatische Geburtsverläufe: Erkennen und Vermeiden. Zeitschrift für Geburtshilfe und Neonatologie 222: 189–196.

11 Gewalt in der Geburtshilfe – aus Sicht einer Schwangerschafts- beratungsstelle

Wo und wie begegnet Ihnen das Thema »Trauma und Gewalt in der geburtshilflichen Betreuung« in Ihrer Arbeit?

Das Thema begegnet uns in so gut wie allen Beratungsbereichen. Natürlich in der psychologischen Paar-, Sexual- und Einzelberatung, in der allgemeinen Schwangerschaftsberatung, der Arbeit der Familienhebammen und ihrer traumasensiblen Sprechstunde und in der Schwangerschaftskonfliktberatung. Da wir uns, sofern Frauen nach der Geburt kommen, regelhaft bei ihnen erkundigen, wie der Geburtsverlauf war, hören wir viele positive Berichte, dies sei vorangestellt. Wir hören aber auch zunehmend von negativen Erfahrungen, und unsere Wahrnehmung ist, dass diese durch die personelle und zeitliche Ressourcenknappheit in der Geburtshilfe mitbedingt sind.

Wer kommt mit welchem Anliegen in diesem Zusammenhang zu Ihnen? Über welche Erfahrungen, Ängste und auch Erwartungen berichten die Frauen* (auch Männer?)?

Wir sehen in unseren Beratungen die ganze Bandbreite der Gesellschaft, unabhängig von Religion, Migrationsgeschichte, sozialem Status, sexueller Identität bzw. Orientierung. Meine bisherigen Erfahrungen bei dieser Thematik beschränken sich auf weibliche Gebärende ohne bzw. mit männlichem Partner. Daher im Folgenden die Wortwahl »Frau« bzw. »Paar«.

Das Anliegen, aber auch die Art des Erzählens, variieren je nach Beratungskontext. Relativ selten werden wir explizit aufgesucht mit dem Ziel, traumatische Erfahrungen unter der Geburt zu verarbeiten. Häufiger kommen sie ans Tageslicht, während die Klient*innen ein anderes Anliegen bearbeiten.

In die allgemeine Schwangerschaftsberatung kommen Frauen bzw. Paare z.B. für bürokratische Unterstützung und Informationen zu Elterngeld und Kita-Plätzen. In diesem Kontext können dann Ängste und Sorgen deutlich werden, die aus vorangegangenen Lebend- oder Totgeburten stammen und in weiterer psychosozialer Begleitung zur Vorbereitung der aktuell anstehenden Geburt münden. Manchmal kommen die Frauen in diese Beratungen auch direkt nach der Geburt, wenn ihre Erfahrungen noch ganz frisch sind.

Die psychologische Beratung suchen Frauen und Paare nach der Geburt vor allem bei perinatalen psychischen Problemen, Partnerschaftskonflikten und sexuellen Schwierigkeiten auf. In den Gesprächen werden traumatische Geburtserfahrungen dann früher oder später benannt, da sie durchaus mit dem Beratungsanlass in Verbindung stehen. Sei es, dass sie ein Puzzlestück unter mehreren bei der Entstehung der Probleme sind oder eine im Hintergrund mitlaufende unverarbeitete Belastung darstellen. So kann es sein, dass eine junge Mutter nach traumatischer Geburt an ihrer Kompetenz als Mutter zweifelt und diese Gefühle depressiven Stimmungen Vorschub leisten.

Prinzipiell kann man sagen, dass Geburtserlebnisse oft verpackt und beiseitegeschoben werden – so viele andere und vor allem positive Erfahrungen folgen auf die Geburt des neuen Familienmitglieds. Unverarbeitetes meldet sich in den einzelnen Beratungssettings auf unterschiedliche Weise: zum einen dramatische Geburtsprozesse, die für das Kind und gegebenenfalls die Mutter gefährlich verlaufen. Und zum anderen Details bei »normal« verlaufenden Geburten, die als eine sehr unangenehme bis übergriffige Erfahrung im Körpergedächtnis verbleiben und mit negativen Gefühlen einhergehen.

Welche unterschiedlichen Aspekte von Trauma und Gewalt im geburtshilflichen Kontext berichten die Menschen?

Betrachten wir die »normalen« Geburten, das heißt ohne medizinische Komplikationen, ist zunächst festzuhalten, dass das subjektive Erleben der Frauen bzw. Paare verschieden ist: Sowohl in der Einordnung als auch in der Bewältigung ähnlicher Geburtserlebnisse unterscheiden sich die Menschen. Die »Normalität« der Geburtsprozesse ist es aber, die den Frauen die Einordnung ihrer Erlebnisse erschwert. Sie trauen ihrer Wahrnehmung und ihren Gefühlen nicht, denn andere sehen kein Problem: »Das war doch eine ganz normale Geburt«, »Es ist doch alles gut gegangen, sei doch froh«, »So ist das eben bei der Geburt«.

Die von Frauen und Paaren negativ berichteten Geburtserlebnisse können unter den Schlagwörtern »nicht einbezogen«, »ausgeliefert«, »alleingelassen« subsumiert werden. Oftmals sind es Details im Handeln des medizinischen Personals, die im Zusammenspiel zu Situationen führen, die als latent oder offen bedrohlich oder übergriffig empfunden werden. Um dies verständlich zu machen, hier eine Aufzählung der Beispiele, die die Frauen nennen:

- Als sehr unangenehm erlebt wird, ungefragt und unangekündigt vaginal von verschiedenen Personen – Ärzt*innen, Hebammen, Hebammenschüler*innen – untersucht zu werden.
- Auch wird der Kreißsaal als quasi öffentlicher Raum wahrgenommen, in dem all diese Menschen ein- und ausgehen, auch dann, wenn die Frau gerade mit gespreizten Beinen untersucht wird.
- Frauen empfinden, im Kreißsaal zum Medizinobjekt zu werden, das nicht mehr einbezogen und nicht informiert wird über das, was als Nächstes geschieht – oder eben auch nicht geschieht.

- Wenn die Frauen nicht wissen, wann das nächste Mal jemand vorbeikommt, fühlen sie sich nicht nur alleingelassen, sondern manchmal auch vergessen.
- Das Fachpersonal wird als unvorhersehbar erlebt in dem, was es tut. Da die Gebärenden zum Teil auch nicht einordnen können, ob es bereits der Start der Geburt ist, sind sie zunehmend angespannt.
- Tauschen sich Expert*innen über die Frau hinweg unter Nutzung von Fachtermini aus, versteht diese Bruchstücke und weiß nicht, wie sie einzuordnen sind.
- Auch berichten Frauen, nicht auf Interventionen vorbereitet zu sein, z.B. wenn die Geburt eingeleitet wird: Der massive Effekt der künstlich erzeugten Wehen kommt dann so unerwartet, dass die Frauen ihn als Schock und plötzlichen Kontrollverlust erleben, der Angst erzeugt.
- Ebenso könnte bei der Anwendung des Kristeller-Handgriffes das Empfinden der Überwältigung durch kurze vorbereitende Erklärung abgefedert werden. Dieser sollte eigentlich nicht mehr angewendet werden, es gibt aber immer wieder Frauen, die davon berichten. Sie beschreiben, dass sie unter dem als extrem unangenehm empfundenen Griff ihre eigene Kraft nicht mehr einsetzen können.

Die Frauen und Paare bekommen den Zeitdruck und die hohen Anforderungen beim Fachpersonal mit und äußern darüber Bedauern und Verständnis. Die Eile verhindert das Wichtigste: den Einbezug der Frau und eine kleine Erklärung über den Stand des Geburtsvorgangs und die nächsten Schritte.

Bei Geburtsverläufen mit medizinischen Komplikationen sind die Berichte der Frauen und Paare sehr individuell und im Detail komplex. Dann führen viele einzelne Momente stufenweise zu einer Situation des Empfindens totaler Ohnmacht und existenzieller Angst. »Plötzlich wurde alles ganz hektisch«, ist hier eine typische Aussage. »Das Kind kam weg und selbst mein Partner wusste nicht mehr, was mit diesem und mir geschieht«, ist ein weiteres wiederholt berichtetes Erleben.

Welche Möglichkeiten haben Sie als Beratungsstelle, die Frauen* zu unterstützen?

Für die Frauen und Männer ist es entlastend, in unseren Beratungen von ihren Geburtserfahrungen erzählen zu können. Ein erster Schritt ist die Validierung dieser Erfahrungen: die Bestätigung, dass Aspekte des Geburtsverlaufs Spuren der Bedrohung und des Unwohlseins hinterlassen haben. »Meine Wahrnehmung und mein Gefühl stimmen« – dieses Erleben ist notwendig für die weitere Verarbeitung.

Je nach Setting hat das Vorgehen danach verschiedene Schwerpunkte: In der traumasensiblen Sprechstunde der Familienhebammen besteht die Möglichkeit, den Geburtsbericht anzufordern und zu besprechen. Unsere Hebamme kann erklären, warum unter der Geburt zu bestimmten Maßnahmen gegriffen wurde. Diese Erläuterungen sind hilfreich für die Einordnung und für die Versöhnung mit dem Geschehen bzw. deren Integration in die Geschichte, wie zukünftig an diesen Geburtsprozess gedacht wird.

Auch die psychologische Einzelberatung ermöglicht ein tieferes Eintauchen in die Geburtserfahrungen. Themen der Lebensgeschichte der Klientin und Erwartungen an sich selbst, z. B. wie kritische Situationen zu meistern sind und warum dies (nicht) geklappt hat, können zusammengefügt werden. Die Trauer über die »missglückte« Geburt, die so anders war als vorgestellt und gewünscht, wird ernst genommen und ist ein wichtiger Schritt zur Akzeptanz. Frühere Erlebnisse mit sexueller Gewalt, die im Geburtsprozess eventuell ganz bewusst oder unterschwellig wiederbelebt wurden, können zur Sprache gebracht werden. Immer besteht auch die Möglichkeit, bei Bedarf eine längerfristige (Trauma-)Therapie zu vermitteln bzw. die oft bestehende Wartezeit durch Beratung zu überbrücken.

Auch in den Paarberatungen kann es zu sehr intensiven Sitzungen kommen, und zwar entlang der jeweiligen Rollen unter der Geburt: Gebärende – Partner*in. Die Gebärenden beschreiben das Erleben totaler Ohnmacht, des Ausgeliefert- und Verzweifeltseins, der Angst um das Kind und um das eigene Leben. Sie spüren im Nachgang zum Teil heftige, manchmal bisher nicht artikulierte Vorwürfe gegenüber dem Partner: entweder, weil er bei der schlimmen Geburt überhaupt nicht anwesend war. Oder, weil er trotz – vermeintlich – kühlerem Kopf nicht genügend getan habe, um seine Frau zu schützen: sich nicht geäußert, nicht widersprochen, sich nicht für sie eingesetzt habe. Immer wieder sind die Frauen auch verfangen in ambivalenten Gefühlen, sich einerseits im Stich gelassen gefühlt zu haben, andererseits aber zu verstehen oder verstehen zu wollen, dass auch der Partner sich in einer Ohnmachtssituation, verloren im medizinischen System und konfrontiert mit der Autorität der Expert*innen befunden habe.

Dementsprechend setzen sich einige Männer mit heftigen Gefühlen des Versagens auseinander. Andere empfinden die Anklage als ungerecht oder zu hart und ringen mit dem Wunsch nach Verteidigung, mit der Wut auf die Mängel der Geburtshilfe und der eigenen Erschütterung angesichts der Erlebnisse bzw. Belastungen ihrer Partnerin. Da im Einzelfall das Erleben von Gewalt, Entwürdigung und Ohnmacht unter der Geburt für beide so existenziell ist, kann es in den Paarberatungen zu starken Emotionen kommen. Erfahrungen aus der eigenen Herkunftsgeschichte sowie tief verankerte (Rollen-)Erwartungen wirken hier in die Beratung hinein und wollen bearbeitet werden. Daher ist die beschriebene Dynamik zwar bei allen Menschen mit einer gebärenden und einer unterstützenden Person denkbar. Jedoch stellt sie sich aufgrund traditioneller Rollenzuschreibungen für Männer bisweilen noch einmal deutlich verschärft dar (der Mann als »Beschützer und Verteidiger«). Auf diesem Hintergrund wird auch deutlich, wie belastend die corona-bedingten Einschränkungen für die Partner*innen waren: nicht dabei zu sein, die Gebärende allein lassen zu müssen, stundenlang im Auto zu verharren und auf die letzte Phase des Geburtsprozesses zu warten – das alles erinnern viele als sehr quälend.

Bei den Gebärenden sind die gewaltvollen Erfahrungen in den Körper eingeschrieben – zum einen im Sinne des Körpergedächtnisses, zum anderen auch ganz konkret: Verletzungen unter der Geburt, schlecht verheilte Wunden und Narben, können das Alltagsleben der Frau und des Paares sehr beeinträchtigen und auch die Sexualität beeinflussen. Sie konfrontieren das Paar damit, neue Formen ihrer Sexualität finden zu müssen. Welche Sexualpraktiken sind schmerzhaft, welche sind vielleicht möglich? Wo kann Medizin noch helfen, wo ist es leider notwendig, sich abzufinden und

Alternativen zu finden, die weniger Schmerzen verursachen? Auch die Angst vor erneuter Schwangerschaft aufgrund einer dramatisch erlebten Geburt kann bei dem Mann und bei der Frau deutliche Auswirkungen auf die Sexualität haben. Sowohl »im Kopf« als auch dann, wenn aus individuellen Gründen verschiedene Verhütungsmittel nicht infrage kommen und damit die Gefahr einer erneuten Schwangerschaft real besteht.

Welche Rolle kann vorangegangene Gewalt im geburtshilflichen Kontext in der Schwangerschaftskonfliktberatung spielen?

Etwas anders ist es in der Schwangerschaftskonfliktberatung, das heißt der Beratung, die Frauen aufsuchen bzw. aufsuchen müssen, wenn sie über einen Schwangerschaftsabbruch nachdenken oder dazu entschieden sind. Hier erzählen die Frauen – oft für sie selbst etwas unerwartet, da sie wegen eines anderen Anliegens gekommen sind – »plötzlich« von belastenden Ereignissen bei früheren Geburten und Fehlgeburten. Wenn die Frauen in diesen Beratungen traumatische Erfahrungen anreißen, ist die Frage hilfreich, ob ihnen diese »noch in den Knochen stecken«. Diese Formulierung hat psychologisch den Vorteil, dass sie einerseits mit ihrem etwas saloppen, alltagssprachlichen Tenor der Klientin den Entscheidungsspielraum lässt, ob und in welchem Maße sie sich in dem gegebenen Setting auf das Thema einlassen möchte. Andererseits ist die Formulierung körpertherapeutisch orientiert und damit eine gute Ausgangsfrage, wenn die Klientin darauf eingehen möchte. Meine Erfahrung ist, dass die meisten Frauen dies dann auch tun, und zwar einhergehend mit Formulierungen wie »Das ist das erste Mal, dass ich davon erzähle«, »Mir war gar nicht klar, wie präsent das alles noch ist«, »Tatsächlich habe ich mir damals gesagt, dass ich so etwas nie wieder erleben möchte«.

Kann die Furcht vor möglichen gewalthaften Erfahrungen sogar zu einem Schwangerschaftskonflikt oder der Entscheidung gegen eine Schwangerschaft beitragen, z. B. bei Erstgebärenden?

Gewaltvolle Geburtserfahrungen bzw. die Angst davor und ebenso auch die Angst, mit der Schwangerschaft dem eigenen Körper zu schaden (wichtig: hier in dem Sinne gemeint, dass dazu kein medizinischer Grund besteht), werden als Aspekte genannt, die gegen eine bzw. gegen die Schwangerschaft sprechen. Jedoch habe ich in all den Jahren meiner Berufserfahrung nie erlebt, dass dies alleinige Gründe gegen eine Schwangerschaft waren. Andere Gründe sind dann dabei, die vorrangig und als ausschlaggebend genannt werden.

Wie belastend sind diese Beratungsprozesse? Wie gehen Sie damit um?

Meines Erachtens liegt das Besondere dieser Beratungsprozesse darin, dass ein Teil des Erlebten direkt mit den Mängeln in der Geburtshilfe in Zusammenhang steht, die auch den dortigen Hebammen und Ärzt*innen zu schaffen machen. Gerade als Fachkräfte haben wir für deren Situation, persönlichen beruflichen Standards nicht mehr gerecht werden zu können, viel Verständnis. Es ist schwer zu akzeptieren, dass in einem reichen Land ökonomisch bedingte Ressourcenengpässe in der Frauengesundheit zu derartigem Leid führen, das ja auch psychologische Rückwirkungen auf die Gründungsphase junger Familien hat.

Vorteilhaft ist, dass wir auch präventiv arbeiten können, da wir viele Frauen im Rahmen von (Folge-)Schwangerschaften sehen. Da nicht alle Frauen Beleghebammen finden oder finanzieren können, bereiten wir sie auf Haken und Ösen im bestehenden System vor. Wir unterstützen sie, eine Eigenverantwortung als Gebärende aufzubauen, sich gut zu informieren und auch für unerwartete Entwicklungen gerüstet zu sein. Statt vom besichtigten Wunsch-Kreißsaal auszugehen, müssen Frauen in unserer Region damit rechnen, mit Wehen Kliniken abzufahren und woanders zu gebären. Dann ist es wichtig, sich selbstvertrauend zu sagen: »Es kommt nicht darauf an, wo, sondern wie ich gebäre. Und alles, was ich gelernt habe, nehme ich mit.« Dafür klären wir im Vorhinein: »Was brauche ich, um auch bei Hektik, Unklarheiten, mal wechselnden Personen, mal Alleingelassenwerden, nicht in einer ständigen inneren Habachtstellung zu verharren und mehr in der Außenwelt als bei mir zu sein? Wie schaffe ich es, mich zunehmend auf das natürlich angelegte Zusammenspiel von meinem Körper und meinem Kind einzulassen? Was brauche ich noch, um diesem zu vertrauen?« In dieser Richtung stärken wir die Frauen. Der pro familia Bundesverband hat genau dafür auch die Broschüre »Natürlich gebären« herausgegeben, die dort bestellt werden kann.

Essenziell für die Qualität unserer Arbeit ist die Multiprofessionalität des Teams: Psycholog*innen, (Sozial-)Pädagog*innen, Ärzt*innen, Sozialarbeiter*innen, Familienhebammen und die Kolleg*innen im Erstkontakt arbeiten bei pro familia Hand in Hand zusammen, damit sich die Klient*innen wohlfühlen und gut versorgt sind. Wenn wir Fachkräfte auf diese Weise den Versorgungsauftrag erfüllen können, macht Arbeiten Freude und Belastungen werden ausgeglichen. Der interdisziplinäre Austausch und die regelmäßige Supervision sind für unsere sogenannte Psychohygiene zentral. Auch politisches Engagement bietet die Möglichkeit, sich nicht nur als Auffangbecken für Missstände im System zu sehen, sondern in der eigenen Handlungskompetenz zu bleiben. Zu unseren Forderungen gehört dabei nicht nur eine deutliche Verbesserung der geburtshilflichen Situation. Sondern auch eine gute finanzielle und personelle Ausstattung der Schwangerschaftsberatungsstellen: Die gerade beschriebene interdisziplinäre Zusammensetzung ist keineswegs allen Trägern möglich und auch bei pro familia in längst nicht allen Bundesländern gegeben.

Vor allem ist es aber wichtig, dass wir uns als Berater*innen vor Augen halten, dass wir in unserem Beruf natürlich per se häufig mit Leidenssituationen konfrontiert sind. Viele Geburten verlaufen gut und Gebärende und Partner*in sind zufrieden.

(Ich bedanke mich bei meinen Kolleginnen für die in diesen Beitrag eingeflossenen Erfahrungen aus ihren jeweiligen Beratungsbereichen.)

ANNE CHRISTINE MANAWA NOUGHO

12 Rassismus in der Geburtshilfe – Situationen aus dem beruflichen Alltag

Institutioneller Rassismus manifestiert sich auf sehr subtile Weise. Dies macht ihn sehr schwer zu erkennen und gleichzeitig sehr schwer, ihn persönlich zu erleben. Während meiner Karriere im Krankenhaus habe ich viele Facetten des Rassismus kennengelernt, sei es im Kontakt zu Kolleg*innen, Patient*innen oder dem Chef. Das Schwierigste ist die Unfähigkeit, ihn zunächst wahrzunehmen und dann darüber zu sprechen.

Am Anfang ist es sehr schwer, in ein Team aufgenommen zu werden. An meinem ersten Arbeitstag im Kreißsaal wurde ich einer Kollegin für die Einarbeitung zugewiesen. Als wir in einem Zimmer waren, sagte sie, vor der Gebärenden, zu mir: »Du bist doch Hebamme, mach doch!« Das war ein Schock. Natürlich habe ich »gemacht« – mit allen möglichen »Fehlern«, die für sie ein Nachweis meiner Inkompetenz war. So etwas führt zu einer dynamischen Kaskade aus Misstrauen, Unsicherheit, Verzweiflung, Angst und Vorurteilen, die die Arbeit in Teams erschwert. Und dann kommt das Schuldgefühl.

An meinem ersten Arbeitstag sagte meine Vorgesetzte: »Wir freuen uns, dass du da bist, vor allem für deine Hautfarbe.« Was immer sie auch meinte mit »für deine Hautfarbe«, es war positiv gemeint, doch was bedeutete das für mich? Sie hatten mich positiv aufgenommen und ich war trotzdem verzweifelt. Es fielen Sätze wie »Wir sind hier nicht in Afrika« (Afrika gemeint als minderwertiger Kontinent) oder »Wie hast du denn die Stelle bekommen? Ah, du sprichst viele Sprachen«. Ich bin doch keine Dolmetscherin, ich bin Hebamme! Die skeptischen Augen mancher Patient*innen kamen noch dazu. Als ich meiner Psychotherapeutin von diesen Erlebnissen erzählte und sie sagte: »Frau Manawa, das ist Rassismus«, war ich geheilt, ich fühlte mich wie neugeboren.

Die Bezeichnung und Zusammenlegung von Frauen in »afrikanische Zimmern«, »deutsche Zimmern« oder »türkischen Zimmern« wird als ein Standardarrangement zur Überwindung von Sprachbarrieren betrachtet. Viele Vorurteile vermindern die Qualität unserer Arbeit. Ich erinnere mich an eine schwarze Frau, die nach der Geburt per Kaiserschnitt auf die Station verlegt wurde. Ich war im Nachdienst mit meiner Kollegin, die sie in ihrem Bereich betreut hatte. Nachdem die Frau dreimal geklingelt hatte, sagte meine Kollegin zu mir: »Anne Christine, kannst du mal gehen? Du verstehst sie besser, sie meckert zu viel.« Ich bin zu ihr ins Zimmer gegangen, habe das Licht angemacht und nochmal alles gecheckt. Der Urinbeutel war fast leer, aber der

Katheterschlauch war abgeknickt. Nachdem ich das gerichtet hatte, füllte sich der Urinbeutel rasch – 2000 ml Urin flossen ab. Die Frau war endlich entlastet. Die Kollegin hatte zuvor dreimal die Tür geöffnet und gesagt »Frau X, was wollen Sie denn? Ihr Kind schläft, Sie haben gerade die Schmerzmedikamente bekommen, es dauert ein bisschen, bis es wirkt.«

Viele Erfahrungen der Mütter mit Migrationsgeschichte, die ich im Wochenbett gehört habe, haben mich belastet, aber auch bestärkt. Diesen Müttern an der Seite zu stehen, zuzuhören und sie zu unterstützen, ist für mich wertvoll. Hier einige Erfahrungen von Müttern:

FALLBEISPIEL Frau S.

Die Schwester sagt zu mir: »Wenn man in Deutschland ist, muss man Deutsch sprechen.«

Ja, natürlich hat man einen kleinen Vorteil, wenn man Deutsch beherrscht, aber muss man Deutsch sprechen, um ein Krankenhaus zu betreten oder um zu gebären?

FALLBEISPIEL Frau Y.

Ich habe mich wie ein Beobachtungsobjekt gefühlt, die Hebamme kam in mein Zimmer und sagte: »Frau Y., Ihrem Kind geht es nicht gut, wir müssen einen Kaiserschnitt machen, hier sind die Papiere, lesen Sie sie durch und unterschreiben Sie.« Die Ärztin hatte mich zuvor für fast eine Stunde mit dem Ultraschall untersucht, ohne mich anzugucken, ich konnte gar nicht ihr Gesicht erkennen. Sie haben uns verarscht, aber ich wollte die Wahrheit ... (Tränen) Was ist denn passiert? Keiner konnte mir das sagen. Sie haben nur gesagt »Frau Y., Sie haben Glück gehabt.«

Vielleicht gab es vor dem Eingriff keine Möglichkeit, der Frau richtig zu erklären, was passiert war, aber ein Nachgespräch mit klaren Aussagen wäre hilfreich gewesen.

FALLBEISPIEL Frau U.

Nach dem Kaiserschnitt bei meinem ersten Kind hatte ich Schmerzen, habe um Hilfe gebeten, keiner hat mir geglaubt, bis ich nicht mehr konnte. Dann haben sie entdeckt, dass es eine Komplikation mit der PDA [Periduralanästhesie] war. Ich habe einen Blutpatch am 3. Tag bekommen und dann ging mir besser, aber bis jetzt spüre ich noch die Folgen. Und jetzt weiß ich nicht mehr, wo ich entbinden soll .... (Tränen) Ich habe Angst.

Diese mehrfache Angst, die sie hatte, blieb nicht ohne Konsequenzen. Tatsächlich hat diese Frau eine Präeklampsie entwickelt und ihr Kind per Kaiserschnitt zur Welt gebracht. (Präeklampsie bedeutet Hypertonie mit mindestens einer weiteren Organmanifestation während der Schwangerschaft.)

Die Beispiele gehen weiter und weiter, und sie sind schwer zu glauben. Aber leider wahr. Rassismus in der Geburtshilfe muss wahrgenommen werden. Es geht dabei nicht um die Suche nach Gut und Böse, sondern um eine Bemühung um Gerechtigkeit. Dieses binäre Täter-Opfer-Denken muss aus unseren Köpfen raus. Das Erkennen der erlernten Mechanismen, die uns davon abhalten können, eine antirassistische Haltung zu reproduzieren, ist wichtig. Eine Tabuisierung verhindert das Aufspüren von Rassismus in allen gesellschaftlichen Bereichen. Und noch einmal: Wir müssen lernen und uns darin üben, Rassismus zu erkennen, und uns dagegenstellen.

MARGARETE SOMMER

13 Gewalt in der außerklinischen Geburtshilfe

13.1 Einleitung

Wenn wir über Gewalt im Kontext von Geburtshilfe sprechen oder lesen, geht es bisher hauptsächlich um die klinische Geburtshilfe. Dabei macht sie in der Begleitung und Betreuung der Prozesse rund um die Schwangerschaft, die Geburt, das Wochenbett und die Stillzeit nur einen winzigen Teil der Zeit aus, die Frauen und ihre Zugehörigen in oder mit ihr verbringen.

Ganz offensichtlich ist das Erleben von Gewalt während der Geburt in einem Krankenhaus eine so überwältigende Erfahrung und betrifft zahlenmäßig auch viel mehr Menschen als in der Außerklinik, sodass sie nicht so relevant erscheinen mag (Mena-Tudela et al. 2021). Vergegenwärtigt man sich jedoch, dass der außerklinische Kontext nicht nur Geburten zuhause oder in Geburtshäusern betrifft, sondern auch mehr oder weniger 40 Wochen Schwangerschaft und 12 Wochen Wochenbett plus die gesamte Stillzeit, werden die Dimensionen schon deutlicher. Wenn wir über die Ursachen, die Folgen und den Umgang mit Gewalt im geburtshilflichen Kontext diskutieren, müssen wir alles, was außerhalb der Krankenhäuser geschieht, ebenso sorgsam beachten und untersuchen. Es gibt in jedem Setting Menschen, die darin Traumatisierendes erlebt haben und eventuell bei späteren Geburten auf ein anderes Setting ausweichen, in dem dann damit umgegangen werden muss, was vorher geschehen ist. Dafür ist die Annahme, die jeweils anderen würden einfach aufgrund der Strukturen, in denen sie arbeiten, schlechte Geburtshilfe leisten, nicht hilfreich und auch nicht richtig.

13.2 Wie sind die Familien außerklinisch betroffen?

Familien sind von Gewalt in der außerklinischen Geburtshilfe betroffen, wenn Geburtshelfende ihre Macht missbrauchen, um Handlungen oder Meinungen durchzusetzen, die den Bedürfnissen, den Wünschen oder dem Wohlergehen der Person(en), die sie begleiten, widersprechen. Sie sind aber auch von Gewalt betroffen, wenn Hebammen und Ärzt:innen, aber auch Pflegende, Stillberater:innen, Doulas (nichtmedizinische Helferinnen), Familienhebammen und andere in dem Bereich Tätige einander aus persönlichen Gründen pauschal ablehnen und sogar bis hin zur offenen Feindseligkeit bekämpfen.

In einer nicht repräsentativen Befragung, die ich 2022 über die sozialen Netzwerke verbreitet habe, haben etwa 200 Teilnehmende ihre Erfahrungen im außerklinischen Geburtshilfe-Kontext berichtet. Dabei erzählten etwa zwei Drittel der teilnehmenden Eltern und Fachpersonen von Gewalt oder Machtmissbrauch gehört, etwas davon beobachtet, selbst erlebt oder ausgeübt zu haben. In jedem der genannten Bereiche wurde mindestens einmal von Gewalt gegen Klient:innen berichtet.

Zu den Bereichen, mit denen Menschen im Bereich der außerklinischen Geburtshilfe in Kontakt mit Gewalt kommen, gehören folgende:

- Schwangerenbetreuung zuhause, im Geburtshaus, in Hebammen- und ärztlichen Praxen
- Kinderwunschklinik
- Geburtsvorbereitung einzeln oder im Kurs, zuhause, in Praxen oder im Geburtshaus
- Geburt zuhause, in einem Geburtshaus oder einer Hebammenpraxis
- Wochenbettbetreuung zuhause
- Stillberatung
- Rückbildungskurs
- Betreuung vor, bei und nach stiller Geburt (stille Geburt bedeutet Fehlgeburt, Totgeburt oder medizinisch initiierte Abtreibung, das Kind wird »Sternenkind« genannt)

Dazu kommen die Erfahrungen, die Klient:innen an Schnittstellen zwischen klinischer und außerklinischer Betreuung machen, und jene, die in Krankenhäusern verursacht und außerklinisch aufgefangen und nachbetreut werden.

13.3 Was erleben Familien in der außerklinischen Geburtshilfe?

Gewalt in der außerklinischen Schwangerenbetreuung

Viele Familien, die ich begleite, beschreiben einen großen Druck durch gesellschaftliche Ansprüche und Widersprüche. Einerseits wird erwartet, dass sie »alles tun«, damit die Schwangerschaft gut verläuft und sie kompetent betreut sind. Anderseits ist es in manchen Gegenden fast unmöglich, eine Begleitung zu finden, die Kapazität hat – ganz abgesehen von der Frage, ob die Hebamme oder die Gynäkologin oder der Gynäkologe dann zu den Bedürfnissen der Schwangeren passt. Es wird vorausgesetzt, dass Familien sich eigenständig umfassend informieren. Eine selbstbewusste Einstellung und Verteidigung der eigenen Vorstellungen und Wünsche gegenüber anderen und besonders Fachpersonen kann jedoch enorm kraftraubend sein. Es werden Kompromisse eingegangen, die der Schwangeren oder der Familie nicht guttun, nur um überhaupt eine Begleitung zu haben – so die Rückmeldungen, die ich und meine Kolleginnen bekommen. Es wird in der Praxis und auch über die sozialen Medien viel von Abwertung und Vorwürfen berichtet, von schmerzhaften, stressvollen oder schambesetzten medizinisch unbegründeten Untersuchungen, von absichtlich Angst auslösender Aufklärung oder Androhung, die Betreuung zu beenden, um das Einverständnis zu erhalten. Nicht selten wird mir auch berichtet, dass tatsächlich Behandlungsverträge gekündigt werden, weil die Schwangere nicht das tut, was die Betreuenden für richtig halten, oder weil sie auch von Angehörigen anderer Berufsgruppen betreut werden. Dazu gehört beispielsweise die ungewünschte, zwischen Hebamme und gynäkologischer Praxis geteilte Vorsorge oder die Betreuung durch eine Doula.

Entscheidungen zum gewählten Geburtsort werden infrage gestellt – außerklinisch Tätige reden schlecht über klinische Geburtshilfe und klinisch Tätige schlecht über Geburtshäuser und Hausgeburten. Dabei werden Evidenzen und Entscheidungskontext außer Acht gelassen. So wird Angst geschürt, wo Aufklärung nötig wäre, und die Chance auf eine gute Geburtsvorbereitung mit Raum für nötige Planänderungen vertan. Ängste, Fragen und Vorbelastungen der Partnerpersonen oder anderer Zugehöriger werden in der Vorsorge und Geburtsvorbereitung nicht wahrgenommen. Wenn Hebammen sich, wie mir auch berichtet wurde, weigern, bei einer Geburt zum Schutz des vorerkrankten Partners der Gebärenden eine Maske während der Geburt zu tragen, wird die Gebärende in eine Situation gebracht, in der sie zwischen der Fachkraft und der Gefährdung ihres Partners steht. Auch das ist Gewalt.

Alle diese Vorgehensweisen werden über freie und angestellte Hebammen in Kliniken und außerklinisch genauso berichtet wie über Ärzt:innen und Angestellte in Arztpraxen und Geburtshäusern (Mena-Tudela et al. 2021; Jackson et al. 2021; Shorey et al. 2023).

Gewalt in der außerklinischen Geburtshilfe

Fast alles, was an Gewalt aus der klinischen Geburtshilfe bekannt ist, kann auch im außerklinischen Bereich beobachtet werden. Wo Menschen in existenziellen Lebenssituationen aufeinandertreffen und aufeinander teilweise angewiesen sind, passieren auch Verletzungen, Gewalt und Traumatisierungen. Wenn dies nicht beabsichtigt ist, wird es möglich sein, das zu thematisieren und gemeinsam oder auch mithilfe von außen aufzuarbeiten und daraus zu lernen. Wie oft das geschieht, ist nicht bekannt.

Viele Menschen bringen die außerklinische Geburtshilfe mit Selbstbestimmung, Vertrauen und friedlicher Atmosphäre in Verbindung. Umso erschreckender, dass auch hier von Gewalt berichtet wird, die sich nicht wesentlich von der in Kliniken unterscheidet: Untersuchungen und Eingriffe ohne Begründung und ohne Einwilligung, unterlassene Hilfeleistung, Abwertung, Beleidigung, Zeitdruck ohne Grund, Aufdehnen des Muttermundes, Öffnen der Fruchtblase ohne Einwilligung, Ellbogen-Druck auf den Bauch der Gebärenden statt eines regelhaften Kristeller-Handgriffes, Ziehen an der Nabelschnur statt Abwarten bei der Plazentageburt, herrisches Verhalten der Geburtshelfenden, Erpressung. Belege dazu finden sich jedes Jahr in den Berichten zahlreicher Betroffener zum Roses Revolution Day am 25. November (→ Kap. 2) in den sozialen Netzwerken.

Besonders perfide ist die Gewalt, die benutzt wird, um Familien mit ihrem Wunsch nach außerklinischer Betreuung unter Druck zu setzen: Weil sie sich eine Haus- oder Geburtshausgeburt gewünscht haben, wird ihnen vermittelt, sie dürften keine für sie unaushaltbaren Schmerzen oder Ängste haben bzw. diese nicht mitteilen. Sowohl außerklinisch als auch nach Verlegung in ein Krankenhaus werden Gebärende, die mehr brauchen, als sie sich ursprünglich vorgestellt oder gewünscht hatten, nach meiner und mir von Betroffenen mitgeteilten Erfahrungen von manchen Kolleg:innen dafür verurteilt, abgewertet, verlacht oder sogar vor anderen bloßgestellt und beschämt.

Wenn Klinik und Außerklinik aufeinandertreffen

Es gibt sie, die gute, wertschätzende und einander Raum gebende und wo nötig ineinandergreifende Zusammenarbeit, aber leider gibt es sie nicht immer und nicht überall. Es ist für alle Beteiligten nicht leicht, sich dabei von Erlebtem und vorgefertigten inneren Urteilen frei zu machen. Nur das immer wieder neue Ausprobieren und Herantasten kann zeigen, welches Potenzial ein Zusammentreffen haben könnte ... Es kommt vor, dass Hebammen und Familien nach dem Abbruch einer außerklinischen Geburt von der Klinik mit Ablehnung empfangen werden. Das ist der denkbar ungünstigste Ausgangspunkt für eine gute Zusammenarbeit. Es ist im Gegenteil ein Dilemma für alle Beteiligten. Die Empfangenden sind nicht offen für eine gute Übergabe, die Übergebenden im Zwiespalt zwischen Reden oder Schweigen, Gehen oder Bleiben, weil beides gut oder schlecht für die Klient:in sein kann. Die Klient:in wird zum Objekt. Sie verschwindet in dem Abgrund zwischen den Fronten, und die Begleitperson kann oftmals nur ohnmächtig zusehen oder lässt viel Kraft bei dem Bemühen um Hilfe, Verstehen und Vermitteln.

Werden außerklinische Geburten abgebrochen, brauchen die Gebärende und ihre Familie eine besonders achtsame Begleitung während dieses Prozesses. Das ist in Notsituationen nicht immer durchgängig möglich. Betroffene merken aber sehr genau, ob es zumindest versucht wurde oder hinterher kommuniziert wird, warum es vorher nicht machbar war. Werden Gebärende aus dem außerklinischen Setting einfach »abgegeben«, sind sie im schlimmsten Fall einer Situation ausgeliefert, vor der ihnen vorher Angst gemacht wurde oder die sie unbedingt vermeiden wollten. So berechtigt eine gute Aufklärung über die Um- und Zustände in der klinischen und außerklinischen Geburtshilfe ist, beobachte ich doch, wie verhärtet jede »Seite« die Familien vor der jeweils anderen warnt und dabei gute Vorbereitung mit Vorurteilen verwechselt. Alle in der Geburtshilfe Tätigen haben ihre eigene Historie mit sicher manchmal auch gerechtfertigten Annahmen über anders arbeitende Kolleg:innen – Ärzt:innen wie Hebammen. Es hilft Gebärenden und ihren Zugehörigen aber nicht, ausschließlich negative Bilder transportiert zu bekommen. Erst recht nicht, wenn dann noch der Eindruck entsteht, dass Klient:innen, sollten sie sich für das jeweils andere entscheiden, das Angebotene nicht wert seien und wissentlich die Gesundheit oder gar das Leben ihres Kindes zu gefährden. Genau das passiert aber leider zu oft. Es ist darüber hinaus auch widersinnig, denn gerade wenn Klient:innen sich für etwas entscheiden, wegen dem Fachkräfte sich Sorgen um sie oder ihr Kind machen, sollten sie doch besonders sorgsam statt verurteilend aufgeklärt und wertschätzend weitergeleitet werden, damit eben nicht »Schlimmes« passiert oder rechtzeitig abgewendet werden kann. Das kann gelingen, ohne sich zum Komplizen oder zur Komplizin schlechter Verhältnisse zu machen, erfordert aber ein hohes Maß an Abgrenzung, Reflexion und guter Netzwerkarbeit.

Wie es auch sein kann: Als ich nach meinem Umzug in einen anderen Tätigkeitskreis das erste Mal eine Verlegung telefonisch ankündigte, sagte die Kollegin: »Ist gut, ich bereite alles vor, wir freuen uns auf euch.« Die Familie fühlte sich willkommen, genauso wie ich, die mit einem solchen Gefühl des Willkommenseins nicht gerechnet hatte. Besonders schön (aber auch traurig, dass es keine Normalität ist) sind diese Verlegungen, bei denen Hebamme und Gebärende mit Begleitung in der Klinik liebevoll begrüßt werden.

Gewalt in der außerklinischen Betreuung nach der Geburt

Eine anhaltende Wochenbettbetreuung durch eine Hebamme zuhause zu finden – 3 Monate plus Beratung und Begleitung in der Stillzeit –, ist nicht die Regel. Selbst wenn eine Familie eine Betreuung gefunden hat, stellt dies keine Garantie für eine qualitativ gute Begleitung dar. So berichten Frauen und ihre Zugehörigen über negative oder traumatisierende Erfahrungen. Manchmal wird das Ausmaß erst deutlich, wenn sie in einer Folgeschwangerschaft andere – positivere – Erfahrungen machen können. Nicht immer wird die Familie im Wochenbett zuhause besucht. Auch im frühen Wochenbett müssen Klient:innen mit ihrem Kind in die Hebammen- oder Arztpraxis kommen. Oft wird der zeitliche Rahmen unangemessen eingekürzt, zum Teil weil die Hebammen so ausgelastet sind, dass sie mehr nicht anbieten können, auch wenn es hilfreich wäre. Es wird berichtet, dass der Hausbesuch so kurzgehalten wird, dass die Mutter sich innerhalb von 10 bis 15 Minuten »abgefertigt« fühlte und keine Gelegenheit hatte, ihre Fragen anzusprechen – diese fühlten sich alleingelassen. Das wird vermutlich und hoffentlich nicht überall so sein, aber Berichte in den sozialen und anderen Medien zeichnen ein Bild, das reichlich Potenzial für Verbesserungen bietet: In manchen Gegenden müssen Familien eine hohe private Zuzahlung aufbringen, damit eine Hebamme um den ungefähren Geburtstermin herum bereit ist, die Wochenbettbetreuung zu übernehmen.

Manche Hebammen sagen direkt bei der Anmeldung in der Schwangerschaft, dass sie nur zur Geburt kommen, aber für die Wochenbettbegleitung keine Zeit haben. Familien berichten aber auch von direkter Gewalt: Dazu gehören Abwertung bei Nichtbefolgen des vorgegebenen Weges, grobe Berührungen bei der Kontrolle der Rückbildung oder bei der Stillberatung und -hilfe, Überreden zum Stillen bis hin zum Zwang und Ignorieren oder Kleinreden von Depressionszeichen und/oder Traumafolgen nach der Geburt.

Gewalt gegen das Ungeborene oder das Neugeborene

Familien berichten, dass auch in der außerklinischen Geburtshilfe das Ungeborene grob behandelt oder gestresst wird durch heftiges Rütteln oder laute Geräusche am Bauch der Schwangeren (um es zu wecken, wenn unklar ist, ob ein bestimmtes CTG-Bild durch den Schlaf des Kindes oder schlechte Versorgung bedingt ist) oder durch Untersuchungen, die der Schwangeren wehtaten und als dem Kind gegenüber zu heftig wahrgenommen wurden. Viele »Ratschläge« – wie z. B., die Kinder schreien zu lassen und nicht auf den Arm zu nehmen, wenn sie weinen, das Schlafen im Elternbett pauschal zu verbieten und mit plötzlichem Kindstod zu drohen, ohne über die vorhandene Evidenz aufzuklären – werden von den Eltern als gewaltvoll den Kindern gegenüber erlebt und lassen die Bedürfnisse der Säuglinge außer Acht. Weiter wird von gewaltsamem Füttern berichtet, Wecken ohne medizinische Indikation oder bewusstes Hungernlassen nach dem Vier-Stunden-Modell oder als empfohlene Erziehungsmethode zum Erzwingen nächtlichen Durchschlafens. Eine manchmal empfohlene Praxis und ebenfalls eine Form von Gewalt dem Kind gegenüber ist das straffe Pucken, aus dem sich Babys nicht freistrampeln können und die auch nicht befreit werden, obwohl sie teilweise schweißgebadet panisch schreien.

13.4 Unterschiede zu Gewalt im klinischen Kontext

Gewalt im außerklinischen Geburtshilfe-Kontext unterscheidet sich nicht sehr von der im klinischen Kontext. Sie ist oft Folge und Teil der sie ermöglichenden Strukturen gleichzeitig. Es gibt ein Machtgefälle, das im klinischen und außerklinischen Umfeld zu Grenzverletzungen durch Fachkräfte führen kann. Je geschlossener dieses Umfeld gegenüber äußeren Einflüssen ist, umso anfälliger ist es für Machtmissbrauch und (fortgesetzte) Gewalt. Sowohl klinischer als auch außerklinischer Kontext kann in sich so abgeschlossen sein, dass traumatisierende Handlungsweisen lange unhinterfragt bleiben oder als Teil eines funktionierenden Systems alternativlos scheinen. Das gilt für große Klinikkreißsäle ebenso wie für Geburtshaus- oder Hausgeburtsteams und für außerklinisch arbeitende freiberufliche Hebammen. Der Vorteil an einem institutionellen Hintergrund, aber auch in kleinen Teams ist, dass eine gewisse gegenseitige Kontrolle möglich ist. Rückmeldungen fallen Klient:innen leichter, wenn sie sich dafür an unterschiedliche oder neutrale Adressat:innen wenden können. Im außerklinischen Kontext gehen Familien eine persönlichere Beziehung zur betreuenden Hebamme oder auch zur ärztlichen Fachperson ein, und es fällt eventuell schwerer, kritisches

Feedback zu geben, wenn es nicht aktiv und niedrigschwellig eingefordert wird. Auch halten Familien oft an nicht so passenden oder sogar ihnen schadenden Behandlungsverträgen fest, weil sie sonst gar keine Betreuung haben, weil sie die Hebamme persönlich mögen, weil sie ihr Verhalten aus irgendwelchen Gründen entschuldigen oder aus politischen Gründen grundsätzlich wichtig finden, freie Hebammen zu unterstützen.

In der außerklinischen Geburtshilfe sind die Helfenden zu Gast in den Familien, nicht umgekehrt. Die Schwangeren und ihre Zugehörigen gewähren sehr private Einblicke und gehen oft eine recht intensive, nahe Bindung ein zu »ihrer« Hebamme. Wenn diese Vertrauensperson Gewalt ausübt, die nicht durch eine Notsituation erklärbar ist und in einen integrierbaren Kontext gerückt werden kann, wiegt das besonders schwer. Insofern ist ein wesentlicher Unterschied im außerklinischen Umfeld, dass Gewalt für die Betroffenen schwerer durch systemische Zusammenhänge, strukturelle Zwänge oder Ähnliches relativierbar und die Belastung anders spürbar ist. Die Kränkung und Verletzung, die es bedeutet, wenn eine außerklinische Betreuung unsanft beendet wird, weil die Schwangere z. B. nicht ausschließlich den Empfehlungen der Hebamme oder Ärztin ihres Vertrauens folgt, ist eine ganz andere, als wenn fremdes und (im Idealfall zum Besseren hin) wechselndes Klinikpersonal respektlos mit ihr umgeht.

13.5 Zukunftsvision

Eine große Herausforderung scheint die Anerkennung zu sein, dass jeder Geburtsort seine Berechtigung hat und dass für jede Schwangere, für jede Situation etwas anderes »sicher« ist. Es gibt keinen pauschal für alle richtigen Weg. Weder in der Schwangeren- noch in der Geburts- oder Wochenbettbetreuung. Es ist wünschenswert, dass jeder Familie mit Offenheit für ihre ganz eigenen Entscheidungen begegnet wird und Fachkräfte ihr Fachwissen und Erfahrung dazu einbringen, Familien bei ihren Entscheidungen wertschätzend zu helfen.

Es muss zum Standard werden, Hebammen dazu auszubilden, Familien eigenverantwortlich, respektvoll und furchtlos im Sinne ihres Berufsbildes zu beraten, zu begleiten und zu betreuen. Eine gute, frauen- und familienzentrierte Geburtshilfe darf nicht einem Profitstreben untergeordnet werden. Es braucht ein Bewusstsein für die Existenz von Gewalt in der Geburtshilfe, Mut zu Veränderung, Respekt, Offenheit und Reformwille. Der Hebammenberuf als eigenständige Disziplin, die (wieder) ihre Aufgaben wahrnimmt und kompetent die Physiologie der Schwangerschaft, Geburt und Familienwerdung kennt, studiert, begleitet und betreut, entkoppelt vom System der Krankenkassen, eingegliedert in die Sozialgesetzgebung – das ist (m)eine Zukunftsvision. Wir schaffen Geburtsorte, die Physiologie unterstützen und nicht potenziell traumatisierend sind aufgrund ihrer Strukturen, ent-individualisierten Abläufe und Kategorisierungen. Wir arbeiten mit allen beteiligten Disziplinen wertschätzend zusammen, ziehen an Fachgrenzen einander hinzu, geben ab, entlasten einander und so auch die Familien. Die Achtung der Grundrechte der Kinder, der Menschrechte und der Würde des Menschen, insbesondere im Umgang mit Hilfebedürftigen im Gesundheits- und Medizinsystem, hat Priorität – der großen und kleinen, gesunden und kranken, freien und abhängigen, selbstbewussten und unsicheren Menschen. Wir bilden uns weiter, geben einander Rückmeldung, unterstützen uns bei der Mitwirkung an Rahmenbedingungen, die Familien Sicherheit und Schutz geben für gesunde, heilende oder trauernde Prozesse, und achten darauf, dass es uns und unserem beruflichen »Nachwuchs« so gut geht wie möglich. Denn, so glaube ich, dann wird Gewalt in der Geburtshilfe egal in welchem Setting sehr viel weniger ausgeübt werden (müssen und können).

Zur Vision einer besseren Zukunft gehört für mich ganz zentral, dass Frauen und ihre Familien ganz selbstverständlich und mit Raum und Zeit für Gespräche danach gefragt werden, was sie erlebt haben rund um die Geburt ihrer Kinder und wie es ihnen damit ging und geht. Denn was ich immer wieder höre und auch nichtrepräsentative Umfragen über soziale Medien bestätigen, ist, dass sehr viele Menschen erst durch gezieltes Fragen aufmerksam(er) werden und Gewalt benennen lernen.

Literatur

Jackson, M, Schmied, V, Dahlen, H (2020) Birthing outside the system: The motivation behind the choice to freebirth or have a homebirth with risk factors in Australia. BMC Pregnancy and Childbirth 20(1): 254.

Mena-Tudela D, Iglesias-Casás S, González-Chordá VM, Valero-Chillerón MJ, Andreu-Pejó L, Cervera-Gasch Á (2021) Obstetric violence in Spain (Part III): Healthcare professionals, times, and areas. International Journal of Environmental Research and Public Health 18(7): 3359.

Shorey, S, Jarašiūnaitė-Fedosejeva, G, Kömürcü Akik, B, Holopainen, A, Gökçe İsbir, G, Chua, J et al. (2023) Trends and motivations for freebirth: A scoping review. Birth 50(1), 16–31.

TATJANA GESCHWENDT

14 Erfahrungsbericht: Allein, getrennt von meinem Kind und traumatisiert

Wenn ich von der Geburt meines zweiten Kindes erzähle, sehe ich betroffene Gesichter. Viele erzählen mir von ihren Geburtserfahrungen und viele andere unterstützen und engagieren sich für die Idee, dass sich etwas ändern muss. Inzwischen habe ich drei Kinder, und ich kann sagen, dass Geburten eine der intensivsten Erfahrungen in meinem Leben waren. Durch die guten Geburten durfte ich so intime und schöne Augenblicke in meinem Leben erfahren, die ich nie für möglich gehalten hätte. Sie waren ein kraftvolles Erlebnis von Nähe, Schmerz, Vertrauen, Freude und Stärke für mich, für meinen Partner und unser Kind. Die traumatische Geburt hat mir etwas anderes sehr deutlich gemacht. Ich habe etwas über mich gelernt, was mir aber damals noch nicht bewusst war – doch dazu später mehr.

Mit meinem zweiten Kind konnte ich leider nicht diese Erfahrung einer guten Geburt machen. Ich war in einem der modernsten und besten Krankenhäusern in Deutschland. Wenn ich heute auf deren Homepage gehe, dann lese ich dort, es sei eine Klinik »der höchsten Versorgungsstufe« für medizinische Probleme rund um die Geburt. Es hat für mich einen fahlen Nachgeschmack, wenn ich von einer höchsten Versorgungsstufe lese. Im entscheidenden Moment war ich in dieser Klinik allein und mein Kind fiel per Sturzgeburt in die Toilette. Es wurde lebensbedrohlich für uns beide. Am schlimmsten jedoch war die Zeit danach. Aber alles der Reihe nach.

Wie es anfing

Ich musste per Rettungsdienst und Blaulicht in das 25 km entfernte Krankenhaus gebracht werden. Ein Arzt spritze mir vor der Fahrt einen Wehenhemmer. Mein Muttermund war 2,5 cm offen und ich hatte Blutungen. Es war sehr ernst. Im Krankenwagen fragte eine Hebamme immer wieder aufs Neue, ob ich Schmerzen hätte. Ich verneinte und bat Sie inständig darum, mir diese Frage nicht wieder zu stellen. Diese Frage bedeutete für mich, dass ich dann auch automatisch meinen Fokus auf Schmerzwahrnehmung stelle, nur genau das wollte ich nicht. Ich wollte ruhig atmen und meditieren. Die Hebamme fragte nach einer Weile wieder und ich drehte mich von ihr weg und bat die Sanitäterin, mir ihre Hand zu geben. Ihr Lächeln tat mir gut und ich konnte mich wieder auf mich selbst und auf meine Atmung konzentrieren. Als ich in der Klinik ankam, erhielt ich im Kreißsaal dann noch einmal einen Wehenhemmer. Es war eindeutig zu früh und für mein Kind zählte jeder Tag mehr in meinem Bauch. Die

Ärzt*innen im Kreißsaal waren sehr nett und mit einer Ärztin hatte ich ein super interessantes und langes Gespräch über die Kraft der Geburten.

Die routinierte Frage nach Schmerzen kam auch auf dieser Station vom Personal. Viele verstanden, dass ich nicht gefragt werden wollte. Eine jedoch verstand es nicht oder sie wollte es nicht verstehen, denn sie stellte in ihrer Schicht jedes Mal aufs Neue die Frage, sobald sie in mein Zimmer kam, also alle 2 Stunden.

Ich lag 2 Tage in keinem normalen Bett, sondern auf einem Kreißsaalbett. Es gab keine Dusche, nur ein Waschbecken und eine Toilette. Jedes Mal, wenn ich auf die Toilette wollte, musste ich klingeln, denn ich durfte nicht allein dorthin. Einmal fragte ich, warum die Toilette so eigenartig gekrümmt sei. Die Hebamme antwortete, dass dadurch vermieden werden solle, dass ein Kind in die Toilette fällt. Ich weiß noch, wie befremdlich ich diese Antwort fand. Die Hebamme beruhigte mich und meinte, dass sie selbst so etwas noch nie gesehen hätte.

Insgesamt fühlte ich mich sicher auf der Station. Hier würde ich also mein Kind bekommen. Wenn es kommen würde, dann wäre es hier für mich annehmbar. Aber es kam nicht, die Geburt konnte verzögert werden. Eigentlich war das eine gute Nachricht, nur war ich inzwischen 2 Tage dort, meditierte und es passierte nichts. Ich denke, für den Kreißsaal dauerte es zu lange. Ich passte nicht in das System DRG-Fallpauschale und nahm wahrscheinlich einer anderen Gebärenden das Bett weg, denn ich wurde trotz Blutungen auf eine normale Station verlegt. Im Grunde genommen wurde mit dem Leben meines Kindes und mir gespielt und das aufgrund wirtschaftlicher Faktoren. Oder es war eine wohlwollende Entscheidung. Vielleicht dachten sie, dass ich es noch die letzten Wochen behalten werde. Allerdings fällt es mir schwer, das zu glauben.

Auf der regulären Frauenstation war ich allein und wurde nicht ernst genommen. Meine Blutungen verstärkten sich, dazu setzte Durchfall ein. Ich hatte sehr starke Kopfschmerzen und spürte neurologische Ausfallerscheinungen. Ich klingelte. Die Krankenschwester verlangte, dass ich ihr meine Blutung zeige. Diese Situation war für mich sehr entwürdigend, auch ihre anschließende lapidare Antwort. Sie sagte mir, dass das doch völlig normal sei, schließlich sei ich auch wegen Blutungen hier, und dann ging sie. Ich spürte, dass meine Wehen einsetzten. Sie kamen alle 2 bis 3 Minuten. Also klingelte ich gleich wieder und machte darauf aufmerksam. Eine junge Ärztin ließ eine CTG schreiben und sagte mir, es seien keine Wehen zu erkennen.

Ich hatte durch die neurologischen Ausfallerscheinung Schwierigkeiten zu sprechen. Ich wusste, dass mein Kind kam. Ich wusste es einfach. Ich bat sie mehrmals und auch die Schwestern davor, meinen Mann anzurufen. Auf dieser Station rief keiner an.

Die Ärztin sprach ruhig mit mir. Sie fragte, ob ich eventuell etwas Falsches gegessen hätte. Sie wollte eine Stuhlprobe und dafür sollte ich einfach nochmal auf die Toilette gehen. Für meine Kopfschmerzen hielt sie Paracetamol für geeignet. Sie sprach mir beruhigend zu, wollte mit mir gemeinsam überlegen, was das sein könnte, und ging raus. In so einer Situation nicht ernst genommen zu werden, ist eigentlich unglaublich. Die Ärztin war sogar richtig lieb. Sie konnte sich nur nicht vorstellen, dass ich als Schwangere, die per Notfall ins Krankenhaus eingewiesen wurde und frisch vom Kreißsaal kam, jetzt mein Kind bekommen würde. Das Gerät war für sie aussagekräftiger als alle meine Symptome zusammen. Ich wusste, dass es Wehen waren! Nur mein Umfeld war offenbar anderer Meinung.

In dieser Situation verspürte ich eine unfassbare Angst. Immer wieder versuchte ich, per Selbsthypnose die Wehen zu veratmen und ruhig zu bleiben. »Versuche, keine Angst zu haben«, dachte ich. Ich rief aus dem Krankenhaus eine Bekannte an und bat sie, mir eine Hypnose gegen Angst zu schicken. Diese Audiodatei hörte ich dann per Handy ab. Vielleicht sollte ich allein zum Kreißsaal laufen? Meine Angst wurde größer. Es war eine richtig starke Angst, die mein gesamtes Sein und mein Sprechen lähmte. Ich spürte einen enormen Druck und schleppte mich zur Toilette. Aber Durchfall hatte ich keinen mehr, es war jetzt ein anderer Druck, und plötzlich ging alles unglaublich schnell.

Die Sturzgeburt

Zuerst begriff ich nicht, was geschah. Mein Kind kam. Es kam extrem schnell, es stürzte aus mir heraus. Ich konnte es in der ersten Sekunde nicht glauben, versuchte es zu halten, nur es glitt mir durch die Hände durch und stürzte in die Toilette! Völlig paralysiert schaute ich hinein. Ich konnte mein Baby nicht sehen. Da war nur Blut. Wo war mein Kind? Mein Kopf rauschte und ich war total schockiert. Ich fing an zu schreien und ich hörte dieses mir fremde laute grellende Schreien, das auch das Personal hörte und ins Zimmer kam. Sie standen dann neben mir und niemand rührte sich!

Wo war mein Kind? In der Toilette sah ich nur Blut, überall war Blut, und in dem blutigen Wasser schwamm eine Art roter Ball. Ich griff in die Toilette und holte die gesamte Fruchtblase heraus. Sie war noch vollständig erhalten und mein Kind war darin. Gleichzeitig zitterte mein Körper unkontrolliert, mir war kalt. Ich hatte keine Kraft mehr, jedoch bekam ich das nur am Rande mit. Was ich deutlich mitbekam, war, dass die Fruchtblase aufging und andere fremde Hände mein Kind nahmen.

Meine gesamte Konzentration war auf mein Kind gerichtet. Es war ein Junge und er hatte den ganzen Kopf voller Haare. Seine Augen waren offen und ich verspürte eine unfassbar große Liebe. Der Oberarzt legte das Kind aufs Bett und nabelte ihn ab. Ich wollte das schnelle Abnabeln nicht. Ich dachte noch, warum ist mein Kind so weit weg? Er sollte bei mir sein. Ich war müde, und mir war inzwischen so kalt, dass meine Zähne aufeinanderschlugen, und meine Beine waren so schwach, dass ich nicht mehr stehen konnte. Ich hatte atonische Blutungen (starke Blutung durch verminderte Uteruskontraktion) und musste sofort in die OP. Ich war irgendwie erstaunt, wie schnell meine Kraft nachließ. Meine Augen schlossen sich.

Kein Platz für mich

Als ich wach wurde, wollte ich sofort zu meinem Kind. Mir war noch kalt, und eine freundliche Hebamme lächelte mich an und gab mir noch eine weitere Decke. Sie hatte inzwischen meinen Mann angerufen. Es wirkte alles so fremd und falsch auf mich. Warum lag mein Kind nicht neben mir? Ich wollte zu meinem Kind und sagte das. Eine andere Hebamme meinte, dass ich mich jetzt erst ausruhen müsse und dass mein Kind auf der Frühchenstation sei. Ich wiederholte energisch, dass ich jetzt zu meinem Kind wollte. Die beiden Hebammen schauten sich an, es war kurz ruhig, und dann fuhren sie mich zur Frühchenstation. Ich war so aufgeregt, und dann sah ich dieses kleine zerbrechliche Baby. Es hatte eine Beatmung, die riesig auf mich wirkte. Ich wollte instinktiv das Kind zu mir nehmen, aber sie fuhren mich wieder zurück auf die Frauenstation. Ohne mein Kind. Wie kann denn so ein System normal sein? Es ist pure Gewalt, mich in dieser Phase von meinem Kind zu trennen. Ich habe ein Recht darauf, bei meinem Kind zu bleiben.

Am nächsten Morgen war Visite und die Oberärztin kam ins Zimmer. Sie begrüßte mich mit den Worten: »Na, da haben sie hier aber den Bock abgeschossen.« Sie selbst fand das lustig, ich dagegen nicht, und ich fragte sie, ob das ihr Ernst sei. Es gab vorher auch eine Situation mit einer anderen Hebamme, die mir mitteilte, dass das nicht gut gewesen war, was *ich getan habe*. Glaubten sie ernsthaft, dass ich das mit Absicht auf der Toilette gemacht hätte? Die fehlende Empathie ist mir völlig unverständlich; und dann noch der Mutter die Schuld zu geben, grenzt für mich an beispiellose Arroganz. Das Personal war mit seiner Arbeit beschäftigt, manche waren freundlich, manche nicht. Für viele war ich irgendeine Patientin. Ich fühlte mich so allein im Krankenhaus. Mir fehlte Nähe, der warme Tee, das Lächeln und ... mein Kind! Was sollte ich hier auf so einer Station? Ich versuchte, mich mit den Umständen zu arrangieren, nur das Entscheidende, nämlich mein Kind, fehlte.

Ich versuchte, mich in dem Zimmer zurückzuziehen, und wartete, bis ich zu meinem Kind durfte, also bis die Frühchenstation um 8 Uhr öffnete. Frühstück wollte ich auf meinem Zimmer einnehmen, ich wurde aber aufgefordert, im Gemeinschaftsraum der Frauenstation mein Frühstück einzunehmen. Also saß ich in diesem Raum, und um mich herum saßen Mütter, die ihre Kinder bei sich hatten. Ich schämte mich so sehr. Warum konnte ich nicht mein Kind halten? Und warum durfte ich nicht bei meinem Kind bleiben? Ich saß allein am Tisch und versuchte, nicht zu diesen Müttern mit ihrem Baby zu schauen. Der Teller stand vor mir und fing an zu verschwimmen. Ich konnte vor lauter Tränen nicht sehen, was ich mir raufgepackt hatte. Ich sagte zu mir selbst: »Sei jetzt stark. Komm, bleib stark!« Aber es war mir nicht möglich und ich bekam kein Bissen runter. Weinend und verletzt verließ ich fluchtartig den Raum. Die Frau, die mich aufgefordert hatte, in diesem Gemeinschaftsraum zu frühstücken, bekam das mit, und sie kam in mein Zimmer, um sich zu entschuldigen. Ich brauchte von diesem Tag an nicht mehr mit den anderen Müttern essen, und dafür war ich ihr sehr dankbar.

Um 8 Uhr war ich endlich bei meinem Kind und nur dann war die Welt okay. Die Beatmung konnte nach einem Tag abgemacht werden und mein kleines Kind lag in einem Wärmebett, zumindest nachts. Am Tag lag er fast ausschließlich bei mir. Ich habe alles allein gemacht. Kuscheln und wärmen, Nahrung und Medikamente geben, sauber machen, Temperatur messen, Sensor wechseln, zwischendurch Milch abpumpen. Leider war mein Kind noch zu schwach, um selbst zu trinken, aber das würde sich in Zukunft ändern. Ich war mir da sehr sicher.

Es entwickelte sich eine Art Routine, die mir half, nicht an den Abend zu denken. Inzwischen war ich entlassen und mein Kind lag den 10. Tag dort in einem großen Gemeinschaftsraum. Meine eigene Entlassung war für mich sehr schwierig, weil ich mein Kind nicht mitnehmen durfte.

Die Tür vom Gemeinschaftsraum war permanent offen. Es war unruhig und laut, was sehr ungünstig für die Frühchen war. Es gab keine Rückzugsmöglichkeit, und ich musste dort meine Milch abpumpen. Jeden Abend, wenn ich nach Hause fuhr, weinte ich. Und jeden Morgen klingelte ich pünktlich auf der Frühchenstation. Mich beruhigte es enorm, wenn ich bei meinem Kind war. Ich hatte mich gut »eingearbeitet« und versuchte, nicht an den Abend zu denken, aber diese Trennung machte etwas mit mir. Abends loszufahren, hieß für mich Verzweiflung. Mir wurde dann enorm kalt und ich spürte Schmerzen in der Herzgegend. Wenn ich morgens zur Station kam, hatte ich meistens nur sehr kurze Nächte, und ich war innerlich total zerrissen. Manchmal spürte ich Scham, weil ich solche Traurigkeit empfand. Ich hatte den Eindruck, dass ich die Einzige war, die so fühlte, und dass das für die anderen unnormal und störend war. Die Schwestern gingen jeden Morgen ihrer Beschäftigung nach. Was stimmte also mit mir nicht? Ich merkte, wie mich diese Trennung schwächte und Stück für Stück mein Selbstwert kleiner wurde. Doch tief in mir wusste ich, dass meine Gefühle berechtigt waren, und die Bedürfnisse, bei meinem Kind zu bleiben, auch.

Die Krankenschwester

Als ich am 10. Tag wie sonst auch mein Kind besuchte, war eine Krankenschwester im Raum, die ich bisher noch nicht gesehen hatte. Sie war älter, stellte sich mir nicht vor und gab mir harsche Anweisungen, was ich jetzt bei meinem Kind zu tun hätte. Über einige ihrer Bemerkungen ging ich am Anfang bewusst hinweg. Sie blieb neben mir stehen und beobachtete mich. Als ich die Nahrung vorbereitete und diese meinem Kind geben wollte, riss die Schwester mir die Nahrung aus der Hand, legte sie vor sich hin und meinte, das sei Schwesternaufgabe. Mit großen Augen schaute ich sie an und nahm die Nahrung wieder zurück. Ich hatte die letzten Tage mein Kind gepflegt, auch meine Muttermilch hatte ich über die Sonde gegeben. Für die anderen Schwestern war das bisher kein Problem. Dazu kam, dass ich selbst als Krankenschwester in der Intensivpflege für Kinder gearbeitet hatte und nicht ganz so unerfahren war. Ich hatte die Pflege und auch die Nahrungsgabe übernommen und ich wollte das auch. Nicht ansatzweise war ich bereit, mir das jetzt wegnehmen zu lassen.

Die alte Krankenschwester wollte nicht weiter mit mir darüber diskutieren. Nachdem sie mir die Nahrung erneut aus den Händen gerissen hatte, verlangte ich, den Arzt zu sprechen. Dieser erklärte ihr auch, dass ich es bisher gemacht hatte und als Mutter dies auch machen dürfe. Die Krankenschwester diskutierte mit ihm, was ihm sichtlich unangenehm war. Er verließ den Raum und sie schimpfend hinterher. Dann kam sie wütend zurück und sagte: »Na, glücklich? Jetzt haben Sie ihren Willen bekommen. Unverschämt sind Sie.« Sie sagte noch etwas, aber ich habe es nicht mehr gehört. Irgendwie ist es an mir abgeprallt. Ich war eben nicht zuhause, und ein liebevolles

Umfeld konnte ich so hier nicht erwarten. Die Schwester selbst ging wieder raus zum Arzt.

Später kam dieser Arzt zu mir und fragte mich, ob ich in ein anderes Zimmer gehen wolle. Er meinte, dass es mit uns beiden nicht gut gehen würde, das habe er sich schon am Anfang gedacht. Die Schwester sei »vom alten Schlag«. Im anderen Zimmer würde ich sie nicht mehr sehen. Der Raum sei sehr klein, aber ich und mein Kind wären dort allein. Dadurch bräuchte ich mittags die Station nicht verlassen und könnte bei meinem Kind bleiben. Während der Mittagspause musste ich bisher die Station und damit mein Kind verlassen. Nachmittags durfte ich dann bis zum Abend bleiben, spätestens 20 Uhr musste ich gehen. Was für eine gute Nachricht! Mittags konnte ich bleiben. Ich fragte ihn, ob ich auch gleich 24 Stunden bleiben dürfe, was leider nicht ging. Und wieder musste ich abends die Station verlassen.

Kontakt zwischen Mutter und Kind

Ich kann damit leben, dass die Geburt ein Notfall war. Aber was ich als unmenschlich empfinde, ist, dass die Mütter anschließend nicht bei ihren Kindern bleiben dürfen. Mein Kind hatte so schon einen sehr schweren Start ins Leben, und wir hatten beide ein Recht aufeinander. Aber ich durfte mein Kind nur zu den entsprechenden Besuchszeiten sehen. Ich bin nicht irgendein Besuch, sondern die Mutter. Oft wird die Überwachung als Grund genannt. Der Überwachung habe ich ganz bestimmt nicht im Wege gestanden! Ich habe die gesamte Pflege und Ernährung übernommen. Den Sensor für die Überwachung habe ich übrigens auch gewechselt.

Ich hatte damals die Ärzte angefleht, ob es nicht doch eine Möglichkeit gäbe, dass ich bei meinem Kind bleiben darf. Ein Kinderarzt sagte, dass viele Ärzte selbst wollten, dass die Mütter bleiben können. Es gäbe sogar ein Zimmer, das aber als Abstellkammer diene. Sie boten mir eine Psychologin an, die mit mir die Traumata aufarbeiten würde. Was für ein Hohn. Die Klinik schützt nicht vor Traumata, sondern sie verursacht durch ihr System selbst die traumatischen Erfahrungen. Für den Beginn könnten sie ganz einfach die Abstellkammer frei machen. Dafür bräuchte die Klinik nicht einmal viel Geld investieren, denn das Zimmer ist schon da. Erwähnenswert ist, dass diese Klinik bereits die größte Fördersumme in unserem Bundesland erhalten hat.

Primär sollte ein permanenter Kontakt zwischen Mutter und Frühchen ermöglicht werden. Ein Hotel, Besuchszeiten und BabyCam sind für mich zusätzliche Angebote, die nicht als primäre Angebote missbraucht werden dürfen. Heute bereue ich es, dass ich jeden Abend losgefahren bin. Ich hätte mich einfach auf dem Fußboden hinsetzten sollen. Ich hätte mich weigern müssen loszufahren. Trennung in dieser Art und Weise ist vorsätzliche Gewalt. Gerade eine Klinik mit »höchster Versorgungsstufe« muss die Istanbuler Konventionen und den CEDAW (Convention on the Elimination of All Forms of Discrimination Against Women) erfüllen.

Die Trennung von meinem Kind ging über mehrere Wochen und sie hat tiefe Traumata geschaffen. Bei dem Thema Nahrung war ich anderer Meinung als diese eine Krankenschwester. Ich versuchte, meinem Kind immer mehr die Brust anzubieten, unabhängig von irgendwelchen Zeiten. Es war schwierig, es dort umzusetzen. Ich wollte nicht mehr dortbleiben. Eines Tages sagte ich dem Arzt, dass ich mein Kind mit nach Hause nehmen wolle. Jedoch hätte ich es nicht getan, wenn der Arzt ernsthafte Bedenken geäußert hätte. Mir war eine gute Versorgung meines Kindes wichtig. Die Sondennahrung würde ich selbst zuhause geben. Hoffnungsvoll schaute ich den Arzt an und hoffte auf sein Okay. Er meinte, dass er lieber noch warten würde. Dann passierte etwas Unerwartetes für mich und ich war völlig überrascht. Der Arzt reagierte auf etwas, was ich in diesem Moment ausgestrahlt haben muss. Ich sah kurz seine Augen und sein Mitgefühl, bevor er schnell auf den Boden blickte. Er hat mir in diesem Moment etwas geschenkt, etwas sehr Wichtiges: Er zeigte mir seine Menschlichkeit. Ihm waren meine Schmerzen und meine Verletzungen bewusst und er fühlte mit. Ich war also nicht unnormal. Am nächsten Tag kam er zu mir und hat uns mit gutem Gefühl entlassen. Endlich zuhause und nach einer Woche konnte mein Kind selbständig aus der Brust trinken und ich zog die Sonde raus.

Meine anderen Schwangerschaften

Bei meiner dritten Schwangerschaft war ich zur Vorsorge in dieser Klinik bei genau der Oberärztin, die mich damals nach der Sturzgeburt so frech angesprochen hatte. Sie empfahl mir, unbedingt den Muttermund zuzunähen, um die nächste Frühgeburt zu verhindern. Ich hatte kein Vertrauen zu dieser Ärztin und wollte eine Zweitmeinung. Ein Oberarzt aus einer 20 km entfernten anderen Klinik bestätigte die erste Empfehlung. Was mich irritierte, war sein ärztliches Schreiben, denn das ein Zunähen wirklich so notwendig sei, wurde nicht deutlich. Unser Gespräch beinhaltete etwas anderes als das, was dann im Schreiben stand. Ich hatte sogar schon einen Termin, den ich einen Tag vorher absagte. Eine sehr engagierte Frau von Mother Hood e. V. hatte mir bei dieser Entscheidung geholfen. Es war ein sehr intensives Gespräch, und ich bin dieser Frau, die sehr versiert in der Forschungsarbeit und der Medizin ist, bis heute dankbar. Mein drittes Kind kam jedenfalls nicht zu früh, sondern 13 Tage nach dem errechneten Geburtstermin bei uns zuhause in liebevoller Umgebung zur Welt.

Mehrere Sachen habe ich später getan, um mit dem Erlebten besser klarzukommen. Ich habe ein Artikel geschrieben, öffentlich darüber gesprochen, ein Lied darüber geschrieben und wieder öffentlich darüber gesprochen. Ich engagiere mich ehrenamtlich bei Mother Hood e. V. und bin inzwischen Sprecherin beim Frauenpolitischen Rat Brandenburg. Ich habe die Hoffnung, dass die Krankenhäuser allen Müttern auf Frühchenstationen ein Rooming-In anbieten. Und wenn sie es nicht tun, dass sich die Mütter wehren. Keine Frau sollte diese Umstände als normal und gegeben hinnehmen.

Meine anderen Kinder kamen zuhause zur Welt. Es ist eine bewusste Entscheidung, dass ich das Thema Hausgeburt erst am Ende des Artikels erwähne. Mir wurde schon damals bei dem Artikel für die Hebammenzeitschrift empfohlen, das Thema Hausgeburt wegzulassen, weil ich sonst viel weniger Menschen mit der eigentlichen Problematik erreichen würde. Aber was ist die eigentliche Problematik? Ist mein Erlebnis weniger wert, wenn ich mich bewusst für Hausgeburten entscheide und vorher eine schöne Hausgeburt hatte? Bin ich dann unverantwortlich oder habe ich eine traumatische Geburt verdient, damit ich lerne, dass eine Geburt in die Klinik und in erfahrene Hände gehört? Hat mir vielleicht deshalb die eine Hebamme unterstellt, dass ich im Alleingang und mit Absicht die Sturzgeburt auf der Toilette vollzog? Schließlich hatte ich ja bereits eine wundervolle Hausgeburt und wollte über das Thema Schmerz in der Klinik nicht sprechen. War ich in ihren Augen der Fehler? Bin ich die Frau, die verachtet werden darf, weil sie angeblich egoistisch ihre Bedürfnisse einfordert? Ist es unangenehm, wenn ich selbstsicher sage, was ich möchte und brauche? Darf ich das nicht? Habe ich mich der Klinik unterzuordnen?

Ich denke, jede Frau sollte für sich bestimmen dürfen, was sie braucht. Ich brauche eine ehrliche Zusammenarbeit, Wertschätzung und Vertrauen. Ich brauche es, dass man mich ernst nimmt, vor allem in einer meiner sensibelsten Phasen des Lebens. Diese einfachen Dinge konnte mir die Klinik nicht geben. Ganz im Gegenteil, es wurde dadurch in der Klinik lebensbedrohlich für mich und mein Kind. Jedoch habe ich diese einfachen Dinge in meinen Hausgeburten erleben dürfen, sie waren sogar selbstverständlich. Ich war in meinem eigenen vertrauten Umfeld. Ich durfte es mir dort gut gehen lassen. Es war ruhig und meine Liebsten waren um mich. Ich durfte in dieser Phase einfach nur ich sein. Sie kannten mich und ich konnte ihnen vertrauen. Hätte ich dort gesagt, dass mein Kind kommt, dann hätten sie sofort reagiert.

Meine späteren Kinder und ich konnten eine liebevolle und stärkende Geburtserfahrung zu Hause machen. Anschließend waren wir gemeinsam im Familienbett. Wir mussten uns nicht einem Klinikstandard unterordnen, sondern wir durften einfach kuscheln. Meine Kinder durften in einer liebevollen und geborgenen Umgebung ihren Vater kennenlernen. Wir durften uns kennenlernen und einfach genießen. Ich bekomme von der Hebamme einen warmen Tee und ein noch wärmeres Lächeln dazu. Vielleicht fühlt sich so eine glückliche Königin?

Ich stelle mir oft die Frage, warum? Hätte ich verhindern können, dass es zu früh kommt? Ich fühle mich schuldig, und dieses Gefühl kann ich nicht so einfach abschütteln. Frühgeburtlichkeit hat Einfluss auf die Motorik und das Sprachverhalten auch auf den IQ. Hat die Geburt auch Einfluss auf den Charakter? Wenn ich mein Kind sehe, spüre ich eine wahnsinnige Liebe; dazu kommt, dass es unglaublich lieb und sensibel ist. Wir haben eine so starke Bindung, dass auch der Vater etwas außen vor bleibt. Das ist bei den anderen beiden Kindern nicht so. Aber eins weiß ich: Wir müssen etwas tun, damit in den Kliniken die Familien achtsam behandelt werden und Frauen mit ihren Kindern besser geschützt sind.

JENS PAGELS

15 Gewalt in der Geburtshilfe aus Sicht eines Klinikers

15.1 Einleitung

Zu diesem Beitrag

In diesem Kapitel geht es um die Diskussion, ob es Gewaltformen in der Geburtshilfe gibt, wie diese motiviert sind und ob es systemischen Handlungsbedarf gibt, um Gewalt zu vermeiden. Ganz explizit geht es hier nicht um medizinische Kunstfehler in der Behandlung und unter der Geburt. Dieses Thema ist exkludiert und muss an anderer Stelle beleuchtet werden. Die eingefügten Beispiele sind sämtlich erfunden, jedoch typisch für die Erzählungen von Frauen und sollen dem Verständnis der einzelnen Unterkapitel dienen. Die Beispiele werden nicht näher diskutiert, sondern sollen zu weiteren Überlegungen anregen.

Weiterhin geht es in diesem Kapitel nicht um Schuldzuweisungen oder um eine populistische Meinungsbildung. Der Text soll vielmehr als konstruktive Kritik aufgefasst werden und für das Thema sensibilisieren.

Relevanz des Themas aus ärztlicher Sicht

In unserer »Geburtsplanungssprechstunde« ist es annähernd an der Tagesordnung, dass schwangere Frauen von sehr traumatischen ersten Geburten berichten. Diese Berichte haben dann zwar einerseits unterschiedlichste (medizinische) Hintergründe, andererseits aber eines gemeinsam: Die schwangeren Frauen fürchten sich vor der anstehenden nächsten Geburt und sind völlig verzweifelt darüber, für welchen Geburtsmodus sie sich entscheiden sollen.

In diesen Gesprächen hört man, dass die erlebten Traumata nicht selten zu regelrechten Panikattacken führen, die gepaart sind mit quälenden Gefühlen des Versagens und mit weiteren tiefen emotionalen Verwerfungen. Häufige Berichte beziehen sich beispielsweise auf das medizinische Procedere am Ende der Schwangerschaft, andere auf ärztliche Aussagen und Meinungen zu tatsächlichen oder angenommenen Gefährdungslagen bereits in der früheren Schwangerschaft.

Bei uns in Deutschland sind unterschiedliche Professionen an der Schwangerenvorsorge beteiligt: in der Regel Frauenärzt:innen, aber auch Hebammen, und gegebenenfalls psychosoziale Beratungsstellen oder spezielle Pränataldiagnostiker:innen.

Außerdem haben individuelle Meinungsgeber:innen, wie Foren im Internet oder die Familie, unter Umständen Einfluss auf die Erwartungshaltung der Schwangeren und deren mögliche Gefährdungssituation.

Man muss sich darüber im Klaren sein, dass schwangere Frauen grundsätzlich natürlich Gefahren vom Kind abwenden wollen. Dies ist deren tiefstes Anliegen. Deswegen haben sie ein offenes Ohr für bedenkliche Meinungen aus welcher Richtung auch immer. Kritische Äußerungen, Vermutungen, das Heraufbeschwören von Gefährdungen können bei schwangeren Frauen aber bereits der Beginn einer Traumatisierung sein. Dabei kommt es nicht darauf an, welche Profession den Beginn der Pathologisierung einer Schwangerschaft letztendlich macht. Bei physiologischen (also nicht-pathologischen) Schwangerschaften – und ausschließlich davon reden wir an dieser Stelle – kann ein kleiner Anfangsverdacht auf Komplikation letztlich zu einer katastrophalen Geburt führen, die eine Frau nie wieder völlig überwinden kann. Es müssen sich alle Professionen ihrer Verantwortung über die Begleitung einer Schwangerschaft und einer Geburt äußerst bewusst sein.

Beispiel 1

Mein Geburtstermin war überschritten, und mein Frauenarzt hat gemeint, es sei zu wenig Fruchtwasser da. Deswegen hat er mich in die Klinik geschickt. Dort wurde die »Diagnose« bestätigt und ich musste eingeleitet werden. Über Tage ist nichts geschehen. Das hat mich sehr belastet. Dann hatte ich einen Blasensprung und habe 15 Stunden mit Wehen gekämpft. Ein Tropf wurde auch angehängt. Schließlich konnte ich nicht mehr und die Herztöne wurden schlecht. Dann ging alles ganz schnell und ich landete im OP. Mein Mann durfte nicht in den OP. Nach der Operation habe ich stark geblutet und mir wurde schwindelig. Ich habe viele Medikamente bekommen. Stillen konnte ich leider nicht. »Es war keine Milch da«, sagte die Stillschwester.

Bespiel 2

Ich hatte so starke Wehen, dass ich nicht ein noch aus wusste! Die Hebamme hatte aber viel zu tun. Sie begleitete mehrere Geburten gleichzeitig. Ich war die ganze Zeit mit meinem Mann allein. Niemand ist gekommen, obwohl wir geklingelt haben. Irgendwann kam eine fremde Person, die mich kurz vaginal untersucht hat. Sie hat einen Katheter in meine Blase gesteckt und gemeint, dass alles gut sei. Dann ist sie gegangen. Wir waren wieder allein. Ich habe gefühlt, dass etwas nicht stimmt! Es hat so wehgetan. Ich wollte einen Kaiserschnitt! Dann fühlte ich, der Kopf kommt. Ich habe geschrien und es kamen die Hebamme und die andere Frau. Die hat dann einen Dammschnitt gemacht. Es war schrecklich!

Die Liste an Beispielen von erlebter Gewalt ist lang. Die Liste ist sicher auch sehr individuell, denn ob Gewalt vorliegt, liegt im Auge der Betrachterin. In diesen typischen Beispielen kann jeder und jede Außenstehende diese Gewalt nachempfinden. Eigentlich! Denn auch in diesen Fällen sehen manche keine Gewalt. Da sind wir beim Problem angekommen: Was ist eigentlich Gewalt, wie sind die Mechanismen, wie die Motivation der Gewalt, und was kann man dagegen tun?

15.2 »Führung« einer Schwangerschaft und Geburt

Die »Führung«, das heißt die Begleitung einer Schwangerschaft und Geburt, ist ganz sicher eine Kunst! Diese Kunst besteht darin, einen medizinischen Sachverstand zu entwickeln, der dazu ermächtigt, pathologische Zustände von physiologischen zu unterscheiden. Hierzu braucht es aber auch unbedingt Erfahrung. Nicht weniger wichtig sind zudem die persönliche Eignung (Empathie), mit deren Hilfe Botschaften transportiert werden können, und die Fähigkeit, die Lebenssituation einer Frau im Ganzen zu betrachten. Außerdem ist es unbedingt notwendig, den Wünschen und Bedenken einer schwangeren Frau auf Augenhöhe begegnen zu können, um einen gemeinsamen, konsentierten Weg in der Schwangerschaft und für die Geburt zu finden. Definitiv nötig sind auch gute kommunikative Fähigkeiten! Sprechen und Erklären bedingen Einsicht und Verständnis.

Um ehrlich zu sein: Fast nichts davon lernt man im Studium der Medizin! Keine Instanz zudem regelt die persönliche Eignung eines Arztes oder einer Ärztin. Eigentlich alles ist dem Zufall überlassen!

Die medizinische Ausbildung konzentriert sich auf das Erkennen und Erlernen von Krankheitssymptomen, auf die Indizierung von spezifischen Untersuchungen, auf die sinnvolle Einordnung und Würdigung von körperlichen Befunden und natürlich auf die Behandlung von Krankheiten, samt der Nachsorge. Auch emotionales Befinden und psychische Störungen wie Ängste gehören im Selbstverständnis der Ausbildung nicht zum Arbeitsauftrag von Mediziner*innen, es sei denn, sie sind Psychiater*innen. In der Vorsorge kommt hinzu, dass Ärzt*innen darauf trainiert sind, Gefahren frühzeitig zu erkennen und möglichst vor der Entstehung eines Problems einzugreifen.

Bedingt also durch das Studium und das intensive Faktenlernen liegt der Fokus der Mediziner*innen weitgehend auf dem Krankhaften. »Es könnte ja etwas geschehen!«, denken sie.

Historisch gesehen hatten Ärzte (damals nur männliche) bei einer Geburt nichts zu suchen. Ihre Anwesenheit bei einer Geburt war verpönt. Sie wurden lediglich hinzugezogen, wenn die Hebamme die Katastrophe zu vermelden hatte. Dann war es die Aufgabe des Arztes, das tote Kind zu entwickeln und die Mutter zu retten (»entwickeln« bedeutet, dass das Kind nicht gezogen oder gezerrt, sondern nach den Regeln der Kunst aus dem Körper der Frau geholt wird). Später dann änderte sich die Situation allmählich, indem zunächst Peter Chamberlen, der Ältere, die Geburtszange erfunden hatte. Er rühmte sich dann damit, schwierige Geburten zum Guten wenden zu können, indem er Mutter und Kind retten konnte. Interessanterweise hat er seine Erfindung über Jahrzehnte geheim gehalten, um ein kleines legendäres Monopol zu schaffen. So durfte auch niemand (auch nicht die Hebamme) bei seinen Manövern anwesend sein, damit seine »Kunst« wirklich auch exklusiv blieb. Später erst verkaufte er seine Geburtszange gewinnbringend an einen Interessenten auf dem europäischen Kontinent. Von dort aus wurde dann nach und nach die Geburtshilfe auch bei Ärzten »hoffähig«, jedoch nur bei schwierigen Situationen. Später kamen weitere medizinische Errungenschaften hinzu, die »Arztsache« waren und die Geburtshilfe sicherer machten, beispielsweise im Bereich der Hygiene, der Diagnostik oder bei O P-Techniken (Kaiserschnitt).

Betrachtet man die Rolle der Ärzt*innen in diesem Kontext, wird klarer, wie diese motiviert sind und was deren Berufung ist.

Das Paradoxe ist, dass die allermeisten Geburten komplikationslos verlaufen. Ein Arzt oder eine Ärztin mit ihrem Blick auf das Krankhafte wird eigentlich nicht gebraucht. Dennoch wird die Geburtshilfe in Deutschland überwiegend ärztlich geführt. Mediziner:innen sind also bei fast jeder Geburt dabei, es sei denn, es handelt sich um eine Hausgeburt oder um eine Geburt im Geburtshaus.

Gesellschaftlich und soziologisch hat sich in den letzten Jahrzehnten herauskristallisiert, dass Frauen die Leitung der Geburt einer ärztlichen Fachkraft anvertrauen. Das hat auch damit zu tun, dass sich die medizinischen Möglichkeiten (beispielsweise der Ultraschall) enorm entwickelt haben und diese in der Hand der Ärzteschaft liegen. In der Hand der Ärzteschaft liegen darüber hinaus – gesetzlich festgeschrieben – die Prävention oder die rezeptpflichtige Pharmakotherapie. So hat sich die somatische Medizin mit der Zeit eine Monopolstellung auf viele Leistungen erarbeitet. Es ist heute ganz normal, in die Arztpraxis zu gehen, auch wenn Frau »nur« schwanger ist. Also vertrauen Frauen einem Arzt oder einer Ärztin vielleicht mehr als einer Hebamme. Außerdem wird für Mütter offensichtlich immer bedeutsamer, dass Kliniken auch über Kinderärzt*innen verfügen, die sich sofort bei Gefahr rettend um das Neugeborene kümmern können. Die Dominanz und Bedeutung der Ärzteschaft ist insgesamt beträchtlich.

15.3 Spannungsfeld Pathologie und Physiologie

Die gerade genannte Entwicklung der Geburtshilfe in Deutschland hat seine Schattenseiten. Häufig wird argumentiert, dass eine unterlassene Notfallintervention mit einem geschädigten Kind letztlich schlimmer sei als eine durchgeführte unnötige Intervention. Diese Argumentation bezieht sich aber immer auf den absoluten Notfall, bei dem die Entbindung wegen drohenden Sauerstoffmangels innerhalb kürzester Zeit erfolgen muss.

Aus dem eigenen Selbstverständnis sehen Frauenärzt:innen die Hausgeburt oder die Geburt im Geburtshaus ohne ärztliche Hilfe sehr kritisch. Notfälle entstünden unter Umständen nämlich sehr schnell und unvorhersehbar. Dann aber fehle die Interventionsmöglichkeit des Krankenhauses. Immerhin wird eine Kernaussage deutlich:

Mediziner*innen tendieren dazu, eher Gefahren in einer Schwangerschaft und unter der Geburt zu sehen, als dass sie auf die physiologischen Abläufe vertrauen. (Eine typische Auffassung der Ärzteschaft ist: »Die Schwangerschaft und die Geburt sind die gefährlichsten Momente im Leben einer Frau.«) Dies hat Konsequenzen für schwangere Frauen, denn sie reagieren sehr sensibel auf mögliche Gefahrenmeldungen. In vielen Fällen bleibt ihnen nichts anderes übrig, als dem ärztlichen Rat zu folgen und in weitere Untersuchungen oder Interventionen zu vertrauen. Dieser Mechanismus ist der Beginn einer Verkettung von sich selbst verstärkenden Problemen, die mit einer traumatischen Geburt enden kann.

FALLBEISPIEL

Bei einer schlanken jungen Frau wird bei einer Routinekontrolle per Ultraschall eine auffällige Durchblutung einer Gebärmutterarterie festgestellt. Die Frauenärztin ist extrem besorgt und meint, es könnte sich nun eine Präeklampsie (Schwangerschaftsvergiftung) entwickeln oder das Baby könnte schlecht versorgt sein. »Da muss man mit allem rechnen!«, fügt sie hinzu. Die Schwangere muss zur Überprüfung in die Klinik. Sie ist sehr aufgeregt und macht sich Sorgen. In der Klinik ist der Blutdruck dann leider etwas zu hoch, 145/90 mm Hg. Es wird eine Urinuntersuchung (Spontanurin) durchgeführt und im Urin werden Proteine nachgewiesen. Der Verdacht der Frauenärztin scheint sich zu bestätigen. Die Angelegenheit ist ernst. Täglich wird Blut abgenommen. Die Befunde zeigen eine erhöhte Harnsäure und eine grenzwertige alkalische Phosphatase. Die Situation spitzt sich zu. Die Besorgnis steigt. Die Schwangere schläft kaum noch und berichtet über Kopfschmerzen. Die Ärzte sagen: »Mit Ihnen stimmt etwas ganz gravierend nicht! Sie haben nun 1 Stunde Zeit. Entscheiden Sie, ob Sie einen Kaiserschnitt wollen oder eine Einleitung. Bedenken Sie, dass Ihr Kind für immer behindert sein kann.« Kurze Zeit später kommt jemand mit einem Aufklärungsbogen für den Kaiserschnitt. Die Schwangere unterschreibt weinend. Es ist gerade ein OP-Slot frei und mit Eile geht es in den OP. Die Schwangere kann in der Aufregung nicht stillsitzen. Die Spinalanästhesie klappt nicht, der Anästhesist flucht. Es wird eine Narkose gemacht. Die Schwangere wird im Aufwachraum mit starken Schmerzen wach. Das Kind und der Partner dürfen nicht da sein. Man sagt ihr, alles sei in Ordnung. Später kommt sie in den Kreißsaal. »Da haben Sie und vor allem Ihr Kind ja gerade nochmal Glück gehabt«, meint jemand. »Das war knapp.« Ein Gefühl von Traurigkeit beschleicht die Entbundene. »Ich habe es nicht geschafft«, meint sie. Das Stillen klappt nicht, und es dauert lange, bis sie ihr Kind überhaupt lieben kann.

In der Analyse dieses fiktiven Beispiels ist für erfahrene Geburtshelfer*innen schnell klar, dass es durchaus einen Spielraum in der Bewertung oder Auslegung der Befunde gibt. Die Kaskade der Geschehnisse, sowohl medizinisch als auch was die Kommunikation angeht, lässt sich sehr kritisch beleuchten. Durchaus wäre ein anderer Weg möglich gewesen. Die Situation und die Spirale der Eskalation hätte beruhigt werden können und die Geburt hätte durch eine Deeskalation eine Wendung nehmen können.

Eine ärztliche Fehleinschätzung der beschriebenen Situation vorausgesetzt, kann man an dem genannten Beispiel einige Formen von Gewalt festmachen. Dies sind mindestens:

- Dominieren der Schwangeren trotz mangelhafter medizinischer Fachkenntnisse
- Psychische Gewalt durch das Ausnutzen der mütterlichen Ängste und die Erzeugung von Zeitdruck
- Körperliche Gewalt durch fehlindizierte invasive Eingriffe
- Soziale Gewalt durch mangelhafte Kommunikation
- Institutionelle Gewalt durch die Unterordnung des Geburtsverlaufes in den klinischen OP-Ablauf

15.4 Analyse ärztlicher Gewaltmechanismen

Fragt man angehende Medizinstudierende nach ihrer Motivation für den Beruf, dann berichten diese zunächst, dass sie Menschen helfen und Krankheiten heilen möchten. Dieser soziale Aspekt des Berufes ist also sicher eine Haupttriebfeder für die Berufswahl. Weiterhin sind aber auch der hohe soziale Status der Ärzt:innen, das überdurchschnittliche Einkommen und andere Faktoren wichtig (Burghaus et al. 2013).

Der soziale Aspekt bei der Berufswahl ist jedoch nicht nur zu Beginn des Studiums wichtig, sondern verliert auch im späteren Berufsleben kaum an Bedeutung. Ärzt:innen wollen helfen und tun das auch! Zu helfen ist Berufung. Sie wollen darüber hinaus ihre Mitmenschen, unabhängig von Geschlecht, sozialem Status, Religion und politischer Meinung, vor Schaden bewahren. Dies schwörten sie früher nach dem Hippokratischen Eid, später nach der Genfer Deklaration des Weltärztebundes. Heute schwören zwar keine angehenden Ärzt:innen in Deutschland mehr, die soziale Botschaft ist jedoch geblieben und in den Statuten der einzelnen Ärztekammern verankert.

Warum aber kommt es dann in der Medizin – und hier speziell in der Geburtshilfe – vor, dass genau Gegenteiliges häufig oder gar systematisch erfolgt? Wie kann es sein, dass ein Arzt, eine Ärztin Gewalt gegenüber ihrer Patientin anwendet? Führt diese Behauptung nicht den gesamten Stand der Ärzteschaft ad absurdum?

Zur Klärung dieser Frage betrachten wir zunächst die Definition von Gewalt.

> »Gewalt ist der tatsächliche oder angedrohte absichtliche Gebrauch von physischer oder psychologischer Kraft oder Macht, die gegen die eigene oder eine andere Person, gegen eine Gruppe oder Gemeinschaft gerichtet ist und die tatsächlich oder mit hoher Wahrscheinlichkeit zu Verletzungen, Tod, psychischen Schäden, Fehlentwicklungen oder Deprivation führt.«
> (WHO 2003, S. 6)

Gibt es das alles in der Medizin? Gibt es Gewalt nur im Ausnahmefall? Gibt es dies vielleicht systemisch und häufig? Letzteres trifft zu und muss leider als gelebter Umstand benannt werden.

15.4.1 Institutionelle Gewalt

Eine geburtshilfliche Klinik ist ein Raum, der eine Menge Ressourcen innerhalb eines Krankenhauses verbraucht. In aller Regel ist der personelle und apparative Aufwand groß. Damit rechnet eine derartige Abteilung auch vergleichsweise mit überdurchschnittlichen Kosten. Demgegenüber stehen aber relativ kleine Erlöse. Die Vergütung der Geburtshilfe ist derzeit suboptimal. Es gibt ein Missverhältnis.

Aus dem ständigen Kostendruck resultiert, dass große Anstrengungen unternommen werden müssen, um den Erhalt zu sichern. Stellen werden reduziert. Hebammen fehlen, es herrscht Pflegenotstand, ausgebildete Ärzt:innen sind schwer zu bekommen. Frauen müssen unter diesen reduzierten Gegebenheiten gebären.

Hebammen- und Ärztemangel. Die mangelhaften institutionellen Gegebenheiten führen dazu, dass Personal überanstrengt ist und übliche Standards der Ausbildung und der Vorhaltung nicht erfüllt werden können. Wenn nicht genügend Hebammen im Dienst sind, werden die Frauen schlechter betreut. Wenn die vorhandenen Hebammen überanstrengt sind, wird die Qualität der persönlichen und angemessenen Betreuung nochmals schlechter. Wenn die vorhandenen Hebammen vom erwirtschafteten Einkommen nicht leben können, verlassen Sie den Beruf. Ein Kreislauf, der sich verstärkt!

Auf ärztlicher Seite gibt es analoge Probleme. Die Personaldecke ist dünn, es bleibt eine hohe Arbeitsbelastung. Gleichzeitig ist kaum Zeit, jüngere Kolleg:innen auszubilden. Dies gipfelt darin, dass Fach-, Ober-, und Chefärzt:innen Tätigkeiten selbst durchführen, um Zeit zu sparen. Damit aber sind die jungen Ärzt:innen auf sich selbst gestellt und müssen versuchen, sich praktische und theoretische Fähigkeiten selbst anzueignen. Dies gelingt in der Regel nur bedingt.

Aus meiner eigenen Assistenzarztzeit erinnere ich diese Frustration. Erst viel später lernte ich dazu. Heute ist die Situation auf ärztlicher Seite nicht besser, sondern schlechter geworden. Viele junge Fachärzt:innen verlassen die Klinik schnell nach bestandener Prüfung in die eigene Praxis. Mit recht wenig Erfahrung müssen sie dort dann eigenverantwortlich schwangere Frauen medizinisch betreuen. Es ist dann vorstellbar, dass dies zu Problemen führen kann. In Ermangelung von fachärztlichem Personal in der Klinik aber werden junge, noch recht unerfahrene Kolleg:innen schnell zum Oberarzt bzw. zur Oberärztin ernannt, weil die Stellen besetzt werden müssen. Die institutionelle Schräglage in der Geburtshilfe führt mancherorts dazu, dass es auch an medizinischer Expertise mangelt. Was dies für Frauen bedeutet, ist klar, und kann im Sinne der WHO-Definition eine Ursache für Gewalt als zu viele und zudem nicht fachgerecht angewendete Interventionen sein.

Klinikschließungen. Geburtshilfliche Abteilungen müssen aus wirtschaftlichen Gründen schließen. Die schwangeren Frauen konzentrieren sich damit auf eine geringere Anzahl von Kliniken, die stark überlastet sind und zudem mit oben genannten strukturellen Problemen zu kämpfen haben. Im Ergebnis kann die Qualität der Betreuung abnehmen. Frauen werden an der Kreißsaaltür abgewiesen, sie gebären im Patientinnenzimmer (weil kein Kreißsaal frei ist), sie haben möglicherweise nur ein definiertes Zeitfenster im Kreißsaal, um ihr Kind zur Welt zu bringen. Wenn sie das nicht schaffen, droht der Kaiserschnitt aus Gründen der Raumverteilung, denn die nächste Frau steht bereits vor der Tür.

Angst vor Schadensfall. Ein dauernder Begleiter von Hebammen und Ärzt:innen ist die Angst vor einem Schadensfall. Ein Schadensfall droht, wenn ein Kind einen echten oder vermeintlichen Sauerstoffmangel erleidet oder im Kreißsaal reanimiert werden muss. Auch kommt es vor, dass Frauen vor Gericht klagen, wenn ihnen selbst ein wirklicher oder vermeintlicher Schaden aufgrund eines ärztlichen Behandlungsfehlers zugefügt wurde.

In keinem anderen medizinischen Bereich kommen derart viele juristische Auseinandersetzungen vor wie in der Geburtshilfe. Dabei geht es dann häufig um sehr hohe Schadenssummen, die in der letzten Vergangenheit stark angestiegen sind und dies wohl auch in Zukunft tun werden. Diese Auseinandersetzungen haben nicht nur zur Folge, dass die Versicherungssummen für die Haftpflichtversicherung angestiegen sind und freiberufliche Hebammen überfordern und zur Aufgabe zwingen. Grundsätzlich hat sich die ganze Geburtshilfe vor diesem Hintergrund geändert.

FALLBEISPIEL

Die Hebamme überwacht in der Nacht eine beginnende Geburt. Sie stellt eine Veränderung im CTG fest. Die kindliche Herzaktion ist phasenweise zu ruhig. Es könnte sich um eine Schlafphase des Kindes handeln oder um eine drohende Gefahr. Die Verantwortung der Entscheidung möchte sie nicht tragen, informiert also die Assistenzärztin. Diese soll entscheiden, was zu tun ist. Die Assistenzärztin scheut sich als mittleres Glied in der Entscheidungskette aber selbst, die Verantwortung zu übernehmen. Sie ordnet zwar eine Infusion mit Kochsalzlösung an, dies ändert aber nichts an der Situation. Nach einer Weile – es ist bereits mitten in der Nacht – entschließt sie sich, die Oberärztin anzurufen, um ihr zu berichten, und reicht damit die Verantwortung ihrerseits weiter. Die Oberärztin ist nicht besonders erfreut über den Anruf und stellt Fragen zum geburtshilflichen Befund der Schwangeren. Dieser ist aber noch zu »unreif« für eine baldige Geburt. Damit löst sich das Problem also nicht auf natürliche Weise von selbst. In die Klinik zu fahren, um sich selbst ein Bild zu machen, um dann abzuwarten und gegebenenfalls später einen Kaiserschnitt durchzuführen, ist keine Option. Also fällt die Entscheidung, in aller Ruhe eine PDA anzulegen und dann den Kaiserschnitt durchzuführen. »Ich komme dann, wenn Sie alles entsprechend vorbereitet haben«, meint die Oberärztin. Die Schwangere wird also informiert, dass nun wegen eines drohenden Sauerstoffmangels ein Kaiserschnitt gemacht werden müsse. Dieser geschehe aber in PDA (Periduralanästhesie). Damit dürfe der Ehemann dabei sein. Ein Glück!

Unter Geburtshelfenden kursiert eine Aussage, die die genannte Situation sehr gut beschreibt: »Für einen Kaiserschnitt ist noch niemand verurteilt worden, sehr wohl aber für den nicht oder den zu spät getanen Kaiserschnitt!«

Die Angst der Ärzt:innen, etwas zu übersehen und damit dann zur Verantwortung gezogen zu werden, ist allgegenwärtig und beginnt bereits bei der Feststellung der Schwangerschaft. Diese Tatsache führt in der Konsequenz zum Bedürfnis der weiteren Absicherung, also zu immer mehr Untersuchungen. Diese aber bergen die Gefahr der Pathologisierung. Aus typischen Schwangerschaftsbeschwerden können also schnell ernsthafte angebliche Gefährdungslagen resultieren, die zu Interventionen zwingen. Unnötige Geburtseinleitungen, unnötige Kaiserschnitte, unnötige körperliche und seelische Traumata sind die Folge! Die Angst der Ärzt:innen führt letztlich zu intensiven Formen der Gewalt in der Schwangerschaft und unter der Geburt.

Es darf nicht verschwiegen werden, dass diese schwierige juristische Situation (Fehlentscheidung möglich?) auch von der werdenden Mutter gravierend beeinflusst werden kann. Diese ist es nämlich, die letztlich (auf dem Papier) über alles entscheiden muss. Sie muss einwilligen und entsprechend gehört werden. Die Angst der Mutter vor einem Schaden an ihrem eigenen Kind macht es ihr aber fast unmöglich, komplizierte geburtshilfliche Risikoabwägungen zu tätigen. Sie verlässt sich auf den Arzt oder die Ärztin und die Hebamme, die ja die Fachleute sind. Führt die mütterliche Verunsicherung zu Angst oder gar Panik, kann es vorkommen, dass die eigentlich unnötige Intervention (Kaiserschnitt) nur aufgrund der Angst der schwangeren Frau durchgeführt wird. Die Situation ist komplex.

Interprofessionelle Meinungsverschiedenheiten. Hebammen und Ärzt:innen sind sich in der Einschätzung von geburtshilflichen Situationen nicht immer einig. In diesem Spannungsfeld gibt es großes Potenzial für Gewalttaten an einer Gebärenden.

FALLBEISPIEL

Die schwangere Zweitgebärende presst, das Köpfchen des Kindes steht auf Beckenboden, der Damm ist stark angespannt. Die Herztöne sind schlecht ableitbar. Das Hörbare ist nicht beruhigend. Die erfahrene Hebamme ist dennoch ruhig und leitet die Frau weiter zum Pressen an. In den Wehenpausen erholt sich das CTG etwas, bleibt aber unübersichtlich. Der Arzt wird nervös und befürchtet eine ernstere Stresssituation für das Kind. Er drängt darauf, die letzte Geburtsphase durch einen Dammschnitt abzukürzen. Die Hebamme versucht, ihn zu stoppen, und meint, dass das Kind nun mit der nächsten Wehe geboren würde. Der Arzt schneidet dennoch eine große Episiotomie. Das Kind wird mit der nächsten Wehe geboren. Der Geburts-pH ist 7,38. Es wäre also noch Zeit gewesen.

Solche und ähnliche Situationen gibt es nicht nur zwischen Hebammen und Ärzt:innen, sondern zwischen allen Professionen, die gemeinsam in der Geburtshilfe arbeiten. Es handelt sich meist um fachliche Meinungsverschiedenheiten; institutionelle Konflikte kommen sicherlich hinzu. Es existieren auch interindividuelle Charakterunterschiede, des Weiteren vertragen sich die Auffassungen innerhalb der Professionen und spezifische institutionelle Routinen und Vorgaben nicht immer miteinander. Diese komplexen Konflikte können die gewünschte Individualität einer Geburtsbetreuung konterkarieren. Was abstrakt klingt, kann Anwendung von Gewalt (nach der WHO-Definition) bedeuten.

> **FALLBEISPIEL**
>
> Bei einer Schwangeren ist der Geburtstermin längst überschritten, das Baby ist noch immer nicht da, die Frustration der Mutter groß. Die betreuende niedergelassene Ärztin macht sich schon länger Sorgen. Die Mutter wird in die Klinik zur Geburtseinleitung eingewiesen. Dies ist Standard dort. Alle sind zufrieden. Die Mutter fühlt, dass endlich etwas geschieht. Der Arzt hat die Schwangere unter Kontrolle. Die Hebamme kann eine routinemäßige und getaktete Überwachungsleistung erbringen. Nach 2 Tagen Angusta™ (wehenauslösende Hormontablette) ist nichts geschehen. Dann wird das Medikament gewechselt. Nichts geschieht. Die Mutter ist mit den Nerven am Ende. Sie verlangt einen Kaiserschnitt. Dieser wird im Routineprogramm durchgeführt. Das Baby ist voller Käseschmiere und Haarflaum, beides Zeichen dafür, dass das Kind noch Zeit gehabt hätte. Die Frau macht sich Vorwürfe, weil sie meint, versagt zu haben. In der zweiten Schwangerschaft lehnt sie eine Einleitung bereits im Vorfeld ab.

In diesem Beispiel wurde die Schwangere offensichtlich Opfer einer inkorrekten Bestimmung des Geburtstermins. Niemand hatte sich die Mühe gemacht, den errechneten Termin zu überprüfen, sich von der Funktion der Plazenta (mit Doppler etc.) zu überzeugen oder die Mutter zu beruhigen und Aufklärungsarbeit zu leisten. Es war für alle zunächst bedeutend einfacher, die Schwangerschaft einer Routine zu unterwerfen. Dass es sich am Ende um eine Form der Gewalt handelte, hat die Schwangere selbst erst viel später erkannt.

15.4.2 Psychische Gewalt

Psychische Gewalt an Schwangeren und Entbundenen kommt häufig vor. Sie ist nicht weniger bedeutsam als andere Gewaltformen. Psychische Gewalt führt nicht selten zu starken emotionalen Beeinträchtigungen oder gar zu schweren, langanhaltenden psychischen Erkrankungen, insbesondere zur Depression. Davon Betroffen sind dann auch Familienmitglieder, besonders z.B. bei gestörten Bindungsgefühlen gegenüber dem Kind oder bei gestörter Sexualität.

Diese Form der Gewalt wird von allen Professionen bewusst oder unbewusst angewendet. Kleine abschätzige Gesten (genervter Blick), geringfügige und grobe demotivierende Äußerungen (»Das schaffen Sie nie!«), verletzende Aussagen (»Ihr Becken ist aber komisch«, »Sie stellen sich aber an!«) können bereits ein schönes, natürliches Geburtserlebnis trüben oder sogar gänzlich verhindern.

Wie bereits erwähnt, liegt es nicht unbedingt in der Profession von somatisch tätigen Ärzt:innen, mit schwangerschaftsbedingten Emotionen umzugehen, besonders dann, wenn gleichzeitig nicht eine weitere »handfeste« Erkrankung zu kurieren ist. Dies bedeutet nicht, dass Ärzt:innen nicht auch sehr oder sogar besonders empathisch sein können. Viele Kolleg:innen lieben die Geburtshilfe. Andere erwärmen sich für die operative Gynäkologie.

Sehr schwierig wird es aber, wenn Ärzt:innen selbst in extrem traumatisierenden Momenten, wie einem Kindsverlust oder einer ernstzunehmenden Schädigung, Empathie missen lassen oder ihrer Sorgfaltspflicht für die körperliche und psychische Integrität ihrer Patientin nicht oder nicht ausreichend nachkommen. Es kann besonders perfide sein, wenn Ärzt:innen etwa medizinische Fehleinschätzungen und deren Folgen zum Eigenschutz auf die Mutter abwälzen.

FALLBEISPIEL

Eine Erstgebärende kommt mit starken Wehen, Blasensprung und Blutungen in der 28. Schwangerschaftswoche notfallmäßig in ein Perinatalzentrum. Der Muttermund ist bereits 4 cm geöffnet. Das Baby liegt in Beckenendlage. Die Frühgeburt ist nicht aufzuhalten. Die Patientin hat Angst vor einem Kaiserschnitt und äußert in der dramatischen Situation den Wunsch nach einer natürlichen Geburt. Der anwesende Oberarzt meint, dass dies möglich sei, aber nur dann, wenn das Kind noch in Schädellage gewendet werden könne. Er versucht unter Wehen der Mutter eine Wendung des Kindes. Dabei kommt es zu einer Ablösung des Mutterkuchens. Das Kind wird sehr schwer geschädigt per Notkaiserschnitt entbunden. Der Arzt gibt später vor Gericht an, dass die Patientin einem Kaiserschnitt gegen seinen Rat nicht zugestimmt hätte. Es handele sich um ein schicksalhaftes Ereignis.

Gerade bei Fehl- und Totgeburten ist neben einer engen psychosozialen Betreuung eine besonders intensive ärztliche Hilfestellung notwendig. Dabei geht es aber weniger um fachgerechte Beendigung der unglücklichen Schwangerschaft als vielmehr um eine dezidierte Ursachenforschung. Frauen neigen in meiner Erfahrung dazu, sich selbst die Schuld am Unglück zu geben. Dabei gibt es in den meisten Fällen selbstverständlich eine medizinische Ursache, auch wenn diese nicht unmittelbar auf der Hand liegt. Sei es eine zufällige genetische Störung, eine Nabelschnurumschlingung, eine Gerinnungsstörung, eine Infektion oder eine der vielen anderen Störungen, die zum Tode führen können. Wenn aber nicht danach gesucht wird, wird auch nichts gefunden. In diesem Falle bleibt die wahre Ursache im Verborgenen, und die Mutter glaubt, sie habe den Tod des eigenen Kindes durch ein Fehlverhalten oder Unvermögen verursacht. Solche Gefühle haben sehr gravierende Folgen. Dies kann Gewalt durch Unterlassung sein.

15.4.3 Soziale Gewalt

Soziale Gewalt entsteht durch die Überakzentuierung des sozialen Status einer Schwangeren. Dies passiert bei sozial benachteiligten Personen (»Sie verstehen ja wirklich gar nichts«; → Kap. 5) oder bei gebildeteren und wohlhabenden Frauen (»Was meinen Sie, wer Sie sind? Stellen Sie sich erstmal wie alle in die Schlange«). Oftmals ist die tiefere Ursache für diese Form der Gewalt eine gewollte Herstellung einer Machthierarchie. Man erlebt in Krankenhäusern, dass gerade überbesorgte Schwangere, die nachts vorstellig werden, obwohl eigentlich im Auge des Arztes oder der Ärztin keine gravierende Erkrankung vorliegt, sehr abschätzig behandelt werden.

Finanziell besser gestellte Schwangere sind häufig in der privaten Krankenversicherung versichert. Dies bedeutet meist eine bessere Unterbringung, nicht selten auch eine bessere und bevorzugte Behandlung. Es lässt sich nicht leugnen, dass privatversicherte Frauen schneller an Untersuchungstermine kommen und in der Regel auch von erfahreneren Ärzt:innen gesehen werden. Im Krankenhaus kann dies ein entscheidender Vorteil sein und zu mehr Sicherheit führen. Allerdings kann auch umgekehrt eine Privatversicherung möglicherweise zu einem Mehr an unnötigen Untersuchungen und nicht indizierten Interventionen führen.

15.4.4 Körperliche Gewalt

In Foren liest man manchmal, dass es körperliche Gewalt in Form von Schlägen oder sonstiger körperlicher Misshandlung an Schwangere und Gebärende gibt. Diese wäre ein Fall für den Staatsanwalt. Umgekehrt kommt es auch vor, dass Fachpersonal von der Patientin körperlich misshandelt wird.

Grobe körperliche Gewalt in der Medizin und der Geburtshilfe ist in aller Regel durch eine medizinische (Fehl-)Einschätzung motiviert und hat nicht die primäre Intention, absichtlich Verletzung herbeizuführen. Das Ergebnis kann und ist aber letztlich für die Schwangere das Gleiche.

Typische schwere Gewalttaten in der Geburtshilfe sind beispielsweise die intensive Anwendung des Kristeller-Handgriffs oder die fehlindizierten vaginal-operativen Manöver (Geburtszange, Vakuum). Zu den Gewalttaten im Allgemeinen zählen aber definitiv auch die nicht autorisierten vaginalen Untersuchungen, das ungefragte Katheterisieren der Harnblase, der unnötige Dammschnitt, die unnötigen Venenpunktionen und vieles mehr.

FALLBEISPIEL

Die Geburt dauerte bereits sehr lange. Ich hatte Schlafmangel, war völlig erschöpft und der Wehenschmerz war kaum noch auszuhalten. Aber ich hatte es bis kurz vor Ende ganz allein geschafft. Das Köpfchen stand schon in Beckenmitte.
Dann aber wurden die Herztöne schlecht. Erst war die Hebamme besorgt, dann die

hinzugezogenen Ärzte. Nach wenigen Worten zog die Oberärztin Handschuhe an und begann mit einer vaginalen Untersuchung. »Hintere Hinterhauptslage!«, sagte sie. »Hören Sie mal, Frau S., Ihr Kind liegt falsch, die Herztöne sind schlecht. Ich muss eine Saugglocke machen.« Wir sahen, wie alles hektisch vorbereitet wurde. Metallinstrumente klimperten, das Kreißbett wurde verstellt, Metalltische wurden bereitgestellt. »Du musst mir helfen«, sagte die Oberärztin zur Assistentin und dehnte meine Scheide, um etwas Großes dort einzuführen. Ich spürte den Druck stark und bekam langsam Panik. »Sagen Sie, wenn eine Wehe kommt«, sagte die Ärztin zu mir. »Aber ehrlich sein!«, fügte sie hinzu. Die Assistentin bat meinen Mann, abseits zu stehen. Dann zerrte sie ein Tuch hervor und führte es über meinen Bauch, kniete sich neben mich. Sie wartete auf ein Kommando der Oberärztin, die zwischen meinen abgespreizten Beinen saß. Ich hatte Angst und fühlte nichts mehr. »Da ist doch eine Wehe! Ich merke das doch«, meinte die Oberärztin und sah mich vorwurfsvoll an. »Jetzt!«, rief sie der Assistentin zu.

Was nun passierte, war schlimm. Die Assistentin warf sich auf meinen Bauch und drückte mit dem Unterarm meine Gebärmutter nach unten und gleichzeitig meinen Brustkorb ein. Mir blieb der Atem weg. Ein höllischer Schmerz. Gleichzeitig zog die Oberärztin mit aller Kraft an dem Ding in meiner Scheide. Es zerriss mich! Fast wäre ich ohnmächtig geworden. Kurze Zeit später hörte ich meinen Sohn schreien. »Na, Ihr Knabe hat aber einen schönen Hut auf«, sagte die Oberärztin und verw es auf eine rote Schwellung am Köpfchen meines Kindes. »Jetzt ist er da und Sie werden alles ganz schnell vergessen haben«, meinte sie noch und verschwand. Die Assistentin nähte noch mindestens 20 Minuten zwischen meinen Beinen.

15.4.5   Gewalt durch unzureichende Fachkenntnis

Das gewachsene hierarchische System der Ärzteschaft in den Krankenhäusern vereint einige Vorteile für Schwangere: Chefärzt:innen haben in aller Regel aufgrund ihrer Qualifikation eine autorisierte Weiterbildungsermächtigung für die Facharztweiterbildung der Assistent:innen erhalten. Damit sind die Chefärzt:innen letztlich für eine strukturierte Ausbildung der nachgeordneten Kolleg:innen verantwortlich. Die Oberärzte sind Fachärzt:innen für Gynäkologie und Geburtshilfe und weisungsbefugt. Die Fachärzt:innen sind ausgebildete Gynäkolog:innen und Geburtshelfende, sind aber noch weisungsgebunden. Alle Fachärzt:innen haben die gesetzliche Pflicht, sich regelmäßig weiterzubilden. Die Assistent:innen sind Ärzt:innen in der Weiterbildung (Dauer bis zum Facharzt und zur Fachärztin mindestens 5 Jahre nach dem Studium).

Bezüglich der Qualität der medizinischen Leistung kommen institutionelle Auflagen und zu beachtende strukturelle Richtlinien hinzu. In Deutschland sehen diese beispielsweise den »Facharztstandard« vor. Dies bedeutet, dass bei jeder Behandlung immer ein Facharzt bzw. eine Fachärztin mittelbar oder unmittelbar beteiligt sein muss. So muss bei problematischen Geburten mindestens ein Facharzt bzw. eine Fachärztin oder ein Oberarzt bzw. eine Oberärztin hinzugezogen werden. Wenn dies nicht geschieht, liegt automatisch ein Kunstfehler vor. Der Chefarzt bzw. die Chefärztin hat, ob beteiligt oder nicht, immer die letzte Verantwortung und haftet damit auch persönlich für organisatorische Mängel. Dieses hierarchische System sorgt für ein geordnetes Arbeiten in der Geburtshilfe zum Wohle der Frauen. Nicht umsonst gilt die Geburtshilfe in Deutschland als sicher und ist anerkannt in der Welt. Dennoch ist das System anfällig für strukturelle Veränderungen. Die größten Störfaktoren sind die finanzielle Unterversorgung der Geburtshilfe und die Akquise von geeignetem ärztlichem Personal. Bedingt durch den Mangel an Ärzt:innen kommt nun das ganze System der Ausbildung und Vorhaltung in Schieflage. Eine suboptimale Ausbildung führt zu Qualitätsmängeln. Defizite im medizinischen Wissen verursachen Unsicherheit, Stress und Fehleinschätzungen. Diese können auf vielfältige Weise zu Gewalt im Sinne der WHO-Definition und der in den Kapiteln 15.4.1 bis 15.4.4 genannten Mechanismen führen.

FALLBEISPIEL

Eine junge Schwangere kommt nachts in die Klinik. Sie hat starke rechtsbetonte Flankenschmerzen. Der Arzt macht einen Ultraschall, alles okay! Der Bauch ist weich. Er untersucht den Muttermund, der geschlossen ist. Ein CTG wird angelegt. Die Herztöne sind normal. Die Wehenkurve nicht eindeutig beurteilbar (die Patientin hat einen recht hohen BMI). Der Arzt meint nach Würdigung der Befunde barsch: »Sie haben nichts! Stellen Sie sich nicht so an. Wir können Sie nicht aufnehmen.« Er gibt der Patientin Buscopan™ mit, ein Mittel gegen Krämpfe des Magen-Darm-Traktes, und sagt, sie solle sich zuhause hinlegen. Zwei Tage später kommt die Frau mit hohem Fieber und weiterhin bestehenden starken Schmerzen in ein anderes Krankenhaus. Diagnose: schwere Nierenbeckenentzündung mit beginnender Blutvergiftung.

15.5 Wie gehen Ärzt:innen mit dem Vorwurf um, Gewalt anzuwenden?

Die Auseinandersetzung mit dem Thema »Gewalt in der Geburtshilfe« ist recht neu. Zumindest zielt die aktuelle kritische Auseinandersetzung mit geburtshilflicher Gewalt, wie sie von Aktivistinnen und Interessensgemeinschaften definiert wird, in eine neue Richtung. Doch schon immer aber haben sich Ärzt:innen dem Thema zugewandt. In den 1970er Jahren wurde der Begriff der familienorientierten Geburtshilfe geprägt. Damit wollte sich die Geburtshilfe besser aufstellen, die Babys nicht hinter die Scheibe des Kinderzimmers verdammen. Das Stillen sollte gefördert werden. Später gab es kleinere »Revolutionen«, indem sich einzelne Geburtskliniken mit den Lehren von Frederic Leboyer (*1.11.1918; † 25.05.2017) und anderen Vorreitern der alternativen Geburtshilfe identifizierten. Auch die »WHO/UNICEF-Initiative Babyfreundlich« setzt zunehmend neue Standards. Gegenüber der Geburtshilfe vor und nach dem letzten Weltkrieg hat sich in Deutschland sehr viel zum Positiven bewegt.

Deshalb stößt die Diskussion in den überwiegenden Fällen auf Unverständnis und sogar Ablehnung bei Ärzt:innen. Wenige Mediziner:innen beteiligen sich konstruktiv daran. Einige fühlen sich offensichtlich diffamiert oder zumindest unberechtigt angegriffen und ergreifen Opposition. Selbst im Kreißsaal tätige Hebammen sind ob der Schärfe der »Angriffe« erstaunt.

Mindestens ist es so, dass die aktuelle Diskussion von Vielen noch gar nicht wahrgenommen wurde, und wenn doch, wird sie nicht wirklich verstanden. Dieser Umstand kann einerseits am Selbstverständnis der klinisch beteiligten Personen liegen. Diese fühlen sich in aller Regel nicht schuldig. »Gewalt? Nein, das kommt bei uns nicht vor«, meinen Viele. Geburtshilflich tätige Ärzt:innen sehen sich selbst aus vielfältigen Gründen insgesamt eher als diejenigen, die Gutes tun, indem sie Risiken erkennen, Gefahren abwenden, Kinder und Mütter retten. Sie arbeiten hart daran, die Mütter- und Kindersterblichkeit zu reduzieren und das Familienglück zu garantieren. Wie weiter oben beschrieben ist deren Anliegen, einen pathologischen physischen Zustand zu beheben. Insofern trifft der Vorwurf, selbst gewalttätig zu sein, nicht auf fruchtbaren Boden.

Die Vorwürfe der Initiative sind dennoch berechtigt. Das Anliegen, nämlich eine kritische Diskussion anzustoßen, um eine Verbesserung der Situation herbeizuführen, ist wunderbar und hilft den Frauen. Die Diskrepanz der Rollenverständnisse der Beteiligten (Mütter, Ärzteschaft, Hebammen, Schwestern, Aktivist:innen) erschweren jedoch das konstruktive Gespräch und die entsprechende Reflexion der Probleme. An diesem Punkt empfiehlt sich eine sachliche und problemorientierte Auseinandersetzung. Klinisch tätige Ärzt:innen und Hebammen und andere beteiligte Professionen müssen sich an breiter Front darauf einlassen. Hier ist noch viel Arbeit zu leisten.

15.6 Was kann sich ändern? Oder besser: Wie können wir alle uns ändern?

Sicherlich ist es erforderlich, die Geburtshilfe finanziell zu stützen und auch periphere kleinere Kliniken oder kleinere Abteilungen zu erhalten. Die derzeitige chronische Unterfinanzierung bedingt nichts Gutes und fördert auch die Gewalt. Es bleibt zu hoffen, dass die in Kraft getretene Gesundheitsreform 2024 zu einer Verbesserung führen wird.

Die theoretische und klinische Ausbildung der jungen Mediziner:innen ist, was die sozialen und psychosozialen Lehrinhalte angeht, noch viel zu schwach. Werte und Kenntnisse wie die medizinische Ethik, die positive Kommunikation, die Wertschätzung und Selbstreflexion oder auch ganzheitliche Betrachtungsweisen werden nicht genügend vermittelt. Hier gibt es Nachbesserungsbedarf.

Die interdisziplinäre Zusammenarbeit in den geburtshilflichen Abteilungen kann deutlich verbessert werden. Mit der Akademisierung des Hebammenberufes ist ein erster Schritt getan. Nun sollten die Befugnisse der Hebammen erweitert werden. Tätigkeiten, die derzeit noch in der Hand der Ärzteschaft liegen, könnten auch auf Hebammen übergehen.

Der wichtigste Aspekt jedoch zur Verbesserung der Situation der schwangeren Frauen in Hinblick auf unser schwieriges Thema ist die Sensibilisierung. Gewalt in der Geburtshilfe? Ja, die gibt es. Und Gewalt kommt nicht selten vor. Dabei hat sie viele Gesichter. Alle beteiligten Berufsgruppen wollen sicher ihr Bestes geben und zufriedene Patientinnen und Familien. Alle möchten Traumata von Müttern und Angehörigen vermeiden und im ganz besonders schützenswerten Bereich der Geburt eines Kindes am Glück teilhaben.

Literatur

Burghaus D, Pfleiderer B, Kappes K, Heue M, Kindler-Röhrborn A, Becker JC (2013) Warum Medizin studieren? Analyse der Beweggründe von Studierenden, ein Medizinstudium aufzunehmen. In: Jahrestagung der Gesellschaft für Medizinische Ausbildung (GMA), Graz, 26.–28. 09. 2013. Düsseldorf: German Medical Science GMS Publishing House.

WHO, Weltgesundheitsorganisation (2003) Weltbericht Gewalt und Gesundheit. Zusammenfassung. Kopenhagen: Weltgesundheitsorganisation. Regionalbüro für Europa. https://www.gewaltinfo.at/uploads/pdf/WHO_summary_ge.pdf

16 Obwohl alles gut gegangen ist, ist nicht alles gut gegangen

Wenn Sie an die Zeit der Schwangerschaft zurückdenken, mit welchen Hoffnungen und Vorstellungen haben Sie der Geburt entgegengeblickt?

Ich habe mich sehr auf eine natürliche Geburt und den Prozess des Gebärens gefreut, da man sich, gerade beim ersten Kind, intensiv mit der »Wunschgeburt« auseinandersetzt und einen Plan hat. Ich bin fleißig zum Geburtsvorbereitungskurs gegangen, habe alle Wolle-Seide-Strampler, die es in verschiedenen Größen gab, gekauft und wartete mit meinem Stillkissen und der Wiegeschaukel voller Vorfreude auf diesen neuen wundervollen Abschnitt.

Welche Art Gewalt haben Sie im Kontext Ihrer Schwangerschaft, während der Geburt oder im Wochenbett erlebt?

Als ich mit leichten Wehen und einem undefinierbaren Stechen in der Vagina ins Krankenhaus kam, wurde ich sehr ungläubig, abschätzig, grob untersucht. Es konnte nichts festgestellt werden, was die Schmerzen verursachte, daher wurde mir eine PDA als »Lösung« nahegelegt. Ich kam mir hilflos und unverstanden in dem Moment vor.

In den darauffolgenden Stunden sollte ich noch etwas schlafen und warten, bis die Wehen stärker werden. Doch als ich erwachte, spürte ich, dass etwas mit meinem Kind nicht stimmte, es bewegte sich nicht mehr. Ich war an keinen Wehenschreiber angeschlossen, was eine der sehr unstimmigen Punkte dieser Geburt war. Dann ging alles sehr schnell und die Atmosphäre im Raum hat sich schlagartig gewandelt. Es wurden von jetzt auf gleich nur noch Schlagworte im Fachjargon zwischen den Schwestern und Ärzten geteilt und meine Fragen wurden komplett ignoriert und übergangen. Ich erhielt keinerlei Informationen über das weitere Vorgehen, wie es dem Kind geht, und vor allem nicht, was die nächsten Schritte sind. Mein Körper wurde sehr grob in Position gebracht und ich wurde ohne Sichtschutz oder Ankündigung mit freiem Blick auf meinen Bauch aufgeschnitten. Diese Bilder sind schwer zu vergessen.

Was denken Sie, wie es zu der gewalthaften Situation kam? Wer oder was könnte der Auslöser gewesen sein?

Es muss in so einer Situation natürlich schnell gehandelt werden und man kann sich nicht auf Diskussionen mit der Mutter einlassen. Jedoch sollte es gewährleistet sein, dass diese die nötigen Informationen, die sie braucht, um das Vorgehen an ihrem Körper wie ihrem Kind zu verstehen, bekommt. In diesem, wie in vielen anderen Fällen, fehlte dafür wahrscheinlich das Personal, jemand, der für solche nicht lebensentscheidenden, jedoch für den späteren Verarbeitungsprozess der Mutter entscheidenden Care-Aufgaben zuständig ist.

Können Sie beschreiben, wie Sie sich in der Situation gefühlt haben? Und wie Sie oder Ihr Körper darauf reagiert hat? Welches Verhalten hat dies bei Ihnen ausgelöst?
Ich habe gezittert, mich nur noch übergeben und geschrien, was hier passiert. Die Sprachlosigkeit der Menschen um mich herum hat mir die größte Angst gemacht und ich habe mich sehr allein gefühlt.

Was hätten Sie sich stattdessen gewünscht? Was hätte Ihnen in dem Moment geholfen?
Sowohl unter der Geburt als auch in den Stunden und Wochen danach hätte ich mir einen Ansprechpartner gewünscht, der sich für mich und meine Fragen verantwortlich fühlt. Ich hätte gern besser verstanden, was passiert ist, aber vor allem auch über die aktuellen Gefühle und Ängste geredet.

Welche Auswirkungen hatte das, was Sie erlebt haben, im weiteren Verlauf? Zum Beispiel auf Ihre Gefühle, Ihre Beziehung zum Kind oder zu Ihrem Partner oder zu einer anderen Person, vielleicht auch auf Ihre Lebens- und Familienplanung?
In der Zeit danach habe ich erstmal nur funktioniert und mich auf die neue Situation eingestellt, was für jeden nach einer Geburt eine Riesenumstellung bedeutet. Ich habe mich den Menschen um mich herum auch nicht wirklich getraut zu öffnen und von meiner Traurigkeit über das Erlebte zu erzählen, da gefühlt nur Platz für Freude war, dass letztlich alles gut verlaufen ist.

Was hat Ihnen im Nachhinein geholfen, das Erlebte zu verarbeiten? Wen oder was haben Sie als hilfreich empfunden?
Ich hatte eine wunderbare Hebamme, die mich im Wochenbett begleitet hat. Sie hat mit mir beispielsweise ein Rebonding-Ritual durchgeführt, wo das gerade gebadete Kind nass auf meinen nackten Oberkörper gelegt wurde, was das Geburtserlebnis und den ersten Kontakt danach nachstellen soll. Das war ein wichtiger Moment, da man sich um diese ersten »magischen« Momente der Ankunft betrogen fühlt. Außerdem haben mir Berichte von anderen Frauen, denen Ähnliches passiert ist, geholfen, mich nicht so allein damit zu fühlen. Man hört nämlich erstaunlich wenig solche Geschichten, und doch passieren sie so oft.

Später habe ich auch verstanden, dass es wichtig sein kann, immer und immer wieder über das Erlebte zu sprechen und sich nicht schämen zu müssen, dass man viel Zeit und Wiederholungen braucht.

Was ist Ihnen sonst noch wichtig, das Sie mitteilen möchten?
Im Nachhinein hätte man sich noch rechtlich mit dieser Geburt auseinandersetzen können, da es einige Unstimmigkeiten gab. Allerdings fehlte uns absolut die Kraft nach dem Desaster und wir wollten einfach nur abschließen. Heute ärger ich mich teilweise, dass wir einer Aufklärung nicht nachgegangen sind.

UTE LANGE

17 Behinderte Frauen im Kontext geburtshilflicher Gewalt

17.1 Einleitung

In den Industrienationen zählen wachsende Teile der Bevölkerung zur Gruppe der behinderten Menschen. Wenngleich ein Großteil von ihnen der Altersgruppe ab 45 Jahre zuzurechnen ist, so ist doch auch die Zahl derer, die sich in einer jüngeren und damit in der reproduktiven Lebensphase befinden, ansteigend. Auch aufgrund eines zunehmenden Emanzipationsprozesses entscheiden diese sich vermehrt, ihren Wunsch nach Familienbildung umzusetzen (Prognos AG 2021). Fragen zur geburtshilflichen Versorgung von behinderten Frauen gewinnen damit an Relevanz.

Im Folgenden werden Aspekte beschrieben, die das Thema der Gewalt im geburtshilflichen Kontext vor dem Hintergrund der teils besonderen Situation aufgreifen, mit der behinderte Frauen konfrontiert sind oder sein können. Als behinderte Frauen gelten solche mit Schädigungen der Körperstrukturen- oder Funktionen inklusive psychischer Funktionsstörungen, deren Beeinträchtigungen mit den räumlichen und gesellschaftlichen Barrieren in problematischer Weise zusammenwirken. Dies führt dazu, dass sie nicht oder nur begrenzt gleichberechtigt mit Menschen ohne diese Störungen am gesellschaftlichen Leben teilhaben können. Gemäß dem Verständnis der UN-Behindertenrechtskonvention (UN-BRK) und der International Classification of Functioning, Disability and Health (ICF) als Klassifikation der Weltgesundheitsorganisation (WHO) ist Behinderung keine individuelle gesundheitliche oder psychische Störung oder Normabweichung, sondern das Ergebnis einer problematischen Wechselbeziehung zwischen dem Einzelnen und seiner Umwelt bzw. anderen Kontextfaktoren (Prognos AG 2021).

Seit der Verabschiedung 2006 und Inkrafttreten der UN-Behindertenrechtskonvention (UN-BRK) in Deutschland 2009 etabliert sich ein Fokus auf die uneingeschränkte Selbstbestimmung von Menschen mit Behinderung im Kontext ihrer sexuellen und reproduktiven Gesundheit (Beauftragter der Bundesregierung für die Belange von Menschen mit Behinderungen, o. J.). In der UN-BRK ist unter anderem ihr Recht fest verankert, eine Entscheidung darüber zu treffen, ob und wann die Geburt eigener Kinder erwünscht ist (Art. 6, 23, 25 UN-BRK). Trotzdem sehen gesellschaftliche Zuschreibungen nur eingeschränkt eine Elternschaft für behinderte Menschen vor, was auch mit der anhaltenden Weigerung verbunden ist, ihre sexuelle Aktivität anzuerkennen und zu akzeptieren. Intellektuell beeinträchtigten Menschen und solchen, die in Einrichtungen leben, wird das Recht auf Sexualität und Elternschaft am ehesten abgesprochen (Klamp-Gretschel 2016; Köbsell 2014).

Das Thema der Gewalt im geburtshilflichen Kontext ist für die Gruppe der behinderten Frauen auch daher besonders relevant, da sie sowohl peripartal als auch im gesamten Lebenslauf häufiger als Frauen ohne Behinderungen physischer und psychischer Gewalt ausgesetzt sind, vornehmlich durch ihre Partner*innen und andere Familienangehörige (Brown et al. 2022; Mitra et al. 2012; Robert Koch-Institut 2020; Schröttle et al. 2021). Der Umstand, dass die Selbständigkeit der Frauen mit Beginn der Schwangerschaft eingeschränkt sein kann, kann zu weiteren Abhängigkeiten und in Folge zu Gewalterfahrungen führen (Signore et al. 2011). Nach Gewalterfahrungen besteht grundsätzlich ein erhöhtes Risiko für eine posttraumatische Belastungsstörung (PTBS), diese kann rund um eine Geburt unter anderem durch Interventionen oder verbale Diskriminierung getriggert und reaktiviert werden (Khsim 2022).

Eine Ausgrenzung behinderter Frauen wirkt sich insgesamt belastend auf deren Familien und Beziehungen nach außen und zueinander aus. Zusätzlich zu der möglichen Sorge um die eigene Gesundheit und die Zukunftsgestaltung müssen sie sich mit medizinischem Fachpersonal und anderen professionellen Hilfen auseinandersetzen, wodurch ein Gefühl der Abhängigkeit und fehlenden familiären Autonomie verstärkt werden kann (Wilken & Jeltsch-Schudel 2023).

17.2 Strukturelle Benachteiligung

Die gesellschaftliche Zuschreibung, die behinderte Menschen marginalisiert und ihnen das Recht auf eine Familienbildung abspricht, wirkt sich auf die Qualität der geburtshilflichen Betreuung aus. Bereits mit Beginn der Schwangerschaft erleben viele behinderte Frauen eine systematische Benachteiligung sowohl im Gesundheitssystem als auch im Kontext unterstützender Angebote für die Phase des Elternwerdens. Sie sehen sich mit strukturellen, physischen und personellen Barrieren konfrontiert und müssen sich mit fehlerhaften Vorannahmen, negativen Grundeinstellungen und Vorverurteilungen bezogen auf ihre Behinderung und elterlichen Kompetenzen auseinandersetzen (Malouf et al. 2017; Matin et al. 2021; Saeed et al. 2022). Die Betreuung ist oftmals gekennzeichnet von mangelndem Wissen des Fachpersonals über die Behinderung an sich, negative und stereotype Ansichten über Sexualität und reproduktive Rechte behinderter Menschen (Ableismus) und die unzureichende fachliche Vorbereitung auf deren teils besonderen Bedarfe in der geburtshilflichen Betreuung (Mitra et al. 2015).

Diese Situation hat auch Auswirkungen auf die Inanspruchnahme ärztlicher Vorsorgeuntersuchungen durch behinderte Frauen, wobei sich die Problematik unterschiedlich darstellt. Frauen mit intellektuellen Beeinträchtigungen nehmen meist erst spät – im 3. Trimenon – den Erstkontakt zur gynäkologischen Praxis auf; bei ihnen variiert die Gesamtzahl der Vorsorgen je nach sozialer Unterstützung und Begleitung stark. Während Frauen mit physischer Beeinträchtigung signifikant häufiger die erste Vorsorge im 1. Trimenon und im Vergleich viele Vorsorgeuntersuchungen wahrnehmen, ist deren Anzahl bei Schwangeren mit visuellen oder auditiven Beeinträchtigungen aufgrund oftmals schwerwiegender Kommunikationsbarrieren deutlich geringer (Horner-Johnson et al. 2019).

Grundsätzlich heben negative Erfahrungen mit dem Gesundheitssystem und mit dem medizinischen Fachpersonal die Schwelle zum Aufsuchen von Unterstützungsmöglichkeiten im Lebensverlauf und haben somit eine langandauernde Wirkung auf Faktoren gesundheitlicher Chancengleichheit (Mitra et al. 2015).

Die strukturelle Benachteiligung im medizinischen Feld wird auch in einer nicht gesicherten Barrierefreiheit wie fehlenden Zugängen für Rollstuhlfahrende und allgemein unpassender Ausstattung der Praxisräume sichtbar (Tarasoff 2017). Daneben äußert sie sich in einer nicht bedarfs- und bedürfnisgerechten Kommunikation. Insbesondere den intellektuell beeinträchtigten Frauen werden Fachbegriffe nicht ausreichend erklärt, geburtshilfliches Fachwissen wird nicht geteilt oder systematisch verwehrt (Faissner et al. 2022; Heideveld-Gerritsen et al. 2021). So ist auch die Möglichkeit, über Faktoren der Geburt wie die Geburtsposition selbst zu bestimmen, bei behinderten Frauen signifikant geringer (Redshaw et al. 2013). Auch die Entscheidungsfreiheit bezüglich des Geburtsortes und des Geburtsmodus wird durch mangelhafte Aufklärung beeinträchtigt; der Zugang zu alternativen Versorgungsmodellen wie einer außerklinischen Geburt oder einer frühen postpartalen Entlassung und häuslichen Versorgung durch Hebammen ist auch bei medizinischer Unbedenklichkeit nicht gewährleistet. Dies ist insbesondere dann von Nachteil, wenn das häusliche Umfeld durch die dort gesicherte Integration sozialer Netzwerke oder die angepasste Raumgestaltung Vorteile für die Bewältigung des Alltags und die Gewähr weitestmöglicher Autonomie bieten würden (Flynn et al. 2023).

In einer Studie zu Erfahrungen von Frauen mit sensorischen, intellektuellen und Entwicklungseinschränkungen wurden zusammenfassend das Fehlen von Leitlinien und Standards der Versorgung, fehlende Dolmetscherdienste für Gehörlose und fehlendes Fachwissen des Personals als Kommunikationsbarrieren benannt (Saeed et al. 2022). Die teils überfordernden Arbeitsbedingungen in Institutionen des Gesundheitswesens wirken sich auf die Ressourcen aus, die für eine adäquate Kommunikation mit den Frauen und Paaren und die Ermittlung angepasster Hilfe- und Unterstützungsbedarfe notwendig sind (Castell & Stenfert Kroese 2016).

Eine besondere Form struktureller Gewalt stellt die gesellschaftlich verankerte Unterstellung dar, dass Frauen und Eltern mit intellektuellen Beeinträchtigungen nicht erziehungsfähig seien. In Folge werden geburtshilfliche Entscheidungen ohne ihre Teilhabe oder Einverständnis getroffen. Die für intellektuell beeinträchtigten Frauen teils unverständlichen Klassifikationen des Kindeswohls werden von diesen als sehr belastend empfunden. Stigmatisierungserfahrungen können die Internalisierung der negativen Zuschreibungen zur Folge haben, sodass sie sich zunehmend selbst eine ausreichende Fürsorgefähigkeit absprechen (Khan et al. 2021). Allgemein schildern behinderte Frauen, dass sie in geburtshilflichen Betreuungssituationen das Gefühl vermittelt bekommen, die Fähigkeit zur elterlichen Fürsorge »beweisen« zu müssen. Dies stellt zusätzlich zu den allgemeinen Herausforderungen eine Belastung dar (Walsh-Gallagher et al. 2012).

17.3 Verbale und physische Gewalt

Frauen mit physischer Beeinträchtigung erleben im Kontext der Familienplanung und der Schwangerschaft gehäuft verbale Gewalt durch ihre Gynäkolog*innen und weiteres medizinisches Fachpersonal. Sie sind mit abwertendem und ablehnendem Verhalten bis hin zur Verweigerung oder Vermeidung einer Betreuung konfrontiert (Redshaw et al. 2013; Tarasoff 2015). Das Geburtserleben wird durch Stress und das Gefühl, etwas »Abnormales« und etwas »zu Beobachtendes« zu sein, zur Attraktion degradiert (Walsh-Gallagher et al. 2012).

Oftmals wird in Schwangerschaft, Geburt und Wochenbett die Expertise der Frauen für ihre Behinderung nicht anerkannt; die Frauen erleben dies als respektlos und entmächtigend (Smeltzer et al. 2016). Ihre bereits erwähnte eingeschränkte Teilhabe an Entscheidungen wird zumeist mit deren Behindertenstatus gerechtfertigt. Daraus entstehen für behinderte Frauen Situationen, in denen sie sich ausgeliefert fühlen, Angst vor Kontakten mit Ärzt*innen und Hebammen haben und ihre Bedürfnisse nicht berücksichtigt sehen (Flynn et al. 2023; Smeltzer 2007).

Auch fachliche Unsicherheiten und damit nicht evidenzbasierte Beratungsinhalte auf der Seite des Fachpersonals können Ängste verstärken und sich auf Entscheidungen wie auch vermehrte Interventionen auswirken (Schildberger et al. 2017; Walsh-Gallagher et al. 2012). Frauen mit einer Querschnittslähmung wird beispielsweise immer noch häufig und entgegen der Leitlinien zu einer Kaiserschnittentbindung geraten, obwohl dies mit Risiken wie Wundheilungsstörungen verbunden ist (Horner-Johnson et al. 2017). Auch von intellektuell beeinträchtigten Frauen ist bekannt, dass sie signifikant häufiger Interventionen wie Geburtseinleitung und Kaiserschnitt erleben, ohne dass durchgehend eine medizinische Diagnose vorliegt (Brown et al. 2016).

Körperliche Gewalterfahrungen in medizinischen Einrichtungen werden von Frauen mit Behinderungen und Beeinträchtigungen im Vergleich zu Frauen ohne Behinderungen häufiger erlebt und beschrieben. Da eine wesentliche Zahl behinderter Frauen schon vor der Schwangerschaft Gewalt erlebte, ist nachfolgend die Gefahr der Retraumatisierung und posttraumatischen Belastungsstörung verstärkt (Khsim et al. 2022).

17.4 Maßnahmen zur Vermeidung geburtshilflicher Gewalt

Derzeit gibt es noch einen deutlichen Mangel an Forschung und Literatur im Bereich Disability und Gewalt im geburtshilflichen Kontext sowohl aus der Sicht der Frauen als auch aus der Sicht der Hebammen, Ärzt*innen und anderen Professionen. Durch die Beachtung einer menschenrechtsbasierten Forschungsmethodik bei Behinderungen (Human Rights based Disability Research Methodology) mit einem partizipativen Forschungsansatz wird gewährleistet, dass Forschungsfragen die richtigen Themen aufgreifen, die Gruppe der Menschen mit Behinderung in den gesamten Forschungsprozess prägend eingebunden ist und die Ergebnisse in die Community zurückfließen (Arnstein-Kerslake et al. 2020).

Insbesondere eine Verfügbarkeit von Beratungs- und Betreuungsangeboten in der Schwangerschaft, Barrierefreiheit und die Bereitstellung eines niedrigschwelligen Erstkontakts zu Gynäkolog*innen und Hebammen können sich positiv auf die Versorgung behinderter Frauen auswirken. Durch Weiterbildungen für medizinisches Fachpersonal, ein niedrigschwelliges Beschwerde- und Fehlermanagement sowie die Partizipation behinderter Frauen in Versorgungskonzepte des Gesundheitswesens können Stereotype sichtbar gemacht und Veränderungen initiiert werden (Faissner et al. 2022).

Smeltzer (2007, S. 89) fodert: »Care and communication must be empowering and must focus on women's abilities rather than disabilities.«

Es ist von entscheidender Bedeutung für eine angepasste geburtshilfliche Versorgung behinderter Frauen, dass Ärzt*innen und Hebammen deren möglichen Gewalterfahrungen bewusst sind und sie ein diesbezügliches Screening standardisiert einsetzen (Mitra et al. 2012). Auch um Retraumatisierungen in der Schwangerschaft und während der Geburt zu vermeiden, wurde 2001 ein strukturierter und barrierefreier Fragebogen »Abuse Assessment Screen-Disability (AAS-D)« mit vier kurzen Fragen entwickelt (McFarlane et al. 2001). Dieser bezieht sich auf Gewalterfahrungen im letzten Jahr vor Fragestellung, im Einzelnen auf körperliche Gewalt, erzwungene sexuelle Handlungen sowie die Verweigerung von Hilfsmitteln oder Assistenz und Unterstützung.

Die eigene Unabhängigkeit und grundlegende Freiheit, Entscheidungen zu treffen, dürfen nicht aufgrund einer Behinderung infrage gestellt werden. Nur durch die Konzeptveränderung von der fremdbestimmten Stellvertretung und Bevormundung hin zur unterstützenden Autonomie können die Rechte und die Würde behinderter Frauen gewahrt werden. Diese Selbstbestimmung bezieht sich nicht nur auf alltägliche, sondern auch auf sexuelle und reproduktive Rechte. Alle Akteur*innen, die in dieser Lebensphase mitwirken, betreuen und begleiten, sind angehalten, einen menschenrechtsbasierten und partizipativen Prozess zu unterstützen (United Nations 2017).

Literatur

Arnstein-Kerslake, A, Maker, Y, Flynn, E, Ward, O, Bell, R, Degener, T (2020) Introducing a human rights-based disability research methodology. Human Rights Law Review 20(3): 412–432.

Brown, HK, Kirkham, YA, Cobigo, V, Lunsky, Y, Vigod, SN (2016) Labour and delivery interventions in women with intellectual and developmental disabilities: A population based study. Journal of Epidemiology and Community Health 70: 238–244.

Brown, HK, Saunders, N, Chen, S, Leslie K, Vigod, SN, Fung, K et al. (2022) Disability and interpersonal violence in the perinatal period. Obstetrics & Gynecology 140(5): 797–805.

Beauftragter der Bundesregierung für die Belange von Menschen mit Behinderungen (Hg.) (n. D.) Die UN-Behindertenrechtskonvention. Übereinkommen über die Rechte von Menschen mit Behinderungen. Die amtliche, gemeinsame Übersetzung von Deutschland, Österreich, Schweiz und Liechtenstein. Berlin: Bundesministerium für Arbeit und Soziales. http://tinyurl.com/2yvjnnjh

Castell, E, Stenfert Kroese, B (2016) Midwives' experiences of caring for women with learning disabilities – a qualitative study. Midwifery 36: 35–42.

Faissner, M, Juckel, G, Gather, J (2022) Testimoniale Ungerechtigkeit gegenüber Menschen mit psychischer Erkrankung in der Gesundheitsversorgung. Eine konzeptionelle und ethische Analyse. Ethik in der Medizin 34(2): 145–160.

Flynn, E, Dagg, J, Ní Fhlatharta, M, Burns, EQ (2023) Re(al) productive justice: Final report. Galway: University of Galway.

Heideveld-Gerritsen, M, Van Vulpen, M, Hollander, M, Oude Maatman, S, Ockhuijsen, H, Van Den Hoogen, A (2021) Maternity care experiences of women with physical disabilities: A systematic review. Midwifery 96: 102938.

Horner-Johnson, W, Biel, FM, Caughey, AB, Darney, BG (2019) Differences in prenatal care by presence and type of maternal disability. American Journal of Preventive Medicine 56(3): 376–382.

Horner-Johnson, W, Biel, FM, Darney, BG, Caughey, AB (2017) Time trends in births and cesarean deliveries among women with disabilities. Disability and Health Journal 10(3): 376–381.

Khsim, I, Martínez Rodríguez, M, Riquelme Gallego, B, Caparros-Gonzalez, RA, Amezcua-Prieto, C (2022) Risk factors for post-traumatic stress disorder after childbirth: A systematic review. Diagnostics 12(11): 2598.

Khan, M, Brown, HK, Lunsky, Y, Welsh, K, Havercamp, SM, Proulx, L et al. (2021) A socio-ecological approach to understanding the perinatal care experiences of people with intellectual and/or developmental disabilities in Ontario, Canada. Women's Health Issues 31(6): 550–559.

Klamp-Gretschel, K (2016) Politische Teilhabe von Frauen mit geistiger Behinderung: Bedeutung und Perspektiven der Partizipation. Berlin: Budrich UniPress.

Köbsell, S (2014). Gendering Disability: Behinderung, Geschlecht und Körper. In: Jacob, J, Köbsell, S, Wollrad, E (Hg.) Gendering Disability – Intersektionale Aspekte von Behinderung und Geschlecht. Bielefeld: transcript: 17–34.

Malouf, R, McLeish, J, Ryan, S, Gray, R, Redshaw, M (2017) ›We both just wanted to be normal parents‹: A qualitative study of the experience of maternity care for women with learning disability. BMJ Open 7(3): e015526.

Matin, BK, Williamson, HJ, Karyani, AK, Rezaei, S, Soofi, M, Soltani, S (2021) Barriers in access to healthcare for women with disabilities: A systematic review in qualitative studies. BMC Womens Health 21(1): 44.

McFarlane, J, Hughes, RB, Nosek, MA, Groff, JY, Swedlend, N, Dolan Mullen, P (2001) Abuse assessment screen-disability (AAS-D): Measuring frequency, type, and perpetrator of abuse toward women with physical disabilities. Journal of Women's Health & Gender-Based Medicine 10(9): 861–866.

Mitra, M, Long-Bellil, LM, Smeltzer, SC, Iezzoni, LI (2015) A perinatal health framework for women with physical disabilities. Disability and Health Journal 8(4): 499–506.

Mitra, M, Manning, SE, Lu, E (2012) Physical abuse around the time of pregnancy among women with disabilities. Maternal and Child Health Journal 16(4): 802–806.

Prognos AG (2021) Dritter Teilhabebericht der Bundesregierung über die Lebenslagen von Menschen mit Beeinträchtigungen. Herausgegeben vom Bundesministerium für Arbeit und Soziales. https://www.bmas.de/SharedDocs/Downloads/DE/Publikationen/a125-21-teilhabebericht.html

Redshaw, M, Malouf, R, Gao, H, Gray, R (2013) Women with disability: The experience of maternity care during pregnancy, labour and birth and the postnatal period. BMC Pregnancy Childbirth 13: 174.

Robert Koch-Institut (Hg.) (2020) Gesundheitliche Lage der Frauen in Deutschland. Gesundheitsberichterstattung des Bundes. Gemeinsam getragen von RKI und Destatis. Berlin: Robert Koch-Institut.

Saeed, G, Brown, HK, Lunsky, Y, Welsh, K, Proulx, L, Haverkamp, S et al. (2022) Barriers and facilitators of effective communication in perinatal care: A qualitative study of the experiences of birthing people with sensory, intellectual, and/or development disabilities. BMC Pregnancy and Childbirth 22(1): 364.

Schildberger, B, Zenzmaier, C, König-Bachmann, M (2017) Experiences of Austrian mothers with mobility or sensory impairments during pregnancy, childbirth and the puerperium: A qualitative study. BMC Pregnancy and Childbirth 17(1): 201.

Schröttle, M, Puchert, R, Arnis, M, Hafid, A, Sarkissian, AH, Lehmann, C et al. (2021) Gewaltschutzstrukturen für Menschen mit Behinderungen – Bestandsaufnahme und Empfehlungen. Forschungsbericht. Studie im Auftrag des Bundesministeriums für Arbeit und Soziales. Berlin: Bundesministerium für Arbeit und Soziales. Institut für empirische Soziologie an der Universität Erlangen-Nürnberg. https://nbn-resolving.org/urn:nbn:de:0168-ssoar-75731-6

Signore, C, Spong, CY, Krotoski, D, Shinowara, NL, Blackwell, SC (2011) Pregnancy in women with physical disabilities. Obstetrics & Gynecology, 117(4): 935–947.

Smeltzer, SC (2007) Pregnancy in women with physical disabilities. Journal of Obstetric, Gynecologic & Neonatal Nursing 36(1): 88–96.

Smeltzer, SC, Mitra, M, Iezzoni, LI, Long-Bellil, L, Smith, LD (2016) Perinatal experiences of women with physical disabilities and their recommendations for clinicians. Journal of Obstetric, Gynecologic & Neonatal Nursing 45(6): 781–789.

Tarasoff, LA (2015) Experiences of women with physical disabilities during the perinatal period: A review of the literature and recommendations to improve care. Health Care for Women International 36(1): 88–107.

Tarasoff, LA (2017) »We don't know. We've never had anybody like you before«: Barriers to perinatal care for women with physical disabilities. Disability and Health Journal 10(3): 426–433.

United Nations (2017) A/72/133: Sexual and reproductive health and rights of girls and young women with disabilities – Note by the Secretary-General – Report of the Special Rapporteur on the rights of persons with disabilities. Genf: United Nations. https://tinyurl.com/4vt426s4

Walsh-Gallagher, D, Sinclair, M, Mc Conkey, R (2012) The ambiguity of disabled women's experiences of pregnancy, childbirth and motherhood: A phenomenological understanding. Midwifery, 28(2): 156–162.

Wilken, U, Jeltsch-Schudel, B (Hg.) (2023) Elternarbeit und Behinderung: Partizipation – Kooperation – Inklusion. 2., erweiterte und überarbeitete Aufl. Stuttgart: Kohlhammer.

Teil III

Schlaglicht auf einzelne Gruppierungen – Intersektionalität

18 Rassismus in der Geburtshilfe

Was fällt Ihnen bei »Rassismus in der Geburtshilfe« als Erstes ein?

Prominent für mich ist die Tatsache, dass es kaum ein Bewusstsein darüber gibt. Spreche ich mit Hebammenkolleg*innen oder anderem geburtshilflichen Fachpersonal darüber, sehen die Reaktionen meist so aus: »Wir sind doch nicht rassistisch, wir betreuen alle Schwangeren und Gebärenden gleich!« Das mag für manche Kolleg*innen so zutreffen, aber das ist genauso problematisch. Denn die Augen davor zu verschließen, dass BIPoC täglich mit Rassismuserfahrungen zu tun haben, ihre Lebensrealität davon geprägt sein kann und dies nicht anzuerkennen, kann die Qualität einer Geburtsbegleitung deutlich senken. Gleichzeitig zeigt diese Haltung wenig Reflexion zur deutschen Kolonialgeschichte, die ursächlich für den strukturellen und institutionellen Rassismus ist. Auch die eigene Position in diesem Machtgefälle wird dabei nicht berücksichtigt. Da Alltagsrassismus weniger sichtbar ist als offener Rassismus, fehlt es an der nötigen Sensibilität.

Alltagsrassismus ist subtil. Und für nicht betroffene Menschen unsichtbar. Wir sehen eine Person und vermuten anhand der Hautfarbe eine nichtdeutsche Herkunft. Oder wir hören einen für uns fremd klingenden Nachnamen am Telefon und assoziieren dasselbe. Spricht eine Person schlecht oder gar kein Deutsch, dann werden sehr schnell diskriminierende Verhaltensweisen offensichtlich. Hier ein paar Beispiele für Alltagsrassismus:

> **FALLBEISPIEL**
> **Person A:** »Wo kommen Sie denn her?«
> **BIPoC:** »Aus Düsseldorf.«
> **Person A:** »Ich meine ursprünglich.«
> **BIPoC:** »Aus Düsseldorf.«
> Und dann wird der gesamte Stammbaum abgefragt, bis es eine Erklärung für die andere Hautfarbe oder den fremd klingenden Nachnamen gibt.

»Sie sprechen aber gut Deutsch!« ist *kein* Kompliment! Sondern deutet darauf hin, dass mein Gegenüber mich über meine äußere Erscheinung als nichtdeutsch eingeordnet hat und damit schlechte oder gar keine Deutschkenntnisse verbunden sein müssen. Es gibt weitere solcher »Komplimente«.

FALLBEISPIEL

Eine ältere Dame an der Bushaltestelle: »Oh, du hast aber eine schöne braune Haut und so tolle schwarze Haare!«, streicht mir (8 Jahre alt) ungefragt über den Kopf, was ich als sehr unangenehm empfinde. Auch kein Kompliment! Sorgt nur dafür, dass ich mich unbehaglich fühle und macht mir noch einmal bewusst, dass ich offensichtlich anders bin als die Anderen (Othering).

Das sind nur ein paar Beispiele. Es muss ein Bewusstsein dafür da sein, dass Rassismus für BIPoC alltäglich ist und traumatisch sein kann, das heißt, es kann sich um eine vulnerable Personengruppe handeln, die entsprechend sensibel begleitet werden muss.

Welche Situation aus der Ausbildung fällt Ihnen ein?
Mein Vorstellungsgespräch war im Grunde meine erste Rassismuserfahrung in Rahmen meiner Ausbildung. Wie meist in Form von »positivem« Rassismus. In meinem Lebenslauf konnte nachgelesen werden, dass meine Eltern aus Indien stammen und meine Mutter dort eine Ausbildung zur Krankenschwester und Hebamme absolviert hatte.

So war ich dann doch ein wenig irritiert darüber, dass ich während des gesamten Vorstellungsgespräches immer wieder gefragt wurde, wie denn die Ausbildung dort wäre, wie lange meine Mutter dort gearbeitet hätte und weshalb sie nun nicht mehr als Hebamme, sondern als Krankenschwester tätig sei. Über mich wollte man nicht so viel wissen. Zudem konnte ich nur wenig zu Indien und den Ausbildungsmodalitäten dort sagen, da ich Düsseldorferin bin.

Mit Beginn meiner Ausbildung war es aus meiner Sicht sehr auffällig, dass ich die einzige PoC-Hebammenschülerin weit und breit war. Es gab noch eine Schwarze Kollegin im Oberkurs.

Deutlich in Erinnerung sind mir die vielen gewaltvollen Geburten und rassistischen Handlungen und Aussagen geblieben, die ich in meiner klinischen Ausbildungszeit erlebt habe. Hier nur ein paar Beispiele:

FALLBEISPIELE
Beispiel 1
Eine Mehrgebärende und ihr Partner kommen mit Austrittswehen (das Köpfchen ist sichtbar) in den Kreißsaal. Sie spricht kein Deutsch und ist außer sich, da das Baby jeden Moment geboren wird. Sie wird von zwei Hebammen und mir auf eine Liege gelegt, der diensthabende Arzt kommt dazu. Die Gebärende hat starke Schmerzen und ist noch nicht bereit, ihr Baby rauszulassen. Mit der Frau wird nicht gesprochen, sie wird angeschrien, ihr werden die Beine von allen Anwesenden auseinandergehalten, der Arzt geht ohne Ankündigung vaginal ein. Die Gebärende schreit vor Schmerz auf. Sie wird weiterhin angeschrien und zum Pressen angefeuert. Das Baby ist da und wird der Mutter* auf den Bauch gelegt. Das Ganze hat ca. 10 Minuten gedauert und war höchst gewaltvoll.

Beispiel 2

Eine Erstgebärende mit türkischem Migrationshintergrund liegt schon länger mit Wehen im Kreißsaal und fleht seit einiger Zeit nach einem Schmerzmittel. Reaktion der Hebamme: »Das musst du nicht so ernst nehmen, die schreien extra laut und viel, dann gibt's mehr Gold hinterher.« (Gemeint ist, dass sie von der Familie Goldgeschenke erhalten werde.)

Beispiel 3

Hebamme: »Frau X vom Z*-Clan kommt! Schließt die Windeln und so weg, sonst lassen die alles mitgehen.«

Beispiel 4

Hebamme über eine Gebärende mit schlechten Deutschkenntnissen: »Die lebt schon seit 6 Jahren in Deutschland. Bei mir wird sie heute Deutsch sprechen, dafür sorg ich schon!«

Und welche Situationen fallen Ihnen aus dem beruflichen Alltag ein?

In meinem beruflichen Alltag erlebe ich nicht mehr viele solcher Situationen, da ich in der Außerklinik tätig bin. Dennoch fallen mir noch zwei Beispiele ein:

FALLBEISPIELE
Beispiel 1

Eine Erstgebärende mit kaum vorhandenen Deutschkenntnissen hat ab 22:00 Uhr Wehentätigkeit, die Wehen belasten sie sehr stark. Ihre Hebamme kommt zur Anbetreuung nach Hause, da eine Geburtshausgeburt geplant ist. Die Wehen sind die ganze Nacht so stark, dass sich die Gebärende immer wieder übergeben muss. Morgens um 8:00 Uhr wird entschieden, in die Klinik zu verlegen, da es keinen reifen Muttermundbefund gibt, die Gebärende erschöpft ist und Schmerzmedikation möchte. Die Hebamme fährt mit in die Klinik, dort möchte man zunächst keine PDA legen, da der Muttermundsbefund zu unreif ist. Durch den Einfluss der Hebamme wird dann doch eine PDA gelegt. Durch die Schmerzfreiheit kann die Gebärende nach der durchwachten Nacht schlafen und Kraft tanken. Im Laufe des Tages füllt sich der Kreißsaal mit akuteren Fällen, sodass die Gebärende in einen Abstellraum gebracht wird. Sie schläft immer wieder ein. Wenn mal sporadisch nach ihr geschaut wird, fallen Sätze wie: »Das ist hier doch kein Schlafsalon!«
So vergeht der Tag, sie wird nicht noch einmal untersucht. Abends klagt sie über zunehmende Schmerzen und Druck auf den Darm. Sie wird nicht untersucht. Sie soll auf Station verlegt werden und eventuell ein anderes Schmerzmittel erhalten. Ihre Schmerzen werden immer stärker. Sie wird vertröstet, dass sie noch warten soll, da gleich Schichtwechsel ist und sie dann auf die Station kommt. Sie weint und bittet um Schmerzmittel. Ungefähr 1 Stunde später kommt die Hebamme dann vom Nachtdienst und untersucht die Gebärende doch noch. Sie ist ganz überrascht, wie weit der Befund nun ist. Daraufhin bekommt die Gebärende die PDA hochge-

spritzt und ist schmerzfrei. Insgesamt musste sie knapp 3 Stunden warten, bis sie gehört wurde, und tagsüber hat sie immer wieder signalisiert bekommen, dass sie nicht willkommen ist und wahrscheinlich mit ihren Schmerzen übertreibt.

Beispiel 2
Eine BIPoC kommt zur Blutentnahme in die Praxis, die betreuende Hebamme ist nicht anwesend und hatte zuvor das Team gebeten, die Blutentnahme durchzuführen. Eine Hebamme: »Ne, mach ich nicht. Das kann eine von euch machen. Die ist so dunkel, da finde ich ja kein Gefäß.«

Heute, 20 Jahre später, fällt mir auf, dass ich immer noch die einzige PoC in meinem geburtshilflichen Team bin. Das mag daran liegen, dass es nicht viele BIPoC-Hebammen gibt, die in die Außerklinik wollen. Grundsätzlich gibt es nur wenig BIPoC-Hebammen, was meiner Meinung nach den Hebammenschulen und Hochschulen geschuldet ist, die kaum BIPoC aufnehmen. Und das ist auch der fehlenden Chancengleichheit in der Bildung generell geschuldet – weniger BIPoC erlangen einen höheren Bildungsabschluss, denn Rassismus beginnt bereits im Kindergarten.

SKA SALDEN

19 Gewalt- und Diskriminierungserfahrungen von queeren Personen

19.1 Einleitung

Wenn Sie sich eine schwangere Person vorstellen, denken Sie wahrscheinlich zuerst an eine heterosexuelle Frau, die mit einem Mann in einer romantischen Beziehung oder zumindest durch Sex mit einem Mann schwanger geworden ist. Vermutlich haben Sie auch eine Frau vor Augen, die sich schon immer als Frau identifiziert hat und in deren Geburtsurkunde bei Geburt das Geschlecht »weiblich« eingetragen wurde, die also cisgeschlechtlich ist. Wahrscheinlich gehen Sie auch davon aus, dass diese Frau dyadisch ist, also aus medizinischer Perspektive »eindeutig weibliche« körperliche Merkmale hat. Dies sind zumindest die üblichen medialen Bilder. Doch es ist nicht die einzige Realität von schwangeren Personen, die es gibt. Auch lesbische, bi- und pansexuelle Frauen, nicht-binäre Personen, trans* Männer und intergeschlechtliche Personen wollen Eltern werden, werden schwanger und gebären Kinder. Sie werden in diesem Artikel unter dem Begriff »queere Personen« zusammengefasst, auch wenn der Begriff nicht unbedingt von allen als Selbstbezeichnung verwendet wird.

Sie alle haben gemein, dass sie den gängigen Vorstellungen von Geschlecht und (Hetero-)Sexualität und letztendlich davon, wer schwanger werden will, kann und soll, nicht entsprechen. In der Konsequenz haben sie auch gemein, dass Einrichtungen der Geburtshilfe häufig nicht auf sie und ihre Bedarfe vorbereitet sind.

Zu den Erfahrungen, die queere Personen in der Geburtshilfe machen, gibt es für Deutschland bislang nur wenige Untersuchungen. Eine Reihe qualitativer Studien (z. B. Dionisius 2020; Rewald 2019; Spahn 2019; Stoll 2020; Weber 2018) und der bisher einzigen quantitativen Studie (Salden et al. 2023; Salden & Netzwerk Queere Schwangerschaften 2022) zum Thema zeigen, dass queere Personen, und zwar insbesondere trans* Personen, mitunter mehr sowie andere Gewalt- und Diskriminierungserfahrungen machen als nicht-queere Personen. Dies gilt ersten Hinweisen zufolge auch insbesondere für intergeschlechtliche Personen, allerdings gibt es hierzu bislang fast gar keine Forschung.

- *Pansexuelle Personen* fühlen sich zu Menschen aller Geschlechter romantisch und/oder sexuell hingezogen.
- *Nicht-binäre Personen* identifizieren sich nicht innerhalb der binären Ordnung von männlich oder weiblich, sondern z. B. dazwischen oder jenseits von männlich oder weiblich. Manche nicht-binäre Personen passen ihren Körper an ihre Geschlechtsidentität an, z. B. durch Hormone oder Operationen, andere nicht-binäre Personen tun dies nicht.
- *Trans* Männer* sind Männer, denen bei der Geburt das Geschlecht »weiblich« zugewiesen wurde. Manche trans* Männer passen ihren Körper an ihre Geschlechtsidentität an, z. B. durch Testosteron oder eine Mastektomie, andere trans* Männer tun dies nicht.
- *Intergeschlechtliche Personen* sind Personen, deren Geschlechtsmerkmale bei der Geburt bzw. von Geburt an nicht der medizinischen Norm von »weiblich« oder »männlich« entsprechen. Bei manchen intergeschlechtlichen Personen wird dies bei ihrer Geburt festgestellt, bei anderen erst später im Leben oder sogar nie.
- *Binäre Cis-Geschlechtlichkeit* meint die Annahme, dass es nur die beiden Geschlechter »weiblich« und »männlich« gäbe, das Geschlecht einer Person eindeutig wäre und sich nicht über die Zeit verändern könne.

19.2 Gewalt- und Diskriminierungserfahrungen

Die Begriffe Gewalt und Diskriminierung werden in diesem Beitrag zusammen verwendet, da sie in der Praxis schwer zu trennen sind (LesMigraS 2012): Häufig werden Diskriminierungserfahrungen als gewaltvoll erlebt und haben entsprechende Konsequenzen für die Betroffenen, unabhängig davon, ob sie gängigen Definitionen von (physischer und psychischer) Gewalt entsprechen. Umgekehrt kann Gewalt ein Ausdruck von Diskriminierung sein, z. B. dann, wenn sie aufgrund des Körpers oder der Familienkonstellation ausgeübt wird. Befragungen legen nahe, dass bei der Geburt im Krankenhaus trans*, nicht-binäre und intergeschlechtliche Personen mehr Gewalt- und Diskriminierungserfahrungen machen als cis-geschlechtliche Personen (Salden & Netzwerk Queere Schwangerschaften 2022). Worin diese Erfahrungen im Konkreten bestehen, ist allerdings noch nicht systematisch erforscht.

Es gibt Hinweise darauf, dass queere Personen während der Schwangerschaft und der Geburt häufiger mit abwertenden Aussagen zu ihrem Lebensstil oder ihrem Körper durch das Personal konfrontiert werden und sich teilweise weniger respektvoll und kompetent behandelt fühlen als nicht-queere Schwangere (Salden et al. 2023). So berichteten nicht-binäre Personen und trans* Männer in einer Interviewstudie beispielsweise davon, dass ihr Kinderwunsch infrage gestellt wurde und dass sie sich in Gesprächen mit Ärzt*innen nicht ernst genommen fühlten (Rohrhofer 2023). Ein Elternpaar berichtete sogar von offener Trans*feindlichkeit durch Ärzt*innen im Krankenhaus und davon, dass das gebärende Elternteil sowie das Neugeborene eine schlechtere medizinische Versorgung erhielten, was die Eltern auf ihre Geschlechtsidentität bzw. Familienkonstellation zurückführen.

19.3 Normative Annahmen und Ausgrenzung

Wie die gesamte Gesellschaft ist auch die Medizin durchzogen von den Normen von Heterosexualität und binärer Cis-Geschlechtlichkeit. Die Geburtshilfe als Subdisziplin ist besonders vergeschlechtlicht. Medizinische Fachkräfte in der Geburtshilfe gehen häufig standardmäßig davon aus, ihr Gegenüber wäre heterosexuell (Salden et al. 2023). So berichtete eine Teilnehmerin unserer im Jahr 2021 durchgeführten Online-Befragung zu Erfahrungen in der Geburtshilfe, dass ihre Partnerin lediglich als Übersetzerin angesprochen wurde – offenbar kam es der Ärztin in der Kinderwunschklinik nicht in den Sinn, dass es sich bei einer weiblichen Begleitung um den zweiten Elternteil handeln könnte (Salden & Netzwerk Queere Schwangerschaften, 2022). Korrigieren die angehenden Eltern in solchen Situationen die Annahmen der Fachkräfte, machen sie unterschiedliche Erfahrungen: Manches medizinische Personal entschuldigt sich und bedankt sich für den Hinweis, was in der Regel als positiv erlebt wird. Anderes Personal hingegen reagiert mit Verwirrung, Ungläubigkeit oder unangemessenen Fragen, dies wird häufig als negativ bzw. diskriminierend erlebt.

Trans* Personen werden von medizinischen Fachkräften häufig falsch angesprochen (z.B. »Frau« statt »Herr«), auch wenn sie ihren Anredewunsch zuvor explizit deutlich gemacht hatten (Salden et al. 2023). Selten gibt es in medizinischen Einrichtungen Toiletten, die auch trans* und/oder nicht-binären Personen passend zu ihrer Geschlechtsidentität zur Verfügung stehen und von diesen problemlos genutzt werden können. So berichtete ein trans* Mann, dass es in der Geburtenstation nur Toiletten für Frauen gab und somit keine Toilette, die er gut benutzen konnte.

Ständig erklären zu müssen, dass die Begleitung die Partnerin und nicht nur die Übersetzerin ist, oder dass man keine »Frau« ist und auch nicht als solche angesprochen werden möchte, oder ständig nach einer passenden Toilette im Gebäude fragen zu müssen, sind Formen von Othering: Die eigene Situation wird vom Umfeld immer wieder als erklärungsbedürftig markiert, als etwas »Anderes« als das Übliche, als nicht »normal« oder nicht »richtig«. Das Umfeld signalisiert, ob gewollt oder nicht: Du und deine Form der Elternschaft sind hier nicht vorgesehen und nicht wirklich willkommen. Für die allermeisten queeren Personen ist es eine erhebliche Belastung, diese Botschaften immer wieder wahrzunehmen und mit den daraus resultierenden Gefühlen umgehen zu müssen.

19.4 Konsequenzen

Ein Großteil der queeren Personen berichtete in unserer Befragung von regelmäßiger Angst vor Diskriminierung während der Schwangerschaft, wenn z. B. Termine mit Gynäkolog*innen oder auch die Geburt anstanden (Salden & Netzwerk Queere Schwangerschaften 2022). Bei manchen waren die Angst und die daraus resultierende Belastung so groß, dass sie sich gegen (weitere) Kinder entschieden, obwohl sie sich eigentlich ein (weiteres) Kind wünschten. Andere werdende Eltern wiederum ergreifen Maßnahmen, um antizipierter Gewalt und Diskriminierung möglichst vorzubeugen. Beispielsweise wenden sie viel Zeit und Energie auf, um queerfreundliche Ärzt*innen und Hebammen zu finden (Salden & Netzwerk Queere Schwangerschaften 2022), und nehmen extrem weite Fahrten zu ihnen in Kauf (Rohrhofer 2023). Einige reduzieren nicht unbedingt notwendige Kontakte mit medizinischem Personal auf ein Minimum und verzichten beispielsweise auf Vorsorgeuntersuchungen (Rohrhofer 2023), Geburtsvorbereitungskurse (Rohrhofer 2023) und Rückbildungskurse (pro familia Bundesverband e. V. 2024). Diejenigen queeren Teilnehmenden unserer Untersuchung, die sich für eine Geburt im Geburtshaus oder zu Hause entschieden hatten, berichteten besonders häufig als einen Grund für diese Entscheidung, dass sie im Krankenhaus mit Diskriminierung rechneten. Es wird deutlich: Dinge, die eigentlich für gute medizinische Versorgung und Sicherheit stehen sollten, wie eine Geburt im Krankenhaus oder Vorsorgeuntersuchungen, werden zu Orten der Angst, Unsicherheit und potenziellen Gefahr – dies gilt bei weitem nicht nur, aber auch (und in besonderem Maße) für die Gruppe queerer Personen, und insbesondere für trans* Personen (Salden et al. 2023).

19.5 Wie kann die Situation verbessert werden?

Einiges ist sicherlich schon gewonnen, wenn sich medizinische Fachkräfte über die Lebensrealität und die Bedarfe von queeren Personen informieren und dieses Wissen im Team teilen, eine bestätigende, wertschätzende und offene Haltung gegenüber queeren Personen haben und dies auch sichtbar machen. Beispielsweise können sie im Wartebereich oder auf der Webseite entsprechende Informationen bereitstellen und Formulare (z. B. Anamnesebögen) verwenden, die Menschen aller sexuellen Orientierungen, Geschlechter, Körper und Familienkonzepte ansprechen (Günther & Schmitz-Weicht 2022; Hümpfner 2021; Schwulenberatung Berlin 2022). Außerhalb der heterosexuellen und cis-geschlechtlichen Normen zu denken und zu sprechen, klappt in der Regel nicht von einem Tag auf den anderen – auch wenn wir noch so bemüht und gewillt sind. Wenn Fehler trotz Bemühungen auftreten, z. B. doch einmal die falsche Anrede rausrutscht, ist es wichtig, dies nicht zu übergehen, sondern sich entsprechend (kurz) zu entschuldigen, um es beim nächsten Mal besser zu machen. Ein angemessenes Beschwerdemanagement zeigt, dass man offen für Kritik ist und diese ernst nimmt.

Allerdings sind nicht nur medizinische Fachkräfte, sondern auch die Politik gefragt. Schließlich müssen Gynäkolog*innen und Hebammen überhaupt erst einmal die Möglichkeit bekommen, sich zur Situation von queeren Personen zu informieren und individuell auf ihre Patient*innen einzugehen. Die hohe Arbeitsbelastung und der hohe Zeitdruck sowie das Fallpauschalensystem schränken dies ein – hier muss sich der politisch-ökonomische Rahmen dringend ändern (Salden & Netzwerk Queere Schwangerschaften 2022). Zudem müssen sexuelle und geschlechtliche Vielfalt, aber auch Vielfalt generell in die Curricula von Medizin- und Hebammenstudium bzw. -ausbildung aufgenommen werden und Thema in Fort- und Weiterbildungen sein. Dafür ist unerlässlich, dass es mehr zugängliche Informationen gibt zu sexueller und geschlechtlicher Vielfalt in der Geburtshilfe. Sowohl (angehende) Mediziner*innen, die sich weiterbilden möchten, als auch queere Personen, die sich über ihre eigenen Möglichkeiten in Bezug auf Schwangerschaft und Elternschaft informieren möchten, berichten immer wieder, wie schwer es ist, an geeignete Informationen zu gelangen. Es ist dringend notwendig, entsprechende Informationen zusammenzustellen und zielgruppenspezifisch verfügbar zu machen (Salden & Netzwerk Queere Schwangerschaften 2022). Und schließlich müssen auch diskriminierende Gesetze geändert werden, die letztendlich auch die medizinische Versorgung beeinflussen. So werden heterosexuellen Paaren Maßnahmen der medizinisch assistierten Reproduktion in deutlich höherem Ausmaß durch die Krankenversicherung und öffentliche Förderprogramme finanziert als queeren Personen (Lesben- und Schwulenverband 2021).

Um Gewalt und Diskriminierung in der Geburtshilfe präventiv zu begegnen, sollte also an verschiedenen Ebenen angesetzt werden. Dies gilt für alle Formen von Diskriminierung. Denn auch Rassismus, Ableismus, Klassismus, Altersdiskriminierung, Dicken_Fettenfeindlichkeit etc. prägen die Erfahrungen queerer und nicht-queerer Schwangerer (zusätzlich). Politik und Gesellschaft müssen sich dafür einsetzen, dass sich die Geburtshilfe für *alle* verbessert.

Literatur

Dionisius, S (2020) Zwischen trans* Empowerment und Cisnormativität: leibliches Elternwerden in Grenzbereichen. In Peukert, A, Teschlade, J, Wimbauer, C, Motakef, M, Holzleithner, E. (Hg.) Elternschaft und Familie jenseits von Heteronormativität und Zweigeschlechtlichkeit. Leverkusen: Verlag Barbara Budrich: 77–91.

Günther, M, Schmitz-Weicht, C (2022) Trans* Patient*innen willkommen: Informationen für den Praxisalltag – für Ärzt*innen und medizinisches Fachpersonal. Herausgegeben vom Bundesverband Trans*. Berlin: Bundesverband Trans*. https://www.bundesverband-trans.de/publikationen/trans-willkommen/

Hümpfner, K (2021) Trans* mit Kind! Tipps für Trans* und nicht-binäre Personen mit Kind(ern) oder Kinderwunsch. Bundesverband Trans*. Herausgegeben vom Bundesverband Trans*. Berlin: Bundesverband Trans*. https://www.bundesverband-trans.de/publikationen/trans-mit-kind/

Lesben- und Schwulenverband Deutschland (2021) Nur wenige Bundesländer unterstützen bei Kinderwunschbehandlungen auch Frauenpaare. Köln: Lesben- und Schwulenverband Deutschland. http://tinyurl.com/jhx8hhab

LesMigraS (2012) »... nicht so greifbar und doch real«: Eine quantitative und qualitative Studie zu Gewalt- und (Mehrfach-) Diskriminierungserfahrungen von lesbischen, bisexuellen Frauen und Trans* in Deutschland. Berlin: LesMigraS. http://tinyurl.com/5yw5dtsn

pro familia Bundesverband e. V. (2024) pro familia Dokumentation. Queere Schwanger- und Elternschaft. Webinar im Rahmen des pro familia Projekts »Selbstbestimmung und Vielfalt in der Geburtshilfe«. 17. Oktober 2023. Online verfügbar unter: https://tinyurl.com/5n7p8sak

Rewald, S (2019) Elternschaften von trans Personen. Trans Eltern zwischen rechtlicher Diskriminierung, gesundheitlicher Unterversorgung und alltäglicher Herausforderung. In: Appenroth M N, do Mar Castro Varela, M (Hg.) Trans & Care (187-200). Bielefeld: transcript Verlag. https://doi.org/10.14361/9783839445990-011

Rohrhofer, I (2023) Schwangerschaften verqueeren: Erfahrungen & individuelle Umgangs- und Handlungsweisen von trans* und nicht-binären Personen im Zuge selbsterlebter Schwangerschaft(en) und Geburt(en) im Kontakt mit dem Gesundheitssystem. Unveröffentlichte Meisterarbeit. Sigmund Freud PrivatUniversität Wien.

Salden, S, Graf, T, Roth, U (2023) Cis-normativity, erasure and discrimination: How do trans, non-binary, and intersex persons experience obstetric care compared to endosex cisgender individuals in Germany? Women's Reproductive Health 10(4): 550–571.

Salden, S & Netzwerk Queere Schwangerschaften (2022) Queer und schwanger: Diskriminie- rungserfahrungen und Verbesserungsbedarfe in der geburtshilflichen Versorgung. Berlin: Heinrich-Böll-Stiftung. https://gwi-boell.de/de/2022/02/14/queer-und-schwanger

Schwulenberatung Berlin (2022) Lesbische, schwule, bisexuelle, trans* und inter* Menschen in Ihrer Praxis – ein Ratgeber: Gesundheitsförderung und Diskriminierungssensibler Umgang mit geschlechtlicher und sexueller Vielfalt im Gesundheitssystem. Berlin: Schwulen- beratung Berlin. http://tinyurl.com/uwvueutr

Spahn, A (2019). Heteronormative Biopolitik und die Verhinderung von trans Schwangerschaf- ten. In Appenroth MN, Castro Varela MdM (Hg.) Gender Studies. Trans & Care. Bielefeld, Germany: transcript Verlag: 167–185.

Stoll, J (2020). Becoming trans* parents: Überlegungen zu einer neomaterialistischen Konzep- tualisierung von den (Un-)Möglichkeiten, Eltern zu werden. In Peukert, A, Teschlade, J, Wimbauer, C, Motakef, M, Holzleithner E (Hg.) Elternschaft und Familie jenseits von Hetero- normativität und Zweigeschlechtlichkeit. Leverkusen: Verlag Barbara Budrich: 92–107.

Weber, R. (2018). Trans* und Elternschaft: Wie trans* Eltern normative Vorstellungen von Familie und Geschlecht verhandeln. Weimar: Georg-August-Universität Göttingen.

GIOVANNA GILGES

20 Schwangerschaft und Sexarbeit

20.1 Einleitung

Sexarbeit ist ein mehrdimensionales Feld mit flexiblen Tätigkeits- und Dienstleistungsbereichen. Der hier synonym zu Prostitution verwendete Begriff Sexarbeit bezeichnet eine einvernehmliche sexuelle, sexualisierte oder erotische Dienstleistung einer erwachsenen einwilligungsfähigen Person, die von mindestens einer anderen erwachsenen vertragsmündigen Person gegen Entgelt in Anspruch genommen wird (Gilges 2019; Küppers 2016). Je nach Tätigkeitsfeld und Dienstleistungsangebot variiert der explizite körperliche Kontakt zwischen Dienstleister*in und Kund*in, wobei der deutsche Rechtsbegriff der Prostitution (§ 2 ProstSchG) einzelne Tätigkeitsbereiche wie Pornografie ausschließt.

Sexarbeit dient dem Erreichen eigener Bedarfe oder der allgemeinen Sicherung des eigenen Lebensunterhalts, gegebenenfalls auch weiterer Personen wie eines Kindes (Gilges 2019). Dementsprechend ist die Entscheidung, in der Sexarbeit tätig zu sein, eine Entscheidung, die unter bestimmten ökonomischen Bedingungen getroffen wird (Greb 2019). Als Arbeit wird Sexarbeit, wie andere Arbeit auch, durch die »Regulierung von Arbeitszugang und Migration, durch Familien- und Sozialpolitik sowie durch Arbeitsmarkt- und Wohnpolitik [...]« (Gesellschaft für Sexarbeits- und Prostitutionsforschung, 2022, S. 1) gestaltet.

Sexarbeit in allen Formen setzt gegenseitiges Einverständnis voraus, über das Angebot entscheidet die sexarbeitende Person selbst. Liegt zu einem Zeitpunkt kein Einverständnis vor oder werden Absprachen von Kund*innen oder Dritten nicht eingehalten, liegt möglicherweise eine Ordnungswidrigkeit oder ein Straftatbestand wie beispielsweise sexuelle Ausbeutung oder Vergewaltigung vor – auch dann, wenn ein Entgeldtransfer stattgefunden hat (Gilges 2019).

Sexarbeitende sind Tanten, Onkel und Freund*innen, sie sind Eltern. In Publikationen (z. B. Biermann 1982; Drössler 1992) und Hurenzeitschriften der deutschen Hurenbewegung finden sich entsprechend Selbstzeugnisse über die Auseinandersetzung als Sexarbeiterin und Mutter (Hurenzeitschriften der Jahre 1980 bis 2000 sind im Archiv und Dokumentationszentrum Sexarbeit – Madonna, Bochum, und FFBIZ e. V., Berlin, einsehbar). Diese historischen Quellen zusammen mit nur wenigen repräsentativen wissenschaftlichen Erhebungen weisen darauf hin, dass Elternschaft ein zentraler Aspekt in der Arbeits- und Lebenswirklichkeit einiger Sexarbeitenden ist.

Dennoch hat die Forschung in den letzten 4 Jahrzehnten dieses Themenfeld nicht dezidiert in den Blick genommen. Vereinzelt werden Belastungspunkte der Elternschaft im Kontext des Doppellebens als Sexarbeiter*in problematisiert angerissen (Schuster 2002, Bundesministerium für Familie, Senioren, Frauen und Jugend 2007, 2004; Amesberger 2014) und nur wenige Forschungsarbeiten lassen sich finden, die sich explizit mit Mutterschaft (Gilges 2016; Küppers 2018; Czajka 1989) und/oder Schwangerschaft (Sloss & Harper 2004; Faini & Munseri 2020; Mörgen 2020) von Sexarbeitenden auseinandersetzen. Weiterhin bedarf es noch einer evidenzbasierten, aufbereiteten Darstellung von Schwangerschaft und Elternschaft von Sexarbeitenden für Fachkräfte des Sozial- und Gesundheitswesen. Dieses Desiderat wirkt sich nicht nur auf die Betroffenen selbst aus, die tagtäglich mit der Marginalisierung und gegebenenfalls der Geheimhaltung ihrer Tätigkeit im privaten und familiären Umfeld umgehen müssen. Die Sichtbarkeit bzw. Unsichtbarkeit von Sexarbeit leistenden Schwangeren und Eltern hat insbesondere Auswirkungen auf die Praxis der gesundheitlichen Versorgungssysteme und die gesellschaftspolitische Wahrnehmung des Betrachtungsgegenstandes.

20.2 Stigmatisierung der Sexarbeit als Gewalterfahrung

Es gibt keine belastbaren Angaben zur Quantifizierung von in der Sexarbeit tätigen Personen in Deutschland (Gesellschaft für Sexarbeits- und Prostitutionsforschung 2022; Ministerium für Gesundheit, Emanzipation, Pflege und Alter 2014). Dagegen steht fest, dass die in der Sexarbeit tätigen Personen einen Querschnitt der Gesellschaft repräsentieren und eine sehr diverse Berufsgruppe bilden. In ihrer Heterogenität sind Sexarbeitende unterschiedlich von strukturellen Rassismen und Sexismen, gesellschaftlichen Zuschreibungen und Erwartungen, von Diskriminierung qua Geschlechtsidentität, von Marginalisierung oder prekären Lebens- und Arbeitsbedingungen betroffen (Gilges 2019).

Unabhängig der individuellen Privilegien und der Verfügbarkeit von Ressourcen, haben alle Sexarbeitende zwei Aspekte immer gemeinsam: Zum einen sind sie als Mitglieder der hiesigen Gesellschaft Teil der bestehenden kapitalistischen Wirtschaftsordnung, in der (Lohn-)Arbeit nur in Ausnahmefällen vollkommen freiwillig ist (Gesellschaft für Sexarbeits- und Prostitutionsforschung 2021). Zum zweiten sind sie alle vom Hurenstigma und struktureller Sexarbeitsfeindlichkeit betroffen, wodurch sie in spezifischer Weise kriminalisiert werden und von diskriminierenden Zuschreibungen, gesellschaftlicher Ausgrenzung und in ihrem sozialen Status bedroht sind (Greb 2019; Pheterson 1990; Rebelde 2022).

Sich angesichts dieses Stigmas als Sexarbeiter*in zu outen, ist eine Entscheidung, die situativ immer wieder neu gefällt werden muss. Diese Entscheidung wird von Faktoren wie dem individuellen Handlungsspielraum, der sozioökonomischen Situation der Betroffenen, internalisierten (geschlechtsspezifischen) Erwartungen an sich selbst, dem Aufenthaltsstatus oder der Sicherheit der Familie beeinflusst (Stichwort: Co-Stigma). Um sich vor Ablehnung und Diskriminierung zu schützen, entscheiden sich

Sexarbeiter*innen im Zweifelsfall dazu, ihre Tätigkeit nicht nur gegenüber ihrem sozialen Umfeld zu verschweigen, sondern sie auch im Kontakt mit Behörden, medizinischem oder gesundheitlichem Fachpersonal nicht offenzulegen. So beschreibt die Bildungsinitiative für Gesundheits- und Sozialberufe »Roter Stöckelschuh« Herausforderungen bei Arztbesuchen wie abwertende Blicke und unangemessene Fragen. Teilweise werden sie als Patient*innen nicht ernst genommen und erhalten nicht die gewünschten oder wichtigen Informationen (Roter Stöckelschuh, o. J.). Sexarbeitende gehen daher entweder mit einer entsprechenden Erwartungshaltung in die Situation mit medizinischem oder geburtshilflichem Fachpersonal, die von Stressbelastung geprägt ist und eine (Re-)Traumatisierung begünstigt. Oder die drohende Diskriminierung und institutionelle Gewalterfahrung als Sexarbeiter*in erschwert den Zugang zur Gesundheitsversorgung und erschweren damit eine adäquate Gesundheitsversorgung überhaupt, was sich nachweislich negativ auf die Gesundheit von Sexarbeiter*innen auswirkt (Deutsche Aidshilfe Bielefeld 2022; Körner et al. 2020; Roter Stöckelschuh, o. J.).

Daher ist es wichtig, Barrieren in der Versorgungslandschaft für Sexarbeitende abzubauen – auch in der peripartalen Versorgung von schwangeren Sexarbeiter*innen. Das Ziel, dass sich eine Person gefahrlos als (ehemalige) Sexarbeiter*in outen kann, erfordert einen differenzierten und wertfreien Blick von Hebammen und anderen an der peripartalen Versorgung beteiligten Fachkräften auf Sexarbeit und Sexarbeitende.

20.3 Gewalt vermeiden: reflektierte geburtshilfliche Versorgung für Sexarbeitende

Sexarbeit ist bis heute ein polarisiertes Feld, in dem diverse gesellschaftliche Aushandlungsprozesse stattfinden, die von emotionalen und moralisierenden Aspekten durchzogen sind. Die gesellschaftliche Bewertung reicht von der Akzeptanz von Sexarbeit als Erwerbstätigkeit bis hin zur Ablehnung von Prostitution als Gewalt gegen cis Frauen. Die Begegnung mit einer sexarbeitenden schwangeren Person berührt entsprechend normative Wahrnehmungsmuster, irritiert moralische Vorstellungen und internalisierte berufsbezogene Kategorisierungsprozesse der Fachpersonen. Unwissenheit oder vorurteilsbehaftete Vorstellungen über Prostitution erschweren ihr ein diskriminierungsfreies Handeln und Verhalten, und zwar ungeachtet ihrer oder seiner intrinsischen Motivation. Eine Ungleichbehandlung von sexarbeitenden Schwangeren, Gebärenden oder Wöchner*innen aufgrund moralischer Überforderung provoziert die Ausübung huren- oder frauenfeindlicher Gewalt in der Schwangerschaftsbegleitung und Geburtshilfe.

Gerade um eine gewalt- und diskriminierungsfreie Geburtshilfe und Schwangerenbegleitung für in der Sexarbeit tätige Personen zu gewährleisten, bedarf es einer selbstreflexiven Bewusstwerdung der persönlichen Haltung gegenüber Sexarbeit, dem

Erkennen eigener vorurteilsbehafteter Denkmuster und dem Bewusstmachen bestehender Machtgefälle in der Begegnung. Ebenso relevant ist die Vergegenwärtigung des eigenen Sprachgebrauchs. Denn durch die Auseinandersetzung mit »den Funktionen sozialer Diskriminierung und den Sprechweisen, die es ermöglichen, andere zu diskriminieren« (Graumann & Wintermantel 2007, S. 149), kann der allgegenwärtigen Diskriminierung von Sexarbeitenden entgegengewirkt und eine Hurenfeindlichkeit reproduzierende Sprache vermieden werden.

Möglichen Unsicherheiten des Fachpersonals im Umgang mit sexarbeitenden Personen und im eigenen Handeln muss Raum gegeben werden. Nur so können Wissensdefizite über Sexarbeit und Sexarbeitende erkannt und Grundlagenwissen über deren Arbeits- und Lebensrealitäten erworben werden. Durch z. B. berufsbezogene Fortbildungen und fokussierte Arbeitskreise können spezifische bzw. diskriminierende Belastungspunkte für sexarbeitende Personen während Schwangerschaft und Wochenbett identifiziert und ein professioneller Umgang im Sinne der schwangeren Person und Wöchner*in definiert werden.

Ein solcher Gesamtprozess ermöglicht es einerseits, die Potenziale in der Betreuung und Begleitung von sexarbeitenden Schwangeren auszuschöpfen. Weiterhin kann die schwangere Person so bestmöglich geschützt werden und ihre Schwangerschaft, Geburt und das Wochenbett in einem sicheren Rahmen erleben und erfahren.

Eine weitere Ebene des reflektierten Umgangs mit Sexarbeitenden liegt in der Vermeidung situativer körperlicher Grenzüberschreitungen bei Untersuchungen und Geburten.

Im Sinne eines sensiblen Untersuchungsansatzes gilt es auch bei sexarbeitenden Personen, zu jedem Zeitpunkt der Durchführung einer Untersuchung oder einer anderen Interaktion, die eine Berührung des Körpers erfordert, anzukündigen, was man vorhat, viel von dem auszusprechen, was man gerade tut, und möglichst ausnahmslos – bzw. der Situation angemessen oft – nach dem Einverständnis zu fragen. Kurzum sei der Umgang mit der sexarbeitenden Person nicht von dem Umgang mit nichtsexarbeitenden Personen zu unterscheiden. Die körperlichen und sexuellen Erfahrungen der Sexarbeitenden sind dem Fachpersonal vorerst ebenso unbekannt, wie sie es bei Nichtsexarbeitenden unbekannt sind. Es kann nicht qua sexarbeiterischen Tätigkeit davon ausgegangen werden, dass eine sexarbeitende Person wie selbstverständlich auch als Privatperson freizügig ist. Sie sind nicht körperlich unsensibler oder schamloser, weil sie professionell mit körperlichen oder intimen Berührungen zu tun haben. Die Erwartung, dass Sexarbeitende von Berufs wegen keine Scham (mehr) haben und es gewohnt seien, sich (medizinische) Gegenstände, Finger oder Hände oral, vaginal oder anal einführen zu lassen, folgt einem sexarbeitsfeindlichen und misogynen Denkmuster.

Die sexarbeitende Person hat jederzeit die Entscheidungsgewalt darüber, ob, wann und wem sie Informationen über ihre Erwerbstätigkeit gibt. Es gibt beispielsweise bei einer Verlegung oder Übergabe der schwangeren oder gebärenden Person keinen Grund, die sexarbeitende Tätigkeit ungefragt zwischen den Fachkräften weiterzugeben.

20.4 Wissenswertes zur Reflexionshilfe und professioneller Haltung

Insgesamt unterscheidet sich das Themenspektrum schwangerer Sexarbeitenden wenig von dem anderer berufstätiger Schwangerer: Auch bei ihnen geht es vor allem um die üblichen Fragen nach der Vereinbarkeit von Familie und Beruf, des Arbeitsschutzes, der gesetzlichen Regelungen und Möglichkeiten des Mutterschutzes und der finanziellen Absicherung, der Wahl des Geburtsortes, der geburtshilflichen Unterstützung etc.

Wenngleich sich Spezifika skizzieren lassen, sollte eine vorauseilende Problemkonstruktion von Schwangerschaft, Geburtsverlauf oder Elternschaft bei fortgesetzter Tätigkeit in der Sexarbeit vermieden werden.

Zur Klärung der Frage, ob die Sexarbeit der betroffenen Person in der peripartalen Betreuung thematisiert werden muss oder sie Auswirkungen auf Schwangerschaft, Geburt und Wochenbett der betroffenen Person hat, sind folgende zwei Einstiegsfragen zur Reflexion des eigenen Handelns hilfreich. Denn es kann auch sein, dass die Thematisierung von Sexarbeit ausdrücklich nicht Teil der eigenen Arbeit mit der betroffenen schwangeren Person ist oder sein sollte.

- Wann, warum und inwieweit spielt die Erwerbstätigkeit der schwangeren Person eine Rolle für die Versorgungs- oder Betreuungsarbeit der Fachkraft?
- Mit welchen Aspekten der sozialen Ausgrenzung sieht sich die Person, die in der Sexarbeit tätig ist oder war, während der Schwangerschaft, der Geburt und in der Zeit nach der Geburt konfrontiert?

Für eine erste Annäherung an die Komplexität sind nachfolgend Ansätze skizziert, die als sachliche und inhaltliche Impulse für eine proaktive und reflektierte Auseinandersetzung dienen sollen:
- Schwangere Sexarbeiter*in im ProstSchG
- Safer Sex und Safer Work bei Schwangerschaft
- Neue Spannungsfelder des schwangeren Körpers
- Kommerzialisierung der Sexualität des schwangeren Körpers
- Selbststigmatisierung als schlechte Mutter und Empowerment

20.4.1 Schwangere Sexarbeiter*in im ProstSchG

In Deutschland ist Sexarbeit vor allem durch das Prostitutionsgesetz (ProstG 2002) und das Prostituiertenschutzgesetz (ProstSchG 2017) reguliert. Mit dem Prostitutionsgesetz ging die Abschaffung der Sittenwidrigkeit einher. Sexarbeitende haben seither einen rechtlichen Zugang zur gesetzlichen Sozial-, Kranken- und Rentenversicherung und können Lohn einklagen. Hinzu kommen gewerbe- und ordnungsrechtliche Regelungen wie kommunale Sperrbezirksverordnungen, in denen Stadtteile und -bereiche ausgewiesen werden, in denen das Anbieten sexueller Dienstleistungen verboten ist.

Das ProstSchG verlangt von jeder Person, die kurz- oder längerfristig der Sexarbeit gemäß § 2 ProstSchG nachgehen möchte, einen sich wiederholenden Anmeldeprozess. Dieser lässt sich auf zwei Hauptschritte reduzieren: Nach einem gesundheitlichen Beratungsgespräch, das in der Regel in einem Gesundheitsamt stattfindet, folgt ein Informationsgespräch über Rechte und Pflichten, zumeist in einem Ordnungsamt, wo nach einer Überprüfung der Identität und gegebenenfalls des Aufenthalts- und Arbeitsstatus eine Bescheinigung ausgestellt werden kann (→ Abb. 20-1), die ein legales Arbeiten als Sexarbeiter*in ermöglicht (Gilges 2021).

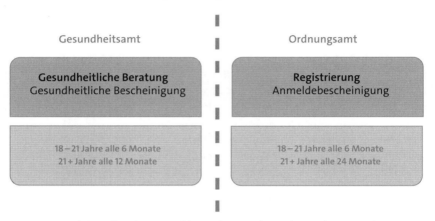

Abb. 20-1: Hauptschritte für eine Anmeldung als Sexarbeiter*in nach ProstSchG

Neben anderen Versagungsgründen darf diese Anmeldebescheinigung nach § 5 Abs. 2 Nr. 3 ProstSchG bei bestehender Schwangerschaft »in den letzten sechs Wochen vor der Entbindung« nicht erteilt werden. Begründet wird dies mit der »bei der Tätigkeit als Prostituierte typischerweise bestehende, unverantwortbare Gefährdung des Wohls des ungeborenen Lebens des Kindes [...]« (Bundesministerium für Familie, Senioren, Frauen und Jugend 2015, S. 67), die in den letzten sechs Wochen vor der Entbindung am höchsten sei.

Sexarbeitende Tätigkeit bei Schwangerschaft ist zwar rechtlich nicht grundsätzlich untersagt, allerdings verbietet § 32 Abs. 3 Nr. 3 ProstSchG das Anbieten, Ankündigen oder Anpreisen der Gelegenheit zum Geschlechtsverkehr mit Schwangeren »in mittelbarer oder sprachlich verdeckter Form«. Leider begründet der Referentenentwurf diese Regelung nicht, da ein solches Werbeverbot im Entwurf noch nicht formuliert war (Bundesministerium für Familie, Senioren, Frauen und Jugend 2015, S. 95). Ein vorsätzlicher oder fahrlässiger Verstoß gilt als Ordnungswidrigkeit und kann nach § 32 Abs. 3 ProstSchG mit einer Geldbuße von bis zu 10 000 € geahndet werden. Wann genau ein solcher Verstoß vorliegt, ist derzeit nicht definiert. Aufgrund dieser Unklarheit für die Praxis birgt dieses Werbeverbot für schwangere Sexarbeitende aktuell das Potenzial existenzieller Auswirkungen, weil es z. B. die Kund*innen-Akquise beschränkt, was beispielsweise in der Schwangerschafts- und im Wochenbettbegleitung thematisiert werden kann.

Als Sexarbeiter*in in ein (arbeitnehmerähnliches) Angestelltenverhältnis zu treten, ist zwar seit Inkrafttreten des ProstG rechtlich möglich, kommt in der Praxis aber nicht vor. Wenn die Person also nicht anderweitig in einem abhängigen Beschäftigungsverhältnis steht, fällt sie nicht unter §1 MuSchG und befasst sich mit dem Fragenspektrum, das sich für alle selbstständig tätigen Schwangeren auffächert. Beispielsweise: Bis wann kann ich wie arbeiten? Wer kann mich im Bedarfsfall finanziell versorgen? Wann kann ich wieder arbeiten?

Insbesondere für arbeitsmigrantische Sexarbeitende, die in Deutschland nicht oder nicht ausreichend (kranken-)versichert sind, denen der Zugang zum Gesundheitssystem erfahrungsgemäß erschwert und der Krankenversicherungsstatus bei vorübergehendem Aufenthalt in Deutschland oft unklar ist (Frings 2019), stellen sich weitere relevante Fragen der gesundheitlichen Versorgung.

20.4.2 Safer Sex und Safer Work bei Schwangerschaft

Sofern die Ausübung sexueller Dienstleistungen während der Schwangerschaft fortgesetzt werden möchte oder werden muss, können Gespräche zwischen gesundheitlichem Fachpersonal und der schwangeren Person hilfreich sein, in denen darüber gesprochen wird, ob und wie die Ausübung der Sexarbeit während und nach der Schwangerschaft gestaltet werden kann oder muss.

Im Sinne eines salutogenetischen und ressourcenorientierten Betreuungsansatzes, bei dem der schwangeren Person selbstverantwortliches Handeln zugesprochen wird, sie aktiv an der Harm-Reduction-Arbeit beteiligt ist und man grundsätzlich von einem Eigeninteresse ihrer physischen und psychischen Gesundheit ausgeht, gibt es verschiedene Ansätze und Maßnahmen zur Vermeidung von Belastungen und zur Prävention vor gesundheitlichen Risiken und Förderung oder Erhalt der Selbstfürsorge (für sexwork harm reduction → Reckart 2005).

Im Kontext des präventiven Infektions- und Arbeitsschutzes für Schwangere* und Kind, kann eine Schwangerschaft nicht pauschal als unvereinbar mit der weiteren Ausübung von Sexarbeit bewertet werden; nicht zuletzt auch, weil für eine solche Bewertung nicht ausreichend belastbare Daten vorliegen.

Nicht die Sexarbeit per se, sondern die Sexualpraktiken als auch die sozioökonomischen Rahmenbedingungen und Schutzmöglichkeiten der Person sind ausschlaggebend für eine z. B. erhöhte Infektionsexposition, denn entscheidend für das Gesundheitsrisiko von Sexarbeitenden ist »unter welchen Bedingungen sie dies tun. Die Gesundheit von Sexarbeitenden wird durch schlechte Arbeitsbedingung und Marginalisierung beeinträchtigt.« (Deutsche Aidshilfe Bielefeld 2022, S. 39)

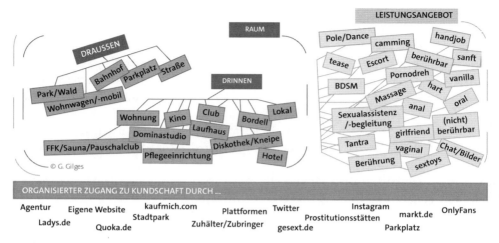

Abb. 20-2: Tätigkeitsbereiche und Leistungsangebote in der Sexarbeit

Sexarbeit ist eine körperlich und mental anspruchsvolle Tätigkeit, die Kompetenzen in Safer Sex und Safer Work erfordert (Gilges 2019). In den verschiedenen Arbeitsfeldern der Sexarbeit und den jeweiligen Dienstleistungsangeboten (→ Abb. 20-2) gibt es Angebote und Praktiken, die Infektions- und Gesundheitsrisiken und Belastungen während einer Schwangerschaft (bzw. beim Wiedereinstieg nach der Geburt) weniger oder mehr minimieren – z. B. Verzicht auf genitalen Geschlechtsverkehr und stattdessen vermehrter Einsatz von Sextoys am Kunden, die Befriedigung voyeuristischer Interessen oder die Abgabe von Exkrementen an den Gast. Jedes Arbeitssegment hat seine spezifischen Möglichkeiten und Grenzen, und die Ausgestaltung der Fortsetzung der Sexarbeit während der Schwangerschaft ist individuell. Die Rahmenbedingungen der Sexarbeitenden können daher auch eine frühe oder vorzeitige Unterbrechung der Sexarbeit während der Schwangerschaft oder gar eine dauerhafte Beendigung der sexarbeiterischen Tätigkeit erforderlich oder dringend erforderlich machen.

20.4.3 Neue Spannungsfelder des schwangeren Körpers

In der Begegnung mit schwangeren Personen und ihren Angehörigen bewegen sich Hebammen und geburtshilfliche Fachkräfte stets in Spannungsverhältnissen von Intimität, sexueller Sozialisation, sowie der Kapitalisierung von Körper und Leiberfahrung.

Was ist also so anders? Anders ist, dass das Fachpersonal und die schwangere Person sich hier in weiteren diskursiven Spannungsfeldern bewegen, und zwar dem Spannungsfeld »Hure und Heilige« und dem Spannungsfeld »Kommerzialisierung der Sexualität des schwangeren Körpers mit Sexarbeit«.

Die heilige Hure

Während der bisher verwendete Begriff Sexarbeiter*in, der sich zunehmend auch in der deutschsprachigen Forschung und Gesellschaft etabliert, ein etwa 50 Jahre junger politischer Begriff der internationalen Hurenbewegung ist, werden die Begriffe Prostitution und Prostituierte bereits seit Jahrhunderten verwendet. Sie sind jedoch nicht objektiv und beschreiben nicht lediglich einen Beruf. Die Bezeichnung als Hure, Prostituierte oder Schlampe ist moralisch aufgeladen und dient bis heute dazu, vermeintlich abweichendes Verhalten von Frauen mit häufig wechselnden Sexualpartnern zu sanktionieren. Als patriarchales Instrument der Gewaltausübung gegen Frauen, deren Verhalten nicht den heteronormativ-bürgerlichen Erwartungen entspricht, wurde das Bild der Heiligen und der Hure konstruiert, mithilfe dessen Frauen in gut/sittsam und widerständig/lasterhaft eingeteilt werden können (z.B. Heying 2019).

Der Hure steht die Heilige diametral gegenüber. Die Heilige ist jene Frau, die lustlosen und pflichtbewussten Sex zum Zwecke der Fortpflanzung duldet und sich anschließend als sittsame, sich aufopfernde Mutter erweist. Demgegenüber ist die Hure jene Frau, die (lustvollen) Sex ohne Zeugungsabsicht zum Zwecke eines Entgeltes anbietet. Sie erweist sich damit als selbstsüchtig und gefährdet die gesellschaftliche Geschlechterordnung (Honegger 1991) und damit das soziale Gefüge; entsprechend taugt die Hure nicht als sittsame, sich aufopfernde Mutter.

Diese Normvorstellungen implizieren, dass Schwanger zu sein und der Sexarbeit nachzugehen unvereinbar seien (Gilges 2016; Lamott 2001). Entgegen dieser Norm aber vereint die leibhaftige schwangere Sexarbeiter*in die Heilige und die Hure in persona und widerspricht mit ihrer Präsenz und Handlung den bürgerlichen Vorstellungen vom Körper und Handeln einer schwangeren Person.

Kommerzialisierung der Sexualität des schwangeren Körpers

Das Konzept der eigennützigen Kommerzialisierung der Sexualität der schwangeren Sexarbeiter*in ermöglicht in wahrscheinlich unvergleichbarer Weise die Kapitalisierung des schwangeren Körpers. Dabei kann sich die Begegnung mit der sexarbeitenden Schwangeren für die (medizinischen) Fachpersonen als eine professionelle und zugleich moralische Herausforderung darstellen, die sich beispielsweise sowohl auf die Wahrung der Autonomie der schwangeren Person im Sinne der freien Berufsausübung als auch auf das Wohl der werdenden Mutter und die Unversehrtheit des ungeborenen Kindes bezieht (Mörgen 2020). Der schwangere Körper als potenzielles Objekt sexuellen Begehrens und zwar im Kontext der Erwerbstätigkeit in der Sexarbeit, konfrontiert das Personal mit der Frage, ob es ethisch bzw. moralisch vertretbar ist, dass die Person während ihrer Schwangerschaft der Sexarbeit nachgeht und gegebenenfalls ihren schwangeren Körper als solchen kapitalisiert. Eine akzeptanzorientierte, professionelle Haltung als Hebamme kann hier zu einem professionellen Grenzgang werden. Die Vorstellung, dass sich die Ausübung bestimmter sexueller Praktiken negativ oder schädigend auf die Schwangerschaft und damit auf das Wohl des ungeborenen Kindes auswirkt, sowie die Vorstellung, dass der »schwangere Körper die Frau auf besondere Art und Weise vulnerabel mache und sich das Angebot sexueller Dienstleistungen potenziell integritätsverletzend auf das (ungeborene) Kind auswirken könne« (Mörgen 2020, S. 297), formuliert eine Problemdefinition der Unvereinbarkeit von Schwangerschaft und der kommerziellen Ausübung sexueller Praktiken.

Daraus ergeben sich Spannungsverhältnisse, die auch ein an sich bestehendes ethisch-akzeptanzorientiertes Verständnis von Sexarbeit als Erwerbstätigkeit irritieren können und mit denen die Fachkräfte umgehen (lernen) müssen (Mörgen 2020).

20.4.4 Selbststigmatisierung als schlechte Mutter und Empowerment

Wie bereits erwähnt sind Sexarbeitende einer ständigen Bewertung und Abwertung ihrer Tätigkeit ausgesetzt. Einige Sexarbeitende verinnerlichen die anhaltenden Stigmatisierungen von außen, was mit Selbstbeschämung und Selbstabwertung einhergeht. Die Bewältigung dieses internalisierten Stigmas kann in gewisser Weise als berufsspezifisches Merkmal angesehen werden, auf das in der Betreuungsarbeit mit der schwangeren Person oder Wöchner*in ein Augenmerk gelegt werden kann. Der Umgang mit Stigmabewältigung, Scham, Selbstidentität und Selbstdarstellung oder möglichen Dissonanzen sind wichtige Faktoren dafür, ob die zu betreuende Person Belastungen oder Stress durch ihre Tätigkeit in der Sexarbeit erlebt.

Für die sexarbeitende Person kann, muss aber keine Diskrepanz zwischen der eigenen Schwangerschaft und einer weiteren Ausübung der Tätigkeit in der Sexarbeit vorliegen. Die Auseinandersetzung der schwangeren Person mit sich selbst als Sexarbeiter*in und der Vereinbarkeit von Schwangerschaft/Elternschaft und Sexarbeit verläuft individuell und weist ein breites Spektrum auf.

Zum Beispiel könnte sich die Person als schlechte Mutter sehen, die sich nicht erwartungsgemäß um das Wohl ihres Kindes kümmert. Die zudem möglicherweise aufgrund der Arbeitsmigration für ihr Kind physisch öfter abwesend ist und die zudem in einem für die Erziehung des Kindes schädlichen und moralisch verwerflichen Kontext arbeitet. Gleichzeitig muss sie aber erwerbstätig sein, um z. B. den Lebensunterhalt der Familie zu sichern. Dies kann zu einer Selbstabwertung führen, unter der die Person leidet. Oder aber, die Wahrnehmung der Rolle als Versorgerin und das Selbstbild der aufopfernden Mutter stärken das Selbstwertgefühl: »Ich mache es für meine Kinder und das gibt mir Kraft« (aus Amesberger 2014, Interview 89). Ebenso können Scham gegenüber dem Kind und eine positive Selbstidentifikation als Sexarbeiterin gleichzeitig bestehen, und keine der beiden Gefühlslagen schwächt die jeweils andere (Gilges 2016). Bis hin dazu, dass die positive Selbstidentifizierung als Sexarbeiterin proaktiv oder progressiv gegen die gesellschaftliche Diffamierung als schlechte Mutter wirkt. Diese Haltung findet beispielsweise Ausdruck in dem Zitat: »Die Tatsache, daß ich als Prostituierte gearbeitet habe, macht mich nicht zu einer schlechten Mutter. Auch bin ich kein schlechtes Beispiel für meine Tochter« (Drössler 1992, S. 147 f).

Ich bedanke mich bei Maya (Sexarbeiterin), Lena Ontrup (Hebamme und Wissenschaftliche Mitarbeiterin Hochschule für Gesundheit, Bochum) und Astrid Platzmann (Gynäkologin/Geburtshelferin, Gesundheitsamt Recklinghausen) für deren fachliche Perspektiven, die in diesen Beitrag einfließen konnten!

Literatur

Amesberger, H (2014) Sexarbeit in Österreich. Ein Politikfeld zwischen Pragmatismus, Moralisierung und Resistenz. Wien: new academic press.

Bundesministerium für Familie, Senioren, Frauen und Jugend, BMFSFJ (2005) Lebenssituation, Sicherheit und Gesundheit von Frauen in Deutschland. Eine repräsentative Untersuchung zu Gewalt gegen Frauen in Deutschland. Berlin: BMFSFJ.

Bundesministerium für Familie, Senioren, Frauen und Jugend, BMFSFJ (2007) Bericht der Bundesregierung zu den Auswirkungen des Gesetzes zur Regelung der Rechtsverhältnisse der Prostituierten (Prostitutionsgesetz – ProstG). Berlin: BMFSFJ.

Bundesministerium für Familie, Senioren, Frauen und Jugend, BMFSFJ (2015) Entwurf eines Gesetzes zur Regulierung des Prostitutionsgewerbes sowie zum Schutz von in der Prostitution tätigen Personen. Berlin: BMFSFJ.

Biermann, P (1982) Wir sind Frauen wie andere auch! Reinbek bei Hamburg: Rowohlt Verlag.

Czajka, M-A (1989) Prostituierte mit Familie: Ihre psychosoziale Situation und ihre beruflichen Existenzbedingungen. Unveröff. Hochschulschrift im Bestand des Archivs und Dokumentationszentrums Sexarbeit in Bochum. Bestandssignatur: HS-4.2.1-CZA-1989.

Deutsche Aidshilfe Bielefeld (2022) Dokumentation des Fachtagung »Sexarbeit und Gesundheit« in Bielefeld am 09.–10. 09. 2021. https://www.aidshilfe-bielefeld.de/downloads/dokumentation-sexarbeit-und- gesundheit.pdf

Drössler, Ch (1992) Women at work. Sexarbeit, Binnenmarkt und Emanzipation: Dokumentation zum 1. Europäischen Prostituiertenkongress. Marburg: Schüren Presseverlag.

Faini D, Munseri P, Bakari M, Sandström E, Faxelid E, Hanson C. (2020). »I did not plan to have a baby. This is the outcome of our work«: A qualitative study exploring unintended pregnancy among female sex workers. BMC Womens Health 20(1): 267.

Frings, D (2019) Zugang zum Gesundheitssystem für Unionsbürgerinnen und Unionsbürger, Angehörige des EWR und der Schweiz. Berlin: Die Beauftragte der Bundesregierung für Migration, Flüchtlinge und Integration Bundesarbeitsgemeinschaft der Freien Wohlfahrtspflege e. V. (BAGFW).

Gesellschaft für Sexarbeits- und Prostitutionsforschung, GSPF (2022) Stellungnahme der GSPF zur Anhörung des Ausschusses für Arbeit und Soziales, Jugend und Familie am 12. Mai 2022 zum Thema »Situation der Prostituierten in Bayern«. Vom 29. 04. 2022. https://gspf.info/wp-content/uploads/2022/08/Stellungnahme_GSPF_LT_Bay_12_05_2022.pdf

Gilges, G (2016) Sex_Arbeit von Mama. Eine qualitative Untersuchung zur innerfamiliären Auseinandersetzung der Erwerbstätigkeit der Mutter in der Sexarbeit. Unveröff. Abschlussarbeit M.A. Gender Studies Ruhr-Universität Bochum.

Gilges, G (2019): Arbeitsrealitäten in der Sexarbeit. Berlin: Digitales Deutsches Frauenarchiv. https://tinyurl.com/yd3458bx

Gilges, G (2021) Die gesundheitliche Beratung nach dem Prostituiertenschutzgesetz als bedarfsorientierter Beratungsraum für junge Erwachsene in der Sexarbeit. Unsere Jugend. Die Zeitschrift für Studium und Praxis der Sozialpädagogik 05: 222–227.

Graumann, C-F, Wintermantel, M (2007) Diskriminierende Sprechakte. Ein funktionaler Ansatz In: Herrmann, St K, Krämer, S, Kuch, H (2007): Verletzende Worte. Die Grammatik sprachlicher Missachtung. Bielefeld: Transcript Verlag: 147–177.

Greb, G (2019) Sexarbeit ist Arbeit. In: Künkel, J, Schrader, K (2019) Sexarbeit. Feministische Perspektiven. Münster: Unrast Verlag: 69–76.

Heying, M (2019) Huren in Bewegung. Kämpfe von Sexarbeiterinnen in Deutschland und Italien, 1980 bis 2001. Essen: Klartext Verlag.

Honegger, C (1991) Die Ordnung der Geschlechter. Die Wissenschaften vom Menschen und das Weib, 1750–1850. Frankfurt a. M.: Suhrkamp.

Künkel, J, Schrader, K (2019): Sexarbeit. Feministische Perspektiven. Münster: Unrast.

Körner, Ch, Netzelmann Arsova, T, Ceres M, Hacke, D, Steffan, E (2020) Sexuelle Gesundheit in der Sexarbeit vor dem Hintergrund des Prostituiertenschutzgesetzes (ProstSchG): Einschätzungen von Berater*innen und Sexarbeiterinnen. Zeitschrift für Sexualforschung 33: 204–213.

Küppers, C (2016) Sexarbeit. Gender Glossar. Open Access Journal zu Gender und Diversity im intersektionalen Diskurs. https://www.gender-glossar.de/post/sexarbeit

Küppers, C (2018) Gefährlich oder gefährdet? Diskurse über Sexarbeit zur Fußball-Weltmeisterschaft der Männer in Südafrika. Wiesbaden: Springer Fachmedien.

Lamott, F (2001) Die vermessene Frau. München: Wilhelm Fink Verlag.

Ministerium für Gesundheit, Emanzipation, Pflege und Alter, MGEPA (2014) Der Runde Tisch Prostitution Nordrhein-Westfalen. Abschlussbericht. Auftrag, Herausforderungen und Ergebnisse. Düsseldorf: MGEPA

Mörgen, R (2020) In Beziehung treten: Etablierungsprozesse von Beratungs- und Arbeitsbeziehungen im Feld der aufsuchenden Sozialen Arbeit. Weinheim: Beltz.

Pheterson, G (1990) Huren-Stigma. Wie man aus Frauen Huren macht. Hamburg: Verlag Galgenberg.

Rebelde, R (2022) Einbahnstraße Hurenstigma. Die Darstellung von Sexarbeit in den Medien. aep informationen 2: 33–37.

Reckart, M (2005) sexwork harm reduction. Lancet 366: 2123–2134.

Roter Stöckelschuh (o. J.). Über den Roten Stöckelschuh. Köln: BesD e. V. https://roterstoeckelschuh.de/ueber

Schuster, M (2003) Kampf um Respekt. Eine ethnografische Studie über Sexarbeiterinnen. Tübingen: Studien und Materialien des Ludwig-Uhland-Instituts der Universität Tübingen.

Sloss, CM., Harper, GW (2004) When street sex workers are mothers. Archives of Sexual Behavior 33(4): 329–341.

SUSANNE HEYNEN

21 Schwangerschaft nach einer Vergewaltigung

21.1 Einleitung

Eine Vergewaltigung wird laut »§ 177 – Sexueller Übergriff; sexuelle Nötigung; Vergewaltigung« im Strafgesetzbuch (StGB) definiert als Eindringen in den Körper gegen den Willen einer anderen Person und als besonders schwerer Fall mit einer Freiheitsstrafe nicht unter 2 Jahren sanktioniert (§ 177 Abs. 6 StGB). Vergewaltigungen werden selten angezeigt. Aktuelle Studien über die Häufigkeit sexualisierter Gewalt und Vergewaltigung, die das Dunkelfeld beleuchten, liegen nicht vor. Auch gibt es keine Studien, die erfassen, wie viele Vergewaltigungsopfer schwanger werden, wie viele von ihnen das Kind bekommen und die Mutterschaft in ihr Leben integrieren.

Auch die Angaben zur Häufigkeit einer kriminologischen Indikation im Falle einer Abtreibung bilden vermutlich nicht die Realität ab. Im Jahr 2021 erfolgten nach Prütz et al. (2022) 95,8 % der insgesamt 94 596 Schwangerschaftsabbrüche in Deutschland infolge der Beratungsregelung. Sehr selten wurde einer der beiden anderen Gründe angegeben: medizinische Indikation 4,1 % und kriminologische Indikation nach Sexualdelikten 0,05 % (rechnerisch 47 Fälle). Auch in einer Studie zur sozialen Unterstützung und Informationsaneignung von ungewollt Schwangeren (Bomert et al. 2022) spielt Vergewaltigung eine untergeordnete Rolle. Lediglich im Zusammenhang damit, dass der Partner nicht ins Vertrauen gezogen wird, nennen die Befragten als ein Grund hierfür, dass »die Schwangerschaft durch einen Missbrauch entstanden ist« (Bomert et al. 2022, S. 11 f.). Nach Erfahrung der Städtischen Beratungsstelle für Schwangerschaftsfragen und Schwangerschaftskonflikte (nach § 219 StGB) im Jugendamt Stuttgart bildet die statistische Anzahl der Abbrüche mit kriminologischer Indikation die Realität nicht ab: Die meisten Abbrüche nach Vergewaltigung gehen unter der allgemeinen Beratungsregelung in die Statistik ein.

Informationen zu Schwangerschaften nach einer Vergewaltigung gibt es auf den Internetseiten von einigen Beratungsstellen und Netzwerken, wie z. B.:

- https://www.profemina.org/de-de/ungeplant-schwanger/schwanger-nach-vergewaltigung-missbrauch#was-sage-ich-wenn-die-frage-nach-dem-vater-kommt
- https://www.soforthilfe-nach-vergewaltigung.de/bundeslaender/hessen/frankfurt-am-main/was-tun/untersuchung-mit-spurensicherung/
- https://www.frauennotruf-kiel.de/de_si/dasistgewalt/vergewaltigung/wenn-sie-angst-haben-nach-einer-vergewaltigung-schwanger-zu-sein/

- https://www.geburtskanal.de/artikel-wissen/schwangerschaft-nach-vergewaltigung.html
- http://www.schwanger-und-gewalt.de/

21.2 Sexualisierte Gewalt und Vergewaltigung als Form häuslicher Gewalt

In einer qualitativen Interviewstudie zu Bewältigungsprozessen nach einer Vergewaltigung (Heynen 2000, 2015) wurde unter anderem untersucht, wie häufig Frauen durch eine Vergewaltigung schwanger werden und welche Folgen die Vergewaltigung auf die Schwangerschaft, die Geburt, das Leben mit dem Kind und die Beziehung zu dem Vergewaltiger, in der Regel der Partner, hatte. Meist wurde die Beziehung zu dem Gewalttäter nach der Vergewaltigung nicht beendet oder die Gewalthandlungen wurden nach der Vergewaltigung über eine Trennung hinaus fortgesetzt. Entsprechend muss das Thema auch im Kontext häuslicher Gewalt beleuchtet werden.

Die einzige repräsentative Prävalenzstudie für Deutschland zur Lebenssituation, Sicherheit und Gesundheit von Frauen in Deutschland, beauftragt durch das Bundesministerium für Familie, Senioren, Frauen und Jugend, zeigt eine hohe Gewaltbetroffenheit von Frauen ab dem 16. Lebensjahr. 40 % der 10 264 Befragten erlebten körperliche und/oder sexuelle Gewalt, 25 % Gewalt durch aktuelle oder frühere Beziehungspartner (häusliche Gewalt) und 13 % strafrechtlich relevante Formen sexueller Gewalt. Insgesamt wird Gewalt gegen weibliche Jugendliche und Frauen überwiegend durch Partner und Expartner verübt (Schröttle et al. 2004). Die Untersuchung weist nach, dass es sich bei der Schwangerschaft und Geburt um Lebensphasen handelt, die mit erhöhten Risiken für das (erstmalige) Auftreten von Gewalt durch den Partner einhergehen. Außerdem gibt die Studie wichtige Hinweise darauf, dass Mädchen und junge Frauen bis zum Alter von 24 Jahren die am höchsten belastete Altersgruppe bilden und dass die Misshandlungen häufiger und intensiver sind, wenn Frauen schwanger sind und/oder kleine Kinder haben (Schröttle et al. 2004).

Partnerschaftsgewalt geht mit einem großen Risiko für Schwangerschafts- und Geburtskomplikationen, Fehlgeburten und gesundheitlichen Beeinträchtigungen des Neugeborenen einher. Hinzu kommen die negativen Folgen für die Schwangeren selbst wie körperliche Verletzungen, Gesundheitsprobleme, psychische Belastungen bis hin zur Depression (Heynen 2000, 2015; Schröttle et al. 2004).

Darüber hinaus können der Schwangerschaft vorausgehende Gewalterfahrungen in der Kindheit, in der Jugend und im Erwachsenenalter zu erheblichen Belastungen und im Falle von Vergewaltigungen (durch den Partner) zu einer Schwangerschaft führen (Heynen 2003, 2013).

21.3 Schwangerschaft, Mutterschaft und Elternschaft nach einer Vergewaltigung

21.3.1 Schwangerschaft

Wenn das Kind durch eine Vergewaltigung gezeugt wurde, besteht die Gefahr, dass die Schwangerschaft selbst unmittelbar mit dem traumatischen Ereignis verbunden wird und die Schwangerschaft im Rahmen einer posttraumatischen Belastungsstörung als Hinweisreiz auf die Vergewaltigung wirkt. Die Auseinandersetzung mit der Schwangerschaft wird vermieden und die körperlichen Veränderungen womöglich gar nicht wahrgenommen. Da die Gewalttat unter anderem häufig mit Angst, Scham und Schuldgefühlen einhergeht, vertraut die Frau sich möglicherweise niemandem an und versucht, die Folgen der Gewalt und der erzwungenen Schwangerschaft allein zu bewältigen.

Schlafstörungen oder Symptome erhöhter physiologischer Erregung wie Unruhe werden unter Umständen mit dysfunktionalen Bewältigungsstrategien bekämpft, die das Ungeborene schädigen und die Entwicklung des Kindes gefährdet können. Hierzu gehören Alkohol-, Nikotin-, Drogen- und Medikamentenmissbrauch sowie Vermeidung von gynäkologischen Untersuchungen und der Geburtsvorbereitung (für einen Überblick → Heynen 2003, 2013).

So können nach Brisch (2003) die posttraumatischen Reaktionen dazu führen, dass

> »der Fetus zu einem ständigen Auslöser für die traumatische Erfahrung mit den dazugehörigen Affekten von Hilflosigkeit, Ohnmacht, Ausgeliefertsein, Scham und pathologischen Schuldgefühlen sowie mörderischer Wut [wird]. Durch die Schwangerschaft wird es nicht mehr möglich, [...] durch Vermeidung die traumatischen Affekte zu verhindern. Dies gilt ebenso für die Interaktion mit dem Säugling nach der Geburt. [...] Dieses [das Kind] erlebt bereits intrauterin emotionale Ablehnung sowie eine hohe affektive Erregung der Mutter.« (S. 115)

Folgendes Fallbeispiel zeigt die besonderen Belastungen nach einer Vergewaltigung für die Entwicklung des Ungeborenen:

FALLBEISPIEL

»Im 7. Monat hab' ich meiner Freundin geklagt, dass ich so Bauchschmerzen hätte. Und da hat sie mich darauf aufmerksam gemacht, dass ich immer noch meine alten Hosen anhab'. Bis zum 7. Monat hab' ich 12 Kilo abgenommen gehabt. Und ich hab' auch nie Schwangerschaftsbeschwerden gehabt, weil ich für mich nicht schwanger war. Also ich hab' die Schwangerschaft nicht erlebt.« (aus Heynen 2003, S. 108).

Diese Verbindung zwischen traumatischem Ereignis und dem Ungeborenen setzt sich unter Umständen nach der Geburt fort. Bei Heynen (2000) findet sich das Fallbeispiel Frau P., die im Interview davon berichtet, wie schwer es ihr gefallen ist, ihr Kind anzunehmen:

FALLBEISPIEL

»›Meine Mutter musste mir damals links und rechts eine Ohrfeige geben, damit ich überhaupt auf die Säuglingsstation gegangen bin und mir mein Kind geholt hab'. Ich wollte das Kind nicht sehen.‹ Erst nachdem das Kind sechs Wochen auf der Intensivstation lag und fast an einer Hirnhautentzündung – für die sich Frau P. aufgrund ihrer Ablehnung der Schwangerschaft die Schuld gab – starb, war das Mutter-Kind-Verhältnis wiederhergestellt. Dann hab' ich das als mein Kind akzeptiert ja. Dann war auch die Liebe, die ich gebraucht hab', ihm entgegenzubringen, die war dann da.‹« (aus Heynen 2003, S. 108).

Auf der anderen Seite ist auch eine besonders positive Verbindung möglich:

FALLBEISPIEL

»Ich war die ganze Schwangerschaft alleine. Und die Geburt habe ich auch alleine durchgemacht. Das war brutal. Also es war wirklich 'ne schöne Geburt. Ich mein', die Schmerzen waren schon da. Und der Geburtsvorgang. Überhaupt, das war total schön. Das ich weiß auch nicht. Das kann man gar nicht so genau beschreiben. Und das Kind war dann da.« (aus Heynen 2003, S. 112)

Die dargestellten Beispiele verweisen auf die Spannbreite des Erlebens einer Schwangerschaft nach einer Vergewaltigung. Laut Heynen (2013) wurden anhand der geführten Interviews, die in der oben genannten Studie (Heynen 2000, 2015) geführt wurden, folgende drei bzw. vier Identifikationsmuster der Mütter mit ihren Kindern herausgearbeitet:

- »Heute würde ich abtreiben!«
  Identifikation des Kindes als Kind des Vergewaltigers: Der traumatische Konflikt wird in der Beziehung zum Kind reinszeniert und das Kind entsprechend abgelehnt. Dabei spielt eine Rolle, dass die Beziehung zum Vater nach der Geburt weiter bestehen blieb, seine Gewalttätigkeiten anhielten und das Kind (in den hier untersuchten Fällen der Sohn) in der Wahrnehmung der Mütter Ähnlichkeit mit dem gewalttätigen Vater hatte.
- »Ich hab' mit ihm wirklich eine ganz besondere Beziehung!«
  Identifikation des Kindes als Kind der Vergewaltigten: Die Mutter sieht das Ungeborene und das Kind primär als das eigene Kind und beide als Opfer der Gewalttätigkeiten durch den Partner.
- »Da war klar, dass ich mich auf jeden Fall von dem Typen trennen werde, weil ich gedacht habe, mit dem Typen ein Kind ...!«
  Identifikation des Kindes als eigenständige Persönlichkeit: In diesem Fall wird die Mutterrolle aktiv angenommen und Verantwortung für eine biografische Wende

übernommen, die auch damit einhergeht, sich konsequent von dem gewalttätigen Partner zu trennen.

- Als letzter Typus konnte identifiziert werden, dass es gar nicht zu einer eigenständigen Auseinandersetzung kommt: Im Falle einer Minderjährigen wurde von anderen entschieden, dass die Schwangerschaft abgebrochen wurde im Sinne einer »Fremdsteuerung« (Heynen 2003).

Keine der Befragten gab an, ihr Kind abgetrieben oder sich aus anderen Gründen, wie beispielsweise aus religiöser Überzeugung, für die Fortsetzung der Schwangerschaft entschieden zu haben.

21.3.2 Mutterschaft und Elternschaft

Ohne Kenntnis oder Berücksichtigung der posttraumatischen Belastungen der Schwangeren und Mütter wird von ihnen, abhängig vom rechtlichen Status des biologischen Vaters des Kindes, in der Regel gefordert, dass sie diesen nennen (wenn er nicht bekannt ist) und mit ihm gemeinsam die Elternschaft gestalten.

Ist der Gewalttäter der aktuelle Partner, ist das Paar kaum in der Lage, sich auf die Rolle als Eltern und auf die Bedürfnisse des Ungeborenen oder Neugeborenen einzustellen. Die Regeln und Verantwortlichkeiten in der Paarbeziehung können nicht neu und einvernehmlich bestimmt, die Einbindung in das soziale und berufliche Netzwerk nicht angepasst sowie die emotionalen Bedürfnisse gegenüber der Partnerin und dem Partner auf eine entspannte Schwangerschaft und Neugeborenenphase hin ausgerichtet werden.

Auch wenn sich das Paar trennen sollte, wird gesellschaftlich erwartet, dass die Elternschaft als Recht aufrechterhalten oder geschaffen wird. Dies kann dazu führen, dass der Vater, besonders retraumatisierend in der Neugeborenen- und Säuglingsphase, das Umgangs- und Sorgerecht unter Zwang und mit Gewalt ausübt.

In den letzten Jahrzehnten haben die Kenntnisse über Belastungen von Kindern und Jugendlichen durch häusliche Gewalt erheblich zugenommen. Es wurden Unterstützungs- und Schutzmaßnahmen im Rahmen der Frühen Hilfen, der Prävention und Intervention bei häuslicher Gewalt (für einen Überblick → Kavemann & Kreyssig 2013) und in der Qualifizierung von Fachkräften entwickelt (etwa durch den interdisziplinären Online-Kurs »Schutz und Hilfe bei häuslicher Gewalt«: https://haeuslichegewalt. elearning-gewaltschutz.de/). Dabei findet die besondere Problematik einer Schwangerschaft, Mutter- und Vaterschaft nach einer Vergewaltigung allerdings so gut wie keine Beachtung.

21.4 Unterstützung der schwangeren Vergewaltigungsopfer

21.4.1 Unterstützungsangebote

Eine der ersten Anlaufstellen sind häufig Schwangerschaftsberatungsstellen. Die Fachkräfte werden in den Beratungsgesprächen mit den genannten Themen konfrontiert. Hier kann der passende Rahmen geboten werden und die Beraterinnen können ein großes Augenmerk auf die Belastungen und Traumatisierungen nach (sexueller) Gewalt und Vergewaltigung legen. Besteht das Angebot einer Begleitung über einen längeren Zeitraum, kann der Kontakt sehr intensiv und vertraut sein, sodass es den Frauen leichter fällt, sich zu öffnen und scham- und schuldbesetzte Themen offenzulegen, die sich direkt auf den weiteren Verlauf der Schwangerschaft und in Folge auf die Bindung und den Kontakt zum Kind nach der Geburt auswirken. Beratungsinhalte können die verschiedenen Möglichkeiten der Mutterschaft mit oder ohne Unterstützung durch die Jugendhilfe, Adoption oder die vertrauliche Geburt sein. Hier sind die Beraterinnen der Schwangerschaftsberatung speziell geschult und fachlich qualifiziert.

Die Qualität der Schwangerenberatung zeichnet sich laut der Ergebnisse eines partizipativen Praxisforschungsprojekts der Schwangerschaftskonfliktberatungsstellen in der Region Stuttgart und der Universität Tübingen (Bomert et al. 2022) durch folgende Kriterien aus:
- Wertfreie und neutrale Beratungshaltung
- Klärung entlastender Rahmenbedingungen im Erstkontakt
- Selbstwirksamkeit stärkende Beratung
- Informationsvermittlung

Weitere Unterstützung erfahren Schwangere nach einer Vergewaltigung durch das Gesundheitssystem, durch sensible Frauenärztinnen und -ärzte, Hebammen in der vorgeburtlichen Begleitung sowie während der Geburt und im Wochenbett durch Fachpersonen. Insbesondere im medizinischen Kontext ist sorgfältig darauf zu achten, nicht ohne Einverständnis zu handeln sowie wissentlich oder unwissentlich körperliche und psychische Grenzen zu überschreiten, etwa bei vaginalen Untersuchungen.

Vernetzt mit dem Gesundheitssystem arbeiten die sogenannten Frühe Hilfen. Sie sind

> »auf frühzeitige und präventive Unterstützungs- und Hilfeangebote für Eltern, insbesondere in belastenden Lebenslagen, ab Beginn einer Schwangerschaft bis etwa zum Ende des dritten Lebensjahrs eines Kindes ausgerichtet. Weiterhin sind aus Sicht der befragten Fachkräfte Frühe Hilfen vor allem durch ein interdisziplinäres und niedrigschwelliges System von Hilfeangeboten gekennzeichnet.« (Landua et al. 2009, S. 24).

Frühe Hilfen können (werdenden) Eltern bedarfs- und sozialraumorientierte Angebote machen, z. B. durch Kontaktangebote in den Geburtskliniken, Willkommensbesuche, schriftliche Informationen, Elterncafés und Babygruppen.

21.4.2 Grundsätzliche Standards der Unterstützung

Die Frauen können im Laufe der kurz-, mittel- und langfristigen Bewältigungs- und Entwicklungsprozesse gezielt unterstützt werden von Schwangeren-, Frauen-, Sucht- und Wohnungslosenberatungsstellen sowie von Frühen Hilfen, Frauenärztinnen und -ärzten und Hebammen. Wichtige Themen und Interventionen können sein:

- Erkennen von (sexualisierter) Gewalt und Vergewaltigungen
- Ansprechen von Partnerschaftskonflikten und häuslicher Gewalt
- Befragung, Unterstützung von und Hilfestellung für Gewaltopfer
- Einschätzung der Gefährdung des Opfers
- Gründliche medizinische Untersuchung und Dokumentation der Gewaltfolgen
- Ansprechen des Schutzes des Ungeborenen und der Situation der Kinder
- Weitervermittlung an andere Hilfseinrichtungen und Helfende, insbesondere an das Jugendamt
- Kooperation mit anderen Fachleuten
- Abstimmung von Hilfsmaßnahmen in den relevanten Netzwerken (z. B. Frühe Hilfen, Kinderschutz, häusliche Gewalt, Suchthilfe)
- Rechtliche Informationen und Beratung

Ist den Fachleuten bekannt, dass die Schwangerschaft durch eine Vergewaltigung entstanden ist, ist es besonders wichtig, den Frauen sehr sensibel zu begegnen. Hier benötigt es folgende Voraussetzungen:

- Schaffung einer erwartungsfreien und offenen Gesprächsatmosphäre
- Sicherung der Selbstbestimmung bei Geburtsvorbereitung und Geburt
- Information über Alternativen für das Leben mit dem Kind (Adoption, Hilfe zur Erziehung in Form von Vollzeitpflege)
- Sicherung des Schutzes vor Gewalt und Stärkung der Mutter-Kind-Beziehung
- Vermittlung zum Jugendamt (unter anderem Information und Beratung, Unterhaltsvorschuss, Beistandschaft, Jugendhilfen) und ins Gesundheitswesen (etwa zu psychotherapeutischen Angeboten)
- Stärkung von Netzwerken (s. oben)
- Beratung, Unterstützung, Begleitung im Falle einer Anzeige
- Wechselseitige Qualifizierung von Fachpersonal
- Erstellung von speziellem Aufklärungsmaterial, Kampagnen

21.4.3 Probleme und Risiken in der Versorgung

Die Unterversorgung in verschiedenen Bereichen der Geburtshilfe (wie in der Vorsorge oder in Kliniken) aufgrund eines zunehmenden Fachkräftemangels erhöht den Arbeitsdruck für das bestehende Personal. Entsprechende Überforderungen können dazu führen, dass die Qualität der Arbeit nachlässt. Die Folge von unsensiblen Arbeitsweisen, aber auch von Gewalt in der Geburtshilfe, ausgeübt durch Ärzte und Ärztinnen, Hebammen und Krankenhauspersonal unter der Geburt sind erheblichen Belastungen bis hin zu Traumatisierungen und Retraumatisierungen für Mütter und Kinder. Dies gilt besonders für vulnerable Schwangere und Gebärende, die aufgrund von vorhergehenden Gewalterfahrungen und Vergewaltigungen über wenig Ressourcen und Widerstandskraft verfügen. Besondere Einfühlsamkeit benötigen vor allem auch Frauen, die auf der Flucht aus dem Heimatland schwanger wurden und keine familiäre oder soziale Unterstützung in Deutschland haben.

Um die Situation in der Geburtshilfe für alle Beteiligten zu verbessern, engagieren sich bundesweit Runde Tische, in Baden-Württemberg etwa der Runde Tisch Geburtshilfe der Landesregierung Baden-Württemberg sowie das Heidelberger Institut für Global Health.

21.5 Fazit

Fachkräfte im Gesundheitswesen haben die Chance, weiterführende Kontakte zu den Frühen Hilfen und der Jugendhilfe herzustellen. Sie können als Türöffner für Hilfsangebote dienen, die sich an Schwangere und Familien mit kleinen Kindern nach einer Vergewaltigung und bei häuslicher Gewalt richten. In der Regel sind Schwangere in dieser Lebensphase, die einen neuen Lebensabschnitt bedeutet, empfänglich für Unterstützung und suchen diese häufig auch gezielt auf. Im besten Fall entsteht eine institutionell verankerte und individuell umgesetzte Verantwortungsgemeinschaft, die Kinder und ihre Mütter, Väter und Bezugspersonen ernst nimmt und in der alle Familienmitglieder und ihre Sicherheits- und Beziehungsbedürfnisse berücksichtigt werden.

Soweit sich der Forschungsstand und Veröffentlichungen aus der Praxis überblicken lassen, wird bisher zu wenig Augenmerk daraufgelegt, dass Frauen durch eine Vergewaltigung schwanger geworden sein könnten und einer besonders sensiblen Begleitung bedürfen. Damit Hilfe möglich ist, müssen Betroffene sich anvertrauen können. Eine wichtige Voraussetzung hierfür ist die wahrgenommene spezifische Kompetenz der Professionellen. Ein wichtiges Signal in diese Richtung kann gesendet werden, wenn Informationsmaterialien über die Folgen von Gewalterfahrungen und Hilfsangebote frei verfügbar sind. Darüber hinaus sollte die Anamneseerhebung zu Beginn der Schwangerschaft Fragen nach sexualisierten Gewalterfahrungen und der Qualität der Paarbeziehung verbindlich einschließen.

Wünschenswert wäre außerdem, dass sich wissenschaftlichen Studien explizit den Bedarfen der Frauen und ihrer Kinder widmet, um Erkenntnisse für eine Verbesserung der Praxis zu gewinnen.

Literatur

Bomert C, Hocks, P, Grotwinkel, B, Golomb, L, Kudec, V (2022) Abschlussbericht Soziale Unterstützung und Informationsaneignung von ungewollt Schwangeren: Ergebnisse eines partizipativen Praxisforschungsprojekts mit Schwangerschaftskonfliktberatungsstellen in der Region Stuttgart und der Universität Tübingen. Tübingen: Eberhard Karls Universtität Tübingen.

Brisch, KH (2003) Bindungsstörungen und Trauma: Grundlagen für eine gesunde Bindungsentwicklung, In: Brisch, KH, Hellbrügge, T (Hg.) Bindung und Trauma, Risiken und Schutzfaktoren für die Entwicklung von Kindern. Stuttgart: Klett-Cotta: 105–135.

Heynen, S (2000) Vergewaltigt – Die Bedeutung subjektiver Theorien für Bewältigungsprozesse nach einer Vergewaltigung. Weinheim: Juventa.

Heynen, S (2003) Erzwungene Schwangerschaft und Mutterschaft durch eine Vergewaltigung. Kindesmisshandlung und -vernachlässigung. Interdisziplinäre Fachzeitschrift der DGgKV 1/2: 98–112.

Heynen, S (2013) Zeugung durch Vergewaltigung – Folgen für Mütter und Kinder. In: Kavemann, B, Kreyssig, U (Hg.) Handbuch Kinder und häusliche Gewalt. 3. aktualisierte und überarbeitete Aufl. Wiesbaden: Springer: 60–64.

Heynen, S (2015) Vergewaltigt – Die Bedeutung subjektiver Theorien für Bewältigungsprozesse nach einer Vergewaltigung. 2. Aufl., E-Book. Weinheim: Beltz Juventa.

Kavemann, B & Kreyssig, U (2013) (Hg.) Handbuch Kinder und häusliche Gewalt. 3. Aufl. Wiesbaden: Springer VS.

Landua, D, Arlt M, Sann A (2009) Ergebnisbericht (1. Teiluntersuchung) zum Projekt »Bundesweite Bestandsaufnahme zu Kooperationsformen im Bereich Früher Hilfen«. Berlin: Deutsches Institut für Urbanistik.

Prütz, F, Hintzpeter, P, Krause L (2022). Schwangerschaftsabbrüche in Deutschland – Aktuelle Daten aus der Schwangerschaftsabbruchstatistik. Journal of Health Monitoring 7(2): 42–50.

Schröttle, M, Müller, U & Glammeier, S (2004) Lebenssituation, Sicherheit und Gesundheit von Frauen. Herausgegeben vom Bundesministerium für Familie, Senioren, Frauen und Jugend. Berlin: Hausdruck.

22 Erfahrungen eines trans* Vaters

Wie haben Sie die Zeit der Schwangerschaft und Geburt erlebt? Welche guten und nicht so guten Erfahrungen haben Sie gemacht?

Erstmal war es wahnsinnig schwer, überhaupt schwanger zu werden. Das war ein Riesenkampf, weil ich die ganze Zeit gedacht habe: Was mache ich hier eigentlich? Wir wollten sehr gerne ein Kind. Wir haben es ein halbes Jahr so versucht, dann haben wir uns ein Gerät gekauft, mit dem ich feststellen kann, wann ich fruchtbar bin. Das hat auch nicht funktioniert. Nach einem halben Jahr bin ich zum Gynäkologen gegangen und habe gesagt: »Ich bin ein Mann und möchte ein Kind. Machen Sie mit?« Er war einverstanden und hat uns dann immer gesagt, wann die Chance besonders gut ist, ich hatte noch eisprungauslösende Tabletten – das hat auch nicht geklappt. Später bin ich dann in eine Kinderwunschklinik gegangen. Dort wussten sie mit mir nicht viel anzufangen. Es gab dort einen Arzt, der auf Transpersonen spezialisiert war, an diesen wurde ich aber nicht verwiesen. Unsere Ärztin dort hat mich nicht ernst genommen, sie hat meinen Bedarf überhaupt nicht gesehen und auch nicht den Druck, den ich hatte. Ich hatte die Transition extra wegen des Kinderwunsches über eine lange Zeit aufgeschoben. Ich brauchte eine zeitliche Perspektive! Sie hat mich einfach wie eine typische cis Frau behandelt [eine cis-geschlechtliche Frau identifiziert sich mit dem biologischen Geschlecht, mit dem sie geboren wurde], die nicht schwanger wird. Klar, das ist auch für cis Frauen schwer, aber eine ganz andere Baustelle.

Schließlich bin ich doch schwanger geworden. Das war für meinen Partner und mich total toll und für mein ganzes System eine Katastrophe. Den positiven Test habe ich an dem Morgen gemacht, an dem ich eine neue Arbeit angefangen habe. Ich konnte dann dort nicht sagen, dass ich schwanger bin, da ich die Stelle und das Kinder- und Elterngeld brauchte. Fünf Monate ging es mir körperlich elendig. Aber psychisch ging es mir gut, mit dem Kind habe ich mich immer sehr wohl gefühlt. Das ging parallel. Schwanger zu sein, war dann eigentlich richtig toll. Ich hatte den Kleinen total gerne dabei, ich fand das so schön, dass wir einen ganz engen Kontakt miteinander hatten. Wir hatten ein Ritual zusammen, einmal vormittags und nachmittags drückte sich immer sein Po an meinen Bauch, den habe ich dann gekrault, dann kam sein Rücken dazu. Nach einer guten Viertelstunde hat er sich dann wieder weggedreht – bis zum nächsten Mal.

In der gynäkologischen Praxis war es nicht so gut für mich. Ich saß zwischen all den cis Frauen, und wenn ich da mit meinem Partner zusammen gewartet habe, wurde ich total weiblich gelesen. Wenn ich gefragt habe, ob es noch lange dauert, weil es mir nicht gut geht und ich einfach nur wegwollte, haben sie mir einen Extraraum angeboten, in dem ich mich hinlegen könnte. Aber das wollte ich nicht, ich wollte keine Extrarolle, ich wollte nicht auffallen, nicht gesehen werden! Ich wollte nur so schnell wie möglich wieder raus aus der Praxis. Das haben sie nicht verstanden und ich konnte es damals in meiner Dysphorie auch nicht verbalisieren.

Einen Geburtsvorbereitungskurs hätte ich gerne gemacht, ich wollte mich gut auf die Geburt vorbereiten und mich mit anderen austauschen. Dafür habe ich viele Hebammen angerufen, aber keine konnte mir zusagen, dass sie nicht mit den Stereotypen Mann und Frau arbeitet. Keine einzige! Das war sehr bedauerlich.

Eigentlich wollten wir zur Geburt ins Geburtshaus, da ich wenig Vertrauen in das Medizinsystem habe. Ich fand die Vorstellung gut, von einer Hebamme betreut zu werden, die ich kenne, und dass ich keinen Schichtwechsel erleben würde. Das Geburtshaus war sehr schön, aber auf eine gewisse Art sehr weiblich. Bestimmt sehr schön für Frauen, die Kinder bekommen, aber nicht für mich. Die Hebamme, die uns wahrscheinlich betreut hätte, hat mich dann noch gefragt, was ich denn für ein Verhältnis zu meiner Gebärmutter hätte, wenn ich doch meine Geschlechtsorgane nicht mag. Ich finde mich mit diesem Begriff Gebärmutter überhaupt nicht wieder. Das hat sie nicht verstanden, weil da doch mein Kind drin sei! Ich habe grundsätzlich eine hohe Wertschätzung für dieses Organ, aber ich spreche immer von dem Kind in meinem Bauch. Notfalls sage ich einfach Uterus. Das macht es leichter.

Wir haben uns dann die Klinik in der Stadt angeschaut. Bei der Kreißsaal-Führung haben sie gesagt, wenn jemand Besonderheiten habe, soll man sich im Anschluss melden. Dann bin ich dahingegangen und hab gesagt: »Mein Name ist Daniel Masch und ich möchte mein Kind hier bekommen.« Sie haben geantwortet: »Okay, das ist besonders!«

Während der Geburt, die lange dauerte, habe ich sehr unterschiedliche Erfahrungen gemacht: Eine Hebamme hat mir unangebrachte Fragen gestellt, wohl um mich abzulenken. Sie fragte z. B., woran ich gemerkt hätte, dass ich trans sei. Da habe ich gedacht, »Okay, solange du hier bist, kriege ich kein Kind.« Dann kam eine andere, die total begeistert war, dass sie mich betreuen konnte. Sie hat mir auch Fragen gestellt, da habe ich quasi eine ›Trans*Beratung‹ gemacht. Das war überhaupt nicht unangenehm. Sie hat nicht als Hebamme gefragt, um andere Transpersonen besser betreuen zu können, sondern weil sie sich selbst fragt, ob sie wohl trans sei. Sie hat auch traumainformiert mit mir gesprochen, das war sehr hilfreich, z. B.: »Ich würde jetzt xy machen, dafür fasse ich dich dort an.«

Eine andere Hebamme kam und sagte irgendwann, dass es wohl einen Kaiserschnitt geben müsse, weil es dem Kind nicht so gut gehe. Der habe ich dann gesagt, »Lass mich mal ein bisschen in Ruhe mit meinem Kind, damit ich mit ihm reden kann.« Sie hat mich machen lassen. Ich habe den Kleinen dann gekrault, wie wir das so oft gemacht hatten. Die Hebamme war ganz erstaunt, dass sich danach die Sauerstoffwerte so verbessert hatten, dass es normal weitergehen konnte.

Nach der Geburt mussten wir eine Nacht in der Klinik bleiben. Toll war, dass wir ein Familienzimmer hatten. Da es meinem Sohn nicht so gut gegangen war unter der Geburt, wollten sie ihn mir wegnehmen, weil sie alle 2 Stunden eine Untersuchung machen wollten. Da habe ich gesagt, »Ihr nehmt mir mein Kind nicht weg, dann kommt doch her und untersucht ihn hier!«

Die Hebamme, die uns zu Hause betreut hat, war, glaub ich, sehr überfordert. Sie hat mich nach der Geburt kein einziges Mal untersucht, obwohl ich ziemliche Geburtsverletzungen hatte und es bestimmt sinnvoll gewesen wäre. Ich selbst konnte mir das nicht anschauen, meinem Partner habe ich das nicht erlaubt. Eigentlich hätte sie mir wie die Hebamme unter der Geburt sagen müssen: »Pass auf, das müsste ich mir ansehen; es nicht zu tun, hätte Risiken. Ich würde das so und so machen. Du kannst das aber auch selbst machen, ich kann dir sagen, worauf du achten musst.« Das ist aber nicht passiert. Stattdessen habe ich das Thema 2 Jahre ausgeblendet. Ich glaube, das war falsch verstandene Empathie. Ungefähr 2 Tage nach der Geburt, als ich ganz glücklich mit meinem Sohn war, ist mir plötzlich klar geworden, dass Suizid für mich nicht mehr infrage kommen kann. Das ist ein bekanntes Thema bei Transpersonen, 85 % sind oder waren schon mal suizidgefährdet. Ich bin nicht mehr akut suizidgefährdet seit meinem 14. Lebensjahr, aber ich habe das immer als Tür gesehen, durch die ich gehen kann, wenn es nicht mehr geht. Die Tür war jetzt zu, weil ich meinem Kind das niemals antun würde. Die Hebamme dachte, ich hätte eine Wochenbettdepression, hatte ich aber nicht. Ich wollte nur darüber reden. Das ging dann leider nicht.

An einem Rückbildungskurs habe ich auch nicht teilgenommen. Zum Teil, weil mein Sohn so viel Nähe brauchte, dass ich gar nicht gewusst hätte, wie. Aber auch, weil ich mir in der Situation nicht antun wollte, wieder missgendert oder diskriminiert zu werden. Den Stress wollte ich nicht haben in der Zeit.

Wenn Sie noch einmal schwanger wären, was würden Sie dann vielleicht anders machen?
Ich glaube, ich würde mehr für mich einstehen, dass ich z. B. gefälligst richtig gegendert werde. Und ich würde mehr auf mich achten. Ich würde dafür sorgen, dass ich die Angebote wahrnehme, die für mich da gewesen wären, Vor- und Nachbereitung. Notfalls verbunden mit einer Reise nach Berlin zum queeren Hebammenkollektiv. Ich würde nicht mehr nach 4 Monaten arbeiten gehen. Ich habe ja gestillt, mein Mann hat mir immer den Kleinen gebracht. Auf der Arbeit war ich dann Herr Masch mit Stillbrüsten, der ständig sein Baby hinterhergetragen bekommt. Ich würde wieder in die gleiche Klinik gehen, das war gut. Ich würde auf keinen Fall eine Hausgeburt machen, denn ich habe unterschätzt, was es mit mir macht, obwohl ich mich gut mit meinem Körper verstanden hab'.

Was möchten Sie Fachkräften, die mit Transpersonen arbeiten, mit auf den Weg geben?
Normalisiert trans und nichtbinäre Elternschaft. Unaufgeregter Umgang hilft den Menschen in ihrer besonderen Situation am meisten. Ich biete oft Mediziner*innenschulungen an zum Thema Umgang mit Transpersonen. Fortbildungen zur Sensibilisierung und Professionalisierung sind wichtig; es wird mehr werden, dass auch nicht cis-geschlechtliche Menschen Kinder bekommen. Es wird öfter vorkommen, dass Menschen kommen, die sagen, ich möchte ein Kind bekommen, obwohl ich nicht weiblich bin. Bereitet euch darauf vor!

SANDRA KERN UND REBECCA KÖRNER

23 Gewalt bei Fehl- und Totgeburten

23.1 Einleitung

Gewalt unter der Geburt erleben nicht nur Eltern von lebend geborenen Kindern, sondern auch oder insbesondere Eltern, deren Kind in der Schwangerschaft verstorben ist. Auch Eltern, die die Diagnose »nicht lebensfähiges Kind« erhalten haben, sind hiervon in unterschiedlichster Art und Weise betroffen. Diese Eltern erleben psychische Gewalt in Form von mangelnder oder unzureichender Begleitung, fehlender Aufklärung und Beratung oder fehlender Empathie des Klinikpersonals. Sie erleben physische Gewalt durch rasche Einleitungen, fehlende Schmerzmittel und erzwungene Geburtspositionen.

Kinder, die während der Schwangerschaft oder kurz nach der Geburt versterben, nennt man Sternenkinder; ihre Eltern sind die Sterneneltern. Im Jahr 2021 wurden in Deutschland 3420 Kinder tot geboren, das entspricht 4,3 Totgeburten je 1000 Geborenen (Statistisches Bundesamt 2022).

Problematisch ist jedoch, dass verstorbene Kinder unter 500 g statistisch nicht erfasst werden. Hier liegen also deutschlandweit keine validen Daten vor. Einer Schätzung zufolge endet jede 3. Schwangerschaft in einer Fehlgeburt. Nach dieser Überlegung käme man für das Jahr 2021 mit 795 492 Lebendgeburten auf ca. 397 746 Fehlgeburten.

Der Verein SternenEltern Saarland e. V. betreut seit 2018 eben diese Sterneneltern, die ihr Kind während der Schwangerschaft oder kurz nach der Geburt verloren haben.

Die Ausführungen in diesem Kapitel sowie unser Wissen über die Abläufe bei Früh-, Fehl- und Totgeburten und medizinisch indizierten Schwangerschaftsabbrüchen gründet sich zum einen aus den vielen Erfahrungen Betroffener, die sich an uns gewandt haben, aber auch aus dem Fachwissen unserer ehrenamtlichen Helfenden aus den Bereichen der Medizin und Psychologie, der Trauerbewältigung, dem Bestattungsrecht (insbesondere des Saarlandes) und dem Mutterschutzgesetz.

Um zu verstehen in welchen Formen und Maßen Frauen bei Fehl- und Totgeburten Gewalt widerfährt, ist eine Kenntnis der rechtlichen Grundlagen unerlässlich.

23.2 Rechtliche Grundlagen

Fehl- und Totgeburt. Eine Fehlgeburt ist im rechtlichen Sinne keine Entbindung. Per Definition handelt es sich um eine Fehlgeburt, wenn sich außerhalb des Mutterleibs keine Lebensmerkmale gezeigt haben und das Geburtsgewicht unter 500 g liegt oder die Geburt vor der 24. Schwangerschaftswoche erfolgte. Liegt das Geburtsgewicht über 500 g oder fand die Entbindung nach der 24. Schwangerschaftswoche statt, handelt es sich um eine Totgeburt. Diese Unterscheidung von Fehl-, Tot- und Lebendgeburt (bei letzterem reicht eine pulsierende Nabelschnur) ist besonders im Hinblick auf den Mutterschutz und das Bestattungsrecht bzw. die Bestattungspflicht wichtig. Dies wird in den folgenden Abschnitten nochmals verdeutlicht werden.

Medizinischer Schwangerschaftsabbruch. Eltern, die in der Schwangerschaft mit der Diagnose »nicht lebensfähiges Kind« oder »behindertes Kind« konfrontiert werden, stehen vor der schwierigen Entscheidung, ob sie die Schwangerschaft weiterführen oder abbrechen. Den Eltern wird oft mitgeteilt, dass der Abbruch bestenfalls vor der 24. Schwangerschaftswoche durchgeführt werden soll, da das Kind zu diesem Zeitpunkt meist außerhalb des Mutterleibs nicht lebensfähig ist und entweder durch den Geburtsvorgang oder kurz nach der Geburt versterben wird.

Ab der 24. Schwangerschaftswoche wird in der Regel ein Fetozid durchgeführt. Dem ungeborenen Kind wird durch die Bauchdecke der Mutter eine Injektion, Kaliumchlorid verabreicht, was zum Herzstillstand führt. Diese Vorgehensweise soll dafür sorgen, dass das Kind vor Schmerzen geschützt wird und nicht lebend zur Welt kommt.

Das Strafgesetzbuch (StGB § 218a Abs. 1 Satz 1) sieht für einen medizinischen Schwangerschaftsabbruch eine 3-tägige Frist bis zu Entscheidung vor. Dies ist die Zeit, die die betroffenen Eltern mindestens haben müssen. Vielfach wird jedoch nicht darüber informiert, dass die Eltern sich mit der Entscheidung auch länger als 3 Tage Zeit lassen können. Sie werden oftmals unter Druck gesetzt, eine Entscheidung zu treffen, die sie im Nachhinein bereuen. Es wird nur das Austragen bis zum Ende oder der Abbruch angeboten. Die Familien erhalten in den allermeisten Fällen keine psychologische Begleitung.

Gerade im Kontext eines medizinischen Schwangerschaftsabbruchs ist es unerlässlich, die Eltern neutral und umfassend über alle möglichen Optionen zu beraten, wie den Abbruch, das Weitertragen, die palliative Geburt und das Leben mit behindertem Kind, um eine Traumatisierung der Eltern zu vermeiden. Nur wenn die Eltern vollumfänglich informiert werden, können sie eine Entscheidung treffen, mit der sie auch leben können. Diese Entscheidung betrifft nicht nur die aktuelle Schwangerschaft, sie wird auch Einfluss haben auf die psychische Verfassung der Mutter in Folgeschwangerschaften und auf die gesamte familiäre Situation.

Mutterschutz. Generell dürfen werdende Mütter in den letzten 6 Wochen vor und 8 Wochen nach der Entbindung bzw. 12 Wochen nach der Entbindung bei Mehrlingsgeburten oder Frühgeburten nicht beschäftigt werden (MuSchG § 3; die Reglungen bei beruflicher Selbständigkeit werden derzeit überarbeitet). Diese Regelung gilt auch für Totgeburten, nicht jedoch für Fehlgeburten. Kommt ein Kind jedoch vor der 24. Schwangerschaftswoche oder mit einem Geburtsgewicht von unter 500 g lebend zur Welt, greift auch hier das Mutterschutzgesetz. Als Lebenszeichen gelten hier ein Herzschlag, ein Atemzug, aber auch eine pulsierende Nabelschnur. Unter Umständen können somit einer betroffenen Mutter bis zu 18 Wochen Mutterschutz zustehen.

Oft erleben wir jedoch, dass bei Geburten vor der 24. Schwangerschaftswoche oder mit einem zu erwartenden Geburtsgewicht unter 500 g gar nicht auf Lebenszeichen des Kindes geachtet wird oder diese (zum vermeintlichen Wohl der Eltern) ignoriert werden. Tabelle 23-1 zeigt die Übersicht zu den Schutzfristen.

	Mutterschutz	Verlängerter Mutterschutz wenn eines zutrifft: ■ Geburt bis Vollendung der 37. SSW ■ < 2500 g Geburtsgewicht ■ Behinderung	Kündigungs-schutz
Lebendgeburt (unabhängig von Woche und Geburtsgewicht)	x	x	x
Fehlgeburt (< 500 g Geburtsgewicht oder bis zur 24. SSW)	–	–	x (nach der 12. SSW)
Totgeburt (ab 500 g Geburtsgewicht oder ab der 24. SSW)	x	x	x
Medizinischer Schwangerschaftsabbruch (< 500 g Geburtsgewicht oder bis zur 24. SSW)	–	–	x (nach der 12. SSW)
Medizinischer Schwangerschaftsabbruch (ab 500 g Geburtsgewicht oder ab der 24. SSW)	x	x	x
Schwangerschaftsabbruch aus sozialer Indikation (finanzielle Not, räumliche Einschränkung, keine Unterstützungsmöglichkeiten, Minderjährigkeit etc.)	–	–	

x = trifft zu, – = trifft nicht zu

Tab. 23-1: Schutzfristen in Abhängigkeit von Geburtsgewicht und Schwangerschaftswoche (SSW)

Bestattungsrecht. Das Bestattungsrecht (BestattG) obliegt den einzelnen Bundesländern. In Bezug auf die Definition der einzelnen Begriffe der Lebend-, Tot- und Fehlgeburt orientiert sich das Bestattungsrecht an der Verordnung zur Ausführung des Personenstandsgesetzes (PStG). Die nachfolgenden Ausführungen beziehen sich insbesondere auf die im Saarland geltenden Regelungen.

Bestattungspflichtig sind alle Lebendgeburten, Totgeburten sowie Kinder aus einem medizinischen Schwangerschaftsabbruch und einem Geburtsgewicht über 500 g.

- Bestattungspflicht durch die Eltern: Besteht eine Bestattungspflicht durch die Eltern, sind diese dazu verpflichtet, die Bestattung ihres Kindes zu beauftragen und zu bezahlen.
- Bestattungsrecht der Eltern bei nicht bestattungspflichtigen Kindern: Besteht keine Bestattungspflicht durch die Eltern, ist dennoch eine individuelle Bestattung mit eigener Grabstätte oder eine Gemeinschaftsbeisetzung möglich.
- Informationspflicht durch die Entbindungsklinik: Ist die Geburt in einer Einrichtung erfolgt, hat der Träger der Einrichtung sicherzustellen, dass mindestens ein Elternteil auf die Bestattungsmöglichkeit (bei nicht bestattungspflichtigen Kindern) hingewiesen wird (BestattG § 22 Abs. 2).
- Sammelbestattungen: Alle saarländischen Kliniken lassen die nicht bestattungspflichtigen Kinder kostenfrei in Form einer Gemeinschaftsbestattung beisetzen. Liegt kein Bestattungswunsch eines Elternteils vor, so ist »die verstorbene Leibesfrucht von der Einrichtung, in der die Geburt erfolgt ist, hygienisch einwandfrei und dem sittlichen Empfinden entsprechend einzuäschern, aufzubewahren und einer Beisetzung zuzuführen. Die Kosten hierfür trägt der Träger der Einrichtung« (BestattG § 22 Abs. 2). Allein die Bezeichnung der verstorbenen Kinder als »Leibesfrucht« ist nicht würdevoll und für viele junge Familien ein Schlag ins Gesicht.

Tabelle 23-2 zeigt die Übersicht zum Bestattungsrecht.

	Bestattungspflicht durch die Eltern	Keine Bestattungspflicht, aber Bestattungsrecht der Eltern
Lebendgeburt (gewichtsunabhängig)	x	–
Fehlgeburt (< 500 g Geburtsgewicht)	–	x
Totgeburt (> 500 g Geburtsgewicht)	x	–
Medizinischer Schwangerschaftsabbruch (< 500 g Geburtsgewicht)	–	x

	Bestattungspflicht durch die Eltern	Keine Bestattungspflicht, aber Bestattungsrecht der Eltern
Medizinischer Schwangerschaftsabbruch (> 500 g Geburtsgewicht)	x	–

x = trifft zu, – = trifft nicht zu

Tab. 23-2: Bestattungsrecht/Bestattungspflicht in Abhängigkeit von Lebend- oder Totgeburt und Geburtsgewicht

Für die Regelungen in den übrigen Bundesländern möchten wir auf die Bestattungsgesetze der jeweiligen Bundesländer verweisen.

In diesem föderalen Flickenteppich sehen wir ein großes Problem, denn für Elternpaare, die an Landesgrenzen wohnen und in einem anderen Bundesland entbinden, gelten mitunter unterschiedliche Regelungen und Gesetze. Unter anderem um hier einheitliche Regelungen zu erwirken, hat sich 2022 der Bundesverband Kindstod in Schwangerschaft und nach der Geburt (BVKSG) gegründet.

23.3 Physische und psychische Gewalt

Physische Gewalt. Die Arten physischer Gewalt, die Eltern und ihre Kinder im Rahmen einer stillen Geburt widerfahren, entsprechen im Wesentlichen denen bei Lebendgeburten. Sie reichen von erzwungenen Geburtspositionen, gewaltsamem Herausziehen des Kindes oder Druckausübens auf den Bauch über unnötig häufiges Tasten des Muttermundes bis hin zum Durchführen eines Dammschnittes ohne Einverständnis. Aufgrund der Ähnlichkeiten zu Lebendgeburten möchten wir hier auf die physische Gewalt nicht detaillierter eingehen, jedoch abschließend ein Fallbeispiel anbringen.

FALLBEISPIEL 1

Eine Patientin wird in der 40. Schwangerschaftswoche mit regelmäßiger Wehentätigkeit zur Geburt stationär aufgenommen. Die Frau liegt mehrere Tage in den Wehen und der Gynäkologe zieht Vergleiche zu anderen Frauen wie in einem Wettbewerb »Die Goldmedaille ist weg, die Silbermedaille ist weg, für dich bleibt jetzt nur noch Bronze.«

Unter der kritischen Phase der Geburt wird mehrmals die Saugglocke angesetzt. Die Frau hat große Schmerzen, die vom Arzt mit den Worten »Hör auf, so rumzumosern!« abgetan werden.

Durch die protrahierte Geburt erleidet das Kind einen Sauerstoffmangel und durch das Ansetzen der Saugglocke zusätzlich Verletzungen am Kopf. Das Kind verstirbt 1 Woche nach Geburt.

Hätte der behandelnde Arzt wie gutachtlich bestätigt 4 Stunden früher gehandelt und eine sekundäre Sectio vorgenommen, wäre das Kind nicht verstorben. Die Familie erfuhr unter der Geburt nicht nur physische, sondern auch psychische Gewalt.

Psychische Gewalt. Die Formen psychischer Gewalt sind vielfältig und nicht immer auf Anhieb erkennbar. Sie können reichen von Demütigungen, Einschüchterungen, Anschreien und Schuldzuweisungen bis hin zum Herabwürdigen der Schwangeren oder des verstorbenen Kindes.

Oft entstehen verletzende Äußerungen, die vermeintlich gut gemeint sind. Sätze wie »Es war ja noch gar kein richtiges Baby« oder »Wer weiß, wofür es gut war?« sind jedoch in der Trauerverarbeitung für betroffene Eltern wenig hilfreich.

Sehr belastend für Mütter, die ihr Kind vor der 24. Schwangerschaftswoche gebären müssen, ist auch die Tatsache, dass die Geburt oftmals im Stationszimmer und nicht im Kreißsaal stattfindet. Die Mütter werden auf dem Stationszimmer häufig allein gelassen. Eine Hebamme ist selten anwesend. In diesem Stadium der Schwangerschaft haben die Mütter oft noch keinen Geburtsvorbereitungskurs besucht, das heißt, dass sie kaum wissen, was auf sie zukommt, geschweige denn, wie man Wehen hilfreich veratmet.

FALLBEISPIEL 2

Bei einer 31-jährigen Frau wurde in der 14. Schwangerschaftswoche die Diagnose einer Trisomie 18 gestellt. Die Frau entscheidet sich für einen Abbruch der Schwangerschaft. Sie wird stationär aufgenommen und die Geburt wird medikamentös eingeleitet. Die Tabletten, die sie zur Einleitung bekommen hat, verursachen Übelkeit und Durchfall. Als Erstgebärende kann sie die Wehen nicht richtig deuten. In diesem frühen Stadium der Schwangerschaft braucht es zur Geburt keine vollständige Öffnung des Muttermundes. Eine Hebamme ist zur Begleitung der Geburt nicht anwesend. Die Patientin ist allein auf dem Stationszimmer. Sie verspürt ein Druckgefühl und deutet dies als Drang, zur Toilette zu müssen. Das Kind wird versehentlich in die Toilette geboren. Den Anblick ihres toten Kindes in der Toilette kann die Frau nie vergessen.

Eine Traumatisierung der Mutter bzw. der Eltern kann auch durch fehlende Begleitung und Beratung während der Geburt in späteren Schwangerschaftswochen erfolgen. So wurde uns z. B. schon mehrfach berichtet, dass Kinder unter der Grenze zur Lebensfähigkeit wider Erwarten doch lebend zur Welt kamen und die Zeichen einer Lebendgeburt (Herzschlag, Atemzug, pulsierende Nabelschnur) vom Klinikpersonal nicht beachtet oder noch schlimmer zum vermeintlichen Wohl der Eltern bewusst ignoriert wurden. Den Eltern soll damit die Pflicht zur individuellen Bestattung erspart werden. Jedoch wird außer Acht gelassen, dass der Mutter somit auch kein Mutterschutz zusteht.

FALLBEISPIEL 3

Die Mutter wird in der 22. Schwangerschaftswoche stationär aufgenommen wegen eines Blasensprungs bei übergangenem Harnwegsinfekt. Die Geburt ist nicht mehr aufzuhalten. Das Kind kommt in der 22. Schwangerschaftswoche zur Welt. Entgegen allen Prognosen lebt es noch für mehrere Stunden und stirbt schließlich in den Armen der Mutter. Diese wird jedoch nicht über Bestattungspflicht und Mutterschutz von der Klinik informiert und am Tag nach der Geburt entlassen. Über die Bestattungspflicht und ihr Recht auf Mutterschutz sowie den Anspruch auf Kindergeld für einen Monat wird sie erst durch unseren Verein informiert.

FALLBEISPIEL 4

Eine mit Zwillingen schwangere Frau wird mit vorzeitigem Blasensprung stationär aufgenommen. Die 24. Schwangerschaftswoche ist noch nicht erreicht, beide Kinder wiegen unter 500 g. Die Eltern sind sich sicher, dass der erstgeborene Zwilling noch eine Zeit auf der Brust der Mutter gelebt hat, während der zweitgeborene Zwilling kurze Zeit später tot geboren wurde. In diesem Fall wurde den Eltern eine Fehlgeburt beider Kinder bescheinigt und die Kinder wurden sammelbestattet. Hier wurden folgende Gesetze nicht eingehalten: Durch das Nichtbescheinigen der Lebendgeburt vom ersten Kind wurde der Frau der Mutterschutz verwehrt und sie musste sich krankschreiben lassen. Auch wären beide Kinder bestattungspflichtig gewesen, da das zweite Kind bei lebendgeborenem ersten Kind als Totgeburt zählt.

In unserer täglichen Arbeit werden wir häufig kontaktiert, wenn im Rahmen einer Vorsorgeuntersuchung die Diagnose »behindertes Kind« oder »nicht lebensfähiges Kind« gestellt wird. Die Eltern, die schon durch die Diagnose von Schuldgefühlen geplagt sind, stehen nun vor der Entscheidung, ob die Schwangerschaft weitergeführt oder abgebrochen werden soll. Die Beratung der Eltern erfolgt häufig sehr einseitig in Richtung Abbruch. Sie werden gedrängt, sich innerhalb der gesetzlichen Frist von 3 Tagen zu entscheiden. Die wenigsten Eltern werden über die Möglichkeit einer palliativen Geburt informiert oder haben Kontakt zu einem Kinderarzt oder einer Kinderärztin, die über ein Leben mit einer Behinderung berät.

FALLBEISPIEL 5

Am Ende des 2. Trimesters wurde während einer Vorsorgeuntersuchung festgestellt, dass das Kind nicht überlebensfähig ist. Daraufhin tagte ein Ethikkomitee und entschied, trotz der fortgeschrittenen Schwangerschaft, einen Fetozid zu erlauben. Die Mutter wurde in die Entscheidungsfindung nicht miteinbezogen. Für die Mutter war allerdings klar: »Ich werde mein Kind nicht umbringen.« Die Mutter wollte keinen Schwangerschaftsabbruch durch einen Fetozid. Die Möglichkeit einer palliativen Geburt wurde ihr aber ebenfalls nicht angeboten. Auch eine frühere Geburtseinleitung, um das Kind lebend kennenzulernen oder die entstehenden körperlichen und psychischen Beschwerden zu verringern, die die fortdauernde Schwangerschaft mit sich bringen sollte, wurde ihr nicht angeboten. Das Kind verstarb im

Mutterleib. Gemeinsame Zeit mit ihrem noch lebenden Kind wurde ihr somit vorenthalten.

Zum Outcome aus der Situation einer Fehl- oder Totgeburt trägt auch der würdevolle Umgang mit dem Sternenkind bei. Die Tatsache, dass andere Menschen (und insbesondere das Klinikpersonal) das verstorbene oder tot geborene Kind als Person und nicht etwa als »Abfall« wahrnehmen, ist für die betroffenen Eltern ein sehr wichtiger Faktor. Zu häufig wird uns berichtet, dass die Kinder den Eltern nackt, blutverschmiert und je nach Größe des Kindes in Nierenschalen präsentiert werden.

FALLBEISPIEL 6

In der 31. Schwangerschaftswoche wird der intrauterine Fruchttod eines zuvor immer zeitgerecht entwickelt gemessenen Jungen festgestellt. Die Mutter wird zur Einleitung der Geburt stationär aufgenommen. Sie wünscht sich eine Sectio. Diese wird ihr jedoch verwehrt mit der Begründung, die natürliche Geburt sei für sie schonender. Auf ihre Wünsche und Ängste wird keine Rücksicht genommen. Die Geburt zieht sich über mehrere Tage hin. Die Mutter hat große Schmerzen. Die Schmerzmedikation mit PDA nimmt sie als unzureichend wahr. Nach der Geburt wird ihr das blutverschmierte Kind gezeigt. Das Kind wird weder gewaschen noch angezogen. Die Mutter ist so nicht in der Lage, von ihrem Kind Abschied zu nehmen. Dies gelingt ihr erst mehrere Tage später im Krematorium. Hier schafft sie es das erste Mal, ihr Baby, das nun vom Bestatter gewaschen und angezogen wurde, auf den Arm zu nehmen.

23.4 Wie könnte eine optimale Betreuung von Sterneneltern aussehen?

Ziel einer optimalen Betreuung von Sterneneltern muss es sein, dass die Eltern trotz des schlimmen Schicksals, trotz des Schmerzes und der Trauer mit einem positiven Gefühl aus der Situation herausgehen können. Wir wünschen uns, dass zukünftig alle Eltern, die die Diagnose »behindertes« oder »nicht lebensfähiges« Kind erhalten, eine neutrale Beratungsstelle aufsuchen können, ähnlich derer, die bei einem Abbruch aus sozialer Indikation aufgesucht werden müssen. Hier sollten die Eltern umfassend und fachübergreifend über alle Optionen beraten werden:

- Abbruch
- Weitertragen und palliative Geburt
- Gebären und Leben mit behindertem Kind

Nur wenn die Eltern umfassend beraten werden, können sie eine Entscheidung treffen, mit der sie auch leben können. Hier wäre es sinnvoll, wenn die Eltern an eine Stelle kommen, wo Sie auch später Hilfe bei der Trauerarbeit erhalten. So ist gewährleistet, dass sie ihren Leidensweg nicht immer wieder erzählen müssen.

Des Weiteren sollten stille Geburten in einem speziellen Sternenkinderkreißsaal erfolgen und nicht inmitten von anderen glücklichen Schwangeren und Babygeschrei. Die Geburt sollte von einer Hebamme begleitet werden, und zwar egal in welcher Woche sie stattfindet.

Nach der Geburt sollte das Kind gewaschen und gekleidet werden. Hierbei können die Eltern miteingebunden werden. Jede Erfahrung, die die Eltern mit ihrem Kind machen können, kann eine wertvolle Erinnerung sein.

Die Eltern sollten in einem Zimmer untergebracht sein, das nicht auf der normalen Entbindungsstation liegt. Das Zimmer sollte speziell gekennzeichnet sein und die Art der Kennzeichnung sollte dem Klinikpersonal vertraut sein. Wir verwenden hierfür z. B. einen silbernen Schmetterling.

Den Eltern sollte die Möglichkeit geboten werden, das Kind mit auf das Zimmer zu nehmen, um sich in Ruhe zu verabschieden. Hierfür empfehlen wir für Kinder in kleineren Schwangerschaftswochen die »Wassermethode«: Das Kind wird in gekühltes Wasser gelegt, um eine Austrocknung kleinerer Kinder zu verhindern. Für größere Kinder gibt es sogenannte »Cuddle Cots« (Kühlmattensysteme). Auch anderen Familienmitgliedern sollte die Möglichkeit angeboten werden, das Kind kennenzulernen und sich zu verabschieden.

Den Eltern sollte die Möglichkeit angeboten werden, Erinnerungsstücke an das Kind herzustellen: Fotos durch spezielle Sternenkindfotografen oder -fotografinnen, Hand- und Fußabdrücke, Abschneiden einer Haarlocke usw. Jede Erinnerung ist wichtig und kostbar. Die Eltern haben nur diesen kurzen Moment mit ihrem Kind. Den Eltern sollte erklärt werden, dass sie ihr Kind anfassen dürfen, sie ihrem Kind auch einen Kuss geben dürfen. Sollte das Kind bereits Hautveränderungen aufweisen, wäre es wünschenswert, wenn auch dies erklärt wird (z. B. wenn sich die Haut löst, Blut aus der Nase läuft).

Den Eltern sollte mitgeteilt werden, dass eine Obduktion des verstorbenen Kindes möglich ist. Diese liefert möglicherweise Antworten auf die Frage, warum das Kind gestorben ist, was hilfreich sein kann für die Verarbeitung des Geschehens.

Im weiteren Nachgang steht jeder Frau schon jetzt eine Hebammenbetreuung zu und auch ein Rückbildungskurs. Die Rückbildung kann in Einzelstunden mit der Hebamme erfolgen oder in speziellen Kursen für Sternenmütter. Ein natürliches Abstillen sollte zumindest angeboten werden.

Den Frauen sollte eine psychologische Begleitung angeboten werden. Leider erleben wir es sehr oft, dass die betroffenen Eltern eine lange Liste mit Psychologinnen und Psychologen abtelefonieren müssen und doch keinen Therapieplatz finden.

Eine erste Anlaufstelle kann auch der Austausch in Gesprächskreisen oder Selbsthilfegruppe sein.

Eine weitere Schwangerschaft stellt für viele Eltern eine große psychische Belastung dar. Die Angst, einen erneuten Verlust zu erleiden, ist sehr groß. Diesen Ängsten sollte in den Vorsorgeuntersuchungen einer Folgeschwangerschaft Rechnung getragen werden. Die Vorsorgen könnten häufiger erfolgen, Ängste und Bedenken der Schwangeren sollten ernst genommen werden.

Die Erarbeitung einer bundesweit gültigen, einheitlichen Leitlinie zum Umgang mit Sterneneltern und Sternenkindern ist eines der Ziele des Bundesverbandes für Kindstod in der Schwangerschaft und nach der Geburt (BVKSG).

Literatur

Statistisches Bundesamt (2022) Die Zahl der Totgeburten je 1000 Geborenen seit 2007 um 24 % gestiegen. Wiesbaden: Statistisches Bundesamt. https://www.destatis.de/DE/Presse/ Pressemitteilungen/2022/07/PD22_303_12.html

Teil IV

Therapeutischer Blick
auf das Familiensystem

KATRIN BOGER

24 Traumaintegration bei Säuglingen und Bezugspersonen mit I.B.T.® – die Integrative Bindungsorientierte Traumatherapie bei Säuglingen und Kleinkindern

24.1 Einleitung

Mit der Befruchtung der Eizelle beginnt unser Start ins Leben. Und mit dem Start ins Leben besteht auch die Möglichkeit, dass dies nicht wie gewünscht komplikationslos verläuft, sondern mit traumatischem Stress verbunden ist. Gerade die Zeit der Zeugung, der Schwangerschaft, der Geburt sowie der ersten 2 Lebensjahre sind die prägendsten Zeiten in unserem Leben. Hier werden die Grundbausteine für unsere Persönlichkeit und damit für unsere Wahrnehmung und Interpretation von uns selbst und unserer Umwelt gelegt. Neben unseren genetischen Voraussetzungen und epigenetisch übertragenen Traumata unserer Eltern sind es gerade die pränatalen Erlebnisse, die Geburt und die Zeit nach der Geburt bis zum Ende des 2. Lebensjahres, die für unser Leben am stärksten wegweisend sind. Spätere Einflüsse durch Erfahrungen mit Bezugspersonen, der Peer-Group und der Umwelt bauen auf diesen ersten Erfahrungen auf und sind durch diese in ihrer Wahrnehmung und Interpretation geprägt (Boger 2023; Roth 2018).

In der Schwangerschaft ist das ungeborene Kind über die Nabelschnur mit dem Blutkreislauf seiner Mutter verbunden. Ein dauerhaft erhöhter Cortisolspiegel der Mutter aufgrund eigener unverarbeiteter früher Traumata und/oder traumatischer Belastungen in der Schwangerschaft führt zu einer erhöhten Plazenta-Durchlässigkeit für Cortisol. Dadurch kommt es zu einer übermäßigen Einwirkung mütterlichen Cortisols auf das ungeborene Kind und hat damit eine schädliche Auswirkung auf dessen Gehirnentwicklung. Sowohl das Temperament des Kindes als auch dessen kindliche Fähigkeit zur Stressregulation werden durch diese anhaltende hohe Cortisolzufuhr nachhaltig beeinflusst (Boger 2023; Cierpka 2014; Roth 2018). Postnatale verlässliche, feinfühlige und sichere Bindungserfahrungen in den ersten 2 Lebensjahren können die Folgen pränatalen Stresserlebens abschwächen (Roth 2018). Besteht der toxische Stress während und nach der Geburt durch weitere traumatische Ereignisse, aber auch durch belastende Bindungserfahrung mit bedeutenden Bezugspersonen und/oder wiederholtes Traumawiedererleben durch Triggersituationen weiter, hat dies enorme Folgen für die psychische und körperliche Gesundheit (Boger 2022; Hakamata et al. 2022; Roth 2018).

In klinischen Studien konnte ein Zusammenhang zwischen unverarbeiteten traumatischen Erlebnissen der Mütter mit einem unsicheren bis desorganisierten Bindungsstil des Kindes nach dem 1. Lebensjahr festgestellt werden (Boger 2022, 2023; Buß 2026; Cierpka 2014; Galbally et al. 2022; Roth 2018). Aus diesem Grund wäre es im Sinne der Prävention hilfreich, werdenden Müttern, die bereits in ihrer eigenen Kindheit Gewalterlebnissen, häuslicher Gewalt und/oder schwerem psychischen Stress während der Schwangerschaft ausgesetzt waren, frühestmöglich traumatherapeutische Unterstützung zu ermöglichen. Eine traumasensible Begleitung der Mutter bereits vor oder zumindest während der Schwangerschaft hat das große Potenzial, negative Folgen für das Kind (!), aber natürlich auch für die Mutter abzumildern (Kruse 2021). Ist diese präventive Arbeit mit den Bezugspersonen nicht oder nicht ausreichend möglich oder finden die traumatischen Ereignisse für das Kind peri- oder postnatal statt, sollte dem Kind und den Bezugspersonen möglichst früh traumatherapeutische Unterstützung angeboten werden (Boger 2023). Da eine ausreichend sichere Bindung zwischen den primären Bezugspersonen und dem Kind in den ersten 2 Lebensjahren Folgen prä-, peri- und postnataler Traumata abschwächt, sollte der Schwerpunkt der traumatherapeutischen Arbeit neben der direkten Traumaaufarbeitung mit Bezugsperson und Kind auch in der Verbesserung der Qualität der Bezugspersonen-Kind-Bindung liegen (Boger 2022, 2023; Roth 2018).

Warum ist eine frühe Traumaintegration auch bei einem sehr jungen Kind so bedeutend? Viele Bezugspersonen hoffen, dass sich gerade die frühen Traumata ihrer Kinder »verwachsen« werden, also in Vergessenheit geraten. Haltungen wie »Sie sind ja noch so jung – sie können sich doch noch gar nicht daran erinnern« oder »Bei so kleinen Kindern kann man doch noch gar nichts machen« sind weit verbreitet. Allerdings zeigt die bisher größte Studie zu belastenden Kindheitserfahrungen (Adverse Childhood Experiences, ACE) von Kaiser Permanente und dem Center for Disease Control (Felitti 2002) deutlich, dass frühe Traumata sich eben nicht verwachsen, sondern tiefgreifende Auswirkungen auf die Entwicklung der Psyche, aber auch auf die Neurobiologie, die Endokrinologie, die Genetik und die Immunologie haben (Hakamata et al. 2022; van der Kolk 2009). Und auch im Bereich der Traumaintegration gibt es inzwischen Ansätze, möglichst früh direkt mit dem Säugling und Kleinkind traumaintegrativ zu arbeiten (Boger 2022, 2023).

24.2 Auswirkungen von frühen Traumata auf das Kind

Traumata können sich nicht verwachsen. Gehirnphysiologisch bleiben unverarbeitete Traumata so lange aktiv, bis gezielt eine Traumaverarbeitung stattfindet (Boger 2022). Gelingt es den Betroffenen, Situationen, die direkt oder indirekt an die traumatische Situation erinnern – sogenannte Trigger – zu vermeiden, können diese Menschen über einen langen Zeitraum symptomfrei und unbelastet ihr Leben genießen. Sobald sie allerdings an die traumatische Situation bewusst oder unbewusst erinnert werden, ist es für sie so, als ob die traumatische Situation erneut passiert (Flashback) (Boger 2022). Dieselben Emotionen und Körperempfindungen werden aktiviert und die Menschen sind in ihrem Verhalten und in ihrer Wahrnehmung durch diese Empfindungen gesteuert (primäre Traumafolgesymptome). Da jeder Flashback eine Retraumatisierung bedeutet, entwickeln die Betroffenen Strategien, die verhindern sollen, dass das, was als so bedrohlich erlebt wurde, nicht erneut aktiviert werden kann (sekundäre Traumafolgesymptome) (Boger 2022).

Primäre und sekundäre Traumafolgesymptome steuern das Erleben, die Wahrnehmung und das Verhalten der Betroffenen und haben damit Auswirkungen auf zwischenmenschliche Beziehungen. Eine dadurch entstehende anhaltende Fehlinterpretation des Verhaltens des Gegenübers mit entsprechendem reaktivem Verhalten kann zu einer Interaktions- und Bindungsstörung zwischen Bezugspersonen und Kind führen. Ebenso kann das eigene Verhalten große Angst beim Interaktionspartner auslösen, die zu einer sekundären Traumatisierung bei diesem führen kann.

Primäre Traumatisierung. Die primäre Traumatisierung umfasst die eigenen traumatischen Erfahrungen. Ob ein Mensch ein Geschehen als traumatisch erlebt oder nicht, ist in erster Linie von seinem eigenen subjektiven Erleben und seiner eigenen Interpretation des Ereignisses abhängig. Verfügt die Person über eine ausgeprägte Resilienz und/oder ausreichend Bewältigungsstrategien, können Ereignisse mit traumatischem Potenzial lediglich als ein stressvolles Ereignis wahrgenommen werden. Verfügt ein Mensch hingegen nicht über die genannten Ressourcen, können stressvolle Ereignisse auch subjektiv als traumatisch empfunden werden. Dasselbe Ereignis, z. B. eine schwierige Geburt, kann also von zwei Müttern verschieden erlebt werden. Das gilt auch für den Vergleich mit dem Kind. Die schwierige Geburt kann von der Mutter als traumatisch erlebt werden, vom Kind jedoch nicht (und umgekehrt).

Potenzielle Traumata für das Kind sind folgende:

- Pränatale Traumata, z. B. Ablehnung durch die Mutter, invasive intrauterine Untersuchungen, Abtreibungsversuche, Zwillingstod
- Perinatale Traumata, z. B. Geburtskomplikationen, Kaiserschnitt, Frühgeburtlichkeit
- Postnatale Traumata, z. B. Misshandlungen, Vernachlässigungen, Missbrauch, Miterleben häuslicher Gewalt, aber auch wiederholende schmerzhafte ärztliche Untersuchungen und Behandlungen

Das Wiedererleben von frühen Traumata des Kindes zeigt sich insbesondere in affektiven und somatischen Repräsentationen (Coates 2018) und kann bei Kindern von 0 bis 3 Jahren mithilfe des diagnostischen Klassifikationssystems Zero to Three (National Center for Infants, Toddlers, and Familys 1999) festgestellt werden, und zwar in den Bereichen

- der Übererregung (körperliche Unruhe, Ein- und Durchschlafschwierigkeiten, Fütterstörungen, Regulationsstörungen, Hypervigilanz),
- des Wiedererlebens (Flashbacks bis hin zur Dissoziation),
- des Abstumpfens (eingeschränkte Bandbreite des Affekts, Verlust bereits erworbener Fertigkeiten, sozialer Rückzug, Apathie)
- und der Vermeidung (Trennungsängste, Ängste).

Sekundäre Traumatisierung. Ist das eigene Verhalten, Erleben und die Interpretation des Umfeldes durch eigene traumatische Erlebnisse gefärbt, kann es in diesen Momenten in der Interaktion mit einem Gegenüber zu großen Irritationen bis hin zu einer sekundären Traumatisierung des Interaktionspartners kommen. So kann eine selbst traumatisierte Bezugsperson des Kindes in Momenten, in denen sie selbst im Trauma reaktiviert ist, nicht oder nicht ausreichend die Bedürfnisse des Kindes wahrnehmen und alters- und situationsadäquat auf ihn reagieren. Oder auch ein traumatisiertes Kind, das im Trauma aktiviert ist, kann das fürsorgliche Verhalten seiner Bezugspersonen als bedrohlich und furchteinflößend empfinden und damit ablehnend auf Tröstungsversuche oder körperliche Nähe reagieren. Sind diese Erlebnisse anhaltend, kann sich daraus eine Interaktions- und Bindungsstörung zwischen Bezugsperson und Kind entwickeln. Auch eine reflexhafte Reaktion des Umfeldes auf das traumaaktivierte Verhalten kann den Betroffenen in seinem Traumaerleben bestätigen und damit retraumatisieren. So kann z.B. ein durch medizinische Behandlungen traumatisiertes Kind jede unerwartete Körperberührung als Trigger empfinden. Es nimmt die Bezugsperson dann als potenziellen Täter wahr (Übertragung) und reagiert z.B. mit Schlagen, lautem Weinen und Beißen. Reagiert die Bezugsperson reflexhaft mit massivem Festhalten, Schimpfen etc. (Gegenübertragung), wird das Kind in seiner Wahrnehmung, dass die Bezugsperson ein potenzieller Täter ist, bestätigt und damit retraumatisiert.

Gelingt es der Bezugsperson, ihrem Reflex nicht zu folgen, sondern sich anders, nämlich reflektiert zu verhalten, kann es beim Kind zu heilsamen korrigierenden Erfahrungen und damit zu einer psychischen Stabilisierung kommen. Auch das traumagefärbte Verhalten kann für Interaktionspartner so erschreckend und furchteinflößend sein, dass es allein dadurch zu einer sekundären Traumatisierung kommen kann.

Schlussfolgerung für Helfende. Schlussfolgernd kann hier gesagt werden, dass nach einer z.B. gewaltvoll traumatisierenden Geburt nur Mutter oder nur Kind, aber auch beide primär traumatisiert sein können. In Reaktion kann es weiter zu einer sekundären Traumatisierung beider Beteiligten kommen, die die Symptomatik zum einen noch verschärft und zudem aufrechterhält. Die Herausforderung von Helfenden besteht nun insbesondere darin, die primären Traumata mit seinen Symptomen von den sekundären Traumata mit entsprechenden reaktiven Symptomen zu unterscheiden. Als therapeutische Konsequenz sollte immer allen Beteiligten im System traumatherapeutische Unterstützung angeboten werden, um nachhaltig eine positive Entwicklung zu ermöglichen und weiteren sekundären Traumatisierungen entgegenzuwirken.

24.3 Integrative Bindungsorientierte Traumatherapie (I.B.T.®)

24.3.1 Voraussetzungen für die Behandlung

Behandlungen von frühen Traumata bei Kindern wurden bereits vor über 20 Jahren von Bob Tinker (2000) und auch Joanne Morris-Smith (2002) in Fallvignetten im Rahmen von EMDR-Sitzungen (EMDR = Eye Movement and Desensitization and Reprocessing) beschrieben). In beiden Fällen konnten die traumatischen Ereignisse durch die EMDR-Behandlung erfolgreich integriert und eine vollständige Remission der Symptomatik erreicht werden (Boger 2023). Möchten wir mit Kindern in den ersten Lebensjahren eine Traumabehandlung durchführen, zeigen sich hier im Vergleich zu älteren Kindern altersspezifische Besonderheiten. Sehr junge Kinder sind von ihren Bezugspersonen körperlich und emotional abhängig. Gerade in den ersten Lebensjahren ist es von großer Bedeutung, dass die Bezugspersonen ihren Kindern neben der körperlichen Versorgung emotionale Sicherheit und Geborgenheit vermitteln. Feinfühlige Bezugspersonen können sich ausreichend gut in ihr Kind hineinversetzen, alters- und situationsadäquat auf seine Bedürfnisse eingehen und in Stresssituationen seine Gefühle regulieren. Damit entwickelt sich beim Kind ein Urvertrauen im Rahmen einer sicher gebundenen Bindungsrepräsentanz (Boger 2022, 2023). Entspannte Bezugspersonen (Parasympathikus) mit einer ausreichend sicheren Bindung zu ihrem Kind werden von diesem als sicherer Ort erlebt. Ihre Anwesenheit wirkt damit direkt beruhigend auf das autonome Nervensystem des Kindes (Boger 2023; Porges 2021; Sanders & Thompson 2022). Dies zeigt sich insbesondere in Stresssituationen, wie bei einer Traumakonfrontationsbehandlung, als bedeutend und ermöglicht damit einen Verarbeitungsprozess im Kind (Boger 2023). Sind die Bezugspersonen jedoch im Stress (Sympathikus), können sie nicht feinfühlig und co-regulativ dem Kind zur Verfügung stehen. Im Gegenteil: Eine im Sympathikus aktivierte Bezugsperson wird auf das Kind alarmierend wirken und reaktiven Stress im Kind auslösen (Boger 2023; Porges 2021; Sanders & Thompson 2022). Diese Sympathikus-Aktivierung bei der Bezugsperson kann durch eigene unverarbeitete Belastungen, das Beobachten von Traumafolgesymptomen beim Kind oder auch durch Hilflosigkeit und Unsicherheiten im Kontakt mit dem Kind ausgelöst werden (Boger 2023; Le Vigouroux et al. 2022; Porges 2021; Sanders & Thompson 2022).

Damit in der Therapie eine Traumaintegration gut gelingen kann, ist es wichtig, dass sich die Patient*innen sicher und gehalten fühlen. Die Herausforderung für Therapeut*innen während einer Konfrontationsbehandlung besteht darin, den Patient*innen den Traumastress zuzumuten, ihn also in den Parasympathikusmodus zu bringen, und gleichzeitig den therapeutischen Rahmen im Hier und Jetzt als sicheren Ort erlebbar zu machen, also den Sympathikus zu aktivieren. Dieser bifokale Fokus gilt als die Grundlage einer erfolgreichen Traumabehandlung (Hensel 2020). Ist dieser sichere Rahmen im Hier und Jetzt nicht gegeben, werden die Patient*innen zum Selbstschutz eine Aktivierung des Traumastresses eher vermeiden und eine erfolgreiche Traumaintegration ist damit nicht möglich (Boger 2023).

Für die praktische Arbeit mit sehr jungen Patient*innen und deren Bezugsperson bedeutet dies in der Konsequenz, dass während der Traumaintegration des Kindes sowohl die Therapeut*in als auch die Bezugspersonen sich in einem möglichst entspannten, Sicherheit ausstrahlenden Zustand befinden sollten. Damit kann dem Kind ein Rahmen gegeben werden, in dem es ihm möglich ist, seine Vermeidung in Bezug auf die Traumaaktivierung aufzugeben, sich den belastenden Situationen zu stellen und damit eine Traumaintegration zu ermöglichen (Boger 2022).

24.3.2 Phasen in der Arbeit mit I.B.T.®

Phase 1. In der ersten Phase einer I.B.T.®-Behandlung wird ausschließlich mit den Bezugspersonen gearbeitet, um hier eine maximal mögliche Stabilität dieser zu erreichen. Nach einem Erstgespräch und einer ausführlichen Anamnese wird mit den Bezugspersonen das traumatische Ereignis für das Kind aus Sicht der Bezugspersonen aufgearbeitet. Die Bezugspersonen berichten die traumatische Geschichte des Kindes, beginnend mit dem Zeitpunkt, an dem aus ihrer Sicht noch alles gut war, und endend an dem Zeitpunkt, an dem das Ereignis endete bzw. es für sie einen Moment der Sicherheit gab. Bei den emotionalen Belastungsmomenten werden die Bezugspersonen bilateral stimuliert, hier meist mit Recht-links-Augenbewegungen. Dies entspricht dem klassischen Vorgehen einer EMDR-Behandlung. Die erste Phase ist dann abgeschlossen, wenn es den Bezugspersonen gelingt, über das traumatische Ereignis zu sprechen, ohne selbst im eigenen Traumastress aktiviert zu werden (Boger 2022, 2023). Hier möchte ich explizit betonen, dass diese Behandlung nur von Therapeut*innen bzw. Traumaberater*innen durchgeführt werden sollte, die in EMDR ausgebildet sind, da das Risiko einer Retraumatisierung besteht.

Phase 2. In der zweiten Phase steht die Bindung zwischen Bezugsperson und Kind im Fokus. Wie bereits beschrieben, sollte die Bindung zwischen der Bezugsperson und dem Kind ausreichend sicher sein, damit die Bezugsperson vom Kind als sicherer Ort erlebt werden kann. Alltagssituationen, die die Bezugsperson triggern, werden nun bearbeitet. Dies kann ebenfalls mit der dargestellten I.B.T.®-Methode zuerst mit den

Bezugspersonen und gegebenenfalls auch mit dem Kind und der Bezugsperson gemeinsam durchgeführt werden. Des Weiteren werden die Bezugspersonen in dieser zweiten Phase durch Modelllernen und Video-Feedback angeleitet, Signale ihres Kindes noch besser zu lesen, zu deuten sowie altersadäquat darauf zu reagieren (Boger 2023). Gelingt es den Bezugspersonen, in schwierigen Alltagssituationen reflektiert, das heißt feinfühlig und co-regulativ, und nicht mehr reflexhaft zu reagieren, kann sich die Beziehung und damit die Bindung ausreichend festigen und die Bezugsperson vom Kind als gefestigter sicherer Ort erlebt werden (Boger 2022). Damit sind dann die Voraussetzungen für die dritte Phase, die Traumakonfrontation am Kind gegeben.

Phase 3. In der dritten Phase der I.B.T.®-Behandlung wird direkt am Kind mit Unterstützung der Bezugsperson traumaintegrativ gearbeitet. Die Behandlung bei sehr jungen Kindern findet immer in Anwesenheit der Bezugsperson statt. Kinder im 1. Lebensjahr bekommen zu Beginn der Sitzung ein Herzfrequenzmessgerät angelegt, um den Belastungsgrad der Kinder während der Behandlung zu erheben. Befinden sich die Kinder im Entspannungsmodus, zeigen sie eine ruhige Herzfrequenz. Bei Erregung in Stresssituationen steigt die Herzfrequenz innerhalb von Millisekunden auf einen deutlich erhöhten Wert (Boger 2022). So können die Belastungsmomente des Kindes für Bezugsperson und Therapeut*in sichtbar gemacht werden. Bei einer hohen trauma-assoziierten Belastung wird bilateral stimuliert. Dies erfolgt hier in Form eines leichten Rechts-links-Klopfens am Körper des Kindes (Boger 2023; Elofsson 2008; Pfeiffer 2022; Sack et al. 2008).

Während der Behandlung berichtet die Bezugsperson dem Kind dessen Traumaerlebnis aus seiner Sicht (»Und dann bist du ganz böse gestürzt und hast laut geweint. Da tat dann der Arm furchtbar weh«) (Boger 2023; Hensel 2007). Das Narrativ sollte an einem für das Kind sicheren Zeitpunkt beginnen und an einem Punkt enden, an dem das traumatische Ereignis für das Kind vorbei ist und es sich wieder sicher gefühlt hat. Am Ende der Behandlung sollte sich das Kind in einem entspannten Zustand befinden (Boger 2023). Auf dieselbe Weise können dem Kind ähnliche Herausforderungen in der Zukunft berichtet werden (Hensel 2007). Diese chronologische Rekonstruktion fördert das Kohärenzgefühl bezüglich des Geschehens beim Kind (Boger 2023). Während der Erzählung befindet sich das Kind im (Körper-)Kontakt mit der Bezugsperson. Das gesamte Narrativ sollte die Dauer von 15 bis 25 Minuten nicht überschreiten. Klinische Erfahrungen zeigen, dass auch sehr junge Kinder über diese Zeitspanne gut die Aufmerksamkeit halten können (Boger 2023). Die belastenden Erlebnisse des Kindes werden von den Bezugspersonen chronologisch mit allen Sinneskanälen, möglichen Gefühlszuständen und Körperwahrnehmungen geschildert. Für eine umfassende Aktivierung der Belastungen ist es bedeutend, dass das Narrativ die Sichtweise aus den Augen des Kindes einnimmt und die Bezugspersonen sich beim Erzählen empathisch in die Wahrnehmung ihres Kindes einfühlen (Boger 2023). Diese umfassende Aktualisierung des Belastungsmaterials auf kognitiver, emotionaler und körperlicher Ebene in einem sicheren therapeutischen Rahmen gilt als Grundvoraussetzung für die Verarbeitung und Integration traumatischer Ereignisse (Boger 2023; Grawe

1998). Befürchtungen, dass das erneute Berichten der Ereignisse einer Retraumatisierung gleichkommt, konnte unter den genannten Rahmenbedingungen widerlegt werden (Boger 2023). Durch das von der Bezugsperson intuitive Anbieten von Gefühlen und Kognitionen wird dem Kind das Gefühl gegeben, gesehen und verstanden zu werden (Boger 2023). Beachtenswert ist, dass das Kind auf eigene Belastungen innerhalb von Millisekunden mit einer Sympathikusaktivierung in Form einer erhöhten Herzfrequenz sowie einer erhöhten Körperspannung reagiert. In Reaktion auf die alleinigen Belastungen der Bezugspersonen kommt es beim Kind zu einer sekundären Aktivierung des Sympathikus mit einer Verzögerung von einigen Sekunden (Boger 2022, 2023). Damit kann das Kind den Erzählungen der Bezugsperson proaktiv Rückmeldungen geben und ihr damit eine Korrektur und eine Anpassung der von ihr angebotenen Gefühle und Kognitionen ermöglichen. Werden von den Bezugspersonen allerdings Empfindungen benannt, die nicht der Sichtweise des Kindes entsprechen und damit nicht im primären Traumanetzwerk des Kindes aktiviert werden können, erfolgt keine sofortige Reaktion des Kindes (Boger 2023). Halten die Bezugspersonen an diesen belastenden Schilderungen fest, da sie eigene Belastungen mit denen des Kindes verwechseln (»Das war bestimmt ganz schlimm für Dich!«) oder anhaltend eine eigene große Belastung zeigen, erfolgt ein Anstieg der Herzfrequenz des Kindes mit einer zeitlichen Verzögerung von einigen Sekunden. Die Folge können bei häufigen Wiederholungen eine sekundäre Traumatisierung des Kindes und/oder eine Interaktionsstörung zwischen Bezugsperson und Kind sein. Deshalb ist es unerlässlich, vor der Arbeit mit dem Kind mit den Bezugspersonen zu arbeiten (Phase 1 und 2) und den Prozess in Phase 3 durch eine erfahrene Therapeut*in achtsam und gegebenenfalls korrigierend begleiten zu lassen (Boger 2023).

Ansprache des Kindes. Anders als in vielen anderen Erzählmethoden (z. B. sinnstiftende Narrative, → Kap. 25) berichten bei der I.B.T.® die Bezugspersonen ihrem Kind die Traumageschichte frei in der Alltagssprache und lesen nicht eine vorgefertigte Geschichte ab. Auch wird das Kind in Du-Form angesprochen und nicht über einen Stellvertreter verschlüsselt (Boger 2022, 2023). Diese direktive Erzählweise hat sich gerade bei Kindern unter 3 Jahren bewährt, denen das Übersetzen des Stellvertreters auf ihre eigenen Erfahrungen noch nicht ausreichend möglich ist (Boger 2023). Eine ähnliche Vorgehensweise wurde in einer eindrucksvollen klinischen Studie von Porges (2018) beschrieben, in der die Bezugspersonen ihrem Kind ebenfalls frei, in ihrer Muttersprache und in Du-Form die Traumageschichte berichteten. Hier konnte auch noch 6 Jahre nach der Behandlung ein signifikanter positiver Unterschied in der gezeigten Symptomatik der Kinder aus der Behandlungsgruppe im Vergleich zu den Kindern der Kontrollgruppe festgestellt werden.

24.4 Fallvignette

Dieser Abschnitt behandelt den Fall Felix, einem zum Behandlungszeitpunkt 10 Monate alten Jungen. Die traumatischen Ereignisse stellen sich wie folgt dar:

- Für die Eltern: schwere Geburt mit Kaiserschnitt, Trennung vom Sohn mit Unkenntnis über dessen Gesundheitszustand
- Für Felix: lange Geburt, unerwarteter Kaiserschnitt, plötzliche Trennung von der Mutter, schmerzhafte Untersuchungen auf der Neonatologie

Die Folgen sind reaktive Interaktionsschwierigkeiten und damit Schwierigkeiten in der Co-Regulation.

Vorstellungsanlass. Felix wurde im Alter von 10 Monaten von seiner Mutter vorgestellt. Sie berichtete Folgendes: Felix schläft maximal 30 Minuten am Stück und dies nur im engen Körperkontakt mit der Mutter. Am Tag kann er trotz Müdigkeit nicht schlafen. Er jammert viel und reibt sich die Augen, aber wehrt sich dagegen, in den Schlaf zu kommen. Am Abend schläft er nur an der Brust der Mutter ein. Sobald die Mutter sich von ihm löst, wacht er auf und weint verzweifelt. Auch wenn sie, die Mutter, nah bei ihm liegt, wacht er nach maximal 30 Minuten erneut auf, weint, bis er sie wieder körperlich deutlich spürt, um dann wieder einzudösen. Am Tag ist er sehr auf die Mutter fixiert und lässt nur zeitweise Kontakt zum Vater zu. Gegenüber anderen Personen ist er sehr misstrauisch und weint schnell. Die Mutter selbst ist am Ende ihrer Kräfte. Sie reagiert inzwischen überaus dünnhäutig und gereizt auf Felix. Sie ist zeitweise recht barsch und lehnt ihn ab, was ihr dann wieder sehr leid tut. Auch ihr Mann fühlt sich hilflos und weiß nicht mehr, wie er seine Frau und Felix unterstützen kann.

Anamnese. Felix ist das erste Kind und ein Wunschkind. Die Schwangerschaft war unkompliziert. Die Mutter sprach viel mit Felix im Mutterleib und konnte gar nicht erwarten, ihn endlich in den Armen zu halten. Die letzten Wochen der Schwangerschaft waren beschwerlich gewesen, da sie recht viel an Gewicht zugenommen hat. Zehn Tage über dem errechneten Geburtstermin beschlossen die Ärzte, die Geburt einzuleiten. Ihr, der Mutter, war dies nicht recht, sie traute sich jedoch auch nicht zu widersprechen. Nach der Einnahme einer Tablette setzten die Wehen ein. Die Wehen erfolgten in sehr kurzen Abständen und sie bekam sie kaum »veratmet«. Sie forderte schließlich eine PDA ein. Nach einem Personalwechsel hieß es dann, dass es nun »endlich vorwärts gehen« müsse und sie sich »nicht so anstellen« solle – sie sei ja nicht die erste Frau, die ein Kind zur Welt bringe. Diese Worte schockten sie sehr und sie weinte. Ihr Mann stand die gesamte Zeit hilflos neben ihr und machte nichts. Noch heute fühlt sie sich von ihm hier im Stich gelassen. Sie bekam daraufhin einen Wehen-Tropf. Nachdem die Geburt weiter stagniert hatte, wurde ihr mitgeteilt, dass nun ein Kaiserschnitt gemacht werden müsse. Sie wehrte sich verbal dagegen und weinte viel, da sie sich die Geburt immer so schön vorgestellt hatte und dies nun alles so schrecklich war. Sie wurde dann in einen Operationssaal »abtransportiert«. Das Personal sprach während der OP für ihr

Empfinden recht abfällig über eine andere Schwangere, was sie völlig irritierte, da sie zuerst dachte, dass über sie gesprochen werde. Als Felix dann zur Welt kam, hörte sie einen kurzen Schrei. Sie empfand nichts, sondern weinte nur. Felix wurde ihr kurz gezeigt und war dann weg. Sie wurde dann noch weiter versorgt und schließlich in einen Aufwachraum gebracht. Sie zitterte dort furchtbar und fror. Sie rief um Hilfe, aber niemand kam. Später im Zimmer wurde ihr und dem Vater mitgeteilt, dass etwas mit Felix »nicht stimmt« und er »auf Intensiv« sei. Mehr wurde ihr und auch dem Vater nicht gesagt. Beide waren völlig verzweifelt. Erst am nächsten Tag erfuhren sie, dass Felix sehr schlechte Werte gehabt habe und nun alles wieder in Ordnung sei. Bis dahin hatten sie Todesangst um Felix. Nach 1 Woche wurden sie nach Hause entlassen. Die oben genannte Symptomatik hatte aber bereits im Krankenhaus begonnen und setzte sich zu Hause fort.

Behandlung. Zu Beginn der Behandlung wurde zuerst mit der Mutter allein und später auch mit dem Vater allein die gesamte Geschichte von Schwangerschaft bis zur Heim-kehr mit der bilateralen Stimulierung bearbeitet (Phase 1). Nachdem die Mutter in der Lage war, über diese Ereignisse zu sprechen, ohne dass sie von ihren eigenen belasteten Gefühlen überflutet wurde, wurden zur Erhöhung der Bindungsqualität aktuelle Belastungssituationen, wie z. B. das nächtliche Erwachen und Trennungssituationen, in den Fokus genommen (Phase 2). Diese Arbeit führte zu einer deutlichen Entspannung der Gesamtsituation. Da es der Mutter zunehmend gelang, ruhiger und feinfühliger auf Felix zu reagieren und ihn in seiner Not co-regulativ zu begleiten, reduzierten sich die reaktiven Interaktionsschwierigkeiten zwischen ihm und seiner Mutter. Dennoch zeigte Felix weiterhin, wenn auch abgeschwächter, die beschriebene Symptomatik. Daraufhin kam er gemeinsam mit seiner Mutter zu einer Sitzung. Zu Beginn zeigte sich Felix sehr misstrauisch und drehte sich auf dem Arm der Mutter weg. Die Behandlerin begrüßte ihn mit ruhiger Stimme und erklärte ihm, was hier geschehen werde und wie sie ihm helfen könne, dass seine blöden Gefühle beim Schlafen und seine Angst besser werden. Die Mutter habe dies schon einmal ausprobiert und ob er es auch versuchen wolle. Zum Erstaunen der Mutter drehte sich Felix zur Behandlerin und streckte ihr das Händchen entgegen. Ihm wurde daraufhin ein Herzfrequenzmessgerät angelegt, und die Mutter berichtete ihm, weiterhin im Körperkontakt, die gesamten Ereignisse aus seiner Sicht auf allen Sinnesebenen (Phase 3). Die Mutter begann mit der Zeit im Mutterleib, in der er sich geborgen und getragen gefühlt hatte. Dann schilderte sie die darauffolgenden belastenden Ereignisse auf sämtlichen Sinnesebenen, so, wie sie wohl ihr Sohn erlebt haben könnte. In Momenten, in denen sich die Herzfrequenz bei Felix deutlich erhöhte, begann die Behandlerin mit dem leichten Recht-links-Klopfen an den Waden des Kindes, und die Mutter entschleunigte das Erzähltempo. Erst wenn sich die Herzfrequenz deutlich senkte, erzählte die Mutter die Geschichte weiter. Belastende Momente für den kleinen Jungen schienen folgende zu sein: der Moment des Kaiserschnitts, die Nacht allein auf der Intensivstation mit den schmerzhaften Untersuchungen (wiederholte Blutabnahmen und Zugang für eine Infusion), die Triggersituationen zu Hause, wie das Nicht-schlafen-Können, die Trennungen und die Angst vor fremden Menschen. Bei aktuellen belastenden Situationen wurden Felix Verständnis für seine Angst und das Gefühl von Gehaltenwerden sowie Bewältigungsstrategien vermittelt. Die Mutter beendete die Geschichte mit den Worten, dass sie alles tun werde, um ihren Sohn zu unterstützen, und dass sie das große Vertrauen in ihn habe, dass er sämtliche Herausforderungen im Leben bewältigen können werde. Felix war am Ende der Behandlung sehr müde und kuschelte sich an seine Mutter.

Ergebnis der Behandlung. Eine Woche später meldete sich die Mutter und berichtete, dass Felix in den ersten Tagen nach der Behandlung unruhiger als gewöhnlich gewesen sei. Sie habe den Eindruck gehabt, dass er einige Themen noch für sich nachbearbeitet habe. Ihr sei es jedoch gut gelungen, Felix in diesen Situationen feinfühlig und co-regulativ zu begleiten. Nach etwa 3 Tagen seien dann erste positive Veränderungen bei Felix aufgetreten. Felix schlafe nun auch ohne engen Körperkontakt ein, erwache nur noch einmal in der Nacht und beruhige sich dann auch schnell. Er suche nun auch von sich aus den Kontakt zum Vater und zeige sich neugierig gegenüber ihm unbekannten Personen. Insgesamt wirke Felix sehr entspannt und glücklich. In der Katamnese nach 6 Monaten bestätigte die Mutter, dass die positive Entwicklung weiterhin anhalte.

24.5 Fazit

Ein schwieriger Start ins Leben kann für das betroffene Kind und seine Familie belastende Folgen haben, die sich nachteilig auf den gesamten weiteren Lebensverlauf auswirken können. Frühe Behandlungsmöglichkeiten sind häufig unbekannt, jedoch so bedeutend. Je früher den Kindern und ihren Familien (therapeutische) Unterstützung angeboten wird, desto mehr können Langzeitschädigungen abgewandt werden. Daher sollte die Verbreitung dieses Wissens und die Anwendung früher Interventionsmöglichkeiten möglichst weitläufig und niederschwellig vorangetrieben werden.

Literatur

Boger, K (2022) Integrative Bindungsorientierte Traumatherapie bei Säuglingen, Kleinkindern und Vorschulkindern. Stuttgart: Kohlhammer.

Boger, K (2023) Innovativer integrativer Ansatz in der Trauma-Behandlung in den ersten Lebensjahren: Integrative Bindungsorientierte Traumatherapie bei Säuglingen und Kleinkindern. Praxis Kinderpsychologie und Kinderpsychiatrie 72: 112–127.

Buß, C (2016) Welche Auswirkungen haben mütterlicher Stress und Trauma auf die fetale und frühkindliche Entwicklung ihres Kindes? Vortrag auf der Kooperationstagung »Gemeinsam stark für Familien – Frühe Hilfen, Gesundheit und präventiver Kinderschutz, 25. November, in Berlin. https://www.fruehehilfen.de/service/veranstaltungen/dokumentationen/kooperationstagung-gemeinsam-stark-fuer-familien/

Cierpka, M (Hg.) (2014) Frühe Kindheit 0–3 Jahre. Berlin: Springer.

Coates, SW (2018) Können Babys Traumata im Gedächtnis behalten? Psyche 72(12): 993–1021.

Elofsson, UO, von Schèele, B, Theorell, T, Söndergaard, HP (2008). Physiological correlates of eye movement desensitization and reprocessing. Journal of Anxiety Disorders 22: 622–34.

Felitti, VJ (2002) Belastungen in der Kindheit und Gesundheit im Erwachsenenalter. Die Verwandlung von Gold in Blei. Zeitschrift für psychosomatische Medizin und Psychotherapie 48(4): 359–369.

Galbally, M, Watson, SJ, van Ijzendoorn, MH, Tharner, A, Luijk, M, Lewis, AJ (2022) Maternal trauma but not perinatal depression predicts infant-parent attachment. Archives of Women's Mental Health 25(1): 215–225.

Grawe, K (1998) Psychologische Therapie. Göttingen: Hogrefe.

Gysi, J (2022) Diagnostik von Traumafolgestörungen: Multiaxiales Trauma-Dissoziations-Modell nach ICD-11. Göttingen: Hogrefe.

Hakamata, Y, Suzuki, Y, Kobashikawa, H, Hori, H (2022) Neurobiology of early life adversity: A systematic review of meta-analyses towards an integrative account of its neurobiological trajectories to mental disorders. Frontiers in Neuroendocrinology, 100994.

Hensel, T (Hg.) (2007) EMDR mit Kindern und Jugendlichen: Ein Handbuch. Göttingen: Hogrefe.

Hensel, T (2020). Stressorbasierte Psychotherapie. Stuttgart: Kohlhammer.

Kruse, M (2021) Begleitung von traumatisierten Frauen während Schwangerschaft und Geburt in der frauenärztlichen Praxis. Gyne 7: 32–37.

Le Vigouroux, S, Charbonnier, E, Scola, C (2022) Profiles and age-related differences in the expression of the three parental burnout dimensions. European Journal of Developmental Psychology: 1–20.

Morris-Smith, J (2002) EMDR: Clinical applications with children. ACPP Occasional Paper No. 19: 23–29.

National Center for Infants, Toddlers, and Families (1999) Zero To Three. Diagnostische Klassifikation: 0–3. Wien: Springer.

Pfeiffer, A (2022) Emotionale Erinnerung – Klopfen als Schlüssel für Lösungen. Heidelberg: Carl-Auer.

Porges, SW, Davila, MI, Lewis, GF, Kolacz, J, Okonmah-Obazee, S, Hane, AA et al. (2018) Autonomic regulation of preterm infants is enhanced by Family Nurture Intervention. Developmental Psychobiology 00: 1–11.

Roth, G (2018) Wie das Gehirn die Seele macht. Stuttgart: Klett-Cotta.

Sack, M, Lempa W, Steinmetz A, Lamprecht F, Hofmann A (2008). Alterations in autonomic tone during trauma exposure using eye movement desensitization and reprocessing (EMDR) – results of a preliminary investigation. Journal of Anxiety Disorders 22: 1264–71.

Sanders, MR, Thompson, GS (2022) Die Polyvagal-Theorie und die Entwicklung des Kindes. Lichtenau Westf.: Probst.

ALEXANDER KORITTKO

25 Nach traumatischen Erfahrungen rund um die Geburt: sinnstiftende Narrative

25.1 Einleitung

Das wünschen wir allen Eltern, dass die Geburt des Kindes ohne Komplikationen abläuft und dass sie mit ihrem Kind nach einigen Stunden oder Tagen in ihrer häuslichen Umgebung dieses Ereignis genießen können. Das wünschen wir allen Kindern, dass sie mit ihrer Mutter oder beiden Eltern nach einer Geburt ohne einschränkende Komplikationen in der Welt »da draußen« ankommen und ihre im Mutterleib begonnene Entwicklung fortsetzen können. Es seien die Grundbedürfnisse eines jeden Menschen, so der Neurobiologe Gerald Hüther (2015), nach Verbundenheit mit anderen Menschen und der Möglichkeit, jeden Tag ein wenig über sich hinauswachsen zu können.

Leider treffen die Idealbedingungen zu Beginn des Lebens eines Menschen, die dies ermöglichen, nicht immer zu. Nach solchen traumatischen oder gewaltvollen Geburtserlebnissen gibt es jedoch wenig Unterstützungsangebote für Eltern. Ein Blick für Betroffene im Sinne eines Beratungs- oder Therapieangebotes wäre für die Zukunft absolut notwendig. In zwei Beispielen will ich mich dieser Perspektive nähern, wie ein Beginn unter widrigen Umständen – mit therapeutischer Hilfe – am Ende doch zu einer guten Entwicklung führen kann. Ich schildere dabei Randphänomene von geburtlicher Gewalt und von Hilfsmöglichkeiten, die in weit umfangreicherem Maß auch nach anderen Gewalterfahrungen wünschenswert wären.

25.2 Die Trauma-Erzählgeschichte

Der 5-jährige Armin, ein Pflegekind, hatte sich angewöhnt, nur noch die Kleidung zu tragen, die er am Tag zuvor angehabt hat. Zusätzlich sollte sein Gürtel so fest zugebunden werden, dass am Abend Striemen auf dem Bauch zu sehen waren. Seine Pflegeeltern suchten verzweifelt Hilfe, nachdem sie 2 Monate jede Nacht gewaschen hatten, um morgendlichen Wutanfällen aus dem Weg zu gehen. Was war passiert?

Armin hatte vor 2 Monaten seine Pflegemutter im Krankenhaus besucht, die wegen einer einfachen Operation ein paar Tage dort verbringen musste. Danach weigerte er sich am nächsten Morgen, andere Kleidung zu tragen als am Vortag. Die Anamnese ergab zunächst keine relevanten Hinweise auf eigene traumatische Krankenhauserfahrungen. Bei eingehendem Nachfragen stellte sich schließlich heraus, dass Armin der Sohn einer heroinabhängigen Mutter war und kurz nach der Geburt zum Entzug einige Tage in einem Krankenhaus verbracht hatte. Solche Kinder kommen mit einen neonatalen Entzugssyndrom auf die Welt. Der Entzug beginnt meist innerhalb der ersten Lebenstage. Sie werden mit der Vergabe von Opiaten (z. B. Opium C200) behandelt, die schrittweise verringert wird. Eine solche Behandlung ist zwar effektiv, aber wegen des Entzugs existenziell bedrohlich und nicht nur wegen der intravenösen Vergabe körperlich schmerzhaft. Es herrscht jedoch wissenschaftlich Einigkeit darüber, dass die Familiensituation, in der das Kind aufwächst, mehr Einfluss auf die weitere Entwicklung des Kindes hat, als das Ausmaß des Heroinkonsums der Mutter während der Schwangerschaft (Engler & Ziegler 2001). Kurz nach seinem klinischen Entzug kam Armin zu seinen jetzigen Pflegeeltern. Kontakt zur leiblichen Mutter bestand nicht.

War es möglich, dass der 5-jährige Armin durch den Besuch der Pflegemutter im Krankenhaus an die eigene frühe traumatische Erfahrung erinnert worden ist? Riechen nicht alle Krankenhäuser ähnlich und sieht vieles darin nicht auch ähnlich aus? Ist es möglich, dass Körpererinnerungen so weit zurückreichen und jetzt zu so heftigen Symptomen führen? Könnte sich in seinem Zwang, die Kleidung nicht mehr zu wechseln, eine existenzielle Angst ausdrücken, die er als kleines Baby nach seiner Geburt empfunden hat und die nun getriggert wurde? Bessel van der Kolk beschreibt, wie Körpererinnerungen sehr viel früher entstehen als kognitive Erinnerungen (van der Kolk 2015). Peter Levine (2015) geht davon aus, dass Körpererinnerungen zuverlässiger sind als jene, die im bewussten Gehirn gespeichert sind. Ich beschloss, den Versuch zu wagen, Armins unbewusst gespeicherten Erinnerungen ein sinnstiftendes Narrativ anzubieten. Ich lud Armin zusammen mit der Pflegemutter ein und erzählte ihm eine Geschichte. Nach kurzem Smalltalk begann ich und Armin hörte aufmerksam zu:

»Es war einmal ein kleiner Hase. Als er geboren wurde, freuten sich seine Haseneltern sehr. Aber leider war er nicht ganz gesund und musste in ein Hasenkrankenhaus. [Armin signalisierte durch ein »Ooh«, dass ihm der kleine Hase leidtut. Seine Pflegemutter saß neben ihm, hielt ihn im Arm und sagte nichts.] Da gab es Hasenärzte, die hatten alle einen weißen Hasenkittel an. [Armin lachte.] Die wollten den kleinen Hasen gesund machen. Manchmal gaben sie ihm eine Spritze. Die hat ganz grässlich gepikst, das hatte der kleine Hase gar nicht gern, das hat ihm nämlich weh getan. [Armin spielte an seinem mitgebrachten Plüsch-Hund herum, wirkte leicht angespannt. Er hielt dem Hund die Ohren zu. Sollte er diese schreckliche Geschichte nicht hören?] Aber bald ging es dem Hasenbaby schon wieder besser. Im Hasenkrankenhaus gab es auch viele andere Hasenkinder, die dort behandelt wurden. Manchmal spielten die Hasenkinder miteinander und lachten. Das gefiel den Hasenärzten. Die sagten ›Lachen macht gesund.‹ [Armin hörte mit großen Augen zu, lächelte nur andeutungsweise über diesen kleinen Scherz.] Eines Tages war der kleine Hase wieder gesund und ging aus dem Krankenhaus heraus. Er schaute sich um, aber Hasen-Mama und Hasen-Papa waren gar nicht da.«

Armin: »Warum nicht?«

»Das hat sich der kleine Hase auch gefragt. Er war ganz traurig und verwirrt und dachte: Jetzt bin ich doch gesund. Warum werde ich denn jetzt nicht abgeholt? Doch es gab in dem Wald auch andere Hasen, die nahmen das Hasenbaby bei sich auf und kümmerten sich darum. Als Erstes bauten sie ein schönes weiches Nest und gaben ihm Wasser zu trinken und Mohrrüben zu essen. [Während in der Geschichte schon eine Rettung des Hasenkindes zu erkennen war, schaute Armin traurig und verwirrt. Er grimassierte und schien nicht mit voller Aufmerksamkeit zuzuhören. Vielleicht diente das Grimassieren der Unterdrückung von Tränen?] Dann überlegten sie nach einigen Tagen, was das Hasenkind denn noch bräuchte. Au ja, jetzt bringen wir ihm das Hasen-hoppeln bei. Sie machten es ihm vor und sagten: ›Komm, Hasenkind, versuch es mal.‹ Das Hasenkind versuchte zu hoppeln, aber nach zweimal Hoppeln wurde es müde und viel um. Doch am nächsten Tag versuchte der kleine Hase das Hoppeln noch einmal alleine, und siehe da, eins, zwei, drei, vier. Viermal hoppelte der kleine Hase. Jetzt konnte er es und lernte es jeden Tag ein bisschen besser. [Armin machte nach dem Auf-zählen das Hoppeln zunächst auf seinem eigenen Bein, dann auf dem Bein der Pflege-mutter nach. Jetzt lächelte er wieder und war mit seiner vollen Aufmerksamkeit bei der Geschichte. Nach einem kurzen Moment gähnte er herzhaft, bei Kindern häufig ein Zeichen von Erholung nach emotionaler Anstrengung.] Außer dem kleinen Hasen leb-ten noch drei andere Hasenkinder in dieser Hasenfamilie. Manchmal unternahmen sie kleine Ausflüge in einen anderen Wald, das gefiel ihnen immer sehr gut. [Die Fami-lie hatte zwei leibliche Kinder, und ihr Hobby war es, das Wochenende mit einem Wohnwagen auf unterschiedlichen Campingplätzen zu verbringen.] Eines Tages sagte der kleine Hase: ›Ich weiß, ihr seid nicht meine Eltern, aber ich bin so froh, dass ihr mich genommen habt. Ich fühle mich so wohl bei euch, das spüre ich jeden Tag in mei-nem Herzen.‹ [Jetzt wischte die Pflegemutter eine Träne aus ihrem Auge.] Und damit ist die Geschichte vom kleinen Hasen erstmal zu Ende.« [Armin freute sich und lachte.]

Nach dem Ende dieser Geschichte verabschiedeten wir uns voneinander. Eine Woche später kam die Pflegemutter mit Armin wieder. Ich würde ja nicht glauben, was passiert sei. Am nächsten Morgen habe Armin gefragt, ob er nicht endlich mal etwas anderes anziehen könne (!). Ich fragte die Pflegemutter, wie sie das denn bewirkt habe. Sie berichtete, dass Armin auf dem Heimweg danach gefragt habe, wie er denn zu ihnen gekommen sei. Er wusste, dass er ein Pflegekind ist. Zu Hause angekommen hätten sie alle Fotoalben von seiner Baby-Zeit bis heute angesehen und sie habe ihm viele kleine Anekdoten aus seinem Leben erzählt. Darin konnte ich sie nur bestätigen: »Ich denke, das war ganz wichtig für Armin. Jetzt weiß er wieder, dass er bei Ihnen ein sicheres Zuhause gefunden hat.« Die Betonung der familiären und persönlichen Res-sourcen in der Geschichte des kleinen Hasen hat neben den traumatischen Inhalten von Trennung und medizinischer Behandlung (und Verlassenheit!) für Armin zu einer lösungsorientierten Sicht auf sein eigenes Leben geführt. Positive Selbstüberzeugun-gen und handlungsorientierte Lösungsmöglichkeiten wurden zur Unterstützung der bestehenden Bindungen in das Narrativ integriert, das durch die familiären Erzählungen anschließend konkretisiert wurde.

Die Intervention der Trauma-Erzählgeschichte wurde als erstes von Joan Lovett (2000) beschrieben. Sie geht davon aus, dass die fragmentierten sinnlichen Erfahrungen, Gedanken und Gefühle in einer Geschichte mit Anfang, Ende und dramatischen Höhepunkten eine Lösung für erdrückende und unverständliche Dinge bietet und in der Synthese eine Neubewertung der Erlebnisse ermöglicht. Die Geschichte sollte kindgerecht in leicht verständlicher Sprache erzählt werden und dem Kind eine positive Einstellung über sich selbst vermitteln. Bruno Bettelheim (2006) schreibt:

> »Soll eine Geschichte ein Kind fesseln, so muss sie es unterhalten und seine Neugier wecken. Um aber sein Leben zu bereichern, muss sie seine Phantasie anregen und ihm helfen, seine Verstandeskräfte zu entwickeln und seine Emotionen zu klären. Sie muss auf seine Ängste und Sehnsüchte abgestimmt sein, seine Schwierigkeiten aufgreifen und zugleich Lösungen für seine Probleme anbieten. Kurz: sie muss sich auf alle Persönlichkeitsaspekte beziehen. Dabei darf sie die kindlichen Nöte nicht verniedlichen; sie muss sie in ihrer Schwere ernst nehmen und gleichzeitig das Vertrauen des Kindes in sich selbst und in seine Zukunft stärken.« (S. 11)

Bevor jedoch die Intervention einer Trauma-Erzählgeschichte begonnen werden kann, müssen folgende Rahmenbedingungen erfüllt sein: Schutz vor erneuten Traumatisierungen und ein Gefühl von Sicherheit im therapeutischen Kontext, z. B. durch die Anwesenheit einer sicheren Bezugsperson. Die Geschwindigkeit des Kindes, mit traumatischen Inhalten umzugehen, sollte beachtet werden, daher sollte z. B. Augenkontakt mit dem Kind gehalten werden, um Anzeichen von Stress zu erkennen und darauf zu reagieren. Für einige Kinder kann es lange Zeit funktional sein, sich nicht mit dem traumatischen Ereignis auseinandersetzen zu wollen. Kinder benötigen zunächst ein Gefühl von innerer Stabilität und Selbstwirksamkeit. Die reale Geschichte eines Kindes sollte »verfremdet« werden, z. B. dadurch, dass der Protagonist ein Tier ist. Wenn nicht genau bekannt ist, was das Kind erlebt hat, wird die Geschichte so gestaltet, wie es gewesen sein könnte. Wichtig ist, dass sie sowohl dramatische Höhepunkte beinhaltet (der kleine Hase bekam ein Spritze; keiner ist da, als er gesund aus dem Krankenhaus entlassen wird), als auch Kompetenzen des Protagonisten (der kleine Hase lernt Hoppeln und hat Spaß mit den Hasengeschwistern). Die Geschichte sollte ein gutes Ende haben. Es mag sein, dass für das betreffende Kind im Narrativ nicht der Kern des emotionalen Prozesses getroffen wird. Dann muss das Kind sagen können, dass ihm die Geschichte nicht gefällt.

Falls das Kind die Geschichte kommentiert, während sie erzählt wird, sollten die Bemerkungen in die Geschichte eingebaut werden, denn der Protagonist ist das Kind, das Kind ist der Protagonist. Hätte der Junge gesagt »Das ist aber doof«, wäre die Antwort »Das hat der Hase auch gedacht.« Ist die Geschichte zu Ende erzählt worden, halte ich es für ungünstig, mit dem Kind oder mit der anwesenden Bezugsperson hinterher noch lange darüber zu sprechen oder andere Themen aufzugreifen. Die Geschichte sollte aus sich heraus ihre Wirkung entfalten.

Antonia Pfeiffer (2022) geht davon aus, dass die unbewussten fragmentierten Erinnerungen, die im impliziten Gedächtnis der »Festplatte« der Amygdala (basolateral amygdala, BLA) gespeichert sind, ein Erinnerungsupdate benötigen, damit sie nicht mehr in der »Kommando-Zentrale« der Amygdala (central nucleus amygdala, CNA) die Notfallreaktionen des Körpers auslösen.

> »Das Update einer Erinnerung beschreibt die dauerhafte Veränderung von körperlich-emotionalen Reaktionen und dem damit verknüpften Verhalten auf eine Thema, einen Menschen oder ein Ereignis, die zu einem früheren Zeitpunkt als ›sinnvoll‹ gespeichert wurden. Dies ermöglicht, dass von nun an, von allein und ohne Anstrengung ganz andere körperliche und emotionale Muster bei erneuter Konfrontation mit diesem Menschen oder Thema aktiviert werden.« (Pfeiffer 2022, S. 125)

Ein solches Update sei möglich, wenn gleichzeitig die traumatische Erfahrung reaktiviert und neue Lern- und Bindungserfahrungen ermöglicht werden. Bestandteil dieser neuen Erfahrungen sollten Leichtigkeit, Humor und Poesie sein (Pfeiffer 2022). Die Trauma-Erzählgeschichte stellt meines Erachtens eine Möglichkeit eines solchen Erinnerungsupdates dar.

Es sind unterschiedliche Methoden entwickelt worden, mit früh traumatisierten Kindern zu arbeiten. Meist werden sie angeleitet, selbst eine Trauma-Erzählung zu entwickeln (Aichinger 2012). Zeichnen oder Spielfiguren können den Kindern zur Unterstützung dienen, um ihre Geschichten zu erzählen, emotionale Hilfe der Eltern mobilisieren und Ängste und andere Symptome dadurch zu bewältigen. Ebenso können das Spiel im Puppenhaus, im Sandkasten, mit Spielfiguren oder mit anderem Spielzeug zur Anregung und zur Verarbeitung hinzugefügt werden (Brächter 2010; Weinberg 2005, 2013). Caroline Eliacheff (2013) wendet heilende Narrative bei Kindern mit Bindungsproblematiken an und spricht direkt mit traumatisierten Babys.

25.3 Das erstarrte Mobile

Frau und Herr Peters berichteten von einer komplikationslosen Geburt des Sohnes Lars. Doch kurz danach wurde der Neugeborene mit dem Verdacht auf Diabetes (neonatale Hypoglykämie) der Mutter fortgenommen und ins entfernte Kinderkrankenhaus transportiert. Der Vater begleitete das Kind und sorgte auch später für die Ernährung des Babys mit von der Mutter abgepumpter Milch. Während der Vater zwischen Mutter und Kind hin- und herfuhr, lag die Mutter immer wieder lange Phasen allein in der Wöchnerinnenstation. Während sie miterlebte, wie andere Mütter ihr Kind liebevoll versorgen konnten, wurde ihre Angst um das eigene Kind immer größer, sie fühlte sich hilflos und erstarrte. Auch positive Informationen über das Kind vom Vater konnten sie nur kurz beruhigen. Zwei Tage nach der Geburt waren alle drei zu Hause, der Verdacht auf Diabetes hatte sich nicht bestätigt.

Der Junge entwickelte sich gut, die Mutter wurde von ihrer Hebamme ambulant unterstützt. Alles lief zufriedenstellend. Doch unglücklicherweise erkrankte die Hebamme an Covid-19 und Familie Peters durfte wegen der angeordneten Quarantäne das Haus nicht verlassen. Sie wurde zwar durch Lebensmitteleinkäufe von Nachbar:innen und Familienangehörigen unterstützt, hatte jedoch eine wichtige Unterstützung in der Versorgung des Babys verloren. Frau Peters entwickelte Ängste um ihren Sohn und eine enorme Wachsamkeit tagsüber und nachts. Auch später hielten die Ängste an. Häufige Arztbesuche mit Lars und Auseinandersetzungen mit dem Vater über den richtigen Umgang zeugten von der Sorge von Frau Peters um die Gesundheit des Sohnes. Herr Peters beschrieb später seine Frau als rechthaberisch und wenig zugänglich. Als der Junge 6 Monate alt war und sich zufriedenstellend entwickelt hatte, kamen die Eltern zur Beratung: »Machen wir mit Lars alles richtig?«, war ihre Ausgangsfrage.

Mir ist bekannt, dass sich manche Familien nach traumatischen Ereignissen noch lange so verhalten, als sei die Gefahr nicht vorüber. Es ist, als seien sie in ihrer Interaktion im Trauma stecken geblieben. Virgina Satir verglich Familien mit einem Mobile. Familienmitglieder würden in Krisen ihre Positionen zueinander verändern, doch sich insgesamt m Gleichgewicht befinden. Auf diese Weise würden sie die Flexibilität erhalten, mit den Wechselfällen des Lebens umzugehen (Satir 1990). Nach traumatischen Ereignissen, das ist meine Erfahrung, ist es möglich, dass Familienmitglieder diese Flexibilität für kurze Zeit oder auch länger verlieren. Ich nenne diesen Zustand »erstarrtes Mobile« (Korittko 2016; Korittko & Pleyer 2010). Die familiäre Interaktion gerät in einen lähmenden Schockzustand, der über einen längeren Zeitraum anhält bzw. immer wieder reaktiviert wird. Die traumatische Erfahrung ist noch nicht vergangenheitsfähig geworden.

In diesem Zustand reduzierter Flexibilität befand sich auch das Ehepaar Peters. Frau Peters entwickelte immer wieder Ängste um ihren Sohn, die sich nach Ansicht des Vaters als unbegründet erwiesen. Die Versuche des Vaters, seine Frau zu beruhigen, führten zu kommunikativen Verhärtungen auf beiden Seiten. Je mehr er beruhigte, desto rigider wurde sie in ihrer Angst – je deutlicher sie ihren Standpunk vertrat, desto hilfloser wurde er. »Wer hat recht?«, darum ging es in all diesen Auseinandersetzungen.

Nachdem ich von dieser Dynamik und die Ursprünge der Ängste von beiden um den Sohn kurz nach der Geburt erfahren hatte, sprach ich meine Vermutung aus, dass beiden der Schreck noch in allen Gliedern stecke, und erzählte etwas von meinen Überlegungen zum erstarrten Mobile. »Wissen Sie, manchmal platzt so eine schlimme Erfahrung in eine Elternbeziehung hinein, und dann braucht man vielleicht Hilfe dabei, als Team mit den Auswirkungen umzugehen. Sind Sie damit einverstanden, dass wir uns die Zeit rund um die Geburt Ihres Sohnes hier gemeinsam angucken?« (Psychoedukation und Auftragsklärung) Sie waren einverstanden. Ich bat sie darum, jeweils eine Zeichnung von der guten Zeit vor der Geburt anzufertigen. Frau Peters zeichnete sich und ihren Mann als werdende Eltern bei einem sonntäglichen Spaziergang. Auf der Zeichnung von Herrn Peters war zu erkennen, wie er das Kinderzimmer einrichtete. In der ersten Gesprächsrunde bat ich die beiden, sich gegenseitig ihre Zeichnungen zu erklären. In einer zweiten Runde fragte ich sie einzeln danach, welche Gefühle bei der Betrachtung beider Bilder entstehen, wo die Gefühle im Körper zu spüren sind und welcher Satz zu beiden Bildern passt. Bei beiden Eltern entstanden Gefühle von Freude und Zufriedenheit, die im Oberkörper zu spüren waren. Der Satz von Frau Peters lautete »Wir freuen uns auf unser Baby«, der von Herrn Peters »Wir sind gut vorbereitet«.

Ich folge bei der Nachbearbeitung von traumatischen Erlebnissen einerseits der Reihenfolge »Vorher«, »Nachher«, »Bedrohlichster Moment«. Schlimme Ereignisse sind besser einzuordnen, wenn sie eine Rahmung haben. Es gab eine gute Zeit vorher und eine Zeit danach, in der man sich einigermaßen sicher fühlte. So können zwei Beratungsstunden mit diesen Inhalten zur familiären Stabilisierung beitragen, bevor in einer dritten Beratung der bedrohlichste Moment in kontrollierter Form fokussiert wird. Ich verwende die BASK-Methode (Braun 1988), um die unterschiedlichen Wahrnehmungskanäle für eine neue Betrachtung vergangener Ereignisse zu nutzen:
- Behavior (Verhalten: Was ist auf der Zeichnung zu sehen?)
- Affect (Emotionen: Welches Gefühl entsteht?)
- Sensation (Körperempfindung: Wo ist das Gefühl zu spüren?)
- Knowledge (Wissen: Welcher Satz passt zu beiden Bildern?)

So kann ein Narrativ über die traumatische Erfahrung entstehen, das die auf der Festplatte der Amygdala gespeicherten Wahrnehmungsfragmente integriert und in der Bibliothek des Neokortex als vergangenheitsfähig verankert.

Zurück zu Familie Peters. Im folgenden Gespräch bat ich erneut um Zeichnungen, diesmal von einer guten Situation nach der Geburt. Frau Peters zeichnete eine Schlafsituation. Die Eltern liegen im Bett, der kleine Lars liegt neben der Mutter. Herr Peters zeichnete eine Situation auf dem Sofa im Wohnzimmer, das Baby liegt zwischen den Eltern. Wieder erläutern beide, was sie gezeichnet haben. In der zweiten Runde entwickeln sie bei der Konzentration auf beide Bilder angenehme Gefühle, die sie auch im Körper wahrnehmen können. Die Sätze lauteten: »Glück zu dritt« (Herr Peters), »Der Stress ist vorbei« (Frau Peters). Beide geben sich Anerkennung für die jeweiligen Sätze.

Im dritten Gespräch bat ich Frau und Herrn Peters, eine Zeichnung vom bedrohlichsten Moment anzufertigen. Herr Peters zeichnete sich selbst am Bett seines Sohnes im Kinderkrankenhaus, Frau Peters sich selbst im Wochenbett, erstarrt mit großen traurigen Augen. Obwohl seit diesen Situationen inzwischen 7 Monate vergangen waren, kamen beiden schon bei der Erklärung ihrer Bilder die Tränen. Nach meiner Bemerkung, dass vielleicht jetzt Platz für Traurigkeit da sei, da sie nicht mehr in akuter Sorge um das Leben ihres Sohnes seien und sie jetzt zusammen die Vergangenheit anschauen könnten, bemerkten sie die gegenseitigen Tränen und nahmen sich in den Arm. Nach einer Weile stellte ich meine üblichen Fragen nach den Emotionen und nach der körperlichen Verankerung. Traurigkeit, Verzweiflung, Hilflosigkeit war die Antwort. Und die Sätze? »Ich hatte Angst« (Herr Peters), »Ich fühlte mich so schrecklich allein« (Frau Peters). Erneut kamen beiden die Tränen.

In einer Traumaintegration können mit dieser Methode Emotionen, Körpergefühle und Gedanken bewusst wahrgenommen werden, die in der ursprünglich traumatischen Situation nicht präsent waren. Meist werden traumatische Erfahrungen von Erstarrung, Dissoziation oder automatischem Funktionieren geprägt. Jetzt, Monate später, wurden durch den Prozess des kontrollierten Betrachtens und Bedenkens jenseits von Gefahr und Bedrohung differenzierte Wahrnehmungen angeregt, die erst jetzt möglich waren. Und vielleicht entstanden auch versöhnliche Gedanken, wie z. B. »Wir haben das Beste getan, was wir konnten« und »Es ist vorbei«.

Erfahrungsgemäß ist es nicht günstig, wenn ein Paar oder eine Familie den Beratungsraum mit dem Eindruck der bedrohlichen Bilder verlässt. Ich bot daher dem Ehepaar Peters an, mit den Bildern etwas zu tun: sie zerknüllen, zusammenfalten, zerreißen, in meinen Papierkorb werfen oder Ähnliches. Sie zerknüllten ihre Zeichnungen und warfen sie in den Papierkorb. Dabei warf Herr Peters daneben. Es entstand daraus eine Situation mit etwas spielerischer Leichtigkeit, indem Frau Peters ihren geknüllten Ball herausnahm und dann beide versuchten, den in einiger Entfernung gestellten Papierkorb zu treffen. Hier entstand auch eine Form von Selbstwirksamkeit, die in der traumatischen Situation nicht möglich war. Während der späteren Traumaintegration sollte Selbstwirksamkeit ein wichtiges Element sein.

Nach 2 Wochen sah ich das Ehepaar Peters wieder. Sie brachten Lars mit, der während der bisherigen Gespräche die Zeit bei der Schwester von Herrn Peters verbracht hatte. Sie berichteten, dass es ihnen sehr viel besser miteinander gehe und sie gut über unterschiedliche Meinungen bezüglich der Entwicklung des Sohnes reden konnten, ohne in verhärtete Positionen zu geraten. Ihr »erstarrtes Mobile« hatte die vorher bestehende Flexibilität wiedererlangt. Ängste beherrschten nicht mehr die Gesprächsatmosphäre.

Ich habe in unterschiedlichen Paar- und Familienkontexten erlebt, dass nach der Traumaintegrations-Sitzung, wenn es ein Monotrauma von außen betraf, Symptome und Interaktionserstarrungen verschwanden. Möglicherweise kann ein Trauma durch die hier beschriebene Methode tatsächlich vergangenheitsfähig werden, in den Hirnarealen des Neokortex gespeichert werden und sowohl rechtshemisphärisch (Emotionen, ganzheitliche Wahrnehmung) als auch linkshemisphärisch (logische Abfolge, Sprache) bifokal verankert werden. Es könnte auch sein, dass durch diese Vorgehensweise bei Familienmitgliedern Erinnerungsupdates (Pfeiffer 2022) unterstützt werden. Auch hierbei wird die Erinnerung an das Trauma reaktiviert und gleichzeitig werden multisensorisch neue Bindungserfahrungen ermöglicht.

Rund um die Geburt eines Kindes können Situationen geschehen, die wir als traumatisch bezeichnen: existenziell bedrohlich, mit keiner oder extrem eingeschränkter Selbstwirksamkeit, plötzlich und unerwartet. Während die moderne Medizin in den allermeisten Fällen wirksam dafür sorgen kann, dass das Kind überlebt, fühlen sich die Eltern hinterher oft mutterseelenallein. Eine postnatale Beratung für Eltern nach Risikogeburten oder traumatischen (Gewalt-)Situationen rund um die Geburt sollte Teil einer Routine von psychosozialer Versorgung sein, denn Kinder benötigen belastbare und psychisch gesunde Eltern, die sie auf ihrem Weg ins Leben, besonders in den ersten Wochen und Monaten, sicher begleiten (siehe hierzu auch → Kap. 24).

Literatur

Aichinger, A (2012) Einzel- und Familientherapie mit Kindern. Kinderpsychodrama Band 3. Wiesbaden: VS Verlag.

Bettelheim, B (2006) Kinder brauchen Märchen. 27. Aufl. München: dtv.

Brächter, W (2010) Geschichten im Sand. Grundlagen und Praxis einer narrativen systemischen Spieltherapie. Heidelberg: Carl Auer.

Braun, B (1988) The BASK model of dissociation. Dissociation 1(1): 4−23.

Engler, E, Ziegler, M (2001) Kinder opiatabhängiger Mütter − ein Überblick. Suchttherapie 2(3): 143−151.

Eliacheff, C (2013) Das Kind, das eine Katze sein wollte. Psychoanalytische Arbeit mit Säuglingen und Kleinkindern. 11. Aufl. München: dtv.

Hüther, G (2015) Etwas mehr Hirn, bitte. Göttingen: Vandenhoeck & Ruprecht.

Kolk, B van der (2015) Verkörperter Schrecken. Traumaspuren im Gehirn, Geist und Körper und wie man sie heilen kann. Lichtenau/Westf.: Probst.

Korittko, A (2016) Posttraumatische Belastungsstörung bei Kindern und Jugendlichen. Heidelberg: Carl Auer.

Korittko, A, Pleyer, K H (2010) Traumatischer Stress in der Familie. Systemtherapeutische Lösungswege. Göttingen: Vandenhoeck & Ruprecht.

Levine, P (2015) Trauma and memory: Brain and body in a search for the living past. Berkeley: North Atlantic Books.

Lovett, J (2000) Kleine Wunder. Heilung von Kindheitstraumata mit Hilfe von EMDR. Paderborn: Junfermann.

Pfeiffer, A (2022) Emotionale Erinnerungen. Heidelberg: Carl Auer.

Satir, V (1990) Kommunikation. Selbstwert. Kongruenz. Paderborn: Junfermann.

Weinberg, D (2005) Traumatherapie mit Kindern. Stuttgart: Klett Cotta.

Weinberg, D (2013) Psychotherapie mit komplex traumatisierten Kindern. Stuttgart: Klett-Cotta.

BARBARA WALCHER

26 Gewalt in der Geburtshilfe aus Sicht des Kindes – Emotionelle Erste Hilfe (EEH), ein körper- und bindungsbasierter Ansatz

26.1 Einleitung

Wie erlebt das Kind die Schwangerschaft und Geburt? Welche Auswirkungen hat das Erleben der Eltern auf das Baby? Wie können wir Familien begleiten, damit das Potenzial jedes Einzelnen in der Familie sich kraftvoll entfalten kann? Woran erkennen wir, wenn der Dialog zwischen Eltern und Kind brüchig wird oder reißt? Wie können wir dem entgegenwirken?

Diese Fragen beschäftigen mich in der Begleitung von Familien seit nunmehr 30 Jahren. Dem leidvollen Erleben von Eltern und Kind rund um die Geburt oft hilflos beizuwohnen, hat mich geprägt. Auf der Suche nach Wegen aus diesen frühen Krisen mit ihrer emotionalen Wucht fand ich im Konzept der Emotionellen Ersten Hilfe eine Antwort (Harms 2016). Es ist ein körper- und bindungsbasierter Ansatz, der Familien in ihrer Beziehung zueinander wahrnimmt. Ich machte mich auf den Weg, diesen Ansatz in die klinische Praxis umzusetzen. Die Wirkung dieser Herangehensweise hat mich beeindruckt. Der Aufwand hierfür ist leistbar. Es sind Maßnahmen, die weder finanziell noch personell aufwendig für eine Einrichtung sind. Aus diesem Grund ist es mir ein Herzensanliegen, das Erfahrene weiterzutragen.

Mit diesem Beitrag möchte ich Fachleute ermutigen, achtsame Wege einer Begleitung von Familien am Lebensanfang zu etablieren. Es ist ein wesentlicher Beitrag für eine gesunde Entwicklung aller Beteiligten: des Kindes, der Eltern und genauso der betreuenden Fachkräfte. Denn in belastenden Schwangerschafts- und Geburtserfahrungen sind *alle* gleichermaßen betroffen. Emotionale und körperliche Verletzungen trüben die Sicht der Mutter auf das Kind und dessen Not. Hier bedarf es zunächst der Hinwendung zur Mutter. Erst wenn sie selbst wieder Sicherheit und Vertrauen in sich und ihren Körper findet, kann sie sich in einem nächsten Schritt dem Kind zuwenden. Sind sich Fachleute dieser komplexen Kreisläufe bewusst, wird eine ganzheitliche Schwangerschafts- und Geburtsbegleitung möglich. Medizinische Interventionen können dadurch nicht immer vermieden werden. Es ist aber möglich, diese in Abstimmung mit dem Eltern-Kind-Paar durchzuführen. Im Weiteren werde ich Möglichkeiten beschreiben, wie Erfahrungen, die überwältigend erlebt wurden, erkannt und integriert werden können. So wirken solch frühen Verletzungen nicht unbewusst bei den Betroffenen weiter. Das lebendige Potential von Eltern und Kind kann sich entfalten.

26.2 Auswirkungen früher Schwangerschafts- und Geburtserfahrungen

Die Erfahrungen rund um Schwangerschaft und Geburt prägen den heranwachsenden Menschen maßgeblich. Wollen wir dazu beitragen, dass Menschen respektvoller, friedvoller und achtsamer miteinander umgehen, ist es sinnvoll, am Lebensbeginn anzusetzen. Wie das Un- und Neugeborene diese erste Zeit erlebt, hinterlässt Spuren (Brock 2018; Chamberlain 2010; Hildebrandt 2015; Odent 2014). Diese Informationen werden über das Körperzellgedächtnis gespeichert. Es sind Prozesse, die über die evolutionär älteren Anteile des Gehirns gesteuert werden (Levine & Kline 2005; van der Kolk 2015). Der Mensch hat in seinem weiteren Lebensverlauf das Potenzial, sich seinen Verletzungen und den damit einhergehenden Mustern zu stellen. Die neuronale Reifung des kognitiven Bewusstseins gibt ihm die Möglichkeit dazu. Das Kind in den ersten Lebensjahren kann auf diese kognitive Kompetenz noch nicht zugreifen. Allerdings drückt das Baby über seine Körpersprache sein physisches und emotionales Erleben aus. Auf diese Weise erzählt es uns, wie es ihm geht und wo Verletzungen über anhaltende Körperverspannungen noch wirksam sind (Harms 2016; van der Kolk 2015). Für das Ungeborene ist der mütterliche Körper der wichtigste Referenzpunkt. Er wirkt als einflussreichstes Modell. Das Ungeborene ist vom Beginn der Schwangerschaft an in einem stetigen körperlichen Dialog mit ihm. Aus diesem Grund ist es wichtig, die Schwangere und das Kind vom Zeitpunkt der Konzeption an als Einheit zu betrachten und einen feinfühligen Dialog zu fördern: Fachpersonen können Informationen über Betreuungsabläufe kommunizieren, eventuelle Alternativen anbieten und das subjektive Erleben der Schwangeren dazu erkunden und anerkennen. So wird die Mutter aktiv einbezogen. Auf das Ungeborene wird über eine direkte Ansprache eingegangen.

Modernste Ultraschalltechnologien ermöglichen eine realistische Bildgebung des Babys im Bauch. Die Schwangere und das Kind werden medizinisch untersucht, begleitet und überwacht. Die heutige Technologie ermöglicht das frühzeitige Erkennen möglicher Störungen und eine rasche Intervention. Darüber wird Leben geschützt und gerettet. Es birgt aber auch seine Schattenseiten. Die Orientierung über diese technische Expertise reduziert häufig die zwischenmenschliche Kommunikation zwischen Fachpersonal und dem Eltern-Kind-Paar. Das hat unweigerlich Folgen. Eine technisch fokussierte Begleitung wirkt als Modell für die Eltern. Auch sie richten das Augenmerk vermehrt auf Daten und Richtlinien. Zahlen und Fakten werden analysiert. Die Schwangere in ihrer Selbstwahrnehmung und Selbstwirksamkeit entschwindet, gemeinsam mit ihr auch das Ungeborene.

26.3 Mutter und Kind in stetem körperlichen Austausch

Körperkommunikation. Um die körperliche und emotionale Entwicklung sowie die Bindungsfähigkeit des Menschen am Lebensanfang besser zu verstehen, müssen wir die erste Zeit bis hin zur Geburt selbstverständlich mitdenken. Erst darüber erkennen wir die komplexen Auswirkungen emotionaler und körperlicher Verletzungen rund um die Schwangerschaft und Geburt ist (Brock 2018) und können die Wichtigkeit der Gewaltprävention in dieser Zeit erkennen.

Der körperliche Dialog, das Aufeinander-Abstimmen und Zusammenfinden ist der Ursprung allen Lebens. Über das Verschmelzen von Ei- und Samenzelle entsteht neues Leben. Die Zygote teilt sich vielfach und erzeugt neue Zellen. Das embryonale Gewebe verbindet sich im Moment der Einnistung mit der Gebärmutterschleimhaut. Ein Teil dieser Zellmasse entwickelt sich zum Embryo. Aus dem restlichen Teil bildet sich die Plazenta und die Fruchtblase (Rohen & Lütjen-Drecoll 2022). Was von diesem Zeitpunkt an folgt, ist ein stetiger Austausch zwischen Mutter und Kind. Die zwei Körper treten in einen kontinuierlichen Dialog. Der mütterliche Körper nährt das Kind mit allen lebensnotwendigen Stoffen und Hormonen. Ebenso wie der kindliche Körper Nährstoffe, Abfallstoffe und Hormone über den sogenannten Mutterkuchen austauscht. Beide Körper bedingen sich wechselseitig, wobei das Ungeborene in seiner Entwicklung abhängig ist von seiner Mutter.

Dieser Stoffwechselaustausch verändert sich mit der Geburt. Mit dem Geborenwerden löst sich die Plazenta von der Gebärmutterschleimhaut. Der unmittelbare körperliche Dialog wird unterbrochen. Zur inneren Zellatmung kommt die äußere hinzu. Dabei strömt über das Einatmen Luft in die Lungen, die sich darüber entfalten. Im besten Fall findet der kindliche Körper in dem veränderten Lebensumfeld mit dem selbständigen Andocken an die mütterliche Brust einen neuen, aber dennoch vertrauten Weg des körperlichen Austauschs mit seiner Mutter. Allerdings kann ab diesem Zeitpunkt das Überleben des Kindes auch über andere Bezugspersonen gesichert werden. Das Kind ist nicht mehr ausschließlich vom mütterlichen Körper abhängig.

Pulsation von Entspannung und Anspannung. All diese bewegten Vorgänge des Körpers sind unmittelbar mit dem Muskelgeschehen verknüpft. Erlebt eine Schwangere oder Gebärende z. B. eine angstbesetzte Situation, führt dies zur Veränderung der Atmung und damit zu einer Muskelanspannung. Das führt zu einer Veränderung der Stoffwechselvorgänge. Es hat Auswirkungen auf das gesamte Körpersystem: Die Herzfrequenz und damit der Blutdruck werden erhöht, darüber wird die Blutversorgung der Muskeln verbessert, die Konzentration wird maximal auf die Gefahrenquelle fokussiert, Verteidigungs- oder Fluchtsysteme werden aktiviert. Hält dieser Zustand ohne Aussicht auf einen Ausweg an, kollabiert das Körpersystem. Es kommt zur Erstarrung. Gefäße verengen sich. Die Durchblutung wird eingeschränkt und auf die lebensnotwendigen Organe fokussiert. Die Beweglichkeit des Körpers wird heruntergesetzt. Es sind Überlebensstrategien des menschlichen Körpers.

Daraus könnte der Schluss gezogen werden, dass Verspannungen gänzlich zu vermeiden sind. Dies widerspricht allerdings dem lebendigen Sein. Anspannung und Entspannung sind natürliche Gegenspieler. Anspannung ermöglicht Entwicklung und fördert Lernprozesse. Es stärkt die Entwicklung von Resilienz. Entspannung ermöglicht Integration und Regeneration. Ein ausgeglichener Wechsel zwischen den beiden Polen wirkt gesundheitsfördernd. Geburtsprozesse machen die Wichtigkeit beider Pole deutlich: Über die Wehe wird die Gebärmuskulatur kontrahiert, das unterstützt das Baby auf seinen Weg in diese Welt; die Wehenpause ermöglicht eine Erholung von der Anstrengung dieser Geburtsarbeit und gibt Kraft für die nächste Anspannungswelle. Problematisch wird es dort, wo Anspannungs- oder Entspannungszustände dauerhaft anhalten oder Schockerfahrungen ein Erstarren oder Aufgeben dieser lebendigen Pulsation zur Folge haben. Wird eine solche Erfahrung nicht gelöst, bleibt die körperliche Verhärtung bestehen. Um sich vor weiteren schmerzhaften Erfahrungen zu schützen, verharrt der Körper in einer Hab-Acht-Stellung. Die körperliche Ausdehnungsfähigkeit und damit das Gesamtspektrum der Lebendigkeit wird eingeschränkt. Die Fähigkeit der Erregungsmodulation bleibt begrenzt.

Auswirkungen anhaltender mütterlicher Anspannung. Welche Auswirkungen hat anhaltende Anspannung auf das Baby im Mutterleib? Das Ungeborene kann sich bis zu einem gewissen Punkt über Schutzmechanismen vor Stress schützen. Ein in der Plazenta ab dem 2. Schwangerschaftsdrittel entwickeltes Enzym entschärft das Stresshormon Cortisol. Dennoch passieren etwa 10 % dieser Botenstoffe die Plazentaschranke und erreichen das kindliche Gehirn. Ist eine Schwangere gestresst, kann beim Ungeborenen mit geringer Verzögerung von wenigen Pulsschlägen ein erhöhter Cortisolspiegel nachgewiesen werden. Bei dauerhaftem Stress versagen diese Schutzmechanismen und wirken ungefiltert auf das Baby. Körpereigene Stresssysteme werden neuronal angepasst, sodass die kindliche Stresstoleranz früher und schneller aktiviert wird. Die Gebärmutter ist der erste Erfahrungsraum des Menschen. Das Ungeborene nimmt unmittelbar am physischen und psychischen Erleben der Mutter teil. Darüber definiert sich das Ungeborene. Bereits in den ersten Monaten im Mutterleib werden neuronale Regelkreise und Gene kalibriert. Diese fetale Programmierung prägt lebenslang das Verhalten des Menschen. Emotionen wie Angst, Freude, Ärger oder Trauer hinterlassen Spuren. Diverse Studienergebnisse weisen deutlich darauf hin, dass perinatal anhaltende körperliche und emotionale Belastungen nachhaltig über das Kindesalter hinaus auf den Menschen einwirken (Donner 2016).

Zusammenspiel von Körpererleben und Bindung. Die körperliche Entwicklung des Ungeborenen ist gut erforscht. Allerdings gingen Fachleute noch bis Ende der 1980er-Jahre davon aus, dass Un- und Neugeborene in ihrer emotionalen Wahrnehmung und Sinnesverarbeitung vieles noch nicht fühlen. Die Sicht auf dieses Wissen hat sich über Forschungen in den Fachbereichen Embryologie, Neonatologie, Geburtsmedizin, Neurobiologie und Pränatale Psychologie maßgeblich verändert (Bauer 2019; Brock 2018; Janus 2017; Porges 2021; Rohen & Lütjen-Drecoll 2022; Stern 2020). Das Ungeborene erlebt bereits in der Schwangerschaft das gesamte Spektrum an Emotionen. Während der Schwangerschaft und Geburt kann es diese jedoch noch nicht differenziert wahrnehmen. Erlebt das Baby über die Mutter einen ausgeglichenen Wechsel unterschiedlicher Gefühle, dann nährt das eine gesunde emotionale Entwicklung. Halten Angst oder Ohnmacht an, gerät auch die Pulsation von Körperspannung und -entspannung aus der Balance. Das emotionale Erleben hat also unmittelbare Auswirkungen auf neurologisch-körperliche Abläufe. Kann der Mensch über einen entsprechenden emotionalen Ausdruck die damit verbundene körperliche Anspannung nicht kanalisieren, kollabiert das System. Das hat rund um die Geburt dramatische Folgen für Mutter und Kind. Wird den mütterlichen bzw. kindlichen Gefühlen in einem vertrauen- und sicherheitspendenden Raum die Möglichkeit gewährt, sich auszudrücken, dann können sich angestaute Körperspannungen wieder lösen. Eine gesunde Pulsation kann sich erneut entfalten. Ein konstruktiver Umgang mit Gefühlsausdrücken wie Wut, Hilflosigkeit, Verzweiflung oder Angst ist allerdings vielen nicht vertraut. Über körperliche Abläufe sind in der Schwangerschaft und bei der Geburt Schutz- und Regulationsmechanismen von Eltern und Kind aufgeweicht. Emotionale Prozesse treten dadurch rascher und heftiger an die Oberfläche. Ein untröstliches, verzweifelt weinendes Baby bringt Eltern dadurch schnell in ein Gefühl der Unsicherheit oder Überforderung. Auch Betreuende stehen einem solchen Gefühlsausdruck von Eltern und Kind oft hilflos gegenüber, haben sie doch selbst keinen Umgang damit erlernt.

Aus dem Beschriebenen wird das Geflecht von Körper und Emotion deutlich. Alle zentralen Körperfunktionen werden über hormonelle Regelkreise gesteuert. Das Steuerorgan hierfür ist der Hypothalamus im Zusammenspiel mit der Hypophyse. Unser Gefühlszustand wird maßgeblich darüber beeinflusst. Emotionen entstehen im limbischen System, einem stammesgeschichtlich älteren Teil des Gehirns. Die Amygdala, Teil dieses limbischen Systems, regelt zusammen mit dem Hippocampus emotionale Äußerungen, indem sie externe Impulse verarbeitet und vegetative Reaktionen dazu einleitet. Emotionen sind also nicht nur ein subjektives Erleben, sondern existieren physisch in Form von körperlichen Reaktionen. Über Mimik, Gestik, Stimmfarbe und Verhalten werden Emotionen im Außen körperlich sichtbar. Der Begriff Emotion spiegelt dies wider, setzt es sich doch aus den lateinischen Wörtern »ex« und »movere« zusammen, was sinngemäß Bewegung nach Außen bedeutet. Erfahrungen, die emotional untermalt sind, graben sich tief in unser Gedächtnis ein, unabhängig davon, ob es sich um ein wohliges oder herausforderndes Gefühl handelt (Alberti 2014; Damásio 2000; Dittmar 2014; Hülshoff 2012).

> »Emotionen sind kein Luxus, sondern ein komplexes Hilfsmittel im Daseinskampf.« (Damásio 2000, S. 57)

Über welche Zugänge orientiert sich der Mensch an seiner Umgebung, die sein Gesamterleben beeinflussen? Es sind die verschiedenen Sinne. Sie sind das Außentor zur Welt. Der Mensch nimmt sich darüber wahr und orientiert sich daran. Bereits mit etwa 8 Wochen reagiert der Embryo auf Berührung. Vor allem die reich an Nerven durchzogenen Lippen sind ein wichtiges »Tastorgan«. In der 12. Schwangerschaftswoche sind die Finger dann so weit von empfindlichen Tastzellen durchzogen, dass das Ungeborene seine Umgebung ertasten kann. Der Tastsinn bleibt auch nach der Geburt eines der wichtigsten Sinnesorgane für das Baby. Darüber erlebt das Neugeborene sich selbst und die Grenze zu seinem unmittelbaren Umfeld. Es sucht und braucht einen Körper, über den es sich wahrnehmen und spüren kann. Daraus entwickelt sich seine Gefühlsbindung zu seinen nächsten Bezugspersonen. Ebenso nehmen die weiteren Sinne eine bedeutende Rolle ein (Kast 2009).

Die vorgeburtliche Zeit ist eine Zeit des Wachstums, der Differenzierung und der Intensivierung der vorgeburtlichen Beziehung. Körperliches und emotionales Erleben sind dabei der Taktgeber für Bindungsabläufe. Inwieweit die Schwangere eine Bindung zu ihrem Ungeborenen aufbauen kann, hängt maßgeblich davon ab, inwieweit sie selbst sich gesehen, wahrgenommen und eingebettet fühlt, kurz: inwieweit sie selbst in ihrem sozialen Umfeld emotional eingebunden ist. Die engste Vertrauensperson spielt dabei eine bedeutende Rolle. Sie prägt über ihre Verbundenheit zur Schwangeren die Bindungserfahrung zum Kind bereits vorgeburtlich wesentlich mit.

Zeigen sich auf dem Weg ins Leben Herausforderungen, dann ist es wichtig, dass das Mutter-Kind-Paar in Verbindung bleibt. So erfährt das Baby, dass es Herausforderungen meistern kann. Eigene Kräfte können sich entfalten. Eine zuversichtliche Haltung kann die Mutter dann entwickeln, wenn sie selbst in ihrer Selbstwirksamkeit sicher und vertrauensvoll begleitet wird. Eine tragfähige Bindung wird über Rückversicherung, Abstimmung und Neuorientierung genährt und über eine einfühlsame wertschätzende Kommunikation mit den Betreuenden aufrechterhalten. Bindung ist dabei kein linearer, sondern ein dynamischer Prozess. In einem gesicherten Umfeld kann sich das Baby im Wechsel sich selbst und seinem Gegenüber zuwenden.

> Mutter und Kind benötigen in der verletzlichen Übergangszeit um die Geburt emotionale Zuwendung und Anerkennung, die sie in einer achtsamen Begleitung erhalten können. So können Eltern und Kind in einem Raum aus Sicherheit und Geborgenheit ihr lebendiges Potenzial entfalten.

Die erste Begegnung außerhalb des Mutterleibs unterliegt sensiblen Mechanismen. Angelegte körperliche Regulationsmechanismen können in Gang gesetzt werden, wenn keine vorangehenden überwältigenden Erfahrungen das Sich-Aufeinander-Einlassen verhindern. Eltern und Kind begegnen sich in ihrem Rhythmus in diesem neuen Raum. Sie sehen und berühren sich. Sie stimmen sich neu, unter veränderten Körperbedingungen, aufeinander ein. Dieser Bindungsprozess bedarf eines sicheren Schutzraums. Erst darüber können sich die Eltern vertrauensvoll dem Erkunden des Kindes hinwenden, es kennen und lieben lernen. Dieses Liebesband entwickelt sich zu unterschiedlichen Zeitpunkten. Manche Eltern-Kind-Paare benötigen dafür Minuten, andere wiederum Tage oder Monate. Es ist von äußeren und inneren Umständen abhängig: dem eigenen Erfahrungsrucksack, der mit den unterschiedlichen individuellen Lebenserfahrungen gefüllt ist, und dem aktuellen sozialen Lebensumfeld wie Beziehungssituation, finanzielle Situation oder Wohnumstände.

Auch die ersten Jahre nach der Geburt ist das Baby essenziell abhängig von der Nähe, Fürsorge und dem verlässlichen Schutz eines Gegenübers. Am Lebensanfang hat das Kind noch nicht die Möglichkeit, sein Überleben autonom zu sichern. Es kann sich nur eingeschränkt fortbewegen. Es benötigt jemanden, der es physisch und emotional nährt. Die Fürsorge eines Gegenübers ist somit weiterhin überlebensnotwendig.

26.4 Bindungsbereitschaft und das autonome Nervensystem

Die Bindungsbereitschaft eines Menschen wird über das autonome Nervensystem (ANS) reguliert. Eine neue Sicht auf die neuronale Regulation gibt Stephen Porges, Psychiater und Neurowissenschaftler, in seiner Polyvagal-Theorie (Porges 2021). Das ANS steuert alle körperlichen Funktionen wie Atmung, Herzschlag, Verdauung und Hormonausschüttung und beeinflusst unsere emotionale Befindlichkeit und somit unser Verhalten. In der bisherigen Annahme wurde das ANS in zwei Teile gegliedert: dem Sympathikus, der die Aktivität steuert, und dem Parasympathikus, der Entspannung, Erholung und Regeneration regelt. Der zehnte Hirnnerv, Vagusnerv genannt, spielt in der Regulation des Parasympathikus dabei eine zentrale Rolle. Er besteht aus zwei Ästen, die unterschiedliche Körperregionen versorgen. Das ANS überprüft die Umgebung, ob diese sicher, bedrohlich oder lebensgefährlich ist. Darüber wird die menschliche Bindungsbereitschaft reguliert. Die Signale dazu erhält das ANS über die Sinneswahrnehmungen aus der Umgebung sowie über die inneren Organe. Je nach Zustand aktiviert das ANS einen der drei Zustände:

- Sicherheit: Aktivierung des ventralen Vagus, der soziale Interaktion ermöglicht. In diesem Zustand sind die Eigenwahrnehmung und die damit verknüpfte Bindungsbereitschaft am höchsten.
- Gefahr oder Erregung: Aktivierung des Sympathikus, der den Flucht- oder Kampfmodus steuert. Die Eigenwahrnehmung ist hier eingeschränkt. Die Sinneswahrnehmungen und Muskelanstrengungen sind auf den Gefahrenbereich bzw. auf das erstrebte Ziel fokussiert. Der Außenreiz steht im Zentrum der Aufmerksamkeit. Die mit der Eigenwahrnehmung verknüpfte Bindungsbereitschaft ist deutlich eingeschränkt.
- Lebensbedrohung: Kampf und Flucht sind nicht mehr möglich. Der dorsale Vagus ist aktiv, der die Erstarrung oder das Kollabieren des Körpers zur Folge hat. In diesem lebensbedrohlichen Zustand ist die Eigenwahrnehmung wie betäubt. Die Bindungsbereitschaft ist nicht mehr vorhanden.

Entwicklungsgeschichtlich ist der dorsale Vagus weitaus älter. Er springt nach erlebten Traumata als Schutz vor weiteren Verletzungen frühzeitig auf bestimmte Sinnesreize an. Das passiert auch dann, wenn objektiv betrachtet keine Lebensbedrohung besteht.

Je größer die Gefahr über die Neurozeption eingestuft wird, desto weniger ist es dem Menschen möglich, auf den kognitiven Verstand zuzugreifen. Das Stammhirn mit seinen instinktiven Reaktionen übernimmt das Steuer. Das bedeutet:

> Es hängt nicht allein vom guten Willen der Eltern ab, mit ihrem Baby Kontakt aufzunehmen und darüber die Bindung zu initiieren. In überwältigenden Situationen können Eltern nicht mit ihrem Baby interagieren, da sie im vegetativen Zustand des Überlebenskampfs gefangen sind. Damit ist auch der Bindungszugang unterbunden.

Erleben Eltern rund um die Geburt Überwältigung, dann führt das in ihrem Körper zu einem Rückzug. Sie verlieren ihre Bindungsfähigkeit, können sich selbst nicht mehr wahrnehmen und somit auch das Kind nicht. Das hat Auswirkungen für das Baby in diesem herausfordernden Transformationsprozess der Geburt. Indem die Eltern den Kontakt zu ihrem Baby verlieren, verliert das Kind seine Orientierung. Dieser Erfahrung des Alleinseins kann das Kind nichts entgegensetzen. Bindung setzt somit die Fähigkeit voraus, sich selbst wahrzunehmen. In der EEH sprechen wir von Selbstanbindung als Basis für den Bindungsaufbau.

26.5 Gewaltprävention als primärer Ansatz

Damit sich das Kind emotional und physisch gesund entwickeln kann, sollte vonseiten der Betreuenden alles dafür getan werden, dass Gewalterfahrungen gar nicht erst entstehen (Deutsche Gesellschaft gegen Kindesmisshandlung und -vernachlässigung 2007). Die Eltern sollten ein Bewusstsein für die komplexen Körperreaktionen und den damit einhergehenden Bindungsabläufen entwickeln. Die Vermittlung dieses Wissen über Vorsorgeuntersuchungen in der Schwangerschaft oder über geburtsvorbereitende Kurse sind eine gute Möglichkeit, sie dafür zu sensibilisieren. So lernen sie ihre Körperreaktionen bewusst wahrzunehmen. Sie fühlen sich ermutigt, das Kind bereits in der Schwangerschaft gezielt mit einzubeziehen.

Die Entspannungsreaktionen können gefördert werden, wenn Eltern Vertrauen in die medizinische Betreuung haben. Das schließt geburtsmedizinische Interventionen nicht aus. Familien können eingreifende Maßnahmen stärkend erleben, wenn diese achtsam durchgeführt, sie vorab darüber informiert und in der Entscheidung mit einbezogen werden. Dieses Kohärenzerleben ist Voraussetzung für die Erhaltung der körperlichen Öffnungs- und der damit einhergehenden Bindungsbereitschaft von Eltern und Kind. Fühlen sie sich gesehen, wahrgenommen und respektiert, können sich mütterliche und kindliche Selbstregulationsmechanismen entfalten. Angst, Misstrauen und das Gefühl von Überwältigung verschütten dieses Potenzial. Erfahren Eltern, dass begleitende Fachkräfte an ihrem Erleben interessiert sind und sich mit ihnen im Vorgehen abstimmen, dann kann sich ein solcher Vertrauensaufbau entwickeln. Darüber erleben die Eltern Akzeptanz und Wertschätzung. Eine solche Haltung kann über die vorangehend beschriebene körper- und bindungsbasierte Kommunikation geschult werden.

26.6 Körper- und bindungsbasierte Begleitung der Familien

26.6.1 Voraussetzungen für eine achtsame Begleitung

Strukturelle Rahmenbedingungen. Aus dem bisher Beschriebenen wird deutlich, wie wichtig eine achtsame Begleitung der Familien am Lebensanfang ist. Ludwig Janus, psychoanalytischer Psychotherapeut und Prä- und Perinatalpsychologe aus Deutschland, sagt in einem Interview:

> »Die Geburt ist die Basis unseres Lebens. Es ist der große Strom des Lebens, in dem wir mitschwimmen dürfen, wie großartig! So gesehen ist es nicht egal, wie wir geboren werden [...]. Da braucht es viel Fingerspitzengefühl, ein gutes Bonding und eine beschützende Familie, um seelenstark daraus hervorzugehen.« (2017, S. 120)

Trotz umfangreichen Wissens zeigt sich die Umsetzung einer achtsamen Schwangerschafts- und Geburtsbegleitung in den praktischen Alltag schwierig. Anfang der 1970er-Jahre wurde das grundlegende Bindungsbedürfnis von Mutter und Kind in ersten Ansätzen mit der Einführung des Haut-auf-Haut-Kontakts unmittelbar nach der Geburt und des Rooming-ins in den geburtshilflichen Abteilungen berücksichtigt. Die 1991 von der Weltgesundheitsbehörde und dem Kinderhilfswerk begründete Initiative »Baby Friendly Hospital« hat diese Verbreitung weltweit gefördert. Als zentraler Ansatz wird die gemeinsame Begleitung von Mutter und Kind angestrebt, damit sich die physiologisch angelegte Liebesfähigkeit entfalten kann. Medizinische Routinemaßnahmen, die diesen sensiblen Kennenlernprozess stören, werden kritisch hinterfragt. Die Initiative Baby Friendly mit ihren Richtlinien ist ein wesentlicher Schritt zur Vermeidung von Interventionen, die oftmals aufgrund struktureller Rahmenbedingungen veranlasst werden. Dies kann bedingt sein durch Personalmangel oder eine strukturelle Organisation, die zeitliche oder finanzielle Überlegungen priorisiert. Hier bedarf es einer Veränderung in der übergeordneten Organisation der Gesundheitsinstitutionen. Das wiederum erfordert politische Rahmenbedingungen, die eine Umstrukturierung ermöglichen.

Interdisziplinäre Zusammenarbeit und Vernetzung. Eine ganzheitliche Begleitung der Familien am Lebensanfang erfordert die Zusammenarbeit und Vernetzung der verschiedenen Fachrichtungen Gynäkologie, Geburtshilfe, Anästhesie, Neonatologie, Pädiatrie, Psychologie und Psychiatrie. Dialogbereitschaft, Austausch und ein respektvoller Umgang mit individuellen elterlichen Wünschen sind die Schlüsselbegriffe einer solchen Betreuung. Das führt zu einer höheren Zufriedenheit aller Beteiligten. Weniger Krankmeldungen und Abgänge vonseiten des Fachpersonals sind die Folge. Erforderliche medizinische Interventionen sind sowohl bei den Müttern als auch bei den Kindern seltener und Krankenhausaufenthalte kürzer. Personelle und finanzielle Ressourcen werden geschont (Eckhardt 2004).

Meine Erfahrungen dazu. Ich habe in meiner 20-jährigen klinischen Tätigkeit erfahren, welchen Einfluss ein tragendes Arbeitsfeld auf eine professionelle und dennoch humane Begleitung der Familien hat. Das Eingebettet-Sein in ein wertschätzendes Team wirkt sich unmittelbar auf die innere Haltung und Interaktion der Fachkräfte mit den Familien aus. Ende der 1990er-Jahre war ich Teil eines geburtshilflichen Teams, in dem eine achtsame Betreuung der Schwangeren, Gebärenden, Neugeborenen und Angehörigen angestrebt und umgesetzt wurde: Die Eltern-Kind-Bindung wurde gefördert; Interventionen wurden unter Einbeziehung der Familien und in Absprache mit den Betroffenen durchgeführt. Ich erlebte in dieser Zeit, wieviel Kraftvolles Eltern und Kinder freisetzen, wenn sie sich wahrgenommen fühlen und in die Begleitung aktiv mit einbezogen werden. Diese Art der Begleitung war sowohl für uns als Betreuungsteam als auch für die Familien bereichernd.

26.6.2 Allgemeines zur EEH

Im Zentrum des körper- und bindungsorientierten Konzepts der EEH steht die bewusste Wahrnehmung der Körpersprache und eine achtsame Körperberührung. Dabei wird die Körperwahrnehmung in eine wertschätzende Kommunikation eingebettet. In dieser Art der Kommunikation wird der Erregungszustand der jeweiligen Person als wichtigster Referenzpunkt einbezogen. Verändert sich während des Gesprächs der Erregungszustand des Babys oder seiner Eltern, werden die Eltern eingeladen, innezuhalten und ihr subjektives Erleben zu beschreiben. Das Beobachten und Benennen des eigenen Zustands auf emotionaler, körperlicher und kognitiver Ebene führt zu einer Bewusstseinsentwicklung. In der Emotionellen Hilfe sprechen wir von Selbstanbindung. Darüber kann das Zusammenspiel von Emotionalität und Körperlichkeit in Verbindung mit dem Gesprochenen nachvollzogen werden. Über dieses Innehalten und der Hinwendung zur damit einhergehenden Körperaktivierung reguliert sich sowohl das elterliche als auch das kindliche Körpersystem. Die Bindungs- und somit Liebesfähigkeit von Eltern und Kind wird erhalten und gefördert. Thomas Harms (2016), Körperpsychotherapeut aus Deutschland und Begründer dieses Konzepts, schreibt: »Emotionelle Erste Hilfe unterstützt die Eltern dabei, sich ihrer Selbst bewusst zu werden, um die emotionale Brücke zu ihren Kindern herzustellen. Die wichtigste Botschaft der EEH lautet somit: Aufbau von Bindungssicherheit braucht einen Körper« (S. 48).

26.6.3 EEH in der Krisenintervention

Haben Schwangerschaft und Geburt schmerzhafte Spuren bei Eltern und Kind hinterlassen, dann ist es wichtig, so früh wie möglich zu intervenieren. Der körper- und bindungsbasierte Ansatz der EEH ist ein möglicher Weg dazu, der bereits im Wochenbett, aber auch zu jedem späteren Zeitpunkt erfolgen kann. In einem geschützten, wertschätzenden Raum können sich die verletzten Anteile zeigen. Im Folgenden gebe ich eine grobe Orientierung zur Vorgehensweise einer solchen Begleitung.

Innehalten und verlangsamen. Die Entschleunigung in überwältigenden Situationen ist wesentlich, damit die Beteiligten von der Wucht der Geschehnisse nicht überrollt werden. In Stresssituationen beschleunigen sich Verhaltensabläufe. Körperliche Stoffwechselmechanismen werden aktiviert. Die beschriebenen archaisch verankerten Überlebensstrategien der Erregungsregulation greifen. Das zeigt sich über die Sprache, über einen unruhigen oder leeren Blick, über mechanisch wirkende Bewegungsabläufe. Nicht immer ist diese Erregung im Außen erkennbar. Immer spiegelt sie sich über eine beschleunigte Atmung wider. Der Blick ist dabei auf die Gefahrenquelle fokussiert oder verliert sich. Die Eigenwahrnehmung ist eingeschränkt. Die Verlangsamung ermöglicht, dass das vegetative und emotionale Gleichgewicht wiederhergestellt wird. Das erfordert weder einen räumlichen noch einen zeitlichen Zusatzaufwand. Über eine entsprechende Haltung leitet die betreuende Person die Pause ein. Das kann ein zugewandter mimischer Ausdruck sein, ein liebevoller Blickkontakt, eine entsprechend modulierte Stimmlage, eine reichende Hand. Ein solches Innehalten ist auch in akuten Notfällen möglich. Die Mutter fühlt sich gesehen und wahrgenommen. Darüber werden körperliche Entspannungsprozesse initiiert: Sie atmet tiefer, die Durchblutung wird gefördert, angespannte Muskeln entspannen. Jede weitere Intervention wird dadurch erleichtert. Über die Mutter wirkt das Geschehen unmittelbar auf das Kind.

Selbstanbindung der Betreuenden. Voraussetzung einer solchen Intervention ist, dass auch die begleitende Fachkraft sich selbst bewusst in ihrem Erleben wahrnimmt (Selbstanbindung). Wieso ist das notwendig? In Stresssituationen wirken schwächende Bindungsdynamiken auf alle Beteiligten, wie aus dem folgenden Beispiel ersichtlich wird.

FALLBEISPIEL

Die Mutter hat kaum Wehenpausen. Sie ist angestrengt und müde. Der Herzton des Kindes wird zunehmend langsamer. Die Hebamme wird unruhig. Sie selbst hatte schon seit Stunden keine Pause mehr. Der Vater wird ungeduldig und fragt, wieso nichts unternommen wird. Die Mutter kann über die Mimik der Hebamme lesen, dass etwas nicht stimmt. Über die Stimme des Vaters nimmt sie seine Sorge wahr. Das nährt ihre Sorge ums Kind. Sie atmet oberflächlicher. Ihre Schultern sind angespannt. Sie kann den Wehenschmerz kaum noch aushalten.

In solchen Situationen spitzen sich schwächende Dynamiken zu. Die angespannte Haltung jedes Einzelnen ist ansteckend und schaukeln sich hoch. Der Blick ist im Außen. Gelingt es der Betreuenden, in sich Sicherheit zu finden, dann wirkt dies auf die Gesamtsituation. Der Bezug auf das eigene momentane Erleben in diesem belastenden Moment leitet eine körperliche Entspannung ein. Folgende Fragestellungen können den Begleitenden dabei Orientierung geben: Wo zeigt sich die Anspannung in meinem Körper? Wo wird es eng? Wie spiegelt sich die Anspannung in meiner Atmung wider? Welche Stimmung geht damit einher? Die Hinwendung zum eigenen Erleben führt unweigerlich zu einer Verlangsamung. Der Kreislauf sich zuspitzender schwächender Dynamiken wird unterbrochen. Es gibt den Blick frei auf das Erleben der Familie. Ein Feld aus Sicherheit entsteht. Eltern und Kind können sich daran orientieren.

Fokussieren des mütterlichen Erlebens. Anschließend wird die Mutter eingeladen, sich ihrem Erleben hinzuwenden. Wie fühlt sie sich körperlich und emotional, welche Gedanken hat sie? Über die Beobachtung und das Benennen des gegenwärtigen Erlebens stellt die Mutter die Verbindung zu sich her. Das subjektive Erleben wird erkundet und über die Sprache ausgedrückt. Neuronale Abläufe des Stress- oder Schockerlebens, die in der Amygdala archaische unbewusste Schutzmechanismen aktivieren, werden mit dem Broca-Areal, einer Region der Großhirnrinde, verbunden. Darüber erfolgt die Verknüpfung mit dem kognitiven Bewusstsein. Diese Bewusstseinsentwicklung ist Voraussetzung dafür, dass die Mutter das Geschehen differenzieren und einordnen kann. Der erfahrene Schmerz und die damit einhergehende Belastung wird damit nicht gelöscht, ermöglicht aber die Integration des Erlebten. Herausforderungen werden überschaubar. Die intuitive mütterliche Kompetenz wird aktiviert. Es macht die Mutter wieder zugänglich für das Kind. Die Bindungsfähigkeit ist wiederhergestellt.

Die Eltern stabilisieren. Das Potenzial, ihr Baby zu begleiten, tragen Eltern in sich. Hat die Schwangere oder Gebärende ein gewaltsames Eindringen in ihren körperlichen oder emotionalen Raum erlebt, verliert sie den Zugang zu diesem Potenzial. Über die Mutter erlebt auch das Baby diese Übergrifflichkeit. Die akute Schockaktivierung hemmt die eigene Körperwahrnehmungsfähigkeit. Viele Mütter sind in diesem Zustand stumm und starr vor Schreck. Ein solches Erleben kann Väter oder nahestehende Begleitpersonen gleichermaßen treffen. Oft fehlen die Worte für das, was sie fühlen. Sie verlieren den Boden unter ihren Füßen. Eine Dynamik der Bindungslosigkeit breitet sich aus. Die Hinführung zum eigenen Körper ist eine einfache Intervention, weil der Körper immer präsent ist. Körperliche Kontaktstellen können dabei als Orientierung dienen. Sie weisen die Grenze zwischen dem eigenen Körper und dem Außen. Das kann über die Einladung erfolgen, den Boden unter den Füßen zu spüren. Auch eine sicherheitspendende Berührung durch die Betreuungsperson kann dies unterstützen, ebenso wie eine gezielte Atemanleitung. Über diese Aufmerksamkeitsverlagerung finden die Eltern Orientierung. Sie treten erneut in den Dialog mit dem eigenen Körper, spüren sich selbst wieder. Erst dadurch werden die Eltern für das Baby erreichbar.

Das Kind stabilisieren. Das Baby braucht ein haltgebendes Gegenüber, damit es sich gerade aus schwierigen Situationen heraus gesund entwickeln kann. Über seine Körpersprachlichkeit drückt sich das Kind aus. Auf diese Weise kommuniziert das Baby mit seinem Umfeld, äußert seine Bedürfnisse, resoniert auf seine unmittelbare Umwelt. Der Körperausdruck ist somit die universelle Sprache des Menschen am Lebensanfang. Bevor ein Kind in seinem Ausdruck begleitet wird, gilt es zu überprüfen, ob körperliche Bedürfnisse wie Hunger, Schmerz, Kälte- oder Hitzeerleben nicht Ursache für diesen Ausdruck sind. Ist dies geklärt, ist ein haltgebendes Feld die wichtigste Voraussetzung, damit das Kind in seinem Ausdruck nicht ins Leere läuft. Das Baby benötigt ein Gegenüber, das ihm hilft, seinen Körper und seine Gefühle zu regulieren, eine sogenannte Co-Regulation. Es sucht darüber Bestätigung und Anerkennung seines Erlebens. Hat das Kind rund um die Geburt überwältigende Situationen erfahren, wird es über seine Körpersprache einen Ausdruck suchen, um die erfahrenen Körpererregungszustände zu kanalisieren. Es »erzählt« über seinen Körper von den Spannungszuständen, überstreckt dabei vielleicht seinen gesamten Körper oder drückt seine Händchen gegen die elterliche Brust. Es äußert die erlebte Not wie Verzweiflung, Angst oder Hilflosigkeit über seine Stimme. Es weint wütend oder herzzerreißend. Stirnrunzeln, Blickvermeidung oder zusammenklemmende Zahnleisten sind weitere Ausdrucksmöglichkeiten. Für das Baby ist es ausschlaggebend, dass die Beteiligten ihm zugewandt zuhören, ohne selbst von eigenen überwältigenden Gefühlen überrollt zu werden. Das kann für die Eltern herausfordernd sein. Eine sicherheitspendende Begleitung kann sie dabei unterstützen. Ist es nicht möglich, die Spürfähigkeit aufrechtzuerhalten bzw. wiederherzustellen, dann ist es wichtig, den körperlichen Ausdruck wie das Weinen, Wegdrücken oder Überstrecken des Kindes über beruhigende Maßnahmen zu unterbrechen. Gelingt es, einen haltgebenden Raum aus Geborgenheit und Sicherheit wiederherzustellen, können sich gestaute körperliche und emotionale Spannungen im Kind freisetzen. Gemachte Erfahrungen werden dadurch nicht gelöscht, aber über den Körperausdruck kanalisiert und integriert. Das macht Eltern und Babys frei für Neues. Das Liebesband kann sich entfalten.

26.7 Ausblick

Durch die schwangerschafts- und geburtsbedingten Körperreaktionen ist die Sensibilität von Eltern und Kind erhöht. Dadurch reichen in der Begleitung oft punktuelle Ansätze, um das gesunde Spektrum an Lebendigkeit erneut ins Schwingen zu bringen. Babys laden über ihr Sein dazu ein. Altes und Angestautes löst sich in dieser Lebensanfangsphase schneller und leichter. Es ist ein günstiges Zeitfenster, um alte Muster loszulassen und neue Wege gemeinsam mit dem Kind zu entwickeln. Etwas, das auch zu einem späteren Zeitpunkt des Lebens möglich ist, dann allerdings mit einem deutlich höheren Aufwand.

Fachpersonen, die Familien am Lebensanfang begleiten, kommt eine besondere Aufgabe zu. Unterstützen sie Eltern achtsam dabei, sich über den eigenen Körper liebevoll und anerkennend wahrzunehmen, fördern sie das Heranwachsen einer neuen Generation, die auf der Basis eines liebevollen Dialogs mit sich und der Umwelt, ihr Leben gestalten. Gleichzeitig unterstützen sie ihre eigenen emotionalen Ressourcen. Die EEH kann hierbei ein hilfreiches Instrument sein.

Literatur

Alberti, B (2014) Die Seele fühlt von Anfang an. Wie pränatale Erfahrungen unsere Beziehungsfähigkeit prägen. München: Kösel.

Bauer, J (2022) Wie wir werden, wer wir sind. Die Entstehung des menschlichen Selbst durch Resonanz. München: Heyne.

Brock, I (Hg.) (2018) Wie die Geburtserfahrung unser Leben prägt. Perspektiven für Geburtshilfe, Entwicklungspsychologie und die Prävention früher Störungen. Gießen: Psychosozial-Verlag.

Chamberlain, D (2010) Woran Babys sich erinnern. Über die Anfänge unseres Bewusstseins im Mutterleib. 5. Aufl. München: Kösel.

Damásio, AR (2000) Ich fühle, also bin ich. Die Entschlüsselung des Bewusstseins. München: List.

Damásio, AR (2004) Descartes' Irrtum: Fühlen, Denken und das menschliche Gehirn. Berlin: List.

Deutsche Gesellschaft gegen Kindesmisshandlung und -vernachlässigung (DGgKV) e. V., (Hg.) (2007) Kindesmisshandlung und -vernachlässigung. Themenheft: Resilienz, Ressourcen, Schutzfaktoren – Kinder, Eltern und Familien stärken. Interdisziplinäre Fachzeitschrift. Lengerich: Pabst Sciences Publishers. http://tinyurl.com/yc5vm6xd

Dittmar, V (2014) Gefühle & Emotionen. Eine Gebrauchsanweisung. Wie emotionale Intelligenz entsteht. Vachendorf: Verlag VCS Dittmar, Edition Est.

Donner, S (2016) Wie die Schwangere, so die Kinder. Berlin: dasgehirn.info, Neurowissenschaftliche Gesellschaft e. V. http://tinyurl.com/37xr4m8j

Eckhardt, M (2004) Pflege und Medizin. Interdisziplinäre Zusammenarbeit im Krankenhaus. Kooperations- und kommunikationstheoretische Gesichtspunkte und deren Relevanz für die Pflegeausbildung. Diplomarbeit. München: Grin.

Hildebrandt, S (Hg.) (2015) Schwangerschaft und Geburt prägen das Leben. Heidelberg: Mattes.

Hülshoff, T (2012) Emotionen. Eine Einführung für beratende, therapeutische, pädagogische und soziale Berufe. 4. Aufl. Stuttgart: UTB.

Harms, T (2016) Emotionelle Erste Hilfe. Bindungsförderung. Krisenintervention. Eltern-Baby-Therapie. Neuauflage. Gießen: Psychosozial-Verlag.

Janus, L (2017) Von wegen Psychokram. Interview geführt von Christiane Börger. Bielefeld: Stiftung Zu-Wendung für Kinder. http://tinyurl.com/2p9ensev

Kast, B (2009, 23. November) Ich fühle, also bin ich. Zeit Online. https://www.zeit.de/zeit-wissen/2006/02/Gefuehle_Titel

Levine, P, Kline, M (2005) Verwundete Kinderseelen heilen. Wie Kinder und Jugendliche traumatische Erlebnisse überwinden können. 14. Aufl. München: Kösel.

Odent, M (2014) Childbirth and the evolution of homo sapiens. 2. Aufl. London: Pinter & Martin Limited.

Rohen, JW, Lütjen-Drecoll, E (2022) Funktionelle Embryologie. Die Entwicklung der Funktionssysteme des menschlichen Organismus. 6. Aufl. Stuttgart: Thieme.

Porges, S (2021) Die Polyvagal-Theorie und die Suche nach Sicherheit. Traumabehandlung, soziales Engagement und Bindung. 4. Aufl. Lichtenau: G. P. Probst.

Stern, D (2020) Die Lebenserfahrung des Säuglings. 12. Druckauflage. Stuttgart: Klett-Cotta.

Van der Kolk, B (2015) Verkörperter Schrecken. Traumaspuren in Gehirn, Geist und Körper und wie man sie heilen kann. 8. Aufl. Lichtenau: G. P. Probst.

Teil V

Fachkräfte als Betroffene

MARGARETE SOMMER

27 Gewalt in der Hebammenausbildung

27.1 Einleitung

Hebammen erfahren, bezeugen und verüben in ihrer Ausbildung strukturelle, seelische, körperliche und sexuelle Gewalt auf unterschiedlichen Ebenen (Sommer 2020). Die bisher untersuchten Ebenen sind Gewalt zwischen Auszubildenden untereinander, Gewalt Lehrender gegenüber Lernenden und beobachtete oder selbst ausgeübte Gewalt gegenüber Klient:innen.

Belastungsfolgen durch Gewalt in der Ausbildung beeinflussen Hebammen körperlich, in ihren Gedanken und Gefühlen akut und langfristig. Das Ausmaß von Gewalterleben während der Hebammenausbildung ist relevant genug, um die psychotraumatologischen, beruflichen, persönlichen, politischen und gesellschaftlichen Ursachen und Folgen zu diskutieren. Vor allem müssen Hebammen und andere Geburtshelfende eine Sprache finden, um zu definieren, worum es geht, wenn Gewalt benannt wird.

Definition Gewalt. In diesem Kapitel werden auch Handlungen oder Verhaltensweisen als Gewalt bezeichnet, bei denen das Recht zur Ausübung von Zwang infrage gestellt werden soll, wie z. B. bei medizinischen bzw. geburtshilflichen Eingriffen, die bislang nicht hinterfragt wurden (Bauman 2000). Das Interesse liegt dabei auf Gewalt im negativen Sinn, durch deren direkte oder indirekte Auswirkungen Betroffene belastet sind. Ich nehme an, dass diese Definition innerhalb der Berufsgruppe der Hebammen konsensfähig ist. In der Hebammenausbildung beobachtete und erlebte Gewalt ist durch den Missbrauch der Macht geprägt, der sich Gebärende, ihre Zugehörigen und werdende Hebammen (WeHen = Hebammen in Ausbildung) gegenüber Geburtshelfer:innen oder auch diese sich gegenüber herrschenden Strukturen ausgesetzt sehen. Ein solcher Machtmissbrauch ist gegeben, wenn über Interessen, Rechte und Wohl der betreuten Frauen hinweggegangen wird (Kirchner 2006).

Wie Hebammen Gewalt definieren. Die Definition von Gewalt und das Bewerten von Situationen als gewaltvoll sind individuell sehr unterschiedlich. Manchen Kolleg:innen fällt es schwer, z. B. Anschreien als Gewalt einzuordnen, da Frauen oft laut seien während der Geburt, und sie meinen, schreien zu müssen, um gehört zu werden. Für manche zählen vaginale Untersuchungen ohne Ankündigung oder ohne Einwilligung zu sexueller Gewalt, für manche auch eine Punktion der Fruchtblase. Manche Kolleg:innen empfinden auch andere körperliche Gewalt, z. B. medizinische Eingriffe ohne Einverständnis, ohne Ankündigung, ohne Indikation nicht als Gewalt. Da öfter ein Gewalterleben nicht bejaht wird, wenn keine gemeinsame Definition der erfragten Form von Gewalt vorliegt, muss von einer hohen Dunkelziffer für Gewalt in der

Geburtshilfe und damit auch in der praktischen Hebammenausbildung ausgegangen werden (Sommer 2020).

Ausbildung im Umgang mit Gewalt in der Geburtshilfe. Aktuell finden sich in der Literatur nur sehr wenige bis gar keine Hinweise dazu, wie Hebammen in der Reflexion und im Umgang mit Gewalterfahrungen ausgebildet und unterstützt werden. Psycholog:innen und Hebammen betonen die Bedeutung der Fähigkeit, eigene Gewalterfahrungen zu reflektieren und überhaupt Grenzüberschreitungen einzuschätzen. Das Umfeld, in dem die Tat geschieht und miterlebt wird, hat dabei einen entscheidenden Einfluss auf die Einordnung des Geschehens als Gewalt. Wird dieses Einordnen und Reflektieren versäumt, kann es passieren, dass sie einfach hingenommen oder akzeptiert wird (Kruse 2018; Salman & Kızılhan 2018).

27.2 Gewalterleben werdender Hebammen

2020 habe ich im Rahmen meiner Masterarbeit einen »WeHen-Belastungstest« (Sommer 2020) entwickelt, an dem sich 604 Hebammen und Hebammen in Ausbildung (WeHen) beteiligt haben. Auf allen Ebenen, die erfragt wurden, erleben Hebammen in ihrer Ausbildung Gewalt: sowohl zwischen WeHen untereinander als auch Lehrender gegenüber den Auszubildenden und gegenüber den betreuten Schwangeren und ihren Kindern und Zugehörigen. Sie erleben, dass WeHen ebenso wie die Frauen, die sie betreuen, und ihre Zugehörigen herabgesetzt, angeschrien, ausgelacht, bedroht, beschimpft und erpresst werden und auch physischer und sexueller Gewalt ausgesetzt sind.

Gewalt an Klient:innen. Mehr als die Hälfte der Hebammen hat in ihrer Ausbildung erlebt und teilweise daran mitgewirkt, dass Klientinnen abgewertet oder angeschrien wurden. Körperliche Gewalt wie medizinische Eingriffe ohne Einverständnis, ohne Einwilligung, ohne Ankündigung, ohne Indikation haben drei von vier Hebammen während ihrer praktischen Ausbildung gegenüber den betreuten Frauen beobachtet oder selbst ausüben müssen. Jede vierte bis fünfte gibt an, dass Klientinnen ausgelacht, bedroht, beschimpft oder gegen ihren Willen betäubt wurden oder werden. Auch Erpressung, Schläge und sexuelle Übergriffe wurden mehrfach genannt.

Gewalt Lehrender gegen Lernende. Nur 10 % der Hebammen geben an, Gewalt Lehrender gegenüber den Auszubildenden nicht erlebt zu haben. Mehr als acht von zehn Kolleg:innen erleb(t)en, dass WeHen durch ihre Ausbilder:innen abgewertet werden oder wurden. Student:innen berichten über abwertende Kommentare der Hebammen aufgrund ihres akademischen Hintergrundes. Mehr als die Hälfte der Teilnehmenden wurde von den ausbildenden Kolleg:innen ausgelacht oder hat das WeHen gegenüber beobachtet. Mehr als die Hälfte kennt es auch, angeschrien zu werden von den anleitenden oder begleitenden Hebammen, dicht gefolgt von Erfahrungen von Beschimpfungen, Bedrohung, Schubsen und anderer Gewalt. Viele berichten von Rückhalt durch andere WeHen oder durch die Schule. Wo dieser Rückhalt fehlt(e), wird die Gewalt als noch unerträglicher und werden die gesundheitlichen Folgen als noch gravierender beschrieben. Auch zwischen den WeHen ist Gewalt ein Thema, vor allem in Form von Abwertung, Auslachen, Mobbing, Konkurrenzkampf und »Lästereien«.

Rolle der WeHen in Gewaltsituationen. WeHen erleben sich als Zeug:innen, Betroffene oder (Mit-)Täter:innen. Sie sind direkt oder indirekt am Geschehen beteiligt. Sie nehmen Gewalt als strukturelles Problem wahr und als persönliche Aktion oder Reaktion innerhalb eines Systems. Lerntheorien besagen, dass beobachtetes Verhalten nachgeahmt und das Urteil über dessen Korrektheit anhand der Rückmeldungen aus dem Umfeld an dieses angepasst wird. Das betrifft auch Sprachstile und Verhaltensstandards (Bandura 1991; Schmitt 1999). Menschen übernehmen nicht jedes Verhalten, das sie beobachten. Aber es ist davon auszugehen, dass WeHen unreflektiert zumindest teilweise Gewalt, die sie während ihrer Ausbildung beobachten, als von einer Hebamme auszuführendes Verhalten übernehmen (müssen), um in dem Umfeld, das dieses in einer Lehrsituation vermittelt, ihr Ausbildungsziel zu erreichen.

Affektprägung durch Gewalterleben. Es ist wichtig, drei verschiedene Motivationen für Handlungen abzugrenzen:

- Handlungen, die aus einer Intuition heraus erfolgen
- Affekthandlungen
- Antrainierte Praktiken für ganz bestimmte Notfallszenarien

Erfahrungen, die besonders eindrücklich sind, wie insbesondere das Erleben von Gewalt und die damit verbundenen Reaktionen, können Affekte prägen und zeitüberdauernd Handlungen und Verhalten beeinflussen. Starke Gefühle, die in Gewalt beinhaltenden Lernsituationen erlebt werden, können im späteren Berufsleben zu Affekten werden, die das berufliche Handeln unabhängig von »logischem Denken« leiten. Ich nenne diese »praxisleitende Affekte«.

Darüber hinaus wird das Akzeptieren von Traditionen, ritualisierter Gewalt, Schweigegeboten und hierarchisierten Machtgebaren in der Ausbildung direkt belohnt durch Anerkennung und positive Bewertung – das bestätigen die Teilnehmenden am WeHen-Belastungstest (Sommer 2020). Die Erwartungen der Anleitenden nicht zu erfüllen, wird negativ bewertet. Dies wirkt zusätzlich affekt- und handlungsverstärkend.

Handlungsleitende Intuition vs. praxisleitender Affekt. Hebammen begleiten Frauen, die sich ihnen anvertrauen, in ihrem leiblichen und seelischen Spüren und bestärken sie, ihre Empfindungen und Wahrnehmung ernst zu nehmen. Dabei ist auch das leibliche Befinden der Hebamme wesentlich (Dörpinghaus 2013). Deshalb ist die Abgrenzung handlungsleitender Intuition von handlungsleitenden Affekten notwendig. Komplexe Probleme in der modernen Geburtshilfe können durch Reflexe, Grundimpulse oder eine Störung der Dynamik verursacht werden, die aus Reaktionsmustern der Geburtshelfenden resultieren und bei Komplikationen im Geburtsverlauf je nach Situation zu einer bestimmten Gruppendynamik führen (Hildebrandt 2011). Verhalten, das Gewaltdynamiken in Geburtssituationen auslöst oder verstärkt, kann ein Anpassungs-

oder Entlastungsmechanismus der Geburtshelfenden in einer für sie selbst stressvollen Situation sein und hat nichts mit Intuition zu tun. Das genaue Spüren und achtsame Reagieren zu lernen, ist für die Ausbildung von Hebammen wesentlich.

27.3 Hebammenausbildung als potenziell traumatogenes Umfeld

Orte der praktischen Ausbildung. Wird Gewalt durch das Umfeld bagatellisiert, akzeptiert oder übergangen, wird manche WeHe ihr eigenes Empfinden nicht einordnen können und hinnehmen oder das Gefühlte und eigene Impulse dazu verdrängen (Salman & Kızılhan 2018). Entscheidend ist die Toleranz für oder Begrenzung von Gewalt innerhalb der Berufsgruppe und durch die Regeln, die sie sich gibt. Die praktische Hebammenausbildung findet zu einem großen Teil an Orten statt, an denen es noch immer viel zu oft als normal betrachtet oder hingenommen wird, Frauen und ihre Zugehörigen entwürdigend zu behandeln, ihre Grenzen zu überschreiten und durch Bedrohung oder andere Gewalt Maßnahmen durchzusetzen, die von Dritten als notwendig erachtet werden. Für Hebammen ebenso wie WeHen kann eine solche Normalität einen wertschätzenden Blick auf sich selbst, auf die eigene Arbeit und auf Menschen, die betreut oder ausgebildet werden, verhindern. Auch die Fähigkeit zur Wahrnehmung von Grenzüberschreitungen kann eingeschränkt werden oder sogar unmöglich sein.

Fragwürdige Traditionen und ritualisierte Gewalt. Es gibt in der Geburtshilfe viele Praktiken, die ohne wissenschaftlichen Nachweis über ihre Wirkung von Generation zu Generation weitergegeben werden. Diese können auch als »Tradition« betrachtet werden (Oblasser 2006; Terre des Femmes 2017). Manche dieser Traditionen gleichen in ihrer Anwendung Ritualen, die sich zur Bewältigung von Angst entwickelt haben, als sogenanntes »kontraphobisches« Verhalten, um eine gefühlt drohende Gefahr zu kontrollieren (Kast 2009). Da das Lernen in Stresssituationen erheblich erschwert ist, unter anderem, weil das Stresshormon Cortisol blockierend wirkt (Dinse et al. 2017), sind Stressbewältigungsmechanismen besonders wichtig. Rituale haben einen beruhigenden Effekt, und sie schaffen Überzeugungen, die einen Drang zur Wiederholung bewirken können. Einerseits ist es wichtig, dass sich Hebammen sicher fühlen und dafür auf Erfahrungen von Frauen und Kolleg:innen zurückgreifen können. Andererseits muss reflektiert werden, ob die ausgeführten Handlungen nur als Beruhigung von Belastungsreaktionen wirken oder ob sie auch zur Sicherheit und Qualität der Betreuung beitragen.

Ein Beispiel, das viele Hebammen aus ihrer Ausbildung und viele Eltern aus ihrer Erfahrung mit der Geburtshilfe beschreiben, ist die aktive Anleitung zum kraftvollen »Pressen« mit den immer sehr ähnlichen Abläufen: Der Muttermund wurde als vollständig eröffnet diagnostiziert, die Gebärende äußert den Drang mitzuschieben. Die Hebamme motiviert sie, diesem nachzugeben und prüft den »Erfolg« mit ihren Fingern in der Vagina der Frau, drückt dabei vielleicht auch noch ins Gewebe, um zu zeigen, wohin gepresst werden soll. Die meisten Gebärenden liegen dabei immer noch im Bett auf dem Rücken oder auf der Seite und sollen die Beine »weit öffnen, um Platz fürs Baby zu machen«. Gegebenenfalls folgt dann ein: »Fassen Sie sich in die Kniekehlen, nehmen Sie den Kopf auf die Brust, holen Sie tief Luft, halten die Luft an und PRESSEN.« Das ist ein auch international bekanntes Ritual (Reed 2015), dessen Beitrag zu Sicherheit und Qualität der Geburtshilfe weniger deutlich sein dürfte als der Effekt, die Geburtshelfenden zu beruhigen und/oder zu beschäftigen. Forschung dazu gibt es aktuell nicht.

27.4 Folgen von Gewalt in der Hebammenausbildung

Gewalterleben während der Ausbildung hat – laut WeHen-Belastungstest (Sommer 2020) – Folgen für die Betroffenen sowohl beruflich als auch persönlich. Die Umfrage enthielt eine Frage zum Befinden bei Beginn der Ausbildung und eine zum Befinden »nach dem Beginn der Ausbildung« und was vermehrt oder erstmals bemerkt wurde. Viele Hebammen beobachteten im Laufe ihrer Ausbildung vermehrt Belastungssymptome an sich. Dazu gehörten für mehr als 70 % folgende:

- Unruhe
- Schlafprobleme
- übermäßiges Grübeln
- Angst
- Konzentrationsschwierigkeiten
- Minderwertigkeits- und Schuldgefühle
- Zukunftsangst
- Antriebslosigkeit
- Hoffnungslosigkeit
- innere Leere
- Probleme im Alltag

Zunehmende Gefühllosigkeit und/oder in einen dissoziativen Zustand zu verfallen, hat jede dritte bis vierte Hebamme einmal oder öfter ausbildungsbedingt an sich bemerkt. Da die Zahlen zu Gewalt in der Anamnese dem Hellfelddurchschnitt in der Bevölkerung entsprechen, die zunehmenden Belastungssymptome aber nicht, lässt sich diese Zunahme zum Teil eventuell durch Retraumatisierung, aber nicht ausschließlich durch vorher erlebte Gewalt erklären. Jede zehnte Hebamme hat während ihrer Ausbildung mindestens einmal daran gedacht, ihr Leben zu beenden. All diese Phänomene gehören zum Symptombild einer posttraumatischen Stressregulationsstörung.

Viele Hebammen sind erstaunt über die eigenen Antworten auf die Fragen zu ihrem

Gewalterleben, schämen sich und/oder haben Schuldgefühle. Es muss unbedingt mehr über das gesprochen werden, was Hebammen in ihrer Ausbildung erleben und wie sie damit umgehen. Das Bewusstsein über die erlebte Gewalt und die Reflexion der eigenen Resonanz auf das Geschehen ist wesentlich für eine solide Hebammenausbildung.

Auswirkungen auf den Umgang mit WeHen. Manche Hebammen empfinden das Erlebte als so falsch, dass sie sich darin gestärkt sehen, Ähnliches auf keinen Fall zu wiederholen. Sie streben danach, das Entgegengesetzte zu dem, was sie erschreckt, traumatisiert oder belastet, in ihrer Tätigkeit zu leben. Einige arbeiten aufgrund eigener negativer Ausbildungserfahrungen später besonders gern und engagiert mit WeHen zusammen. Andere trauen sich genau deshalb nicht zu lehren, weil sie z. B. Angst haben, keine gute Arbeit zu machen oder sich selbst in ihrer Tätigkeit zu unsicher oder zu weit entfernt von dem üblichen Vorgehen fühlen, um Kolleginnen in der klinischen Praxis anzuleiten.

Auswirkungen auf die Wahl des Tätigkeitsfelds. Immer weniger Kolleginnen arbeiten zuhause bei den Familien in der Vor- und Nachsorge und auch in der Geburtshilfe (Hillendorf 2017; Mother Hood 2021; Sommer 2020). Gründe dafür sind Belastungsfolgen und Stress, mangelndes Selbstvertrauen, Resignation und Ängste. Dazu kommen teils unverarbeitete Vorerfahrungen, die Belastung durch negative berufspolitische Entwicklungen, gesellschaftliche Veränderungen, chronischer Stress in bestimmten Tätigkeitsfeldern, mit dem Privatleben besser zu vereinbarende äußere Bedingungen im klinischen Umfeld, steigende Lebenshaltungs- und Versicherungskosten und vieles mehr.

Auswirkungen auf Tolerierung von Gewalt. Die Zustimmung zu Glaubenssätzen, die im weitesten Sinne als gewalttolerierend beschrieben werden können, nimmt von Generation zu Generation zu (Sommer 2020). Die Einschätzung, gut für sich selbst sorgen zu können, nimmt ab. Für die selbständige freiberufliche Arbeit im häuslichen Rahmen ist es wichtig, gut für sich selbst sorgen zu können. Dies könnte die hohe Bereitschaft, im klinischen Umfeld tätig zu bleiben, teilweise erklären. Für die Arbeit in einem eher gewalttoleranten oder sogar -fördernden Umfeld ist es hilfreich, das Geschehen akzeptieren oder hinnehmen zu können. Gerade Hebammen mit wenig Erfahrung fühlen sich (gezwungenermaßen) als Teil des Systems und akzeptieren bzw. verdrängen die Auswirkungen von Gewalt, um die Ausbildung und den Einstieg ins Berufsleben bewältigen zu können, das sagen diese Hebammen selbst in den Freitextantworten der Studie (Sommer 2020) und in persönlichen Gesprächen.

27.5 Psychotraumatologische Einordnung der Belastung

Posttraumatische Belastung. Hebammen erleben während ihrer Ausbildung massive Belastung durch das (Mit-)Erleben von Gewalt. Unverarbeitete traumatisierende Erfahrungen führen zu einer dauerhaften Übererregung des autonomen Nervensystems und wirken sich dadurch gesundheitsgefährdend aus. Stressphänomene, die gerade jüngere Kolleg:innen beschreiben, entsprechen denen einer Belastungsreaktion, wie Psycholog:innen sie von Menschen nach einer Schockerfahrung kennen. Schlechter Schlaf, Angstzustände, Impulsdurchbrüche, Wutanfälle, Depressivität, Zwangsgedanken, Zwangshandlungen bis hin zu dissoziativen Zuständen gehören ebenso dazu wie die Manipulation des Bewusstseins durch Medikamente, Alkohol und andere Substanzen. Die Belastung vieler Hebammen während ihrer Ausbildung ist besorgniserregend. Sie bestätigt die Wahrnehmung von Stressfolgeerkrankungen, die sich langfristig negativ auf das Leben und die Berufstätigkeit von Hebammen auswirken können. Toxisch wirkender Stress wird in allen Hebammengenerationen erlebt, aufgenommen und weitergegeben – sowohl an die werdenden Hebammen als auch an die betreuten Familien. Das ist zum Teil anekdotische Evidenz aus der Erfahrung der praktischen Hebammenarbeit und zum Teil logische Schlussfolgerung, aber wird auch in den Ergebnissen des WeHen-Belastungstests (Sommer 2020) deutlich.

Weitergabe von Traumatisierungen. Bei der Weitergabe von Gewalt und Traumatisierungen von einer (Hebammen-)Generation zur nächsten spielen Tabus und Schweigegebote ebenso eine Rolle wie das Weitergeben von Informationen, Vorgehens- und Verhaltensweisen, die Art der Auseinandersetzung mit sich selbst und miteinander (Huber 2020; Huber & Plassmann 2012; Stangl 2020). Durch die Wiederholung einer bestimmten Handlung, eines festgelegten Ablaufs oder einer genau vorgeschriebenen Routine entsteht die Annahme, nicht mehr ohne dieses Ritual leben bzw. arbeiten zu können. Es entsteht der Eindruck, als könne Geburt nicht gutgehen ohne die Einhaltung dieser Überzeugungen und Handlungsmuster, so werden sie von einer Generation zur nächsten weitergegeben.

Umgang mit der Belastung. Es ist wichtig, dass WeHen in die Lage versetzt werden, eine ethische Grundhaltung zu entwickeln und zu vertreten, in der sie sich nicht an schlechte Verhältnisse anpassen, sich für Menschenrechte einsetzen und sich gesellschaftlich, politisch und berufspolitisch engagieren. Das kann ein Schutz sein, um gesund zu bleiben oder zu werden (Brenssell et al. 2020). Wissen und Bewusstsein über Stressphänomene und schädliche Anpassungsmechanismen zu vermitteln, muss Bestandteil der Ausbildung sein. Geburtshilfliches Fachpersonal, Lehrende, Lernende und Praktizierende sollten sich kritisch fragen, ob sie an sich selbst oder an Kolleg:innen besorgniserregende Mechanismen der Stressbewältigung beobachten. Trancephänomene, Schlafstörungen, tiefe Erschöpfung, vermehrte Angstzustände, Depressivität und Zwänge gehören dazu, ebenso wie das Bedürfnis, Gefühle und Stoffwechsel durch verändertes Essverhalten oder Medikamente und Drogen zu manipulieren. Jede Hebamme sollte sich immer wieder fragen, wie lange sie in einem traumatogenen Umfeld bleibt, wie intensiv und wie viel sie darin arbeitet, und sie sollte WeHen nicht pauschal dazu raten, nach der Ausbildung auf jeden Fall im Krankenhaus zu bleiben, um »Erfahrung zu sammeln«. Krankenhäuser haben aufgrund der systemimmanenten strukturellen Gewalt ein höheres Stress- und Traumapotenzial als andere Tätigkeitsfelder und sind damit nicht unbedingt positiv beeinflussende Erfahrungswelten.

27.6 Zukunft der praktischen Hebammenausbildung

Die immer noch überwiegend an Medizin und Pathologie ausgerichtete praktische Hebammenausbildung ist sehr kritisch zu sehen, denn Hebammenarbeit ist die Unterstützung gesunder Prozesse. Der Versuch, diese in einem medizinischen und an Effizienz orientierten Umfeld zu lehren und zu lernen, das Gewalt beinhaltet, schadet dem Ausbildungsziel. Veränderung sollte nicht von den Auszubildenden oder Studierenden selbst erwartet werden. Die praktische Hebammenausbildung braucht einen sicheren Raum und Rahmen, um selbstbewusste, eigenverantwortlich arbeitende Hebammen im Sinne der Berufsordnungen hervorbringen zu können. Es braucht Raum, um in der praktischen Beobachtung und Arbeit wahrzunehmen, was ist, und aus einer möglichst unabhängigen Position heraus zu sprechen und zu lernen. Sich unabhängig zu machen von anderen, ist nötig zur Ausbildung von Kernkompetenzen im Umgang mit Menschen in existenziellen Situationen, wie es bei Gebärenden der Fall ist. Achtsamkeit, Respekt und die Wahrung der Menschenrechte (→ Kap. 3) müssen zentral sein bei allem Tun und Lernen. Kompromisse sind zwar wichtig, aber WeHen sollten darin bestärkt werden, anders sein zu dürfen als die, von denen sie lernen, und auch anders als die, die sie betreuen. WeHen sollten dazu ermutigt werden, darüber zu sprechen, wie es ihnen geht, was ihnen geschieht, was sie beobachten und was es mit ihnen macht. Die Förderung von Selbstreflexion muss wesentlicher Bestandteil der Hebammenausbildung sein.

27.7 Fazit

Gewalt kann wie eine Tradition (lat. traditio: Überlieferung) über Generationen hinweg weitergegeben werden. Unterstützt durch hierarchische Strukturen setzt sich diese Gewalt in ritualisierter Form über Generationen fort. Traumatisierung als Folge der Gewalteinwirkung kann zur transgenerationalen Weitergabe der Gewalt beitragen. Für die Betreuung von Geburtsprozessen brauchen Hebammen eine Ausbildung, die ihnen durch Wertschätzung, Respekt und achtsamen Umgang Persönlichkeitsentwicklung und Lernen durch Beobachtung, Reflexion und Übung ermöglicht. Um physiologische Geburtsprozesse verstehen und betreuen zu lernen, muss die praktische Ausbildung solche auch hauptsächlich beinhalten. Gewalt stört die Physiologie und beeinträchtigt zum Teil das Lernen sowie die Lernenden selbst langfristig negativ. Das praktische Erlernen der Betreuung von physiologischen Geburtsprozessen wird durch Gewalterleben erschwert oder sogar unmöglich gemacht. Die Hebammenausbildung ist Voraussetzung und Teil praktizierter Geburtshilfe. Sie ist Teil einer Dynamik, die Gewalt mindestens nicht verhindert und manchmal durch fehlende Reflexion in ihrer Weitergabe fördert. Damit ist Gewalt in der Hebammenausbildung auch ein wesentlicher, erhaltender und fördernder Bestandteil einer menschenrechtsverletzenden Geburtshilfe.

Die Reformierung der theoretischen Hebammenausbildung, die zur Zeit durch die Akademisierung gefördert wird, kann auch einen positiven Einfluss auf die praktische Ausbildung haben. Hebammen könnten in Zukunft deutlich mehr als bisher an Praxisorten ausgebildet werden, an denen achtsam und respektvoll sowohl miteinander und mit WeHen umgegangen wird als auch mit den Menschen, die Betreuung suchend dorthin kommen, wenn die Hochschule als Ausbildungsverantwortliche (nicht wie bisher die Ausbildungsklinik) dafür sorgt. Das Studium muss auf Gewalterleben vorbereiten und die WeHen mit Strategien zum Umgang damit vertraut machen. Eine empathische Begleitung durch die Reflexion eigener Vorerfahrungen und Einstellungen zu physiologischen Prozessen, Menschenrechten und Gewalt sind ebenso wichtig wie Angebote von Hilfestellungen zur Aufarbeitung und nachsorgende Begleitung zu Praxiseinsätzen. Erlebtes zur Sprache und Gefühltes zum Ausdruck zu bringen, sich darüber auszutauschen und damit auseinanderzusetzen, wenn nötig auch mit außenstehender Hilfe, muss für WeHen ebenso selbstverständlich sein wie für examinierte und vor allem für lehrende Kolleg:innen. Regelmäßige Einzel- und Teamsupervision und psychologische bzw. bei Bedarf psychotherapeutische wie auch ethische und philosophische Begleitung im Studium und bei Praxiseinsätzen können hierzu einen wesentlichen Beitrag leisten.

Chancen für positive Veränderungen liegen auch in der Vernetzung mit anderen Berufsgruppen. Das Verstehen der Zusammenhänge, der Ursachen und eines heilsamen Umgangs mit den Folgen von Trauma und Gewalt in der Ausbildung wird helfen, Konzepte und Modelle zu entwickeln, die negative Kreisläufe unterbrechen und neue Wege öffnen.

Literatur

Bandura, A (1991) Sozial-kognitive Lerntheorie. Stuttgart: Klett-Cotta.

Bauman, Z (2000) Alte und neue Gewalt. Journal für Konflikt- und Gewaltforschung 2: 28–42.

Brenssell, A, Hartmann, A, Schmitz-Weicht, C (2020) Kontextualisierte Tramaarbeit. Beratung und Begleitung nach geschlechtsspezifischer Gewalt – Forschungsergebnisse aus der Praxis feministischer Beratungsstellen. Berlin: bff.

Dinse, HR, Kattenstroth, JC, Lenz M, Tegenthoff, M, Wolf, OT (2017) The stress hormone cortisol blocks perceptual learning in humans. Psychoneuroendocrinology 77: 62–67.

Dörpinghaus, S (2013) Was Hebammen erspüren. Ein leiborientierter Ansatz in Theorie und Praxis. Hannover: Staude.

Hildebrandt, S (2011) Der Geburtsstillstand als komplexes Problem der modernen Geburtshilfe. Frankfurt a. M.: Mabuse.

Hillendorf, A (2017, 18. September) Frauen- und Kinderärzte warnen vor Hebammenmangel. Deutsches Ärzteblatt. http://tinyurl.com/yc5hc25k

Huber, M (2020) Trauma und die Folgen. Paderborn: Junfermann.

Huber, M, Plassmann, R (2012) Transgenerationale Traumatisierung. Paderborn: Junfermann.

Kast, V (2009) Vom Sinn der Angst. Freiburg i. B.: Herder.

Kirchner, S (2006): Was in unserer Macht steht. Deutsche Hebammenzeitschrift 10: 16–19.

Kruse, M (2018) Traumgeburt oder Geburtstrauma. Deutsche Hebammenzeitschrift 70(3): 41–44.

Mother Hood e. V. (2017) Zur aktuellen Situation in der Geburtshilfe (aktualisierte Fassung März 2021). https://mother-hood.de/informieren/situation-geburtshilfe/

Oblasser, C (2006) Hinlegen und Liegendtransport nach Blasensprung. Die Hebamme 19: 90–96.

Reed, R (2015) Supporting women's instinctive pushing behaviour during birth. Artikel auf der Website der Autorin. http://tinyurl.com/2w8b5p2u

Salman, R, Kızılhan, J (2018) Macht-Verhältnisse. Deutsche Hebammenzeitschrift 70(3): 8–14.

Schmitt, G (1999): Skript Lernen und Verhaltensänderung. Universität Essen: 9–14.

Sommer, MJ (2020) Gewalt in der Hebammenausbildung. Masterarbeit. Puch bei Hallein: Bibliothek Campus Urstein.

Stangl, W (2020) Transgenerationale Übertragungen. Online-Lexikon für Psychologie und Pädagogik. https://lexikon.stangl.eu/1579/transgenerationale-uebertragungen/

Terre des Femmes (2017) Menschenrechte für die Frau e. V.: STOP harmful traditional practices – Patriarchale Gewalt verhindern. Berlin: Terre des Femmes. http://tinyurl.com/yep3he3k

28 Studentische Perspektive auf das Thema Rassismus in der Geburtshilfe

Was fällt Ihnen zum Thema »Rassismus in der Geburtshilfe« als Erstes ein?

Rassismus in der Geburtshilfe ist mir zum ersten Mal begegnet, als ich bei der Geburt einer Romina im Vorpraktikum anwesend war und beobachten musste, dass ihre Schmerzen vom Geburtshilfeteam nicht ernst genommen wurden mit der Begründung, dass »die Südländerinnen immer so wehleidig« seien und »ja gerade eine PDA gelegt wurde«. Im Verlauf stellte sich heraus, dass der Katheter der PDA aus dem Periduralkanal gerutscht war und somit keine Schmerzlinderung für die Romina lief. Dieser rassistische Vorfall wurde im Team nicht nachbesprochen und somit wurden für die Zukunft keine Lehren daraus gezogen.

Für mich stellt sich Rassismus in der Geburtshilfe aus diversen Komponenten zusammen, die struktureller Natur sind und dazu führen, dass (BPOC oder als BPOC Gelesene) Gebärende, Schwangere und Wöchnerinnen qualitativ weniger gut versorgt werden als weiße.

Welche Situation aus Ihrem Studium fällt Ihnen ein?

In meinem Studium habe ich bereits in den ersten Wochen meiner ersten Hochschule Fälle von Rassismus erlebt, die mich sprachlos machten. Beispiel: Eine weiße Dozentin gibt eine Vorlesung zur Begleitung von Fehl-, Früh- und Totgeburten. Eine (in dieser Hinsicht mehrfach »auffällige«) Kommilitonin meldet sich und sie und die Dozentin sprechen darüber, dass es öfter »ausländische« Väter gäbe, die ihren trauernden Frauen mit Sprachbarriere nicht alle Infos und Optionsmöglichkeiten für den weiteren Weg übersetzen würden. Das wäre »halt so« bei »solchen Familien«, dass »die Männer eher die Hosen anhaben und entscheiden, ob ein totes Kind weiter ausgetragen oder sofort entfernt wird«. Als ich fassungslos Einwand erhebe und um Differenzierung sowie weniger Verallgemeinerung bitte, werde ich von der Dozentin leicht aggressiv angegangen, dass ich »noch keine berufliche Erfahrung« habe und schon bald sehen werde, »wie es in den Kliniken zugeht mit solchen Familien«.

Sie versuchte zu einem späteren Zeitpunkt ihre eigenen Aussagen zu relativieren, in dem sie sagte: »Naja, wir müssen uns als Hebammen eben damit abfinden, dass es verschiedene Familienmodelle gibt und noch heute bei Migranten eher die Männer wichtige Entscheidungen treffen. Das steht uns ja auch nicht zu, das zu verurteilen.« Es konnte kein klärendes Gespräch geführt werden aufgrund der abweisenden Reaktionen der weißen Dozentin.

Des Weiteren gab es mehrere Mikrorassismen unter einigen Kommilitoninnen und Dozentinnen. Und bis jetzt habe ich fast ausschließlich weiße Personen auf den Abbildungen der Lehrfolien gesehen.

Spannend finde ich persönlich auch die Erfahrung vieler BPOC (oder als solche gelesene) und Hijabis, die bereits während der Bewerbungsphase an deutschen Hochschulen, Unis oder Kliniken massive Probleme haben, überhaupt zu Bewerbungsgesprächen eingeladen zu werden. Und noch seltener ist es, dass sie einen der ohnehin begehrten Studienplätze bekommen. Hierfür empfehle ich, die massiv auffallende Heterogenität der Jahrgangsfotos deutscher Unis oder Hebammenschulen anzuschauen!

Ich persönlich habe zudem die Erfahrung gemacht, dass ich schneller offen und vertrauensvoll von BPOCs angenommen werde als weiße Kolleg*innen. Oft sagen mir die Familien, wie froh sie sind, mich als Betreuende zu haben, da sie bereist negative oder rassistische Erfahrungen machen mussten, beispielsweise während der Schwangerenvorsorge.

LENA ONTRUP

29 Belastung von Fachkräften durch nichtjuristische Schuld

29.1 Einleitung

In den letzten Jahren wurden laut Albrecht et al. (2019) in Deutschland aufgrund von Mangel an Hebammen (65 %) und Ärzt*innen (13 %) zunehmend Kreißsäle geschlossen oder Schwangere abgewiesen (35 % der Kliniken) (DGGG et al. 2018). Häufig beschreiben Hebammen die Möglichkeiten zur Betreuung als unzureichend, sodass sie zunehmend überlegen, ihren Beruf (37 %) aufzugeben (Albrecht et al. 2019). Diese Versorgungssituation führt bei geburtshilflichem Personal zu einer verstärkten Wahrnehmung von Belastung.

Das geburtshilfliche Personal wird im Rahmen seiner Tätigkeit immer wieder mit schwierigen, teils traumatischen Situationen konfrontiert. Fischer und Riedesser (2020) bezeichnen ein Trauma als ein erlebtes Missverhältnis zwischen bedrohlichen Situationsfaktoren und den Bewältigungsmöglichkeiten bis hin zu Hilflosigkeit und einer bleibenden Erschütterung von Selbst- und Weltverständnis. Beispiele dafür sind Entscheidungsfindungsprozesse in Grenzsituationen, wie die Abwägung zwischen dem Wunsch nach einer interventionsfreien Geburt und einer Intervention zum Wohle des Kindes, sowie moralische Dilemmata, die aus begrenzten Ressourcen für die Geburtsbegleitung entstehen. Sie führen aber auch zum Erleben von Gewalt. Sich zwischen zwei Bedürfnissen entscheiden zu müssen, geht zwangsläufig mit Konflikten einher, nicht selten bleibt ein Gefühl von Schuld (Salloch et al. 2016).

Neben der historisch, somit kulturell-religiös geprägten Definition von Schuld wird sie heutzutage überwiegend entweder aus einer moralischen oder aus einer strafrechtlichen Perspektive heraus betrachtet. Beides führt gegebenenfalls zu sozialen Sanktionen und Bestrafung (Lotter 2016). Das strafrechtliche Schuldverständnis (siehe auch → Kap. 3) wird durch Gerichtsentscheidungen definiert und ist mit dem Begriff der Vorwerfbarkeit verknüpft (Lotter 2017). Bei Gerichtsurteilen ist Schuld Voraussetzung für die Verhängung einer Strafe. Schuld als Vorwerfbarkeit bedeutet, dass jemand trotz rechtmäßiger Alternativen sich für die unrechtmäßige Handlung entschieden hat. Basis ist hierbei die Grundannahme, dass ein Mensch frei, verantwortlich, sittlich und selbstbestimmt handeln kann und dementsprechend nicht nur in der Lage, sondern auch dazu verpflichtet ist, sich immer an allgemeingültigen rechtlichen Normen der Gesellschaft zu orientieren. Durch Nachdenken, Erfragen und Nutzen des Gewissens sollen Zweifel ausgeräumt werden, und nur bei Gründen wie einer Krankheit kann über die Tat hinweggesehen werden. Jemand, der trotz des Nachdenkens etc. nicht zu der Einsicht kommt, dass sein Handeln unrechtmäßig ist, ist schuldlos. Gemindert werden kann der Schuldvorwurf dann, wenn das Gewissen nicht ausreichend bemüht wurde (Bundesgerichtshof 1952).

Im Folgenden wird die nichtjuristische, teils vorwerfbare Schuld in der geburtshilflichen Arbeit erläutert. Hierbei werden die verschiedenen und teils überlappenden Perspektiven der unterschiedlichen Fachrichtungen auf nicht strafrechtlich relevante Schuld beispielhaft aufgegriffen.

In Deutschland finden 98 % aller Geburten mit einer Hebamme und 99 % in einer Klinik statt (Albrecht et al. 2019), deshalb steht im Folgenden das Erleben des geburtshilflichen Personals im klinischen Umfeld im Vordergrund. Die Übertragbarkeit einiger Aspekte auf die außerklinische Hebammentätigkeit sowie die ambulant ärztliche Versorgung erscheint möglich. Zusätzlich sollten Studierende und Auszubildende medizinischer Fachberufe sowie Familien und Begleitpersonen bei diesem Thema immer mitgedacht werden. Denn auch diese können als Beteiligte Schuld empfinden oder Schuldvorwürfe an das Fachpersonal aussprechen. Einige der hier beschriebenen Ergebnisse beruhen auf meiner Masterarbeit (2020).

29.2 Einige psychologische Aspekte der Schuld

Aus psychologischer Sicht dient Schuld dazu, zwischenmenschliche Beziehungen zu regulieren. Das heißt, Menschen zeigen ein Verhalten, das soziale Beziehungen sichert (Riedel-Wendt 2016). Empathie ist hierbei ebenso wie die Angst vor Beziehungsverlust handlungsleitend und überlebenssichernd, sie ermöglicht so auch Wiedergutmachung (Lammers 2018). Bei der Entstehung von Schuld spielen somit komplexe soziale Bewertungen und daher auch die Angst vor Strafe eine große Rolle. Die eigene Persönlichkeitsentwicklung in der Kindheit durch den Kontakt zu nahen Bezugspersonen setzt sich in der Beziehung innerhalb der sozialen Gemeinschaft fort. Dies führt dazu, dass Schuldgefühle gegenüber nahestehenden Personen größer sind als gegenüber fremden Personen. Zeigt eine Person Schuldgefühle, signalisiert sie dem Umfeld, dass sie Werte und Normen achtet. Damit erhöht sie die Wahrscheinlichkeit, dass das Gegenüber die Entschuldigung anerkennt und Wiedergutmachung stattfindet. Aber auch ohne Normverletzung kann Schuld auftreten. So können beispielsweise Bewertungen durch andere Personen ein Schuldempfinden auslösen (Lammers 2018).

Unkontrollierbare Ereignisse bzw. jene, deren Ursachen unbekannt sind, können laut Riedel-Wendt (2016) zu großer Verunsicherung führen. Die Person kann infolge einer kognitiven Verzerrung denken, dass sie das Geschehen selbst verursacht hat. Der Gedanke, schuld an einem Ereignis zu sein, kann kurzzeitig Sicherheit geben, indem es suggeriert, spätere ähnliche Ereignisse seien verhinderbar. Zusätzlich führt diese Annahme dazu, dass Handlungsalternativen retroperspektiv immer wieder durchdacht werden. Allerdings ist eine Problemlösung oft nicht möglich und die Konsequenz dieser Iterationen kann eine Depression sein (Riedel et al. 2022).

Oftmals ist Schuld eng verknüpft mit dem Gefühl der Scham. Eine moralische Normverletzung bedarf (sozialer) Sanktionen wie beispielsweise Beschämung (Lotter 2016). Man nimmt an, dass der evolutionäre Ausgangspunkt von Scham das unterordnende Verhalten gegenüber ranghöheren Gruppenmitgliedern ist (Fessler 2004). Während Schuld sich auf ein einzelnes Verhalten oder auf einzelne Verhaltensweisen bezieht, betrifft Scham die ganze Person (Lammers 2018) und entsteht aus einer antizipierten Fremdbewertung. Empfindet jemand über eine lange Zeit hinweg Scham, kann das zur Selbstabwertung und ständigen Erwartung sozialer Sanktionen führen (Riedel-Wendt 2016).

29.3 Moral Distress und Moral Injury

Moral Distress (moralischer Stress) bedeutet emotionales, psychisches und physisches Leiden aufgrund eines moralischen Konflikts: Man weiß, was richtig ist, kann es aber nicht tun, oder man muss etwas tun, was man für falsch hält (Jameton 2017). Mittlerweile existieren viele Erweiterungen des Konzeptes Moral Distress; eine einheitliche Definition gibt es nicht (Riedel et al. 2022). Zusammengefasst benennen diese Definitionen verschiedene personelle oder strukturell-institutionelle Ursachen. So können beispielsweise Personalmangel, eingeschränkte Ressourcen, Angst vor Jobverlust sowie fehlende Ausbildung oder Zeitmangel zu Handlungen entgegen den eigenen Grundsätzen führen (Riedel et al. 2022).

Personen, die nicht selbst Handlungen unterlassen bzw. umgesetzt haben, sondern nur Zeugen der Handlungen waren, können auch von Moral Distress betroffen sein (Riedel et al. 2022). Jameton (2017) unterschied moralische Konflikte beispielsweise aufgrund von Unsicherheit bezüglich der richtigen Handlung, von moralischem Zwang bzw. moralischer Not aufgrund der Unfähigkeit, sich (vermeintlich) richtig zu verhalten. Unabhängig von den Auslösern kann Moral Distress weitreichende Folgen haben.

Das Konzept Moral Injury (moralische Verletzung) beschreibt die Steigerung von Moral Distress: Die Person erlebt einen Vertrauensverlust in ethisches und gerechtes Verhalten. Das kann durch das eigene Verhalten verursacht werden, aber auch durch das Verhalten von anderen oder einer Institution. Nach dieser Definition würde Moral Distress die erste Reaktion, wie beispielsweise Wut auf ein Ereignis, beschreiben. Wird dieses als massiv, regelmäßig oder persistierend erlebt, so kann sie als Moral Injury zu psychologisch relevanten Langzeitfolgen führen (Riedel et al. 2022).

Ein häufig benannter Kritikpunkt an diesem Konzept ist, neben der fehlenden einheitlichen Definition, dass das Fachpersonal als kraftlos und gequält beschrieben wird, anstatt sich auf positive Aspekte wie Resilienz zu fokussieren (Jameton 2017).

Bei geburtshilflichem Personal spricht man häufig auch von Second Victims. Diese

Personen sind zweite Traumageschädigte, beispielsweise aus den Reihen des Gesundheitsfachpersonals, wenn sie gewaltvolle Situationen erlebt haben. So befragten Schrøder et al. (2016) Hebammen und Geburtshelfer*innen nach traumatischen Ereignissen, bei denen Mutter oder Kind als erste Betroffene eine schwere oder tödliche Verletzung in Zusammenhang mit der Geburt erlitten haben. Bereits 85 % der Teilnehmenden hatten eine oder mehrere solcher Situationen erlebt und 49 % von ihnen gaben Schuldgefühle an.

Häufig stehen aufgrund der Schuldgefühle eine posttraumatische Belastungsstörung (PTBS), Second Victim und auch Moral Injury in Zusammenhang miteinander (Kendall-Tackett & Beck 2022).

29.4 Schuld im geburtshilflichen Alltag

Viele Fachpersonen in der Geburtshilfe beschreiben das Erleben von Schuld. Doch bislang beschäftigten sich nur einzelne Studien mit nichtjuristischer Schuld im berufspraktischen Kreißsaalalltag oder grenzen sie hier von der rechtlichen Schuld ab (Schrøder et al. 2016). Betrachtet man die vielfältigen Formen der Ereignisse, die in der Geburtshilfe mit Gewalt in Zusammenhang gebracht werden, lassen sich Parallelen zu den schuldauslösenden Situationen herstellen. Die allgemeinen Auswirkungen von Schuld auf in der Geburtshilfe tätige Personen sind daher auch auf diese Fälle übertragbar.

Schuld ist häufig individuell definiert und kann als schlechtes Gewissen, Belastung oder als juristische Schuld interpretiert werden. Jedoch bestehen bei letzterer zunehmend Zweifel und Kritik an dem Denkkonstrukt, dass der Mensch eine freie Wahl habe (Mosch 2018). Zur näheren Beschreibung des Begriffs der nichtjuristischen Schuld werden im Folgenden einige Studien dargestellt, um zu zeigen, weshalb trotz fehlender juristischer Relevanz des Handelns Erfahrungen mit Schuld entstehen und wie diese erlebt wird.

Häufigkeit und Auslöser von Schulderfahrungen. Wie relevant die Erfahrungen von Schuld im Zusammenhang mit gewaltvoller Geburtshilfe sind, beschreiben Leinweber et al. (2017a). Sie fragten nach einem als besonders schlimm und traumatisch erlebten Ereignis und unterschieden dabei Kategorien wie »gewaltvolle oder schlechte Versorgung« und »fehlendes Respektieren der Wünsche der Frau«. Von den hier befragten Hebammen waren 67 % bereits bei einer traumatischen Geburt dabei gewesen, von denen 92 % Hilflosigkeit, 75 % Entsetzen und 65 % Schuldgefühle als erlebte Emotionen angaben.

Schuldgefühle traten teils zusammen mit Taubheitsgefühlen nach einer als missbräuchlich erlebten Versorgung auf (Leinweber et al. 2017b). Genannt werden auch ständiges Nachdenken über Handlungsalternativen, ohne zu einem Ergebnis zu gelangen (Wahlberg et al. 2020). Traumatische Situationen erlebten laut Schrøder et al. (2016) 85 % der Hebammen und Geburtshelfer*innen. 49 % gaben psychisch belastende Schuldgefühle an, 36 % von ihnen beschrieben diese als langanhaltend, fürs Leben prägend und häufig als eine sehr persönliche Schuld oder als professionelles Versagen (Javid et al. 2019). Diese Gefühle wurden durch eigene schicksalhafte Lebenserfahrungen ebenso wie durch eine enge Verbindung zwischen Hebamme und Familie noch verstärkt, was den Einfluss von Beziehungen auf das Schulderleben verdeutlicht (Javid et al. 2019).

Auch Beinahefehler, die Sorge, Handlungsoptionen übersehen zu haben sowie mangelnde Alternativen, beispielsweise bei einem Stromausfall oder fehlendem Equipment, lösen Angst, Schuld, Scham und Versagensängste aus (Ederer et al. 2019; Ndikwetepo 2015), häufig bedingt durch die hohen Erwartungen an sich selbst als Fachperson. Die Erwartungen führen zu hohen Stressleveln und zu Demoralisierung bei dem Gefühl von Verantwortlichkeit (Ndikwetepo 2015).

Angst vor Fehlern und Vorwürfen. Eine der größten Herausforderungen ist die Angst davor, Fehler oder Beinahefehler zu melden (Symon et al. 2006) sowie Schuldvorwürfe durch Dritte zu erleben (Ederer et al. 2019). Solche Ängste stehen meist nicht im Verhältnis zum tatsächlichen Risiko, Fehler zu begehen (Skinner & Maude 2016). Zusätzlich können sie zu einem stärker medizinisch orientierten Verhalten und einer erhöhten Sectio-Rate führen (Litorp et al. 2015).

Angst vor Fehlern, vor dem Mitteilen von Beinahefehlern und vor Vorwürfen durch andere kann zu falschen Schuldzuweisungen und zu einer Kultur des Schweigens führen (Cauldwell et al. 2015). Letzteres wiederum gefährdet die Patientensicherheit (WHO 2004). Schweigen als eine Form des sozialen Ausschlusses kann Schuldgefühle und dadurch entstehende Belastung für die Beteiligten verstärken (Wahlberg et al. 2020). Auch der Verlust des Vertrauens in die Kolleg*innen oder in andere Bezugsgruppen kann damit in Zusammenhang stehen und das Gefühl des Alleinseins verstärken und ebenso zur Belastung werden wie konkrete Schuldvorwürfe. Solche Entwicklungen sind vor allem dann zu erwarten, wenn die eigene Perspektive nicht gehört wird. Beispiele dafür können die gefühlte anonyme Verurteilung durch Gebärende (z. B. anonyme Nachrichten am Roses Revolution Day, → Kap. 2) oder eine Verurteilung durch Kolleg*innen und das Management vor Abschluss der offiziellen Untersuchung eines Ereignisses sein (Javid et al. 2019; Ndikwetepo 2015).

Auswirkungen der Schulderfahrungen. Erfahrungen von Schuld sind ein Schlüsselfaktor für eine große, teils lebenslange Belastung in Form von zunehmendem Stress, Moral Distress, PTBS oder auch Symptomen des Second Victims und Moral Injury (Leinweber et al. 2017a). Ein großes Risiko hierbei ist die mangelnde Unterstützung beispielsweise durch Vorgesetzte oder Kolleg*innen (Wahlberg et al. 2020).

Besonders relevant ist, dass erlebte Gewalt beim Fachpersonal auch zu einer emotionalen Distanzierung (Beck et al. 2009) und Gefühlskälte führen kann und somit zu (neuerlicher) Gewalt an Gebärenden (Leinweber 2017a).

In einigen Studien gaben von beruflichen Belastungen betroffene Hebammen an, aufgrund ihrer Schulderfahrungen Zweifel an ihrer Berufswahl zu haben (Ndikwetepo 2015), während andere berichteten, das Erlebte als Chance zur eigenen Verbesserung sehen zu können und ihre Berufswahl nicht in Zweifel zu ziehen (Schrøder et al. 2016). Zusätzlich lässt sich feststellen, dass Hebammen mit PTBS-Symptomen viermal häufiger den Beruf verlassen als Hebammen ohne PTBS-Symptome (Leinweber et al. 2017a). Hierbei gilt es zu berücksichtigen, dass starke Schuldgefühle bei bereits traumatisierten oder psychisch belasteten Menschen zur Entstehung bzw. Konservierung der posttraumatischen Belastungsreaktion beitragen (Kubany & Manke 1995).

Aus all dem ergibt sich: Fachpersonen müssen darin unterstützt werden, die Erfahrung von Schuld aufzuarbeiten. Bei tatsächlichem Fehlverhalten müssen sie lernen, mit der Erfahrung von Schuld weiterzuleben und konstruktiv mit den damit zusammenhängenden Ängsten umzugehen, damit weitere Formen von Gewalt in der Geburtshilfe vermieden werden.

29.5 Umgang mit Schuld

In der heutigen Medizin und Geburtshilfe wird ein Zusammenhang zwischen einer Handlung und einem Ergebnis häufig als Kausalzusammenhang gesehen (Dörpinghaus 2016). Dies führt zu einem Trugschluss von Kontrolle und somit dazu, dass nach der Schuld des Handelnden oder der Handelnden gesucht wird. Möglicherweise gibt es aber Aspekte, die sich der menschlichen oder medizinischen Einflussnahme entziehen, sodass niemand Schuld trägt.

Zur Feststellung von Moral Distress (Tian et al. 2021) und Moral Injury (Mantri et al. 2020) wurden verschiedene Instrumente entwickelt, von denen einige im Deutschen (Trifunovic-Koenig et al. 2022) validiert wurden und zur Situationseinschätzung hilfreich sein können.

In der Therapie mit von Schuld Betroffenen wird das Geschehene anhand des damals verfügbaren Wissens und der Situationsdarstellung detailgetreu, realistisch und mit neutraler Mediation z. B. durch Psychotherapeuten rekonstruiert. Stellt sich heraus, dass die Fachperson keine Handlungsalternativen hatte, kann das bei ihr zu einer großen Entlastung führen. Hatte die Fachperson Handlungsalternativen, gilt es, dass sie das Unveränderbare annimmt und sich selbst vergibt. Es kann auch über die Möglichkeiten der Opferentschädigung nachgedacht werden (Riedel-Wendt 2016).

Betroffene benötigen für die Aufarbeitung einen sicheren Raum, deshalb muss wie sonst auch üblich mitgeteilt werden, ob die Schweigepflicht gilt. Denn nicht alle Berufsgruppen können sich hierbei auf ein strafrechtliches Zeugnisverweigerungsrecht (§ 53 StPO) berufen. Bei der Frage um Schuld ist dies besonders wichtig, weil hier eventuell strafrechtlich relevante Aspekte besprochen werden. Aber auch eine Verpflichtung der Ansprechperson anderen gegenüber erscheint hier zum Schutz der Betroffenen relevant. Es gilt, Räume für sichere Kommunikation, aber auch zum Austausch für Verbesserung von Handlungen z.B. im geburtshilflichen Team und für Gespräche mit Klient*innen zu schaffen.

Fachpersonen, aber auch Student*innen und Familien sollten reflektieren, mit welchen Erwartungen sie an sich selbst und an alle anderen herantreten und welche Rollenbilder sie haben, um frühzeitig beim Aufkommen von Schuldgefühlen oder Schuldvorwürfen reagieren zu können. Zusätzlich gilt es, die Nachbereitung von herausfordernden Ereignissen konstruktiv, gewaltfrei und somit ohne Schuldvorwurf zu gestalten und gute Unterstützungsangebote zur Bewältigung und Akzeptanz von Schuld zu schaffen. Dazu gehört auch das aufmerksame und wertfreie Anhören aller Beteiligten.

Es existieren verschiedene Unterstützungsmöglichkeiten für geburtshilflich tätige Personen bei Erfahrungen mit Schuld, z.B. Supervision und konstruktive Fallbesprechungen oder kollegiale Beratungen. Nicht immer werden diese jedoch in der geburtshilflichen Abteilung angeboten oder fachgerecht umgesetzt. Daher empfiehlt es sich, einige dieser benannten Maßnahmen als feste Struktur zur Vorgehensweise bei Besonderheiten, aber auch in der Routine, zu etablieren, um regelmäßigen wertschätzenden Austausch zu ermöglichen. Bei der Supervision sollte auf Unabhängigkeit geachtet werden, da beispielsweise ein verpflichtender Bericht an die Geschäftsführung einer Klinik hier nicht zielführend, im Gegenteil sogar hinderlich für eine vertrauensvolle Supervision sein kann.

Unterstützungsmöglichkeiten sind:
- Offene (deutschlandweite/fachunspezifische) oder geschlossene (team-/klinik-/berufsgruppeninterne) Supervisionsrunden etablieren
- Krisenanlaufstellen wie (Telefon-)Seelsorge, Sozialpsychiatrische Dienste (wird in einigen Städten kostenfrei und zeitnah angeboten) und das BGW-Krisentelefon bekannt machen
- Ansprechpersonen der Berufsverbände, die eine erste rechtliche Einschätzung und Beratung anbieten, bekannt machen

Bereits in der Berufsqualifikation gilt es, Auslöser und Folgen von Schuld sowie den Umgang mit Schuld zu thematisieren und die Teamrelevanz in den Fokus zu nehmen. Ethische Konflikte und ihre gesundheitlichen Folgen, auch für Fachpersonen, werden in der Ausbildung häufig nur peripher thematisiert, sollten jedoch unbedingt stärker in den Mittelpunkt gerückt werden.

Wir müssen Wege finden, schwierige Ereignisse und erlebte Gewalt als Team und mit den Familien aufzuarbeiten und eine wertschätzende, konstruktive (Fehler-)Kultur in der Geburtshilfe (König-Bachmann et al. 2015) zu etablieren.

Literatur

Albrecht, M, Loos, S, an der Heiden, I, Temizdemir, E, Ochmann, R, Sander, M, Bock, H (2019) Stationäre Hebammenversorgung. Gutachten für das Bundesministerium für Gesundheit. Berlin: IGES Institut GmbH.

Beck, JG, Grant, DM, Clapp, JD, Palyo, SA (2009) Understanding the interpersonal impact of trauma: Contributions of PTSD and depression. Journal of Anxiety Disorders 23: 443–450.

Bundesgerichtshof (1952) Beschluss vom 18. 03. 1952, Aktenzeichen GSSt 2/51. In: Entscheidungen des Bundesgerichtshofes in Strafsachen – BGHSt 2, S. 194.

Cauldwell, M, Chappell, LC, Murtagh, G, Bewley, S (2015) Learning about maternal death and grief in the profession: A pilot qualitative study. Acta Obstetricia et Gynecologica Scandinavica 94: 1346–1353.

DGGG, BVF, BLFG, DHV, BfHD, DGHWi (2018) Neujahrsgespräch: Sicherstellung der klinischen geburtshilflichen Versorgung in Deutschland. Berlin: Pressestelle Deutsche Gesellschaft für Gynäkologie und Geburtshilfe e. V.

Dörpinghaus, S (2016) Leibliche Resonanz im Geburtsgeschehen. In: Landweer, H, Marcinski, I (Hg.) Dem Erleben auf der Spur. Bielefeld: Transcript Verlag: 69–90.

Ederer, C, König-Bachmann, M, Romano, I, Knobloch, R, Zenzmaier, C (2019) Midwives' perception of patient safety culture: A qualitative study. Midwifery 71: 33–41.

Fessler, D (2004) Shame in two cultures: Implications for evolutionary approaches. Journal of Cognition and Culture 4: 207–262.

Fischer, G, Riedesser, P (2020) Lehrbuch der Psychotraumatologie. München: Ernst Reinhardt Verlag.

Jameton, A (2017) What moral distress in nursing history could suggest about the future of health care. AMA Journal of Ethics 19: 617–628.

Javid, N, Hyett, JA, Homer, CSE (2019) The experience of vasa praevia for Australian midwives: A qualitative study. Women and Birth: Journal of the Australian College of Midwives 32: 185–192.

Kendall-Tackett, K, Beck, CT (2022) Secondary traumatic stress and moral injury in maternity care providers: A narrative and exploratory review. Frontiers in Global Women's Health 3: 835811.

König-Bachmann, M, Ederer, C, Romano, I, Knobloch, R, Luyben, A, Gruber, P et al. (2015) Fälle-für-Alle: Auf dem Weg zu einer konstruktiven Fehlerkultur. Hebamme 28: 180–185.

Kubany, ES, Manke, FP (1995) Cognitive therapy for trauma-related guilt: Conceptual bases and treatment outlines. Cognitive and Behavioral Practice 2: 27–61.

Lammers, M (2018) Emotionsbezogene Psychotherapie von Scham und Schuld. Ein Praxis-handbuch mit Download-Material. Stuttgart: Schattauer.

Leinweber, J, Creedy, DK, Rowe, H, Gamble, J (2017a) A socioecological model of posttraumatic stress among Australian midwives. Midwifery 45: 7–13.

Leinweber, J, Creedy, DK, Rowe, H, Gamble, J (2017b) Responses to birth trauma and prevalence of posttraumatic stress among Australian midwives. Women and Birth: Journal of the Australian College of Midwives 30: 40–45.

Litorp, H, Mgaya, A, Mbekenga, CK, Kidanto, HL, Johnsdotter, S, Essén, B (2015) Fear, blame and transparency: Obstetric caregivers' rationales for high caesarean section rates in a low-resource setting. Social Science & Medicine 143: 232–240.

Lotter, M-S (2016) Scham, Schuld, Verantwortung. Über die kulturellen Grundlagen der Moral. Berlin: Suhrkamp.

Lotter, M-S (2017) Verantwortung und Schuld. In: Heidbrink, L, Langbehn, C, Loh, J (Hg.) Handbuch Verantwortung. Wiesbaden: Springer Fachmedien: 521–264.

Mantri, S, Lawson, JM, Wang, Z, Koenig, HG (2020) Identifying moral injury in healthcare professionals: The Moral Injury Symptom Scale-HP. J Relig Health 59(5): 2323-2340.

Mosch, S (2018) Schuld, Verantwortung und Determinismus im Strafrecht. Baden-Baden: Tectum Verlag.

Ndikwetepo, M (2015) Midwives experiences of stress due to emergency childbirths in a Namibian regional hospital. Port Elizabeth: Magister Curationis.

Ontrup, L (2020) Erfahrungen von Hebammen mit Schuld: Eine Narrative Inquiry Studie. Unveröffentlichte Masterarbeit. Philosophisch Theologische Hochschule Vallendar.

Riedel-Wendt, F (2016) Schuld fühlen. Das Schuldgefühl aus emotionspsychologischer und verhaltenstherapeutischer Perspektive. In: Moos, T, Engert, S (Hg.) Vom Umgang mit Schuld. Eine multidisziplinäre Annäherung. Frankfurt a. M.: Campus Verlag: 117−139.

Riedel, P-L, Kreh, A, Kulcar, V, Lieber, A, Juen, B (2022) A scoping review of moral stressors, moral distress and moral injury in healthcare workers during COVID-19. International Journal of Environmental Research and Public Health 19.

Salloch, S, Ritter, P, Wäscher, S, Vollmann, J, Schildmann, J (2016) Was ist ein ethisches Problem und wie finde ich es? Theoretische, methodologische und forschungspraktische Fragen der Identifikation ethischer Probleme am Beispiel einer empirisch-ethischen Interventionsstudie. Ethik in der Medizin 28: 267−281.

Schrøder, K, Jørgensen, JS, Lamont, RF, Hvidt, NC (2016) Blame and guilt − a mixed methods study of obstetricians' and midwives' experiences and existential considerations after involvement in traumatic childbirth. Acta Obstetricia et Gynecologica Scandinavica 95: 735−745.

Skinner, J, Maude, R (2016) The tensions of uncertainty: Midwives managing risk in and of their practice. Midwifery 38: 35−41.

Symon, AG, McStea, B, Murphy-Black, T (2006) An exploratory mixed-methods study of Scottish midwives' understandings and perceptions of clinical near misses in maternity care. Midwifery 22: 125−136.

Tian, X, Jin, Y, Chen, H, Jiménez-Herrera, MF (2021) Instruments for detecting moral distress in clinical nurses: A systematic review. Inquiry: The Journal of Health Care Organization, Provision, and Financing 58: 1−12.

Trifunovic-Koenig, M, Strametz, R, Gerber, B, Mantri, S, Bushuven, S (2022) Validation of the German Version of the Moral Injury Symptom and Support Scale for Health Professionals (G-MISS-HP) and its correlation to the second victim phenomenon. International Journal Environmental Research and Public Health 19(8): 48−57.

Wahlberg, Å, Högberg, U, Emmelin, M (2020) Left alone with the emotional surge: A qualitative study of midwives' and obstetricians' experiences of severe events on the labour ward. Sexual & Reproductive Healthcare: Official Journal of the Swedish Association of Midwives 23: 100483.

WHO, Weltgesundheitsorganisation (2004) Beyond the Numbers: Reviewing maternal deaths and complications to make pregnancy safer. British Medical Bulletin 1: 27−37.

TANJA KUHNERT

30 Professionell handlungsfähig bleiben – Prävention von psychischen Belastungen und Unterstützungsmöglichkeiten

30.1 Einleitung

»Der Preis des Helfens«, so nennt Figley (2002, S. 41) das Risiko, das Therapeut*innen eingehen, wenn sie mit Menschen arbeiten, die Traumatisches erlebt haben. Dies gilt auch für weitere Berufsgruppen (Sendera & Sendera 2013), die Menschen in existenziell bedrohlichen Situationen begleiten. Hebammen und in der Geburtshilfe tätige Gynäkolog*innen begleiten Menschen in solchen Momenten ihres Lebens. Sie unterstützen Gebärende, die durch frühere Ereignisse in ihrem Leben traumatisiert sind und damit hohe Anforderungen an die Fachkräfte stellen. Aber auch Angehörige anderer Berufe, wie Pflegekräfte, Sanitäter*innen (Sozial-, Heil-) Pädagog*innen, Sozialarbeiter*innen, Erzieher*innen oder (Notfall-)Seelsorger*innen sind hohen Belastungen ausgesetzt.

Trauma ist ein sehr machtvolles Geschehen. Es hat Auswirkungen auf alle, die damit in Berührung kommen, direkt und indirekt!

Das Feld der Arbeitssicherheit beschäftigt sich seit der Einführung der psychischen Gefährdungseinschätzung im Jahr 2013 zunehmend auch mit den psychischen Risiken verschiedener Arbeitsfelder und Berufsgruppen. Dabei wird in der Arbeitspsychologie, neben der Depression als eine immer häufiger auftretende psychische Erkrankung (Rose et al. 2016), nach Bedingungsfaktoren für die Entstehung von Burnout und sekundärer Traumatisierung geforscht. Dabei wird das Auftreten von »critical incidents« im Kontext des Arbeitsplatzes untersucht. Hiermit werden je nach Arbeitsfeld unterschiedliche »extrem außergewöhnliche Situationen« verstanden (Schöllgen & Schulz 2016). Es wird unterschieden, ob Fachkräfte direkt von dem Erleben einer traumatisierenden Situation betroffen sind oder indirekt durch Beobachtung oder Erzählungen von Kolleg*innen, Klient*innen. Das direkte oder indirekte Erleben traumatisierender Situationen wirkt sich auf die Betroffenen unterschiedlich aus.

30.2 Risikofaktoren

Im Kontext von Gewalt und Geburt gibt es verschiedene Momente mit traumatisierendem Potenzial. Für Fachkräfte ergeben sich je nach Berufsgruppe und Tätigkeitsfeld unterschiedliche Risikomomente. Für geburtshilfliche Fachkräfte sind es zum einen lebensbedrohliche Situationen, in denen Patient*innen und/oder deren (ungeborene) Kinder mit dem Leben ringen und die Behandlung maßgeblich sein könnte für das Überleben. Zum anderen sind es

- das Miterleben von Gewalt,
- die Erzählung oder der Bericht von erlebter Gewalt,
- das Erleben von Gewalt durch Klient*innen
- das Selbst-Ausüben von körperlicher oder psychischer Gewalt im Affekt und
- die Begutachtung der Verletzung von Menschen, die Gewalt erfahren haben und deren Dokumentation für darauffolgende rechtliche Schritte.

Das Erleben von Ohnmacht, Hoffnungslosigkeit und eingeschränkten Handlungsmöglichkeiten, geringen Kontroll- oder Steuerungsmöglichkeiten sowie körperlichen und psychischen Grenzverletzungen können bei Fachkräften zu starken Belastungen führen. Pangert und Gehrke (2014) schreiben, dass neben diesen Gefährdungsaspekten auch die organisationalen Rahmenbedingungen einen wesentlichen Einfluss auf das Traumatisierungspotenzial der Ereignisse haben. Damit gemeint ist z. B. die personelle Ausstattung sowie fehlende fachliche Vorbereitung auf krisenhafte Ereignisse. Bezogen auf die Geburtshilfe können hier unter anderem die seit langem geforderte und noch immer nicht umgesetzte 1:1-Betreuung, die Entlastung von fachfremden Aufgaben oder schlechte Pausenregelungen genannt werden. Das wirksame Instrument der Supervision zur Belastungsreduktion wird in geburtshilflichen Abteilungen nicht standardmäßig eingesetzt.

30.3 Psychische Belastungsphänomene –
Definition und Eingrenzung

Psychische Belastungsphänomene können ein unterschiedliches Ausmaß einnehmen. Damit verbunden gibt es verschiedene Merkmale und Erscheinungsformen. Begrifflichkeiten werden häufig nicht trennscharf genutzt. Das deutet darauf hin, dass die Unterschiede zwischen verschiedenen Belastungen nicht immer klar erkennbar sind. Lemke (2017) beschreibt, dass es eine fast unzählbare Anzahl von Begrifflichkeiten gibt, die alle sekundäres Trauma meinen. Zum Umgang mit psychischen Belastungen kann es jedoch hilfreich sein, diese unterscheiden zu können. Denn wenn Bedürfnisse von Mitarbeitenden erkannt und Entlastungen geschaffen werden sollen, ist es notwendig, Klarheit über die Art der Belastung zu haben. Diese kann möglicherweise an den Symptomen ablesbar sein.

30.3.1 Burnout

Burnout ist ein weit verbreiteter Begriff für Phänomene psychischer Belastungen, häufig in Verbindung mit Arbeitsbelastungen (Sendera & Sendera 2013). Mittlerweile gibt es dazu unzählige Fach- und Ratgeberliteratur. Häufig wird hier Arbeitsbelastung in Zusammenhang mit veränderten strukturellen Arbeitsbedingungen, einer steigenden Arbeitsverdichtung sowie zu stark zunehmende Arbeitsanforderungen als Auslöser für Belastungssymptome verstanden. Burnout ist erst in der neuen Internationalen statistischen Klassifikation der Krankheiten von der Weltgesundheitsorganisation (ICD-11) ein eigener Diagnoseschlüssel zugeordnet worden. Es wird nun definiert als »Stress am Arbeitsplatz, der nicht erfolgreich verarbeitet werden kann« (Bundesinstitut für Arzneimittel und Medizinprodukte, BfArM 2023, o. S.). Gekennzeichnet ist Burnout »durch ein Gefühl von Erschöpfung, eine zunehmende geistige Distanz oder negative Haltung zum eigenen Job, ein verringertes Leistungsvermögen im Beruf« (o. S.).

Ingeborg Joachim, Expertin für traumasensible Arbeitsbedingungen, nannte bereits 2006 (S. 184 ff.) verschiedene Symptome für ein Burnout im Kontext der Arbeit mit traumatisierten Menschen:

- Vermehrtes Engagement für die Ziele der Arbeit und Erschöpfung (Warnsymptome der Anfangsphase)
- Reduziertes Engagement für Patient*innen, für andere Menschen allgemein, für die Arbeit, erhöhte Ansprüche
- Emotionale Reaktionen: eher depressive Symptomatiken (wie Schuldgefühle, Selbstmitleid, Bitterkeit, Humorlosigkeit, Abstumpfung, Ohnmacht, Hilflosigkeit) und eher aggressive Verhaltensweisen (wie Schuldzuweisungen, Kompromissunfähigkeit, Ungeduld, Intoleranz, Launenhaftigkeit)
- Abbau der kognitiven Leistungsfähigkeit, der Motivation, der Kreativität sowie Entdifferenzierung (Schwarz-Weiß-Denken)
- Verflachung des emotionalen, sozialen und geistigen Lebens
- Psychosomatische Reaktionen
- Verzweiflung

Diese Aufzählung macht deutlich, dass Burnout eine weit umfassende Erschöpfung auf psychischer, physischer und sozialer Ebene bedeutet. Figley (2002) beschreibt, dass Burnout sich prozesshaft und durch stärker werdende berufliche Belastungen entwickelt. Die Arbeit mit traumatisierten Menschen kann daneben auch zu strukturellen und organisational bedingten Belastungen führen (→ Kap. 30.4).

30.3.2 Mitgefühlserschöpfung

Mitgefühl bedeutet, Anteil nehmen zu können am Leid und der Not anderer (Duden 2018). Traumatisierte Menschen benötigen Menschen, die sich ihnen empathisch zuwenden. »Wenn wir Traumatisierten gegenüber keine Empathie empfänden und wenn wir nicht durch den Kontakt zu ihnen ihren Traumareaktionen ausgesetzt wären, gäbe es das Problem der Mitgefühlserschöpfung nicht« (Figley 2002, S. 54). Figley spricht auch von Mitgefühlsstress und -erschöpfung (compassion stress und compassion fatigue). Er hat eine Skala verschiedener Aspekte zusammengestellt, mithilfe derer die eigene Mitgefühlserschöpfung überprüft werden kann. Hier eine kurze Auswahl der insgesamt 66 Fragen (Figley 2002, S. 57 ff.). Die Antwortkategorien sind: nie, selten, manchmal, oft, sehr oft. Bedacht werden soll, inwieweit das jeweilige Phänomen in der letzten Woche aufgetreten ist.

- Ich fühle mich anderen Menschen entfremdet.
- Ich stelle fest, dass ich bestimmte Aktivitäten oder Situationen meide, weil sie mich an ein beängstigendes Erlebnis erinnern.
- Es fällt mir schwer, einzuschlafen oder durchzuschlafen.
- Bei der kleinsten Provokation reagiere ich gereizt oder bekomme einen Wutanfall.
- Ich bekomme manchmal Flashbacks, die mit den Menschen zusammenhängen, denen ich helfe.
- Ich habe als Erwachsener/Kind selbst traumatische Situationen erlebt.
- Durch meine Arbeit als jemand, der anderen hilft, fühle ich mich manchmal wie in einer Falle.
- Meine Arbeit mit Klienten hat in mir ein Gefühl der Hoffnungslosigkeit hervorgerufen.

Der gesamte Katalog der Fragen (in englischer Sprache) und das komplexe Auswertungsverfahren sind hier zu finden: https://practicenotes.org/vol10_n3/Stamm.pdf

Durch die Beschäftigung mit diesen Fragen kann deutlich werden, wie schwer oder leicht es der Fachkraft zurzeit fällt, Klient*innen gegenüber mitfühlend, also empathisch sein zu können. Oder ob die Gefahr besteht, dass sie emotional abstumpft. Können sie sich auf ihre Klient*innen einlassen oder fällt dies schwer? Mitgefühl ist eine wichtige Fähigkeit für die Arbeit mit Menschen, insbesondere in Krisensituationen (Rohwetter 2019).

30.3.3 Depression

Depression gilt als eine psychische Erkrankung. Ihr Erscheinungsbild sowie ihre Entstehung sind ein komplexer Prozess und können hier nicht umfänglich beschrieben werden. Laut ICD-11 ist eine Depression »durch eine depressive Stimmung (z. B. traurig, reizbar, leer) oder Freudlosigkeit gekennzeichnet, die von anderen kognitiven, verhal-

tensbezogenen oder neurovegetativen Symptomen begleitet wird, die die Funktions-
fähigkeit der Person erheblich beeinträchtigen« (BfArM 2023, o. S.). Es gibt verschiedene Formen von Depression. Den einzelnen Unterkategorien der Depression gemein
sind das Auftreten von Symptomen wie

> »Gefühlen der Wertlosigkeit oder übermäßigen oder unangemessenen
> Schuldgefühlen, Hoffnungslosigkeit, wiederkehrenden Gedanken an Tod oder
> Selbstmord, Veränderungen des Appetits oder des Schlafs, psychomotorische
> Unruhe oder Verzögerung und verminderte Energie oder Müdigkeit«
> (BfArM 2023, o. S.).

Die verschiedenen Formen unterscheiden sich in Dauer und Häufigkeit des Auftretens
im Lebensverlauf sowie weiteren zusätzlichen Symptomen.

Die dargestellten Symptome lassen sich bei allen bisher beschriebenen Phäno-
menen von arbeitsbedingter Erschöpfung in ähnlicher Weise beobachten. Die Abgrenzung ist mitunter schwierig und geschieht individuell. Im Hinblick auf einen
Unterstützungsbedarf ist es gegebenenfalls notwendig, Klarheit über die schwere der
psychischen Belastung zu gewinnen, um passende Entlastungsangebote finden zu
können.

30.3.4 Sekundäre traumatische Belastungsstörung

Die sekundäre posttraumatische Belastungsstörung zeigt die gleichen Symptome wie
eine primäre posttraumatische Belastungsstörung: intrusive Erinnerungen, Vermeidung, erhöhte Anspannung und Schreckhaftigkeit, Hyperarousal, emotionale Taubheit, Dissoziation (→ Kap. 9). Sendera und Sendera (2016, S. 82) nennen folgende Auswirkungen einer sekundären Traumatisierungen:

- Erschütterung des Selbst- und Weltverständnisses
- Erschütterung von Grundannahmen, Veränderung des Selbstgefühls
- Verlust von Selbstvertrauen, Erschütterung des Sicherheitsgefühls
- Verlust oder Einschränkung der Handlungskompetenz
- Mangelnde Fähigkeit, sich von Fantasien zu distanzieren, Opfer oder Retter*in zu
  sein
- Erleben von Hilflosigkeit und Ohnmacht, Schuldgefühlen, Traurigkeit und Depres-
  sion
- Verlust von Vertrauen in menschliche und technische Möglichkeiten
- Entwicklung von Vorurteilen, Zynismus, Aggression und Intoleranz

Pross stellt in seinem Buch »Verletzte Helfer« (2009) Ergebnisse einer Studie vor. Er
beschreibt häufig auftretende Symptome bei belasteten Mitarbeitenden von Trauma-
zentren. Demnach finden sich bei Fachkräften, die häufiger im Kontakt mit trauma-

tisierenden Situationen und traumatisierten Menschen sind, Überarbeitung, Workaholismus, Erschöpfung, Unlust, Widerwillen, familiäre Probleme, Trennung, Angst, Ausstiegswünsche, stressbedingte körperliche Erkrankungen, Sucht, Albträume, Schlafstörungen, Gereiztheit.

Diese Übersicht zeigt, dass Fachkräfte, die in einer Einrichtung zur Unterstützung traumatisierter Menschen arbeiten, Gefahr laufen, ähnliche Symptome und möglicherweise Folgeerkrankungen zu entwickeln wie direkt von traumatischen Erlebnissen betroffene Menschen. Das macht deutlich, inwiefern Fachkräfte in Arbeitsfeldern mit hoch belasteten Klient*innen, in Kriseneinrichtung und -diensten, Hilfskräfte in Feuerwehr, Polizei etc. einem hohen gesundheitlichem Risiko ausgesetzt sind (Sendera & Sendera 2013).

Wenngleich die Studie von Pross sich auf Fachkräfte bezieht, die explizit mit traumatisierten Menschen arbeiten, so lassen sich Parallelen zur Situation in geburtshilflichen Abteilungen ziehen:

- Menschen, die an Traumafolgen leiden, bekommen Kinder. Die sie begleitenden Hebammen, Pflegefachkräfte und Ärzt*innen kommen dabei in Kontakt mit den manchmal herausfordernden Symptomen und Überlebensstrategien der Betroffenen.
- Geburten können für die gebärenden Personen und ihre Begleitung eine existenzielle Bedrohung darstellen (Not-Kaiserschnitt, Blutungen, drohender Kindstod etc.). Von den Fachkräften wird ein professioneller Beistand der Eltern erwartet.

Sogar in ganzen Teams, die in hoch belasteten Arbeitsfeldern arbeiten, sind Formen der beschriebenen Symptomatiken zu beobachten: So beschreibt Pross, wie sich diese epidemisch in einem Team ausbreiten können. Das führt untereinander z.B. zu Konkurrenz und Konflikten, Zweifeln an der (fachlichen) Kompetenz der Kolleg*innen. Daneben auch zu Überarbeitung, Selbstaufopferung, hohen Erwartungen an sich selbst, Ausbeutung und Missbrauch von Mitarbeiter*innen, Eingehen von zu hohen Risiken, Misstrauen gegenüber und Konkurrenz mit anderen Organisationen, Grabenkämpfe, wechselnde Koalitionen, Ausschluss von Abweichlern, hoher Fluktuation, Ad-hoc-Entscheidungen. Und mitunter sind Spaltungsdynamiken in Teams zu beobachten (Pross 2009).

Diese Symptome tragen in Teams und Organisationen dazu bei, dass sich Stressdynamiken festsetzen und ganze Abteilungen und Institutionen einnehmen. Das führt dazu, dass sich die Belastungen zusätzlich erhöhen und die Arbeitsplätze für die Einzelnen nicht mehr als ein sicherer Ort erlebt werden (Pross 2009). Statt Rückhalt im Team, erleben Fachkräfte Angst und Kontrolle: Die leitende Hebamme kontrolliert die Dokumentation, kommt in den Gebärraum und schaut einer erfahrenen Kollegin »auf die Finger«. Geburtshilfliche Fachkräfte berichten von Ausgrenzung durch das Vorenthalten von Informationen, von schlechteren Dienstplänen oder der Nichtberücksichtigung von Dienstwünschen und Bloßstellungen durch Kolleg*innen und Vorgesetzten. Hebammen, die sich besonders stark machen für vulnerable Frauen, berichten, dass sie für ihr Engagement belächelt und nicht ernst genommen wurden. Individuelle

Belastungen nach sehr schwierigen Geburtsverläufen werden relativiert (»Das musst du aushalten können«), damit wird von vornherein die Notwendigkeit von Unterstützung durch z. B. Supervision negiert. Stattdessen wird geschwiegen (→ Kap. 29).

30.4 Traumasensible Arbeitsbedingungen

30.4.1 Grundsätze traumasensibler Arbeit

Das Zusammentreffen von der Konfrontation mit existenziellen Themen wie Geburt und Tod, psychisch hoch belasteter Patient*innen mit zeitgleich schwierigen teaminternen und organisationalen Rahmenbedingungen kann eine hohe Anforderung an alle Mitarbeitenden mit sich bringen. Die psychische Vulnerabilität Einzelner und das Sicherheitsbedürfnis in diesen Teams scheint höher zu sein als in anderen Arbeitskontexten. Geraten die Anforderungen an das jeweilige Team zu hoch, wird die Bindung im Team, das Vertrauen in die Organisation, Leitung, Kolleg*innen und die eigenen Fähigkeiten häufig geschwächt. Dies kann zu Konflikten, Kommunikationsstörungen oder psychischer Instabilität führen. Mitarbeitende, die mit traumatisierten Menschen arbeiten, benötigen traumasensible Arbeitsbedingungen.

Die vier Grundsätze traumasensibler Arbeit sind folgende:
- Wertschätzung
- Selbstbestimmung
- Transparenz
- Parteilichkeit

Sie gelten für alle Mitarbeitenden. Menschen, die sich in Rahmenbedingungen wiederfinden, die diese Grundsätze verfolgen, fühlen sich anerkannt und handlungsfähig; sie verstehen, was um sie herum passiert, erfahren ein Eingebundensein in sich ergänzende Abläufe und in ein soziales Miteinander. Das gibt den Menschen ein Gefühl von Sicherheit, es fördert die Arbeitskraft und wirkt präventiv auf die psychische Gesundheit.

Antonovsky hat schon 1979 beschrieben, dass Menschen ein Kohärenzgefühl benötigen, um ein gesundes Leben zu führen. Seiner Ansicht nach wird Kohärenz erzeugt durch Verstehbarkeit, Handhabbarkeit und Sinnhaftigkeit (Antonovsky & Franke 1997). Traumasensible Arbeitsbedingungen tragen dazu bei, dass diese Bedingungen geschaffen werden und erhalten bleiben.

Die Arbeitspsychologie kennt zwei Formen von Prävention für die Gesunderhaltung am Arbeitsplatz. Die Verhältnis- und Verhaltensprävention (Bundeministerium für Gesundheit, BMfG 2023). Die Verhältnisprävention bezieht sich auf das Arbeitsumfeld, den Arbeitsplatz, die Ausstattung und organisationale Bedingungen. Die Verhaltensprävention auf individuelle Faktoren zur Gesunderhaltung, also die Aspekte, die die Arbeitnehmer*innen selbst beeinflussen können (Uhle & Treier 2013).

30.4.2 Verhältnisprävention

Mitarbeitende sollten über Fachwissen zu Trauma und Stress verfügen. Dazu ist es notwendig, dass Arbeitgebende Fort- und Weiterbildungen fördern und gegebenenfalls selbst zur Verfügung stellen. Teaminterne Fortbildungen ermöglichen die gemeinsame Entwicklung eines Verständnisses für psychische Belastungen und einen traumasensiblen Umgang miteinander. Dies fördert den Aspekt Verstehbarkeit und Sinnhaftigkeit und macht Wertschätzung erlebbar.

Es braucht sichere Arbeitsplätze. Die Bezahlung muss angemessen sein, Verträge sollten nicht mehrfach befristet, sondern frühzeitig entfristet werden. Es muss deutlich sein, was die zur Stelle zugehörigen Aufgaben und Arbeitsorte sind. Zur Sicherheit gehört, dass Arbeitgebende sich rechtlich hinter ihre Mitarbeitenden stellen und diese sich in einem abgesicherten Handlungsrahmen befinden. Dies fördert die Aspekte Verstehbarkeit und Handhabbarkeit und gibt Sicherheit durch Parteilichkeit der Kolleg*innen und Vorgesetzten.

Menschen benötigen das Gefühl, sozial eingebunden zu sein. Arbeitgebende haben die Aufgabe, dafür zu sorgen, dass ein Zugehörigkeitsgefühl bei den Einzelnen im Team und der gesamten Organisation entsteht. Loyalität ist keine Einbahnstraße – beide Seiten haben dazu einen Beitrag zu leisten. Ein einfacher Weg, Zugehörigkeit zu vermitteln, sind organisationale Rituale: kleine Feierlichkeiten, wenn Menschen neu anfangen oder das Team oder die gesamte Institution verlassen; Geburtstags- und Jahrestagsfeiern. Diese ermöglichen Sinngebung und steigern das Zugehörigkeitsgefühl.

Der Einsatz von Mitarbeitenden gemäß deren individueller Fähigkeiten fördert Verstehen und Handhabbarkeit. Mitarbeitende erfahren dadurch Wertschätzung für ihre Person. Auch Erfolgserlebnisse sind dadurch eher möglich, dies wiederum steigert die Arbeitszufriedenheit insgesamt und führt dazu, dass Mitarbeitende selbstbestimmt handeln können. Im geburtshilflichen Alltag werden oftmals starre Strukturen vorgegeben, wer wann wo eingesetzt wird (z.B. Rotationen zwischen Ambulanzen, Kreißsaal und Wochenstation). Für viele Fachkräfte ist das ein passendes System, das Abwechselung im Arbeitsalltag ermöglicht. Allerdings gibt es Hebammen, die mit Herzblut Frauen während der Geburt unterstützen und dem Einsatz auf der Wochenstation mit großem Unbehagen begegnen. Handhabbarkeit, Verstehbarkeit und Sinnhaftigkeit sind dann nicht gegeben. Hier wäre Flexibilität im Sinne der Individuen vorteilhaft.

Austausch- und Reflexionsmöglichkeiten im Team durch regelmäßige kollegiale und supervisorische Angebote sind notwendig. Die dadurch erlebte Unterstützung im Alltag durch Kolleg*innen und die Leitung geben Sicherheit und schaffen Verbundenheit. Leider wird Supervision im Gesundheitswesen noch nicht als Instrument der Prävention von beruflichen psychischen Überlastung und der Qualitätssicherung verstanden. Der Einsatz von Supervision ist weiter eher Ausnahme als Regel.

Ein weiterer Aspekt, um sich sicher und handlungsfähig zu erleben, ist, eigene Belastungsgrenzen benennen zu können und dabei die Sicherheit zu haben, dass dies wertschätzend aufgenommen wird. Dazu gehört die Möglichkeit, Patient*innen abzulehnen oder deren Begleitung zu beenden. Im beruflichen Alltag wird dies in geburtshilflichen Abteilungen nicht ohne weiteres möglich sein. Die Betreuung der schwangeren Person hat Vorrang. Eine Lösung dieses Problems könnte sein, bereits bei der Übergabe darauf zu achten, was die Übernahme für die Hebamme bedeuten könnte. Wird die Gebärende, von der bekannt ist, dass sie hohe Bedürfnisse hat (z. B. wenn sie ihr Kind verloren hat), heute eher bei der anderen im Dienst befindlichen Kollegin betreut? Macht in Ausnahmefällen ein Betreuungswechsel Sinn?

Die Möglichkeit zu ruhigen Gesprächen mit Klient*innen und Kolleg*innen ist wichtig, um in einem sicheren und ungestörten Rahmen arbeiten zu können. Das erhöht unter anderem das Erleben von Handhabbarkeit. Belastende Dinge können so in vertrauensvoller Atmosphäre besprochen werden. Erlebnisse mit anderen zu teilen, wirkt lähmenden Ohnmachtserlebnissen entgegen.

Gerade in der Arbeit mit Menschen, die sich in einer Krise befinden, ist die Sinnfrage für die Gesunderhaltung sehr wichtig. Mitarbeitende müssen verstehen, welchen Sinn bestimmte Abläufe und Handlungsweisen haben. Warum empfehlen Vorgesetzte oder Berufsleitlinien bestimmte Prozesse? Wie hängen die einzelnen Abläufe im Arbeitsprozess sinnhaft zusammen? Es geht dabei aber auch darum, im Team die Möglichkeit zu haben, sich auszutauschen, wenn die eigene Arbeit, das vereinbarte teaminterne Vorgehen nicht mehr als sinnstiftend erlebt wird. Oder wenn Dinge infrage gestellt werden und persönlich sowie fachlich eine andere Einschätzung deutlich wird. Teaminterner Austausch dazu ist Grundlage für eine gemeinsame Idee von Sinnhaftigkeit. Dies ist auch dann von hoher Wichtigkeit, wenn die Arbeitsbedingungen manchmal als ausweglos und hoffnungslos erlebt werden – gerade dann braucht es eine konstruktive Arbeitsatmosphäre. Für diesen Austausch muss die Organisation, also das Geburtshaus oder die Klinik, Zeiten und Orte zur Verfügung stellen. Das kann in kleineren Settings sein, in Fortbildungen, an Teamtagen, in Supervisionen oder einfach in der Frühstücks-, Mittags- oder Kaffeepause, ebenso wie bei informellen Teamtreffen.

Neben all dem ist es erforderlich, dass Führungskräfte zu Führungswissen und Führungsverhalten geschult werden. Dazu gehört, ein ressourcenorientiertes partizipatives Verständnis von Mitarbeitendenführung zu entwickeln.

Die Gesundheit der Mitarbeitenden sollte im Fokus der gesamten organisationalen Entwicklung stehen.

Was unterstützt traumasensible organisationale Strukturen?

Feste feiern. Feierlichkeiten in Teams, Abteilungen oder der gesamten Organisation anlässlich einer Arbeitsaufnahme oder eines Ausscheidens aus dem Betrieb, Jubiläen von Betriebszugehörigkeit, Geburtstage, je nach Region und kultureller Ausrichtung religiöse Feste, regionale Brauchtumstage, Jahresabschlüsse, beendete Projekte etc. Die Bedeutung von Feierlichkeiten sind nicht zu unterschätzen und haben eine starke bindende Wirkung auf die Belegschaft.

Austausch ermöglichen. Mitarbeitende benötigen Austausch untereinander. Dies schafft ein Zugehörigkeitsgefühl und ermöglicht auch fachliche Beratung untereinander. Hierzu gehört Zeit für ein Tür-und-Angel-Gespräch ebenso wie regelmäßige Teamsitzungen, Abteilungsbesprechungen, die Möglichkeit zur kollegialen Beratung und Supervision bzw. Coaching.

Fehlerfreundlichkeit und Lösungsorientierung. Wenn die Kultur des Unternehmens eher nach Schuldigen sucht und kein Platz für eine offene und kritische Reflexion von nicht optimal gelungenen Prozessen ist, schürt dies eine Atmosphäre von Angst und Scham. Eine offene Kommunikation, die es ermöglicht, dass Mitarbeitende über Sorgen, Nöte und auch Fehler sprechen, führt dazu, dass ein Gefühl entsteht, dass alle an einem Strang ziehen. Das fördert eine gemeinsame Lernkultur, in dem alle an Lernen und Weiterentwicklung für sich, das Team und die Organisation interessiert sind (zur Fehlerkultur → Kap. 29).

Wertschätzung. Mitarbeitende benötigen Wertschätzung und positives Feedback. Was als Wertschätzung empfunden wird, ist höchst individuell. Somit können nur die Mitarbeitenden selbst benennen, wodurch sie ein positives Feedback und persönliche Bestärkung erleben. Häufig zählen dazu, dass Mitarbeitende sich wahrgenommen fühlen, gute Arbeitsergebnisse positiv konnotiert werden und sie in ihrer fachlichen Weiterentwicklung gefördert werden. Somit gehört neben einer angemessenen Entlohnung auch, genügend Fortbildungsmöglichkeiten zur Verfügung zu stellen.

Rückhalt. Im Sinne einer traumasensiblen Organisationskultur ist es geboten, Vorkehrungen für eine Krisenintervention bei psychischen Belastungen zu treffen. Alle Mitarbeitenden sollten darüber informiert und darin geschult werden. Handke und Görges (2002) haben eine Anleitung für die »Versorgung akut-traumatisierter Menschen« veröffentlicht. Hierin finden wir einige wichtige Anregungen für die akute Stressreduktion in hoch belastenden und traumatisierenden Arbeitssituationen. Diese Auswahl beinhaltet Punkte, die als Grundlage für die Ausarbeitung eines Konzeptes dienen könnten:

- Der Person Sicherheit vermitteln, sie aus der Gefahrenzone entfernen
- Informationen vermitteln, das Geschehene anerkennen
- Die Person in Zeit und Raum orientieren
- Sie in ihrer Handlungsfähigkeit unterstützen
- Ihr helfen, ihre Sprache zu finden
- Ihre Gefühle zeigen lassen
- Sie Entlasten
- Zulassen, dass sie Vermeidungsverhalten zeigt
- Bewegung tut gut

30.4.3 Verhaltensprävention

Die einzelnen Mitarbeitenden haben auch eine Eigenverantwortung, auf ihre Gesunderhaltung zu achten. Dazu gehört, sich regelmäßig selbst zu reflektieren. Folgende Fragen können dabei hilfreich sein:

- Was hat zu meinen Gedanken und meinem Verhalten beigetragen?
- Wie habe ich mich in dieser Situation gefühlt?
- Welches Verhalten ist daraus gefolgt?

Die Notwendigkeit von Selbstreflexion und Selbstfürsorge sollten ernst genommen werden. Nur so können Überforderung, psychische Belastung und Anzeichen für psychische Beeinträchtigungen deutlich werden. Eigene Grenzen zu erkennen und zu akzeptieren, ist gesunderhaltend und Teil von Fachlichkeit! In der Arbeit mit Menschen ist die eigene Person das relevante Arbeitswerkzeug. Wenn man nicht mehr belastbar, mitgefühlserschöpft oder ausgebrannt ist und sich ohnmächtig fühlt, kann man keine hilfreiche Unterstützung mehr leisten. Alle psychosozialen und medizinischen Fachkräfte sollten die eigene Gesundheit ernst nehmen!

> **ANREGUNGEN FÜR DIE EIGENE PSYCHOHYGIENE**
> **UND PRÄVENTION VOR ÜBERLASTUNG**
> **Distanzierung in Akutsituationen**
> Die einfachste Regel, die jeder und jede kennt, ist: Pausen machen. Das ist im Alltag häufig nicht so einfach. Aber gerade in hoch belastenden Arbeitsfeldern unabdingbar. Wir benötigen Distanz zu den Ereignissen, um uns emotional schützen zu können. Werden wir zu stark mit sensitiven Stressdynamiken konfrontiert, laufen wir Gefahr, überflutet zu werden und in eine Über- oder Untererregung zu verfallen (→ Kap. 9). Das hat zur Folge, dass wir nicht mehr (professionell) handlungsfähig sind. Somit müssen wir uns schützen! Was jede und jeder als Schutz erlebt, ist individuell. Folgenden Strategien können hilfreich sein:
> - Den jeweiligen Raum oder Ort verlassen
> - Bewusst atmen
> - Etwas trinken
> - Sich bewusst mit beiden Beinen auf den Boden stellen
> - An ein Fenster stellen und hinausschauen
> - Sich selbst berühren, z. B. auf dem Bauch oder dem Brustbein in der Nähe des Herzens
> - Eine schöne Erinnerung vor das innere Auge holen (z. B. aus dem Urlaub, ein lieber Mensch, ein Tier, die Natur)
> - Meditieren, Yoga machen
> - Musik hören, ein Lied singen
> - Einen angenehmen Duft auflegen (Deo, Duftstick, Duftroller etc.)

- Ein Bonbon lutschen, ein Stück Schokolade essen, Traubenzucker zu sich nehmen oder ein starkes Pfefferminzbonbon (Essen ist grundsätzlich sehr wichtig, um handlungsfähig bleiben zu können)
- Sich von anderen Personen distanzieren oder gerade in der aktuellen Situation Kontakt zu anderen suchen, ins Gespräch gehen
- Sich mitteilen, wenn Sie etwas benötigen

Diese Liste ließe sich noch weiterführen und vielleicht finden Sie noch ganz andere individuelle Möglichkeiten. Weitere Anregungen finden Sie bei Rohwetter (2019) und Strobel (2015).

Eigene Grenzen wahren

Grundsätzlich ist es erlaubt und notwendig, eigene Grenzen wahrzunehmen und nach außen zu vertreten. Dazu gehört es, mitzuteilen, wenn Sie sich nicht arbeitsfähig fühlen; sich krank zu melden, wenn Sie krank sind; und nicht jeden Dienst zu übernehmen, der unbesetzt ist. Suchen Sie Austausch und das Gespräch. Sie werden feststellen, dass es vielen Kolleg*innen ähnlich geht, wenn es um psychische Belastungen geht. Entwickeln Sie eigene Distanzierungs- und Stabilisierungsstrategien, die es Ihnen ermöglichen

- Abstand zur Arbeit zu gewinnen
- im Feierabend wirklich freizumachen
- sich zu entlasten
- Ihren Energiehaushalt aufzuladen
- Schönes und Genussvolles zu machen
- Freude zu erleben

Auch hierzu finden Sie weitere Anregungen bei Rohwetter (2019) und Strobel (2015).

Literatur

Antonovsky A (1979) Health, Stress and Coping. Michigan: Jossey-Bass.

Antonovsky, A, Franke A (1997) Salutogenese – zur Entmystifizierung der Gesundheit. Tübingen: dgvt.

Bundesinstitut für Arzneimittel und Medizinprodukte, BfArM (2023) ICD-11 für Mortalitäts- und Morbiditätsstatistiken (MMS). QD-85 Burnout. Bonn: BfArM. https://tinyurl.com/bdzh2a3x

Bundeministerium für Gesundheit, BMG (2023) Prävention. Bonn: BMG. https://tinyurl.com/5dpew89d

Berufsgenossenschaft für Gesundheitsdienst und Wohlfahrtspflege, BGW (2023) Gefährdungsbeurteilung psychischer Belastungen. https://www.bgw-online.de/bgw-online-de/themen/sicher-mit-system/gefaehrdungsbeurteilung/gefaehrdungsbeurteilung-psychischer-belastung-23100. 26. 03. 2023

Duden (2018) Mitgefühl. Berlin: Cornelsen. https://www.duden.de/rechtschreibung/ Mitgefuehl

Figley CF (2002) Mitgefühlserschöpfung. Der Preis des Helfens. In: Hudnall Stamm B (Hg.) Sekundäre Traumastörungen. Wie Kliniker, Forscher & Erzieher sich vor traumatischen Auswirkungen ihrer Arbeit schützen können. Paderborn: Junfermann.

Handke L, Görges HJ (2022) Versorgung akut-traumatisierter Menschen. Berlin: institut-berlin.de. https://tinyurl.com/88b5ph5f

Joachim, I (2006) Belastungen und Risiken durch die Konfrontation mit dem Trauma sexualisierter Kriegsgewalt in der Arbeit. In: medica mondiale e. V., Karin Griese (Hg.) Sexualisierte Kriegsgewalt und ihre Folgen. Handbuch zur Unterstützung traumatisierter Frauen in verschiedenen Arbeitsfeldern. 2. aktualisierte Aufl. Frankfurt a. M.: Mabuse: 186−187.

Lemke, J (2017) Sekundäre Traumatisierung. Klärung von Begriffen und Konzepten der Mittraumatisierung. 5. Aufl. Kröning: Asanger Verlag.

Pangert, Ch, Gerke, A (2014) Berufsbedingte Traumatisierung − Auslöser, Folgen, Präventions- angebote. In: Portuné, R, Wenninger, G (Hg.) Traumatisierung und Burnout. Trauma. Zeitschrift für Psychotraumatologie und ihre Anwendungen. Kröning: Asanger: 4−11.

Pross, C (2009) Verletzte Helfer. Umgang mit dem Trauma: Risiken und Möglichkeiten sich zu schützen. Stuttgart: Klett-Cotta.

Rohwetter A (2019) Wege aus der Mitgefühlsmüdigkeit. Erschöpfung vorbeugen in der Psychotherapie und Beratung. Weinheim: Beltz.

Rose U, Müller G, Burr H, Schulz A, Freude G (2016) Arbeit und Mentale Gesundheit. Ergebnisse aus einer Repräsentativerhebung der Erwerbstätigen in Deutschland. Dortmund: Bundes- anstalt für Arbeitsschutz und Arbeitsmedizin, BAuA. https://www.baua.de/DE/Angebote/ Publikationen/Bericht-kompakt/F2250-3.html

Schöllgen, I, Schulz, A (2016) Psychische Gesundheit in der Arbeitswelt. Traumatische Belastungen. Dortmund: Bundesanstalt für Arbeitsschutz und Arbeitsmedizin, BAuA.

Sendera, A, Sendera, M (2013) Trauma und Burnout in helfenden Berufen. Erkennen, Vorbeugen, Behandeln − Methoden, Strategien und Skills. Wien: Springer.

Strobel I (2015) Stressbewältigung und Burnoutprävention. Einzelberatung und Leitfaden für Seminare. Stuttgart: Haug.

Uhle, Th, Treier, M (2013) Betriebliches Gesundheitsmanagement. Gesundheitsförderung in der Arbeitswelt − Mitarbeiter einbinden, Prozesse gestalten, Erfolge messen 3., überarbeitete und erweiterte Aufl. Berlin: Springer.

Teil VI

Ansätze zur Prävention
und Bewältigung

MARTINA KRUSE

31 Grundlagen der traumasensiblen Sicht- und Arbeitsweise

31.1 Einleitung

Traumasensibles Handeln wird häufig gefordert, wenn es um die professionelle Begleitung von Menschen geht, die in ihrer Vergangenheit lebensbedrohliche oder gewaltvolle Erfahrungen machen mussten. Dieser Beitrag geht der Frage nach, was unter dem Schlagwort Traumasensibilität zu verstehen ist. Zunächst ist festzuhalten, dass darunter kein Werkzeug zu verstehen ist, das man nach Bedarf anwenden kann und in dessen Genuss ausschließlich Menschen kommen, von denen bekannt ist, dass sie in ihrem Leben eine oder mehrere traumatische Erlebnisse überlebt haben. Das würde schon deshalb keinen Sinn ergeben, da Fachkräfte oftmals nicht wissen, welche biografischen Erfahrungen die Menschen mitbringen, die sie begleiten, also oftmals keine Kenntnis davon haben können, ob sie an Traumafolgen leiden oder nicht. Das hat Gründe: Die Frage nach früheren Gewalterfahrungen ist nicht in der Anamneseerhebung verankert und wird folglich nicht standardisiert gestellt. Selbst wenn gefragt wird, können oder wollen Menschen diese Frage nicht oder nicht zu diesem Zeitpunkt beantworten. Oder aber die betroffene Person erinnert die Gewalt nicht. Traumasensibilität beschreibt eher die Haltung, mit der *allen* Menschen begegnet wird – also sowohl Patient*innen, Klient*innen als auch Kolleg*innen. Sie stellt einerseits eine Prävention dar. Wer andere Personen, die sich in einer verletzlichen und unbekannten Situation (wie z. B. einer Geburt) befinden, traumasensibel und achtsam unterstützt, reduziert das Risiko für (weitere) übergriffige Erfahrungen während des professionellen Kontaktes. Menschen, die an Traumafolgen leiden, können andererseits förderliche und positive Begegnungen machen, in diesem Fall wäre es eher ein Beitrag zur »Heilung«.

FALLBEISPIEL

Als Familienhebamme habe ich eine 27-jährige Schwangere, Frau S., begleitet, die als kleines Kind sehr unter ihrer Mutter gelitten hat. Sie wurde dieser immer wieder in Obhut fremder Männer gelassen, die ihr sexualisierte Gewalt angetan hatten. Während der Schwangerschaft entwickelte Frau S. einen Gestationsdiabetes. Dieser war nicht gut eingestellt. Frau S. hielt keinen Diätplan ein, kontrollierte nicht den Blutzuckerwert und ging auch nicht zur angebotenen Fachberatung. Bei jedem meiner Besuche versuchte ich, ihr deutlich zu machen, wie wichtig es für die Gesundheit des Kindes ist, dass der Blutzucker gut eingestellt ist. Als ich beim vierten Treffen wiederholt auf das Thema zu sprechen kam, reagierte Frau S. sehr heftig und fragte mich, ob ich sie eigentlich für dumm halten würde – sie wisse, dass ihr Verhalten nicht gut für ihr Kind sei. Aber es sei so: Früher habe sie sich selbst verletzt, sie sei sehr stolz darauf, dass sie das jetzt nicht mehr mache. Allerdings sei Essen jetzt für sie die Möglichkeit, ihren Stress zu regulieren. Wenn sie zu ihrer Ärztin müsse oder auch wenn ich kommen würde, sei sie jedes Mal so angespannt, dass sie etwas Süßes essen oder trinken müsse. Was ich denn denken würde, was passiere, wenn sie darauf nicht mehr zurückgreifen könne! Das gezeigte Verhalten machte also Sinn – es war nur nicht hilfreich. Gemeinsam konnten wir im Weiteren Ideen entwickeln, was ihr außer Essen noch hilft, Stress zu reduzieren und die Gefühle zu regulieren.

Traumasensibel zu sein, bedeutet zunächst einmal im Wortsinn, dass jemand spezifisches Wissen zum Thema Trauma hat und sensibilisiert ist, Folgen und Anzeichen der seelischen Verletzung wahrzunehmen und sein Handeln darauf auszurichten. Wilma Weiß beschreibt als Grundlage einer traumasensiblen Haltung das Konzept des Guten Grundes: Jedes Verhalten ergibt Sinn, wenn man es in dem Kontext betrachtet, in dem es entstanden ist (Weiß, 2016). Viele Verhaltensweisen, die in der aktuellen Situation unangemessen erscheinen, stellen sich anders dar, wenn man sie im Rahmen des »Damals« betrachtet: Das Abspalten von Erinnerungen oder Körperempfindungen, das Vermeiden von belastenden Besuchen in einer ärztlichen Praxis oder der Schwangerschaftsberatungsstelle, das Ignorieren von unangenehmen Briefen, das Nichtöffnen der Tür bei Besuchen der Mitarbeitenden der Sozialpädagogischen Familienhilfe sind nur einige Beispiele dafür. Wird dieses Verhalten nicht als Defizit, sondern als Bewältigungsstrategie gesehen, so ergeben sich neue Arbeitsansätze in der praktischen Arbeit. Was braucht die Person, um sich der Herausforderung zu stellen? Was kann ich als Fachkraft dazu beitragen?

31.2 Grundsätze einer traumasensiblen Haltung

Neben der Annahme des Guten Grundes beschreibt der Fachverband Traumapädagogik (2011) noch weitere Grundsätze einer traumasensiblen Haltung: »Du bist gut so, wie du bist!« Erfahren Menschen diese Wertschätzung, so kann dies ihr Selbstwertgefühl positiv beeinflussen. Der Blick richtet sich auf die Ressourcen und Fähigkeiten einer Person und fokussiert nicht die Defizite und Schwächen. Jeder und jede verfügt über Stärken. Gerade diejenigen, die Gewalt und Missbrauch überlebt haben, müssen über viel Kraft und Stärke verfügen, wenn es ihnen gelungen ist, weiterzumachen (Fachverband Traumapädagogik 2011)!

Wertschätzung bedeutet in diesem Kontext auch, die manchmal für Fachkräfte und Zugehörige irritierenden Verhaltensweisen nicht defizitär zu betrachten. Sie dienen einem Zweck, das muss anerkannt werden. Das Verhalten der Schwangeren aus dem Fallbeispiel in Kapitel 31.1 ist nicht fahrlässig oder vorsätzlich, sondern die Frau verhält sich so, weil sie Stress hat und das ungünstige Verhalten ihr hilft, sich zu regulieren. Ihr fehlt (noch!) eine Handlungsalternative. Ein Elternteil, das den Blickkontakt mit seinem Kind meidet, lehnt nicht zwangsläufig den Säugling ab. Vielleicht macht der Nähewunsch des Kindes der Bezugsperson Angst und sie fühlt sich davon bedroht. Vielleicht hat sie aber auch die Überzeugung, dass sie selbst nicht gut für den Nachwuchs ist und zu einer Bedrohung werden könnte. Dann will sie ihr Kind durch ihr ablehnend erscheinendes Verhalten einem Schutzinstinkt folgend nicht schaden. Erst wenn die Absicht hinter dem Verhalten ressourcenorientiert gedeutet wird, können alternative Umgangsmöglichkeiten und Handlungsoptionen entwickelt werden, sodass das mitunter schädigende Verhalten abgelöst werden kann. Dazu braucht es vonseiten der Fachkräfte Kreativität und Geduld.

Menschen zu beteiligen, sie in Entscheidungen zu involvieren, mit ihnen und nicht über sie zu sprechen, stellt eine Gegenerfahrung zur Hilflosigkeit und Handlungsunfähigkeit in der traumatischen Situation dar. Partizipation ermöglicht Selbstwirksamkeit. »Ich traue dir was zu, achte aber darauf, dich nicht zu überfordern!« (Fachverband Traumapädagogik 2011)

Alle Menschen benötigen von Zeit zu Zeit und vor allem in Ausnahmesituationen Unterstützung. Traumatisierte Personen haben Erfahrungen von Ohnmacht und Unsicherheit gemacht, in deren Folge sie manchmal das Gefühl entwickelt haben, sich selbst, ihren Instinkten und Fähigkeiten nicht trauen zu können. Wenn Fachkräfte nun in guter Absicht für sie entscheiden, ihnen Tätigkeiten abnehmen oder versuchen, sie vor allen Anforderungen zu schützen, so kann das dazu führen, dass die Betroffen sich noch wertloser fühlen. Es wird dabei verkannt, dass sie offenbar über eine ungeheure Stärke verfügen, da sie das Trauma überlebt haben. Die Chance, sich selbst und den eigenen Wahrnehmungen wieder trauen zu lernen, wird vertan. »Ich rufe für Sie bei der Elterngeldstelle an!« klingt verlockend für jemanden, der das Gespräch fürchtet, impliziert aber auch, dass der betreffenden Person das Telefonat nicht zugetraut wird. Alternativ könnte man formulieren: »Die Fragen kann die Elterngeldstelle beantworten. Sie haben gesagt, dass Ihnen das Telefonat nicht leichtfällt. Wie wäre es z. B., wenn Sie jetzt anrufen? Dann wäre ich im Hintergrund und könnte Sie unterstützen, sollte es notwendig sein.«

FALLBEISPIEL

Frau Z. hat während der Beziehung zu dem Vater ihrer Tochter massive körperliche, psychische und sexualisierte Gewalt erfahren. Nach der Geburt hat sie es geschafft, sich zu trennen, und lebt nun allein mit dem mittlerweile 8 Monate alten Kind. Sie wirkt im Umgang mit ihr sehr unsicher, hat stets das Gefühl, etwas verkehrt zu machen und ihr zu schaden. Unterstützt wird sie von einer Familienhebamme, die sie bei jedem Besuch mit Fragen überschüttet. Das Kind habe die halbe Nacht geweint, was soll sie dann tun? Der Kinderarzt habe ihr zu einer weiteren Impfung geraten, sie wisse nicht, ob sie zustimmen solle. Wie solle sie mit der Beikost umgehen?

Die Familienhebamme begegnet ihren vielen Fragen mit Gegenfragen: Was denke Frau Z. dazu? Sie habe sich doch sicher schon Gedanken dazu gemacht, was sie als Nächstes zufüttern wolle! Wie sei sie mit dem vielen Weinen denn umgegangen? Was habe geholfen, was nicht? Frau Z. ist anfänglich irritiert über die vielen Gegenfragen, deshalb erklärt ihr die Fachkraft, dass sie als die Mutter ihr Kind ja viel besser kenne als sie selbst, deshalb sei sie interessiert an ihrer Meinung. Mit der Zeit wird Frau Z. mutiger und äußert mit der Frage schon ihre eigene Idee. »Ich weiß, wenn ich jetzt frage, wollen Sie wieder wissen, was ich denn selbst denke. Ich meine, dass ich jetzt die nächste Flasche weglassen kann.« Nachdem noch etwas Zeit verstrichen ist, erfährt die Fachkraft nur noch: »Ich hab' ihr das Essen jetzt stückiger gelassen, das hat super geklappt!«

»Jeder hat jederzeit das Recht auf Klarheit!« Die Transparenz von Abläufen, Strukturen, Rahmenbedingungen und Einflussmöglichkeiten schafft Sicherheit – auch dies ist eine konträre Erfahrung zur ursprünglichen Gewaltsituation (Fachverband Traumapädagogik 2011).

Schwangerschaft und Geburt sind insbesondere beim ersten Mal eine Blackbox. Auch wenn sich werdende Eltern darauf so gut wie möglich vorbereiten, so wissen sie doch nicht, was sie genau zu erwarten haben. Dies ist an sich schon für viele eine ängstigende Situation. Für jemanden, der sehr bedrohliche Momente überlebt hat und keinen Einfluss auf das damalige Geschehen nehmen konnte, ist es unbedingt erforderlich, verlässlich begleitet zu werden. Das betrifft die Dauer und den Zeitpunkt, z. B. von Hausbesuchen oder Terminen in Beratungsstellen, den Zweck eines Termins: »Wir sind heute zu einer Vorsorgeuntersuchung verabredet, dazu gehören diese und jene Untersuchungen.« Und es betrifft den Ablauf: »Damit Sie sich entscheiden können, möchte ich Ihnen noch erklären, wie es dann weitergeht und wer dann anwesend sein wird.«. Es scheint wichtig zu erwähnen, dass zur Transparenz eine gute Aufklärung zu angedachten Interventionen und eine freie Entscheidung für oder gegen die vorgeschlagene Behandlung gehört, wie vom Bürgerlichen Gesetzbuch vorgeschrieben (§ 630d Einwilligung und § 630e Aufklärung). Die Aufklärung soll im Vorfeld über die geplante Maßnahme mit ihren Vor- und Nachteilen und möglichen Folgen informieren und gegebenenfalls alternative Handlungsoptionen vorstellen. Nur dann kann eine informierte Zustimmung oder Ablehnung erfolgen.

Um Schwangeren und Gebärenden bei unvorhergesehenen Entscheidungen eine Hilfe zu bieten, wurde das Akronym VRANNI (Traum(a)Geburt e. V., o. J.) entwickelt. VRANNI steht für

- Vorteile: Welche Vorteile hat die Behandlung?
- Risiken: Welche Risiken hat die Behandlung?
- Alternativen: Welche Alternativen gibt es?
- Notfall: Handelt es sich gerade um einen Notfall?
- Nichtstun: Was passiert, wenn nichts unternommen wird?
- Intuition: Was sagt mein Bauchgefühl?

Eine Postkarte mit Verschriftlichung des VRANNI-Akronyms kann beim Verein Traum(a)Geburt bestellt werden oder auf der Homepage heruntergeladen werden. Mithilfe dieser Fragen sind Betroffene in der Lage, die Informationen zu bekommen, die sie für eine Zustimmung oder Ablehnung benötigen.

Strukturen in Gesundheitseinrichtungen sind für Hilfesuchende in der Regel unbekannt, für die dort Tätigen tägliche und somit unsichtbare Routine. Um sich sicher zu fühlen und Vertrauen entwickeln zu können, ist es hilfreich zu wissen, was einen erwartet. Wann ist Schichtwechsel? Wie findet die Übergabe statt, wer ist für was ansprechbar, wo bekomme ich Frühstück, wann wird die kinderärztliche Untersuchung stattfinden, wie ist der Ablauf am Entlasstag? Diese und viele anderen vermeintlich Kleinigkeiten sind wichtig und geben Sicherheit.

Trauma ist Schwere; Freude und Spaß können einen Ausgleich zu den damit verbundenen negativen Gefühlen wie Scham, Schuld, Trauer darstellen: »Viel Freude trägt viel Belastung!« (Fachverband Traumapädagogik 2011). Die Schwere ist den Betroffen meist sehr präsent – die zweifelsohne auch vorhandenen positiven Erlebnisse und Erfahrungen, die Leichtigkeit und der Spaß werden häufig nicht in der gleichen Wertigkeit gesehen. Traumasensible Arbeit betont diese Seite, um die Belastung und die Freude in ein Gleichgewicht zu bringen. Die damit einhergehende Serotoninausschüttung stellt ein gutes Gegengewicht zu dem stressbedingten hohen Adrenalinlevel im Körper dar (Fachverband Traumapädagogik 2011). Auch für Berater*innen gilt: Die Freude an der Arbeit mit anderen Menschen zu haben, ist wichtig; dies den Betroffenen auch durch die Haltung, die Körpersprache und die Art zu kommunizieren zu vermitteln, mindestens ebenso. Wenn mit den Klient*innen gelacht werden kann – umso besser!

In der Beratungspraxis haben die Eltern nach traumatischen Geburtserfahrungen sehr oft ein hohes Belastungsniveau und beschreiben fast ausschließlich die nicht gelungenen, schmerzhaften und negativen Momente. In der Praxis hat es sich bewährt, auch zu erfragen, wann sie sich stark gefühlt haben, was z. B. der erste schöne Moment nach der schlimmen Erfahrung war oder was ihnen im Zusammensein mit ihrem Kind Freude macht. Diese – manchmal sehr kurzen – Augenblicke zu verstärken, mit einem Körpergefühl zu verbinden, macht sie auf Dauer zugänglich und damit zu einer Ressource. »Die Geburt ist immer noch schlimm für mich, aber jetzt kann ich das Gute im Schlechten sehen und mich daran freuen!« Mit diesen Worten beschreibt eine Mutter diese Erfahrung.

31.3 Sicherheit

Trauma und Gewalterfahrungen entstehen in bedrohlichen, zutiefst unsicheren Momenten des Lebens. Ohnmacht und Hilflosigkeit sind die bestimmenden Gefühle, die mit diesen Situationen verbunden sind. Menschen, die nicht darauf vertrauen (können), dass ihnen im jeweiligen Kontext kein Leid geschieht, ihre Grenzen geachtet werden und sie eine wertschätzende, respektvolle Unterstützung erfahren, geraten in Stress. Sie fürchten die Wiederholung der Verletzung. Die professionelle traumasensible Unterstützung orientiert sich daran und hat zum Ziel, Menschen Sicherheit zu bieten oder ihnen zu ermöglichen, für ihre Sicherheit selbst zu sorgen. Sicherheit kann zum einen in einem traumasensiblen Setting entstehen. Zum anderen können Menschen befähigt werden, ihre innere Sicherheit durch die Regulation ihrer Emotionen und Gefühle zu stärken.

31.3.1 Traumasensibles Setting – der äußere sichere Ort

Strukturen und Rahmenbedingungen geben Sicherheit. Schwangere Personen und ihre Partner*innen sind im Laufe der Schwangerschaft mit vielen neuen Situationen konfrontiert: häufige Besuche in der gynäkologischen Praxis, der Besuch eines Geburtsvorbereitungs- oder Rückbildungskurses, der Kreißsaal, die Wochenstation, Kinderarztpraxis, Krabbelgruppen und Schwangerschaftsberatungsstellen seien hier nur stellvertretend genannt. Für die Fachkräfte sind das Orte, an denen sie sich sicher bewegen, an denen sie die Regeln und die örtlichen Gegebenheiten kennen. Für die (werdenden) Eltern stellt sich das anders dar: Was verbirgt sich hinter den übrigen Türen? Auf wen werde ich treffen, wer ist noch in den Räumlichkeiten anwesend (der eventuell in den Raum treten kann)?

In Arztpraxen und Beratungsräumen gibt es meist eine implizite oder explizite Sitzordnung. Diese entspricht aber oftmals nicht dem Sicherheitsbedürfnis von Menschen mit Traumaerfahrungen. Für diese kann es einen wesentlichen Unterschied bedeuten, ob sie beispielsweise mit dem Rücken zur Tür oder mit Blick zur Tür sitzen. Im Gesundheitswesen ist es in Besprechungsräumen üblich, face to face Platz zu nehmen – der Arzt oder die Ärztin hinter dem Schreibtisch, Patient*in vor dem Schreibtisch. Ein solches Setting wird von manchen Menschen als sehr konfrontativ empfunden; es ist schwierig, dem Blickkontakt auszuweichen. Die freie Platzwahl oder zumindest die Frage, ob der vorgesehene Sitzplatz passend ist, und Sitzmöbel, die nicht frontal, sondern etwas seitlich zueinander stehen, können Menschen dabei helfen, sich wohlzufühlen.

Sicherheit wird auch vermittelt durch Ungestörtheit und einen klaren zeitlichen Rahmen. Dieser ermöglicht es den Menschen, sich die Zeit einzuteilen und zu überlegen, wann ein vielleicht heikles Thema angesprochen wird. Das Wissen um die Größe des Zeitfensters kann aber auch bedeuten, dass die ratsuchende Person weiß, wie lange die Anspannung, in der sie sich befindet, andauern wird, und vor allem, wann sie wieder nachlassen wird. Schwangere und Eltern kommen als Besucher*innen in die jeweilige Einrichtung. Schön ist es, wenn sie sich als solche auch empfangen fühlen: ein Glas Wasser oder eine Tasse Kaffee oder Tee lassen Menschen sich willkommen fühlen. Etwas Besonderes stellt die Arbeit im häuslichen Umfeld dar. Hier muss Fachkräften klar sein, dass sie selbst zu Gast sind. Das eigene Zuhause ist eine sichere Burg (oder sollte es sein), auch wenn die Hebamme oder die sozialarbeiterische Fachkraft gebeten wurde, zu kommen, so heißt das nicht, dass es dem (werdenden) Elternteil sehr gut damit geht. Ein paar Grundregeln können helfen, den Betroffenen auch in diesem Setting Sicherheit und Kontrolle zu vermitteln.

- Auch wenn der Besuch erwartet wird: Bitten Sie um Erlaubnis, die Wohnung zu betreten.
- Warten Sie, bis ein Platz angeboten wird. Manchmal heißt dies, eine Weile im Flur zu stehen.
- In der Regel haben Menschen im eigenen Zuhause einen Sitzplatz, den sie am Tisch oder im Wohnzimmer bevorzugen. Fragen Sie nach, wo Sie sich hinsetzen dürfen, sodass Sie nicht versehentlich den angestammten Wohlfühlplatz belegen.
- Hebammen, die aufsuchend arbeiten, sind es gewohnt, sich in fremden Wohnungen zurechtzufinden. Manchmal vergessen sie, dass sie zu Gast sind. Zu fragen, ob man an die Wickelkommode begleiten, das Waschbecken benutzen oder das Kind halten, wiegen, anlegen etc. darf, sollte selbstverständlich sein.

> Es darf nicht vergessen werden, dass manche Menschen, denen Fachkräfte im Rahmen ihrer Arbeit begegnen, selbst in ihrem Zuhause nicht sicher sind. Fortbestehende häusliche Gewalt seien hier beispielhaft genannt. Nicht immer ist es möglich, die Situation sofort zu ändern, zumal damit die Grenzen des eigenen professionellen Auftrags oftmals überschritten wären. Aber dem Sicherheitsbedürfnis kann Rechnung getragen werden, wenn Kontakte zu Beratungsstellen und Informationen beispielsweise zum Gewaltschutzgesetz (GewSchG) weitergegeben werden. Weitere Hinweise, speziell zum Thema Gesundheitswesen und häusliche Gewalt, stellt S. I.G.N.A.L. e. V. auf ihrer Internetseite http://www.signal-intervention.de/ zur Verfügung. Das bundesweite Hilfetelefon Gewalt gegen Frauen bietet ebenfalls Unterstützung via Mail, Chat oder Telefon an: https://www.hilfetelefon.de/ Auch Fachkräfte können sich hier informieren.

31.3.2 Innere Sicherheit durch Stabilisierung und Reorientierung

Menschen mit Traumafolgen leiden oftmals unter hohem Stress und werden von ihren Gefühlen und Emotionen überflutet, wie bereits in Kapitel 9 erläutert. Nicht selten fürchten sie genau solche Momente, da sie anstrengend und herausfordernd auch für sie selbst sind. Eine Strategie, diesem Stress zu begegnen, ist die Vermeidung von Gefühlen, Situationen, Erinnerungen und Menschen, die sie damit verbinden. Diese Herangehensweise ist verständlich, kann im Kontext von Schwangerschaft und Geburt aber ein Problem darstellen. Nicht zur Vorsorge zu gehen, wichtige Behördentermine oder Beratungsgespräche zu versäumen, Körperreaktionen nicht wahrzunehmen, die auf Schwierigkeiten hinweisen (Schmerzen, Wehen, nachlassende Kindsbewegungen), entlasten im Moment und reduzieren vordergrundig die Belastung, können aber schwerwiegende Konsequenzen zur Folge haben. Wenn Menschen befähigt werden, ihr eigenes Stresserleben und die dazugehörigen Emotionen regulieren zu können, trägt dies zur Stabilisierung und damit zur inneren Sicherheit bei (Hantke & Görges 2012). Erlebt eine Person einen Flashback, so ist sie nicht im Hier und Jetzt, sondern im Dort und Damals. Auch in solchen Situationen können Fachkräfte wirksam werden, indem sie die Reorientierung ins Jetzt unterstützen. Im Folgenden werden einige Möglichkeiten vorgestellt, die hilfreich sein können (Übungen aus Hantke & Görges, institut Berlin, unter dem Reiter »Reorientierung«: https://institut-berlin.de/uebungen/):

- Klare, deutlich vernehmbare Stimme mit Aufforderungscharakter
- Anregung des Geruchssinns: scharfe Reize wie Kampfer, Essig oder auch von den Betroffenen ausgesuchte sehr angenehme Düfte
- Anregung des Geschmackssinns: Zitrone, Pfefferminze, Brausepulver oder bittere Lebensmittel
- Taktile Reize wie Igelball, Abklopfen, Kühlelemente, kleiner Stein
- Klare deutliche Ansprache (»Bleiben Sie bei mir!«)
- Atemübungen
- Achtsamkeit für das Jetzt, z. B. durch die 5-4-3-2-1-Übung nach Yvonne Dolan (2009): Hierbei wird die Aufmerksamkeit auf das gelenkt was *jetzt* ist; auf das, was die Augen sehen, die Ohren hören und am Körper zu spüren ist
- Zeitliche und räumliche Reorientierung: »Frau Müller, heute ist der 11. 07. 2023, Sie sind bei mir in der Beratungsstelle!«
- Kognitive Reorientierung: Rätsel, Rechenaufgaben etc.
- Bewegung und Musterunterbrechung: durch den Raum gehen, ein Fenster öffnen, etwas trinken etc.
- Auffordern, die Hand zu geben und fest zu drücken

Claudia Croos-Müller stellt mit ihrer Methode BODY 2 BRAIN CCM© ebenfalls gute Möglichkeiten zur Verfügung, die belastete Mensch helfen können, sich besser zu regulieren. Sie beschreibt die Wirkweise ihrer Methode wie folgt:

> »Durch unseren Körper treten wir in Erscheinung, er ist der Spiegel unserer Lebensgeschichte und unserer aktuellen Einstellung zum Leben. Er offenbart die Gesamtheit unserer Person. Der Körper ist auch das ›Instrument‹ der Lebensbewältigung, durch ihn können wir unsere Wünsche und Notwendigkeiten realisieren. Die ›Schaltzentrale‹ aller körperlichen und seelischen Vorgänge ist das Gehirn. Hier werden Informationen aufgenommen, verarbeitet, abgespeichert und/oder für neue Handlungen abgerufen/genutzt – sowohl im seelischen/emotionalen als auch im körperlichen Bereich. Das Gehirn besteht aus mehreren größeren/funktionellen Teilen: Großhirn/motorische Rinde, Zwischenhirn, Mittelhirn, Hirnstamm, Kleinhirn. Durch Millionen/Milliarden von Nervenzellen/Nervenverschaltungen sind sämtliche Bereiche und Fähig-

keiten des Gehirns untereinander direkt oder indirekt miteinander verbunden, ebenso alle bewussten und unbewussten Reaktionen auf Erlebnisse. Dadurch zeigt sich auch der Gemützustand/die Affekte durch die Körperhaltung. Umgekehrt beeinflussen die Körperhaltung/körperliche Aktivitäten den Gemützustand/die Affekte. Die BODY 2 BRAIN CCM® Methode beruht auf diesen Erkenntnissen der wechselseitigen Beeinflussung. Durch bestimmte willentliche Körperhaltungen und Körpertätigkeiten wird Einfluss genommen auf die Affekte – entweder beruhigend bei Wut und Panik oder stimulierend bei Niedergeschlagenheit und Ängstlichkeit.« (Croos-Müller 2023, o. S.)

Mithilfe von ansprechend illustrierten Büchern (Croos-Müller 2017) oder via einer kostenfreien App können *be*lastete Menschen Atem-, Bewegungs- und Körpersprachenübungen kennenlernen, die sie im Alltag *ent*lasten können.

Nicht immer muss das Rad neu erfunden werden: In der Regel verfügen Personen, die an Traumafolgen leiden, bereits über Skills, die ihnen helfen. Diese kann man leicht erfragen: »Was hilft Ihnen denn, wenn Sie so angespannt/ängstlich ... sind?«.

31.4 Zusammenfassung

Fachkräfte können mit einfachen Mitteln und ohne großen Aufwand viel dafür tun, Schwangere, Gebärende und Eltern traumasensibel zu unterstützen. Jede positive Erfahrung ist ein Gewinn. Nicht selten berichten Elternteile in der Beratung, dass es neben allen schlimmen Erfahrungen eine gute gab: die Hebammenstudierende, die freundliche medizinische Fachangestellte, der oder die eine Ärztin. Jede dieser kleinen Momente ist wichtig! Damit Fachkräfte auf Dauer traumasensibel mit den ihnen anvertrauten Menschen arbeiten können, brauchen auch diese Aufmerksamkeit. Nur wenn sie selbst lernen, achtsam und fürsorglich und damit auch traumasensibel mit sich selbst umzugehen und Arbeitgeber*innen ihnen ein entsprechendes Arbeitsumfeld zur Verfügung stellen, werden sie auf Dauer eine gute Unterstützung für (werdende) Eltern sein können (→ Kap. 30).

Literatur

Fachverband Traumapädagogik (Hg.) (2011) Standards für traumapädagogische Konzepte in der stationären Kinder- und Jugendhilfe – ein Positionspapier des Fachverbands Traumapädagogik e. V. https://fachverband-traumapaedagogik.org/standards.html
Croos-Müller, C (2017) Alles gut – Das kleine Überlebensbuch. Soforthilfe bei Belastung, Trauma & Co. München: Kösel.

Croos-Müller, C (2023) Die BODY 2 BRAIN CCM® Methode. Website der Autorin. http://www.croos-mueller.de/bodytobrainmethode.html

Dolan, Y (2009) Schritt für Schritt zur Freude zurück. Das Leben nach traumatischen Erfahrungen meistern. Heidelberg: Carl-Auer.

Hantke, L, Görges, H-J (2012) Handbuch Traumakompetenz. Basiswissen für Therapie, Beratung und Pädagogik. Paderborn: Junfermann.

Traum(a)Geburt e. V. (2023). Traum(a)Geburt. Saftey Card. Sternwede: Traum(a)Geburt e. V. https://traumageburtev.de/vor-der-Geburt/Geburtsvorbereitung-Vorsorge/Safety-Card/

Weiß, W (2016) Traumapädagogik: Entstehung, Inspirationen, Konzepte. In: Weiß, W, Kessler, T, Gahleitner, S (Hg.) Handbuch Traumapädagogik. Weinheim: Beltz: 20–32.

KATHARINA HARTMANN

32 Aktivismus und Agency nach traumatischen Erlebnissen

32.1 Einleitung

Traumatische Erfahrungen sind verknüpft mit Kontrollverlust und Handlungsohnmacht (→ Kap. 9), Traumatherapien legen daher einen Fokus auf die Vermittlung von gefühlter Sicherheit und selbstbestimmter Handlungsfähigkeit.

Menschen mit traumatischen Erfahrungen berichten immer wieder, dass ihnen soziales Engagement oder politischer Aktivismus helfen, weil damit Gefühle von Sinnhaftigkeit, Zukunftsgestaltung und solidarischer Gemeinschaft verbunden sind (→ Kap. 33) und setzen sich damit Unsicherheit und auch Konfliktsituationen aus, die potenziell retraumatisierend sein können. Daher werde ihnen von Fachpersonen abgeraten, sich zu engagieren. Der Beitrag beleuchtet das Spannungsfeld zwischen Sicherheit und Selbstwirksamkeit.

32.2 Diagnose psychischer Erkrankung nach traumatischen Erlebnissen

Für Deutschland ermittelten Studien für ca. ein Viertel der Gesamtbevölkerung (Hauffa et al. 2011: 24 %; Kasinger et al. 2023: 27,2 %) während der Lebenszeit ein nach dem Diagnostischen und Statistischem Manual Psychischer Störungen (DSM-5) definiertes Trauma und ca. 3,4 % posttraumatische Belastungsstörung (PTBS) nach traumatischem Ereignis (Kasinger et al. 2023). Repräsentative Untersuchungen zur Rate von geburtsbezogenen Traumata liegen für Deutschland bislang nicht vor; eine kürzlich erschienene internationale Metastudie fand Raten von 4,7 % für PTBS und 12,3 % für posttraumatische Stressstörung (PTSS) bei Müttern und 1,2 % PTBS bzw. 1,3 % PTSS bei Vätern (Heyne 2022); Steetskamp et al. (2022) ermittelten anhand einer nicht repräsentativen Stichprobe der Geburtskohorte 2016 an der Uniklinik in Mainz eine Rate von 2,9 %.

In Anbetracht der weitreichenden, auch längerfristigen Folgen einer posttraumatischen Störung (für die psychische und physische Gesundheit, die Partnerschaft, aber auch beruflich und finanziell) für die Gebärenden, ihre Kinder und die Familie als Ganzes fordern Psycholog*innen immer wieder ein Screening in der Schwangerschaft

(Padin et al. 2022) oder nach der Geburt (Jagodnik et al. 2024). PTBS und PTSS sind allerdings lediglich zwei von zahlreichen psychischen Einschränkungen, die Familien nachgeburtlich belasten (→ Kap. 8). Beide lassen sich dank klarer DSM-5- bzw. ICD-11-Kriterien gut beforschen und diagnostizieren und stehen daher im Fokus. Die Motivation für ein Screening ist der verständliche Wunsch, Leid und auch Kosten zu vermeiden und möglichst alle Gebärenden und jede Familie zu erreichen, die Unterstützung benötigen.

In der Traumabegleitung gilt die Faustregel, dass ca. ein Drittel der Menschen, die traumatische Ereignisse erleben, nach einer Zeit der Anpassung im Anschluss daran ohne Unterstützung ihr Leben gestalten können. Ein weiteres Drittel bleibt stabil, solange keine weitere Erschütterung erlebt wird. Das verbleibende Drittel benötigt Unterstützung, damit das Trauma sich nicht verfestigt und zu einer psychischen Störung oder Erkrankung führt (Reddemann & Dehner-Rau 2013). In Deutschland gibt es kein flächendeckendes System, das den Betroffenen hilft, nach traumatischen Geburtserlebnissen an geeignete Unterstützung zu kommen, und ebenso gibt es keine systematische Ausbildung von Fachpersonal für die Betreuung von Menschen mit Geburtstraumata (Thomson et al. 2021). Betroffene brauchen in Deutschland das Glück, am richtigen Ort an die richtigen Fachpersonen zu gelangen, um gut betreut zu werden. Eine professionelle Begleitung ist zudem mit finanziellen Kosten verbunden, deren Übernahme durch die Krankenkassen in der Regel an die Stellung einer entsprechenden klinischen Diagnose geknüpft ist. Ohne diese Diagnose bleiben viele Wege der professionellen Begleitung nur Selbstzahlern offen.

Damit kommt der klinischen Diagnose eine Gatekeeper-Funktion zu: Sie ist der Türöffner für weitere Hilfesysteme. Manchmal wird die Diagnose als Entlastung erlebt und Betroffene verspüren Erleichterung, weil sie dem eigenen Empfinden einen Namen geben können und endlich benennen können, dass sie kein Einzelfall sind, sondern zu einer Personengruppe mit ähnlichen Symptomen gehören und »therapierbar« sind, es somit Hilfe gibt.

Die klinische Diagnose hat aber auch Schattenseiten. Da Diagnosen nur von bestimmten Fachpersonen bzw. Ärzt*innen gestellt werden können, befinden sich Betroffene in einer Abhängigkeit, die als Folge der gemachten Erfahrungen vielleicht als problematisch oder als regelrechter Trigger erlebt werden kann. »Diagnosen können aber auch das Gefühl erzeugen, dass die eigene Wahrnehmung nicht zählt, dass nur der Einschätzung eines Gutachtens vertraut wird« (Brenssell et al. 2020). Damit wiederholt die externe Diagnose das Gefühl der Abhängigkeit, des Ausgeliefertseins und der Machtlosigkeit, die schon das traumatische Ereignis prägten.

Zudem kann eine psychische Diagnose bzw. eine Psychotherapie bei schwerwiegenderen psychischen Erkrankungen weiterreichende Folgen im Lebenslauf haben, z.B. bei Wechsel der Krankenversicherung, bei Aufnahme in den Beamtenstand oder bei Familienrechts- bzw. Sorgerechtsprozessen. Auch wenn eine Psychotherapie bzw. eine psychische Diagnose in diesen Fällen nicht automatisch einen Nachteil darstellen muss, so ist doch die Sorge vor negativen Konsequenzen durchaus verbreitet und berechtigt. Im Zweifelsfalle erleben Betroffene, gerade weil sie sich Hilfe bei psychischen Erkrankungen gesucht oder diese angenommen haben, wieder einen Zustand von Kontrollverlust, Handlungsunfähigkeit, Ausgeliefertsein und Stigmatisierung (Hedayati 2023). Was sagt es über eine Gesellschaft aus, in der man mit negativen Konsequenzen rechnen muss, wenn man sich um seine psychische Gesundheit kümmert und Hilfe in Anspruch nimmt? (Man stelle sich analoge Mechanismen und Hürden bei *physischen* Leiden, beispielsweise einer Lungenentzündung vor.)

Die Forderung nach Screening auf psychische Auffälligkeiten während der Schwangerschaft oder postpartal ist aus systemisch-klinischer Sicht nachvollziehbar. Da eine Diagnose aber je nach Kontext nicht nur Vorteile für die Betroffenen hat, muss ein Screening kritisch betrachtet werden. Wünschenswert wäre generell eine Alternative, um die negativen Aspekte der (ärztlichen) Diagnose umgehen zu können und trotzdem Zugang zu öffentlicher Versorgung zu erhalten.

32.3 Konzept der kontextualisierten Traumaarbeit

Trauma ist laut ICD-11-Definition ein Ereignis oder eine Reihe von Ereignissen »extrem bedrohlicher oder schrecklicher Natur« (Bundesinstitut für Arzneimittel und Medizinprodukte, o. J, o. S.). Dieses Ereignis oder diese Reihe von Ereignissen widerfährt einem Individuum und löst in diesem eine neurobiologische Reaktion aus, die gegebenenfalls zum Problem werden kann (→ Kap. 9). Das Konzept der kontextualisierten Traumarbeit kritisiert diesen von der Umgebung losgelösten Ansatz, wonach »Traumatisierungen als individuelles Problem verstanden« werden (Brenssell et al. 2020, S. 10). Die kontextualisierte Traumarbeit sieht Trauma eingebettet in eine Umgebung, in vorhandene Strukturen und Machtverteilungen, die einen Einfluss auf die Entstehung (vor allem bei personalen Traumaerlebnissen), Auswirkungen und Wirkmächtigkeit des traumatischen Ereignisses haben. Zu diesem Rahmen kann, wie oben beschrieben, unter anderem der nicht diskriminierungsfreie Zugang zu professioneller Hilfe gezählt werden.

Hans Keilson (2005) prägte den Begriff der »sequenziellen Traumatisierung«: Auch das »Danach« hinterlässt Spuren in der Psyche, wenn in der Folge des primären Ereignisses eben nicht die (heilsame) Zeit der Verarbeitung anbricht, sondern diese systematisch be- oder verhindert wird. Die Ursachen für diese Be- bzw. Verhinderung können sehr unterschiedlicher Natur sein: Normalisierung von Gewalt, Nichtanerkennen des auslösenden Traumas, Verkennung der Bedürfnisse der Betroffenen, emotionale Nichtverfügbarkeit der Umgebung (z. B. wenn andere Personen den Schmerz der Betroffenen nicht anerkennen können, weil ihnen die eigenen emotionellen Ressourcen fehlen) etc. Den Berichten zufolge kennen Betroffene von Gewalt in der Geburtshilfe solche Reaktionen sehr gut. »Hauptsache, das Kind ist gesund«, »Freust du dich denn gar nicht über dein Baby?«, »Also, wenn ich mich so angestellt hätte ...«, »Jetzt muss es auch mal gut sein, du musst da endlich drüber hinwegkommen!« sind Aussagen, die häufig in Berichten von Betroffenen auftauchen. Alle diese Reaktionen haben ihren Ursprung in den herrschenden kulturell geprägten Ansichten und Konzepten, wie »Geburt eben ist« und wie eine frischgebackene Mutter zu sein hat. Sie können als Sequenz(en) des ursprünglichen Traumas erlebt werden und für die Betroffenen eine weitere starke Belastung darstellen.

Das kontextualisierte Traumakonzept erweitert somit den Blick auf das »Danach« und nimmt alle in die Pflicht, die mit der ursprünglich betroffenen Person in diesem »Danach« in Kontakt treten: Was können sie dazu beitragen, dass primäre Trauma nicht fortzusetzen? Wie können sie die jetzt eigentlich anstehende Integration des Erlebten nicht be- bzw. verhindern? Eine Kontaktperson im »Danach« kann das bislang Erlebte zwar nicht ungeschehen machen – aber sie kann bei jedem Kontakt dazu beitragen, dass es sich nicht fortsetzt.

Gerade für die Entstehung von Traumata und Gewalt, die im Kontext von geburtshilflicher Begleitung entstandenen sind, spielt der Kontext eine außerordentlich große Rolle. Denn sie entstehen nicht durch das Verhalten Einzelner, deren Handeln die Gesellschafft eindeutig als moralisch verwerflich (wie z. B. ein bewaffneter Raubüberfall) oder schicksalhaft (wie z. B. ein Blitzeinschlag) markiert. Trauma und Gewalt im geburtshilflichen Kontext können entstehen bzw. werden begünstigt, weil die aktuelle Geburtskultur eine systematisch individuelle, traumasensible Geburtsbegleitung nicht vorsieht bzw. diese nicht ermöglicht und die Gesellschaft nichts bzw. zu wenig tut, um sie zu vermeiden. Weder die Ausbildung noch die Ausstattung, die Rahmenbedingungen oder die Realitäten und Routinen in den Kliniken sind auf Gewalt- und Traumavermeidung angelegt. Geburtshilfliche Gewalt gibt es, gerade weil die soziale, strukturelle und kulturelle Umgebung diese nicht erkennt, sie als Einzelfälle einordnet oder als notwendig toleriert und normalisiert oder gar befördert: »Geburt ist halt so, das müssen die Gebärenden ertragen.«

Vor diesem Hintergrund erscheint es umso sinnvoller, weder die Entstehung noch die Aufarbeitung und Integration des Erlebten als »individuelles Problem« zu sehen (bei dessen Bearbeitung maximal die engsten Bindungspersonen einbezogen werden, also Paar- bzw. Familientherapie), sondern auch eine »Heilung« als Vorgang im Kontext zu sehen, nämlich

- im sozialen Kontext: über die eigene Familie hinausgehend,
- im strukturellen Kontext, z. B. diskriminierungsfreier Zugang zu Therapien,
- im kulturellen Kontext: »Geburt ist halt so«.

32.4 Post-traumatic Growth

Tedeschi und Calhoun (2004) definieren den von ihnen geprägten Begriff der posttraumatic growth als

»the experience of positive change that occurs as a result of the struggle with highly challenging life crises. It is manifested in a variety of ways, including an increased appreciation for life in general, more meaningful interpersonal relationships, an increased sense of personal strength, changed priorities, and a richer existential and spiritual life.« (S.1)

Demnach hat jede traumatische Erfahrung immer auch das grundsätzliche Potenzial, persönliches Wachstum (post-traumatic growth, PTG) hervorzubringen. Auch wenn das Konzept nicht unumstritten ist, wird weiterhin z. B. an begünstigenden und hemmenden Persönlichkeitsfaktoren geforscht. Die im englischsprachigen Raum entwickelten Skalen zur Ermittlung von PTG-Raten wurden auch im deutschen Sprach- und Kulturraum validiert und seit 20 Jahren verwendet (Maerker & Lagner 2001) bzw. immer noch beforscht (Platte et al 2023). Allerdings wird das Instrument kritisch diskutiert (Infurna & Jayawickreme 2021). Ob und wie PTG auch nach geburtsbezogenen traumatischen Ereignissen relevant ist, bleibt grundsätzlich zu erforschen. Im Vergleich zum englischen Sprachraum finden sich hier generell eher wenige Informationen dazu. Dies beginnt bei fehlender einheitlicher Terminologie: Post-traumatic growth wird uneinheitlich mit posttraumatischem Wachstum oder posttraumatischer Reife oder Reifung übersetzt.

Im Sinne von kontextualisierter Traumaarbeit scheint es grundsätzlich wünschenswert, mögliche positive Auswirkungen nach einem traumatischen Ereignis mit in den Blick zu nehmen. Es entspricht der gelebten Realität einiger Betroffener und es kann hilfreich sein, dieses Erleben benennen zu können. PTG durchbricht zudem das immer noch herrschende stigmatisierende Motiv des »passiven Opfers« und birgt somit Chancen der Ermächtigung. Allerdings muss die Deutungshoheit über das Erlebte immer aufseiten der Betroffenen bleiben und PTG darf nicht in »Leistungsdruck« ausarten: Nicht jede betroffene Person wächst an Krisen, und jedes traumatische Ereignis bleibt ein negatives, grundsätzlich die Fundamente des Individuums erschütterndes Erlebnis, das mit Gefühlen wie Wut, Trauer, aber auch Scham einhergeht. Diese Sachverhalte auf der Grundlage des PTG-Konzeptes entgegen der Deutungshoheit der Betroffenen »schönzureden«, hat das Potenzial einer Retraumatisierung.

32.5 Aktivismus und Engagement als Agency-Facilitators

Traumatisches Erleben ist geprägt von Handlungsohnmacht, weshalb in der Traumaarbeit empfohlen wird, der betroffenen Person zu »fördernden Gegenerfahrungen zu verhelfen – Unterstützung statt Gewalt, Selbstwirksamkeit statt Ohnmacht und Hilflosigkeit, Selbstbestimmung, Stabilität und Autonomie statt Kontrollverlust« (Kruse 2017).

Sowohl (medizinisches und psychologisches) Fachpersonal, sofern nicht anders geschult, als auch enge Bezugspersonen und die Familie sind häufig dem gängigen Narrativ des »Geburt ist halt so« verhaftet und somit gegebenenfalls Teil der retraumatisierenden Strukturen, weil mit dem Narrativ eine fundamentale Empfindung von Sicherheit unterlaufen wird. Wo können Betroffene also die wichtigen »fördernde Gegenerfahrungen« in Sicherheit machen?

Dafür braucht es sichere Räume, in denen Betroffene unerklärt Solidarität erfahren (→ Kap. 2). Teil dieser Solidarität ist eine gelebte Parteilichkeit:

> »Parteilichkeit bedeutet nicht unkritische Parteinahme, bedeutet nicht, Frauen als bessere Menschen oder als ›hilflose Opfer‹ zu betrachten. [...] Gemeint ist eine Haltung, mit der wir uns grundsätzlich gegen geschlechtsspezifische Gewalt positionieren und uns damit an die Seite der Betroffenen stellen.« (Brenssell et al. 2020, S. 56)

Bezogen auf Gewalt und Traumata durch geburtsbezogene Erlebnisse finden Betroffene diese Art der Solidarität und Parteilichkeit beispielsweise in speziellen Selbsthilfegruppen (→ Kap. 33), bei Aktionen wie der Roses Revolution (→ Kap. 2) oder Organisationen wie Traum(a)Geburt e. V. oder Mother Hood e. V., wo es einen solidarischen Raum für ihr Erleben und ihre Geschichten gibt.

Diese Art parteilicher Vereine oder Aktionen ermöglichen nicht nur die notwendige Solidaritätserfahrung, sie öffnen auch den Raum für selbstwirksames und sinnstiftendes Handeln im Sinne einer »fördernden Gegenerfahrung«. Gerade dem Erzählen des Erlebten innerhalb einer parteilichen und solidarischen Peergroup kann für die Verarbeitung des Erlebten eine grundlegende Rolle zukommen (Kitzinger 2006). Wobei es um mehr geht als um die in der Traumarbeit genutzten Begriffe der Selbstwirksamkeit und Selbstbestimmung – hilfreich scheint hier das sozialwissenschaftliche Konzept der Agency: Agency stellt die Frage »wer mit wem was in welcher Weise macht/ machen kann, wessen Wirkung wem [...] zugerechnet werden kann und was in der Macht des Einzelnen steht« (Helfferich 2012). Gewaltopfer haben erfahren, dass sie wenig oder keine Agency haben, dass andere Personen oder gar Institutionen mit großer Wirkung über sie hinweg agieren konnten (und sequenziell können). Um das traumatische Erleben gut verarbeiten zu können, braucht es auch die stabile Erfahrung von eigener Agency als Subjekt. Aktionen und Organisationen, die sich für die Verbesserung der Geburtskultur einsetzen, bieten daher nicht nur die notwendige punktuelle persönliche Solidarität, sondern sie geben auch Raum für Agency innerhalb einer Struktur, die dauerhaft Rückhalt und Solidarität bietet.

Betroffene berichten immer wieder davon, dass sie das Bedürfnis haben, aktiv zur Verbesserung der herrschenden Strukturen beizutragen (»Was mir passiert ist, soll keiner anderen Frau passieren« ist ein wiederkehrendes Motiv), dass ihnen aber von therapeutischem Fachpersonal von Aktivismus und Engagement auf dem Gebiet des erlebten Traumas abgeraten wird, um eine mögliche Retraumatisierung zu vermeiden. Auch dieser Rat kann gegebenenfalls als paternalistische Einmischung und Beschränkung der eigenen Agency empfunden werden. Rein sachlich sind gerade Betroffene die

Expert*innen hinsichtlich notwendiger Verbesserungen und somit für Transformationsprozesse wichtig. Andererseits ist das Risiko der Retraumatisierung real – wenngleich bei geburtsbezogenem Trauma, durch die fortwährende (alltägliche) Konfrontation mit Bildern von Geburt und Mutterschaft, diese Möglichkeit potenziell auch in Alltagssituationen besteht.

Die Forschung bestätigt ein individuelles Abwägen der Vor- und Nachteile von Aktivismus als Ort für hilfreiche Agency; beforscht wurde besonders Trauma durch sexualisierte Gewalt: »While excessive, overwhelming contact with trauma through activism may, in certain situations, engender risks of retraumatization and psychic stagnation, social activism may serve as a facilitator of intrapsychic movement and trauma transformation« (Milo Haglili 2020, S. 514).

Strauss Swanson und Szymanski befragten Betroffene von sexueller Gewalt und fanden anhand qualitativer Methoden heraus, dass Aktivismus Betroffenen half, ihre Stimme zu finden und ihre (Handlungs-)Macht wiederzuerlangen. Eine Mitarbeit in bzw. der Kontakt zu Anti-Gewalt-Bewegungen habe demzufolge

- dazu beigetragen, dass sie sich selbst und ihre Erfahrungen mit sexuellen Übergriffen besser verstehen,
- als nützlicher Bewältigungsmechanismus gedient,
- ihr Selbstvertrauen und ihre Beziehungen verbessert,
- es ihnen ermöglicht, sich gegen Haltungen und Verhaltensweisen zu wehren, die die rape culture fördern,
- ihnen Unterstützung, Bestätigung und Verbindung zu anderen gegeben und
- war eine Quelle für Sinn und Erfüllung in ihrem Leben (Strauss Swanson & Szymanski 2020; eigene Übersetzung).

Negative Erfahrungen aus Engagement und Aktivismus entstehen hingegen laut Strauss Swanson und Szymanski mit höherer Wahrscheinlichkeit aus Intersektionalität, also für Personen mit multiplen marginalisierten Identitäten, die häufiger zusätzlichen Diskriminierungserfahrungen ausgesetzt sind, mehr Verantwortung übernehmen und denen soziale Unterstützungen fehlt. Forschungen zu Aktivismus nach Trauma und Gewalt im geburtshilflichen Kontext stehen bislang aus, es gibt aber Forschungsbeiträge zu evidence-based activism, in denen gelebtes Erfahrungswissen (»experiential knowledge«) von Patient*innen bzw. Betroffenen auch im Rahmen des geburtshilflichen Aktivismus als transformative Kraft (»transformative power«) beschrieben wird (Akrich et al. 2012; Rabeharisoa et al. 2013). Betroffene berichten zudem über die Rolle eigener Betroffenheit als Motivation für Aktivismus (Sperlich & Seng 2008). Entsprechende Graswurzel-Organisationen kann dies auch vor Herausforderungen stellen, beispielsweise weil ein zuverlässiges langfristiges Engagement nur bedingt möglich ist, wenn die psychische Stabilität es notwendig macht, sich jederzeit aus dem Engagement zurückziehen zu können (EMMA Association & El Parto Es Nuestro 2023).

Die Möglichkeiten, nach einer gewaltvollen oder traumatischen Geburtserfahrung in ein sinnstiftendes Handeln zu kommen, sind zahlreich und sehr unterschiedlich: Denkbar sind so unterschiedliche Handlungen wie die (anonyme) Teilnahme an der

Roses Revolution, Schreiben eines Leser*innenbriefes an eine Zeitung oder ein Magazin, Einwilligung in ein Interview für die Presse, Teilnahme an Podcasts, Organisation oder Teilnahme an Selbsthilfegruppen, Infoveranstaltungen oder Aktionen am Weltfrauentag, passive oder aktive Mitgliedschaft in einem der einschlägigen Vereine (genannt seien hier Beispielhaft Greenbirth, Mother Hood und Traum(a)Geburt). Immer wieder interessieren sich Betroffene aus dem Wunsch heraus, es für andere besser zu machen, auch für eine Ausbildung zur Hebamme oder zur Doula – wobei die Verarbeitung des Erlebten hier aus ethischen Gründen so weit fortgeschritten sein muss, dass das erlebte Trauma nicht (mehr) handlungsbestimmend ist und jederzeit ein professionelles Agieren möglich ist.

32.6 Forschungsdesiderata

Forschung zu Trauma und Gewalt im geburtshilflichen Kontext gibt es aus dem deutschsprachigen Raum kaum und es gibt wenig Erkenntnisse, aber viele offene Fragen. Welche Rolle spielen Graswurzelbewegungen wie die Roses Revolution für Betroffene – was bewegt sie zur Teilnahme? Wie steht es um post-traumatic growth nach geburtsbezogenen traumatischen Erfahrungen? Welchen Einfluss hat Agency auf mentale Gesundheit nach erlebter Gewalt in der Geburtshilfe? Es wäre wünschenswert, die Expertise der Betroffenen und ihre Einschätzung darüber, was ihnen hilfreich war oder ist, künftig grundsätzlich in Forschung zu Trauma und Gewalt in der Geburtshilfe miteinzubeziehen.

Literatur

Akrich, M, Leane, M, Roberts, C, Arriscado Nunes, J (2012) Practising childbirth activism: A politics of evidence. BioSocieties 9: 129–152.

Brensell, A, Hartmann, A, Schmitz-Weicht, C (2020) Kontextualisierte Traumaarbeit. Beratung und Begleitung nach geschlechtsspezifischer Gewalt – Forschungsergebnisse aus der Praxis feministischer Beratungsstellen. Herausgegeben vom Bundesverband Frauenberatungsstellen und Frauennotrufe, bff. Berlin: bff.

Bundesinstitut für Arzneimittel und Medizinprodukte, BfArM (o. J.) ICD-11 in Deutsch – Entwurfsfassung. Bonn: BfArM. https://tinyurl.com/bdzh2a3x

EMMA Association & EPEN (El parto es nuestro) (2023) Mother-to-Mother. Ways of supporting mothers by women's organisations. https://tinyurl.com/37379a2c

Hauffa, R, Rief, W, Brähler, E, Martin, A, Mewes, R, Glaesmer, H (2011) Lifetime traumatic experiences and posttraumatic stress disorder in the German population: Results of a representative population survey. Journal of Nervous and Mental Disease 199: 934–9.

Hedayati, A (2023) Die stille Gewalt. Wie der Staat Frauen alleinlässt. Berlin: Rowohlt.

Helfferich, C (2012) Einleitung: Von roten Heringen, Gräben und Brücken: Versuche einer Kartierung von Agency-Konzepten. In: Bethmann, S, Helfferich, C, Hoffmann, H, Niermann, D (Hg.) Agency, Edition Soziologie. Weinheim: Juventa: 9–39.

Heyne, CS, Kazmierczak, M, Souday, R, Horesh, D, Lambregtse-van den Berg, M, Weigl, T, Horsch, A, Oosterman, M, Dikmen-Yildiz, P, Garthus-Niegel, S (2022) Prevalence and risk factors of birth-related posttraumatic stress among parents: A comparative systematic review and meta-analysis, Clinical Psychology Review, 94: 102157.

Infurna, F, Jayawickreme, E (2021) Redesigning research on post-traumatic growth challenges, pitfalls, and new directions. Oxford: Oxford UP.

Jagodnik, KM, Ein-Dor, T, Chan, SJ, Titelman Ashkenazy, A, Bartal, A, Barry, RL, Dekel, S (2024) Screening for post-traumatic stress disorder following childbirth using the Peritraumatic Distress Inventory. Journal of Affective Disorders 348: 17–25.

Kasinger, C, Schulz, AC, Ulke, C, Maercker, A, Beutel, M, Brähler, E (2023) Historical and regional particularities in the prevalence of traumatic events and posttraumatic stress disorder in East and West Germany. BMC Public Health 23: 1601.

Keilson, H (2005) Sequenzielle Traumatisierung bei Kindern. Untersuchung zum Schicksal jüdischer Kriegswaisen. Unveränd. Neudr. der Ausg. Stuttgart, Enke, 1979. Gießen: Psychosozial-Verlag.

Kitzinger, S (2006) Birth crisis. New York, NY: Routledge.

Kruse M, (2017) Begleitung traumatisierter Frauen während der Geburt. Die Hebamme 30: 200–205.

Maercker, A & Langner, R (2001) Posttraumatic personal growth validation of German versions of two questionnaires. Diagnostica 47: 153–162.

Milo Haglili, R (2020) The intersectionality of trauma and activism: Narratives constructed from a qualitative study. Journal of Humanistic Psychology 60(4): 514–524.

Padin, AC, Stevens, NR, Che, ML et al. (2022) Screening for PTSD during pregnancy: A missed opportunity. BMC Pregnancy Childbirth 22: 487.

Platte, S, Wiesmann, U, Tedeschi, RG, Taku, K, Kehl, D (2023) A short form of the posttraumatic growth and posttraumatic depreciation inventory – expanded (PTGDI-X-SF) among German adults. Psychological Trauma: Theory, Research, Practice, and Policy 15(5), 838–845.

Rabeharisoa, V, Moreira, T, Akrich, M (2013) Evidence-based activism: Patients' organizations, users' and activist's groups in knowledge society. BioSocieties 9: 111–128.

Reddemann, L, Dehner-Rau, C (2013) Trauma heilen. Ein Übungsbuch für Körper und Seele. 4., vollst. überarb. Aufl. Stuttgart: Trias.

Sperlich, M & Seng, J (2008) Survivor moms. Women's stories of birthing, mothering and healing after sexual abuse. Eugene: Motherbaby Press.

Steetskamp, J, Treiber, L, Roedel, A, Thimmel, V, Hasenburg, A, Skala, C (2022) Post-traumatic stress disorder following childbirth: Prevalence and associated factors – a prospective cohort study. Archives of Gynecology and Obstetrics 306: 1531–1537.

Strauss Swanson, C, Szymanski, DM (2020) From pain to power: An exploration of activism, the #MeToo Movement, and healing from sexual assault trauma. Journal of Counseling Psychology 67(6): 653–668.

Tedeschi, RG, Calhoun, LG (2004) Posttraumatic growth: Conceptual foundations and empirical evidence. Psychological Inquiry 15(1): 1–18.

Thomson G, Diop MQ, Stuijfzand S, Horsch A, COST After birth Consortium (2021) Policy, service, and training provision for women following a traumatic birth: An international knowledge mapping exercise. BMC Health Services Research 21(1): 1206.

33 Erfahrungen eines Vaters mit geburtshilflicher Gewalt und seine Lösungsansätze

Anmerkung: Die Inhalte dieses Interviews beziehen sich aufgrund der Expertise des Verfassers auf Männer. Das geschilderte Erleben, die Folgen und die Unterstützungsmöglichkeiten lassen sich in weiten Teilen auf alle Partner*innen und Elternteile, unabhängig des Geschlechts, übertragen.

Welche Art Gewalt haben Sie selbst oder Ihre Partner*in im Kontext Ihrer Schwangerschaft, während der Geburt oder im Wochenbett erlebt?
Im Verlauf der Geburt unseres Sohnes haben wir Gewalt vor allem in Form von hektischen Untersuchungen des Intimbereichs meiner Partnerin erlebt, die durch mehrere Ärztinnen und Hebammen vorgenommen wurden, ohne meine Partnerin vorher oder währenddessen darüber zu informieren oder gar um Einverständnis zu bitten. Meine Partnerin hat mir später erzählt, dass sie sich in diesen Stunden hilflos und ausgeliefert gefühlt hat, wie Vieh, bei dem es nur darum ging, dass es ein Junges zur Welt bringt, ganz gleich, wie es sich dabei fühlt; nicht wie ein menschliches Wesen. Das Fixieren von Händen und Füßen beim Kaiserschnitt hat zu diesem Gefühl noch beigetragen.

Die für uns belastendste Form von Gewalt war die Vernachlässigung direkt nach der Entbindung. Die Hebamme konnte nicht zu uns kommen, um uns unseren Sohn zu zeigen, sondern eilte schnell mit ihm in einen anderen Bereich des OPs. Wir haben später erfahren, dass seine Apgar-Werte schlecht waren, er Fruchtwasser eingeatmet und etwas Starthilfe benötigt hat. Wir haben ebenfalls erst später erfahren, dass es 15 Minuten gedauert hat, bis sie unseren Sohn zu uns gebracht hat. 15 Minuten, in denen wir darauf gewartet haben, irgendeine Information zu unserem Kind zu erhalten, in denen aber niemand im OP mit uns gesprochen hat. Erst unmittelbar bevor die Hebamme mit unserem Sohn zu uns kam, sagte die Anästhesistin, die die ganze Zeit über nur einen Meter hinter uns gestanden hatte, dass unser Sohn gerade hübsch gemacht wird und gleich zu uns kommt. Nach den zäh dahinfließenden Minuten des Schweigens haben ihre Worte auf mich gewirkt, wie ein wohl überlegter Versuch, uns zu trösten, bevor wir irgendeine schreckliche Nachricht bekommen.

Ein weiteres Verhalten, das vor allem meine Partnerin als Gewalt erlebt hat, war das erste Anlegen unseres Sohnes zum Stillen. Nachdem ihre Kaiserschnitt-OP beendet war und sie gerade aufs Zimmer geschoben wurde, griff eine Hebamme ihr völlig unangekündigt und kommentarlos ins Hemd, holte ihre Brust hervor und legt unseren Sohn daran an. Während wir in diesen Situationen einfach funktioniert und »mitgespielt« haben, hat meine Partnerin noch am gleichen Tag gespürt, dass bei ihr Grenzen übertreten worden waren und wie schlecht und übergriffig sich das Verhalten des Personals in den oben beschriebenen Situationen angefühlt hat und immer noch anfühlte.

Ich selbst habe meine Gefühle zu und in diesen Situationen teilweise erst sehr viel später wahrgenommen, z. B. meine Angst um unseren Sohn, die Hilflosigkeit und den völlig verängstigten Blick meiner fixierten Partnerin während der 15 Minuten ohne Informationen.

Welche Auswirkungen hatte das auf Sie und auf Ihre Familie?

Meine Partnerin hat eine postpartale Depression entwickelt und fühlte sich mit der Geburt, der veränderten Lebenssituation und ihren Gefühlen absolut überfordert. Sie hat sich aber sehr schnell Hilfe gesucht und besuchte unter anderem regelmäßig die Selbsthilfegruppe für Frauen nach Kaiserschnitt und traumatisch erlebter Geburt. Ich selbst hatte zwei Jobs und habe versucht, so gut wie nur möglich für unseren Sohn und meine Freundin da zu sein. Ich habe auffällig lückenhafte Erinnerungen an die ersten 12 Monate nach der Geburt und daran, wie ich mich gefühlt habe. Rückblickend kann ich aber vor allem eine bedrückende, beinahe düstere Atmosphäre beschreiben, ein ständiges Gefühl drohenden Unheils und eines »Ausnahmezustands«. Während dieser Zeit hat für mich vor allem das Funktionieren und Überleben der Familie im Vordergrund gestanden. Mir war bewusst, dass sich das alles nicht gut anfühlt, aber ich hatte das Gefühl, dass ich einfach schlecht mit der neuen Situation klarkam und dass ich mich mehr bemühen müsse. Ich wusste nicht, dass postnatale Depressionen und Geburtstraumata auch Männer betreffen können, und so gab es auch keinen Gedanken daran, dass ich mir Hilfe suchen könnte.

Bis heute möchte ich kein zweites Kind, obwohl meine Partnerin trotz des Traumas und der Depression schon mehrere Jahre den Wunsch nach einem weiteren Kind verspürt. Ich verbinde sowohl die Geburt als auch die darauffolgenden Monate ausschließlich mit Stress und Schmerz.

Wie kam es dazu, dass Sie eine Selbsthilfegruppe für Väter nach traumatischen Geburten gegründet haben?

Wie sich herausgestellt hat, waren auch die Partner anderer Frauen aus der Selbsthilfegruppe, die meine Freundin besuchte, von einer (offen formuliert) seelischen Krise aufgrund der Geburt betroffen. Als die Gründerin der Selbsthilfegruppe für Frauen die Partner fragen ließ, ob nicht einer von ihnen eine Selbsthilfegruppe für Männer gründen wolle, folgte ich dieser Anregung (da ich sowieso schon psychologisch gearbeitet habe) und gründete im Dezember 2018 die Selbsthilfegruppe für Männer nach belastender Geburt und mit väterlicher Depression.

Ihrer Erfahrung nach: Wie sind Partner*innen von Gewalt betroffen?

In der Regel ist den Partner*innen zuerst nicht bewusst, dass sie Gewalt erlebt haben. Sie sind meist verstört, schockiert, fühlen sich gelähmt und zugleich voller Stress. Sie suchen die Schuld und Ursache dieser Gefühle in aller Regel vor allem bei sich selbst. Die Erfahrungen, von denen die Partner*innen dann aber berichten, umfassen sowohl psychische Gewalt (z.B. Beleidigungen, Demütigung, Vernachlässigung) als auch körperliche Gewalt (z.B. Fixierungen, Eingriffe ohne Einwilligung, Verletzungen der Intimsphäre und körperliche Misshandlung) und strukturelle Gewalt wie Personalmangel und Zeitdruck. Die Partner sind aber meist keine direkten Opfer von Gewalt, sondern Zeuge selbiger.

Sehr viele Männer berichten davon, wie schmerzhaft es war, zu beobachten, wie ihre Partnerin leidet. Sie erzählen z.B. von unangekündigten Eingriffen in die Intimsphäre, Kristeller-Griffen unter großen Schmerzen der Frau und wie es sich angefühlt hat, nichts tun zu können. Immer wieder fällt in diesen Beschreibungen das Wort »Hilflosigkeit«; sie beschreiben enormen Stress und große Angst um ihre Partnerin und ihr Kind. Einige von ihnen stecken auch Jahre nach den Ereignissen noch in diesen Minuten der Geburt fest. Das heißt, sie reagieren auf Ereignisse ihres Alltags immer wieder mit Emotionen, die sie während der Geburt erlebt haben, z.B. mit Stress, Herzrasen, Überforderung, Angst oder Hilflosigkeit, und/oder beschäftigen sich unwillentlich gedanklich immer wieder mit der Geburt, ohne dass diese Erinnerungen und Gedanken mit positiven Gefühlen verbunden wären.

Viele Männer fühlen sich schuldig, weil sie während der Geburt nicht anders gehandelt oder eingegriffen haben, selbst wenn sie bis heute nicht wissen, was sie hätten tun sollen.

Mit welchen Folgen haben die Väter, mit denen Sie in den Gruppen zusammenarbeiten, zu tun?

Die häufigsten Folgen von Gewalt unter der Geburt, von denen die Männer berichten, sind postpartale Depressionen (väterliche Depressionen) und eine als traumatisch oder zumindest sehr belastend erlebte Geburtserfahrung. Dies sind meist Selbsteinschätzungen, denn für die meisten Männer in der Selbsthilfegruppe ist die Gruppe die erste Anlaufstelle mit ihrem Problem. In einigen Fällen haben sich die Männer nach den Geburtserlebnissen bereits in Psychotherapie begeben und werden dort mit Verdacht auf Depressionen behandelt.

Fast alle Männer in der Selbsthilfegruppe schildern sehr ähnliche Symptome bzw. Gefühle, z.B. Niedergeschlagenheit, Traurigkeit, Leere und das Gefühl, sich viel weniger zu freuen, als sie es erwartet hatten. Auffällig oft werden Gefühle von Hilflosigkeit und Wut beschrieben. Da sie ihre Wut in der Regel stark verurteilen, berichten viele auch von starken Schuldgefühlen, die teilweise so weit gehen, dass sie überlegen, ihre Familie zu verlassen, entweder aus Scham oder um keine Gefahr für Frau und Kind zu sein. Dabei hat jeder einzelne von ihnen der Vaterschaft bzw. der Geburt seines Kindes positiv entgegengeblickt und jedem einzelnen war eine gute Beziehung zu seinem Kind und seiner Partnerin wichtig.

Immer wieder berichten Männer, dass sie das Gefühl haben, irgendwie nur vorzuspielen, ein Vater zu sein, vor allem in Gesellschaft anderer, scheinbar sehr glücklicher Eltern. Viele haben Angst, keine Beziehung zu ihrem Kind aufbauen zu können. Und immer wieder hatten Männer vor dem Besuch der Selbsthilfegruppe das Gefühl, der einzige Vater mit einer traumatischen Geburtserfahrung bzw. sehr belastenden Gefühlen aufgrund der Geburt und Vaterschaft zu sein. Die Folge sind häufig Selbstzweifel, ein verminderter Selbstwert, Wut und dadurch leider sehr oft Beziehungsprobleme, bis hin zur Trennung. Und viele Männer berichten von großer Angst um das Kind, um die Beziehung, vor der Zukunft, aber auch vor sich selbst und ihren Gefühlen, vor allem ihrer Wut.

Die Stressreaktion, die in den Männern abläuft, wenn ihre Frau neben ihnen Schmerzen leidet und sie auch noch das Gefühl haben, dass etwas gegen den Willen der Frau oder beider Eltern geschieht, stellt in ihnen das Potenzial für Kampf oder Flucht zur Verfügung. Da sich keine der beiden Reaktionen entladen kann, da die Eltern vom medizinischen Personal abhängig sind, und da die Männer gezwungen sind, nichts zu tun – dritter Überlebensmodus: Totstellen –, wird die Situation häufig als in höchstem Maße belastend erlebt und kann ein Trauma auslösen. Die Energie, die eigentlich für Kampf oder Flucht da war, verbleibt ungenutzt in ihrem Nervensystem und hinterlässt die Männer dann oft voller Unruhe, Anspannung, Reizbarkeit und Angst. Ihr Nervensystem kann Monate und Jahre in dem gefahrvollen Ausnahmezustand der Geburt stecken bleiben oder schon durch kleinste Reize wieder in diesen Überlebensmodus zurückkehren.

Die andauernde Anspannung, Reizbarkeit und Überforderung bzw. Niedergeschlagenheit und Gefühlsleere der Männer stellt oft schon nach wenigen Wochen auch eine große Belastung für die Partnerschaft dar. Diese Situation wird umso belastender, wenn auch die Partnerin unter den Nachwirkungen von Gewalt unter der Geburt leidet.

Neben der partnerschaftlichen Beziehung kann auch die Vater-Kind-Beziehung durch Gewalt im geburtshilflichen Kontext schwer gestört werden. Viele Väter berichten, dass sie Angst haben, keine gesunde Beziehung zu ihrem Kind aufbauen zu können. Störungen in dieser Beziehung können sowohl von Gefühlstaubheit bzw. Gefühlsleere gegenüber dem Kind geprägt sein als auch von Wut gegenüber dem Kind, aber auch extremer Angst, dass dem Kind etwas zustoßen könnte. Selbst wenn keines dieser Gefühle gegenüber dem Kind vorherrscht, kann die emotionale Belastung durch eine postnatale Depression oder ein Geburtstrauma des Vaters eine große Belastung für die Vater-Kind-Beziehung darstellen.

Da viele der Männer sich in ihrer Rolle als Mann gefangen fühlen bzw. es schwer finden, das gesellschaftlich, familiär oder persönlich auferlegte Rollenbild zu verlassen, erwarten sie von sich, »stark« zu sein, keine »Schwäche« zu zeigen und ihre als belastend erlebten Gedanken, Gefühle oder Verhaltensweisen selbständig zu überwinden. Das Resultat ist, dass sie sich im privaten Kreis kaum jemandem anvertrauen und es vielen auch sehr schwerfällt, professionelle Hilfe zu in Anspruch zu nehmen oder Kontakt zur Selbsthilfegruppe aufzunehmen.

Inwieweit kann eine Selbsthilfegruppe hilfreich sein?

Die erste Reaktion der meisten Männer auf Gewalt im geburtshilflichen Kontext bzw. auf ihre darauffolgenden, oben beschriebenen belastenden Emotionen ist meiner Erfahrung nach, sich zusammenzureißen, unter Kontrolle zu bringen und einfach weiterzufunktionieren. Das anhaltende Unterdrücken von Gefühlen führt in aller Regel aber nur zu mehr Stress, Aggression, Depression und Angst. Ein Weg zur Lösung ist das bewusste Wahrnehmen und Kommunizieren der Gefühle.

Die positive Wirkung von Selbsthilfegruppen beruht zum Teil auf der einfachen Tatsache, dass es hilft, sich mit Menschen auszutauschen, die Ähnliches erlebt haben und einen verstehen können oder die einfach aufmerksam zuhören und Gefühle validieren und achtsam begleiten. Kurz gesagt: Es hilft, seine Gefühle wahrzunehmen, anzunehmen und über sie zu reden.

Eine Selbsthilfegruppe bietet außerdem die Möglichkeit, sich nicht nur über belastende Erfahrungen, sondern auch über Lösungen und Erfolge auszutauschen, was oft als ungemein positiv und stärkend empfunden wird.

Welche Ideen haben Sie, wie insbesondere die Situation der Partner*innen so verbessert werden kann, damit ihnen belastende Geburtserfahrungen erspart bleiben? Was können die Eltern oder Fachkräfte präventiv tun?

Ein erster wichtiger Schritt, um Gewalt im geburtshilflichen Kontext vorzubeugen, sind meiner Meinung nach Informationen. Zum einen das Informieren aller am Geburtsprozess beteiligten Fachpersonen darüber, zu welchen Arten von Gewalt es im geburtshilflichen Kontext kommen kann. Das Bewusstsein darüber ist meines Erachtens das Fundament dafür, dieser Gewalt vorzubeugen. Weiterhin Informationen über die Auswirkungen von Gewalt unter der Geburt auf Frauen, Kinder und Männer sowie die Folgen für die psychische und körperliche Gesundheit, für partnerschaftliche Beziehungen und die Mutter-Kind-Beziehung und Vater-Kind-Beziehung.

Das Informieren darf sich allerdings nicht auf das Fachpersonal beschränken, sondern sollte unbedingt auch die werdenden Eltern betreffen, was sowohl in staatlicher bzw. gesellschaftlicher Verantwortung als auch in der persönlichen Verantwortung der werdenden Eltern liegt.

Es sollte gesellschaftlich bekannt sein, dass es auch im geburtshilflichen Kontext zu Gewalt kommen kann. Das Ziel ist es nicht, werdenden Eltern Angst zu machen, sondern auch hier ein Bewusstsein zu schaffen und vorbereitet zu sein, falls eine Situation z. B. als übergriffig erlebt wird bzw. übergriffig ist. Wenn Menschen aktiv werden bzw. reagieren können (und sei es auch mit einer Form von Kampf oder Flucht), wird dies in der Regel als weit weniger schmerzhaft und traumatisch erlebt als Gelähmtsein, Erstarren und hilfloses Ausgeliefertsein.

Es sollte gesellschaftlich bekannt sein, dass auch Männer an postnataler Depression und Geburtstrauma leiden können. Es sollte bekannt sein und darüber informiert werden, dass Männer manchmal andere Depressionssymptome aufweisen als Frauen.

Als ich im Jahr 2019 auf Facebook Werbung für die Selbsthilfegruppe geschaltet habe, reagierten einige weibliche Facebook-Nutzerinnen mit Smileys, die ein Auslachen darstellen. Ich musste die Werbung deaktivieren, da selbstverständlich kaum ein Mann noch auf sie reagiert hätte. Die Wirkung wäre eher ins Gegenteil verkehrt worden, sodass sich Betroffene noch mehr verschlossen hätten, statt sich Hilfe zu suchen.

Wie sehr psychische Krisen rund um die Geburt, die Männer betreffen, stigmatisiert werden, zeigt sich noch deutlicher an Kommentaren unter Interviews zu diesem Thema, sowohl in der Presse als auch auf Social Media und YouTube.

Vor allem Männer sind es, die Schwierigkeiten damit haben, die Existenz von psychischen Krisen rund um die Geburt bei Männern zu akzeptieren. Betroffene Männer werden als schwach und verweichlicht bezeichnet, was oft noch die höflicheren Bezeichnungen sind.

Solange das Wissen, dass auch die Partner*innen an einer postnatalen Depression, einem Geburtstrauma oder an anderen Krisen rund um die Geburt erkranken können, nicht genauso weit verbreitet ist, wie deren Existenz bei den Müttern, wird es schwer sein, sich als betroffener Mann Hilfe zu suchen.

Gibt es noch etwas, was Sie mitteilen möchten?

Der »Überlebensmodus«, der durch die Stressreaktion aktiviert wird, sorgt dafür, dass wir unsere Aufmerksamkeit nach außen, auf mögliche Gefahrenquellen richten, sodass viele Männer ihren inneren Zustand in den ersten Wochen oder Monaten nach der Geburt schlicht nicht wahrnehmen. Mir selbst erging es so. Es würde daher sehr helfen, wenn Nachsorge-Hebammen und andere Fachkräfte nicht nur auch die Männer fragen, wie es ihnen nach der Geburt geht, sondern sie die Männer zum einen allein bzw. abseits ihrer Partnerin danach fragen und zum anderen gezielt (aber sensibel) nach Gefühlen wie Überforderung, Angst, Hilflosigkeit, Niedergeschlagenheit und vielleicht sogar Wut befragen, am besten bei jedem oder jedem zweiten Besuch. Viele Männer brauchen in Zeiten von Stress und Anpassung an neue Lebensumstände dieses konkrete Nachfragen nach Gefühlszuständen, um sich dieser bewusst zu werden und die Regelmäßigkeit des Nachfragens, um diese Gefühle auch zuzugeben. Außerdem fällt es vielen Männern schwer, in Anwesenheit ihrer körperlich und/oder psychisch erschöpften oder verletzten Partnerin »Schwäche« zu zeigen und sich zu ihren eigenen Belastungen oder Verletzungen zu bekennen. Das althergebrachte Verständnis davon, wie man für Frau und Kind »stark« ist, ist tief verwurzelt und spielt eine große Rolle im Verhalten vieler Betroffener. Gerade wenn ihre Partnerin eine traumatische Geburt erlebt hat oder von einer postpartalen Depression betroffen ist, wollen viele Männer für sie und das Kind »stark« sein, »funktionieren« und »unbeschadet« erscheinen, ganz gleich, wie es ihnen selbst wirklich geht.

Als Partner*in, Freund*in oder Angehörige*r eines Mannes, der eine gewaltvolle oder traumatische Geburt erlebt hat oder unter postpartalen Depressionen leidet, empfehle ich, einfach da zu sein und zuzuhören. Wir haben in der Selbsthilfegruppe ausführlich darüber gesprochen, was die Männer sich von den Menschen in ihrem Umfeld gewünscht hätten, und es ist vor allem das: da sein; zuhören; nicht erzählen, dass alles irgendwann besser wird oder es die Hauptsache ist, dass das Kind oder die Partnerin gesund ist; keine Floskeln; kein Rausholen aus ihren Gefühlen. Einfach da sein und Zeit schenken.

Angehörige und Freund*innen sind keine Therapeut*innen und haben nicht die Aufgabe, den Betroffenen zu retten. Sie können den Weg weisen, Angebote machen, unterstützen, aber vor allem einfach da sein.

ANGELA ROCHOLL UND UTE LANGE

34 Sprach- und Integrationsmittlung – Best Practice

34.1 Einleitung

Internationale Studien zeigen, dass sozial benachteiligte Frauen überdurchschnittlich häufig von Respektlosigkeit und Gewalt unter Geburt betroffen sind (Bohren et al. 2015; Limmer et al. 2020; Vedam et al. 2019; WHO 2014). Dazu zählen teils auch Frauen, die aufgrund einer Migrationsvergangenheit nur über eingeschränkte oder keine Deutschkenntnisse verfügen. Sprachliche Verständigung ist jedoch eine Grundvoraussetzung für den Zugang zu Leistungen des Sozial- und Gesundheitswesens und sozialer Teilhabe (Ali & Watson 2018; Divi et al. 2007; Eickhorst et al. 2015; Wolter et al. 2007). Um beispielsweise den medizinrechtlichen Aspekten der informierten Entscheidung und dem Recht auf Ablehnung von medizinischen Interventionen entsprechen zu können, bedarf es des kommunikativen Einverständnisses vonseiten der zu behandelnden schwangeren Frau wie auch vonseiten der Fachkräfte des Gesundheitswesens (Sadler et al. 2016).

Die letzten großen Migrations- und Fluchtbewegungen und die damit einhergehende Notwendigkeit von Übersetzungen überstieg die Ressourcen herkömmlicher Dolmetscherdienste. So entstand auf lokaler Ebene und in Abgrenzung zu Dolmetscher*innen das Tätigkeitsfeld der Sprach- und Integrationsmittler*innen mit dem Schwerpunkt auf fachspezifischem Dolmetschen und soziokulturellem Vermitteln (Becker et al. 2010). Andere Bezeichnungen für die entsprechenden Personen sind Sprach- und Kulturmittler*innen, Gemeindedolmetscher*innen, Kulturdolmetscher*innen oder Interkulturelle Übersetzer*innen. Häufig verfügen die Mittler*innen über eigene Migrations- oder Fluchterfahrungen. Die Mitarbeitenden der Sprach- und Integrationsmittlerdienste begleiten Menschen mit Sprachbarrieren unter anderem zu Terminen bei kommunalen Behörden, im Gesundheits- und Sozialwesen, im Bildungswesen oder im Rechtswesen (SprInt Servicestelle o. J. b). Übersetzung bedeutet in dieser Tätigkeit nicht nur, ein Verständnis von Kommunikationsinhalten und Fachbegriffen, sondern auch ein Verständnis der Funktion von Systemen zu schaffen (Becker et al. 2010).

Wissenschaftlich werden vor allem die Rollen (Bischoff & Hudelson 2010; Bischoff et al. 2012; Leanza 2005) von Sprach- und Integrationsmittler*innen diskutiert:
- Rolle als reine Übersetzer*innen (word-for-word interpreter)
- Rolle als Vermittler*innen kultureller Aspekte (intercultural explanator)

- Rolle als Unterstützer*innen beim Aufbau einer Beziehung zwischen Patient*in und Fachpersonal bei Konflikten (patient-provider relationship)
- Rolle als Begleiter*innen durch das Gesundheitssystem

Welche Rolle die Sprach- und Integrationsmittler*innen in der Begleitung der Schwangeren einnehmen, ist insbesondere im Kontext der Gewalt unter Geburt von großer Bedeutung.

34.2 Das Projekt »RundUm – Transkulturelles Netzwerk zur Begleitung bei Schwangerschaft und Geburt«

Auf Basis der häufig bestehenden Versorgungsdefizite und Herausforderungen in der Begleitung von schwangeren Frauen mit Sprachbarrieren entstand das Projekt RundUm, das sich über einen Zeitraum von 2 Jahren (Juni 2018 bis Juli 2020) erstreckte und vom Europäischen Asyl-, Migrations- und Integrationsfonds (AMIF) finanziell gefördert wurde. RundUm wurde als Kooperationsprojekt des BIG (Bildungsinstitut im Gesundheitswesen in Essen), SprInt (Vermittlungsservice für Sprach- und Integrationsmittlung in Essen) und dem Fachbereich Hebammenwissenschaft der Hochschule für Gesundheit Bochum durchgeführt (HS-Gesundheit 2020). Das Projekt verfolgt folgende Ziele:

- Verbesserte Versorgung von Migrantinnen aus Drittländern mit Sprachbarrieren durch Finanzierung von Sprach- und Integrationsmittler*innen während der Schwangerschaft, Geburt und der nachgeburtlichen Zeit
- Auf- und Ausbau eines transkulturellen Netzwerks in Essen durch Informationsweitergabe an die Akteur*innen aus dem Sozial- und Gesundheitswesen zu den Möglichkeiten zur Buchung von Sprach- und Integrationsmittler*innen
- Fortbildung zum Thema Sprach- und Integrationsmittlung
- Weiterbildung der SprInt-Mitarbeiter*innen zu den Themenbereichen Schwangerschaft, Geburt, Wochenbett und geburtshilfliche Versorgungsstrukturen
- Durchführung von Interviews mit den Sprach- und Integrationsmittler*innen zu ihrer Tätigkeit (HS-Gesundheit 2020; Rocholl & Lange 2021)
- Workshops zu Erfahrungen und Herausforderungen in der Zusammenarbeit mit Frauen mit Sprachbarrieren zwischen den Sprach- und Integrationsmittler*innen und Studierenden des Bachelorstudiengangs Hebammenkunde an der Hochschule für Gesundheit in Bochum
- Gruppendiskussionen mit Akteur*innen des Sozial- und Gesundheitswesens

Aufgrund des sensiblen Themas der geburtshilflichen Versorgung nahmen nur weibliche Sprach- und Integrationsmittlerinnen an dem Projekt teil. Sie verfügten alle über berufliche Erfahrungen im Kontext von Schwangerschaft, Geburt und Wochenbett und Grundkenntnisse über das deutsche Gesundheitssystem.

34.3 RundUm als Best-Practice-Beispiel im Kontext Gewalt in der Geburtshilfe

Im Rahmen der durchgeführten Interviews und im gemeinsamen Austausch erzählten die Sprach- und Integrationsmittlerinnen viele prägnante Fallbeispiele, die Informationen zur Interaktion zwischen den Fachkräften des Gesundheits- und Sozialwesens und den betreuten schwangeren Frauen gaben.

Gemäß der sieben Kategorien von Bohren et al. (2015) unterliegen schwangere Frauen mit Migrationshintergrund und bestehender Sprachbarriere besonders der Gefahr, Gewalt in der Geburtshilfe zu erleben aufgrund von Stigma und Diskriminierung, der Nichteinhaltung professioneller Standards und einer schlechten Beziehung zwischen der Frau und dem Fachpersonal.

Im Rahmen der Tätigkeit als Sprach- und Integrationsmittlerin ist aus diesem Grund die Vermittlung interkultureller Aspekte von großer Bedeutung und beinhaltet auch die Aufklärung über die Unterschiede zwischen dem deutschen Gesundheitssystem und dem des Heimatlandes (Rocholl & Lange 2021). Hierin liegen die Grundsätze zur Bildung einer Gesundheitskompetenz, die als Grundlage für das Recht auf Selbstbestimmung im Sinne eines negativen Abwehrrechts gegen Übergriffe wie auch im Sinne eines positiven Anspruchsrechts auf Befähigung und Teilhabe dient (Ernstmann et al. 2019). Auch im Kontakt mit den professionellen Akteur*innen im Gesundheits- und Sozialwesen versuchen die Sprach- und Integrationsmittlerinnen, mit Erklärungen zur Situation der Schwangeren, möglichen Vorurteilen entgegenzuwirken und Unkenntnis zu kulturellen Besonderheiten abzubauen (Rocholl & Lange 2021). Die Generierung eines interkulturellen Verständnisses auf beiden Seiten ist dabei das angestrebte Ziel.

Bei den Schwangeren führt die gleiche Herkunft der Sprach- und Integrationsmittlerin schnell zu einem Gefühl von Vertrauen und Schutz. Um den Schwangeren trotzdem zu verdeutlichen, dass es sich bei der Sprachmittlung um eine berufliche Tätigkeit handelt, bedarf es einer zum Teil strikten Abgrenzung zu einer freundschaftlichen Beziehung. Dies beinhaltet, die private Telefonnummer oder andere persönliche Daten nicht weiterzugeben.

Die Anwesenheit der Sprach- und Integrationsmittler*innen bei Terminen der Schwangerschaftsvorsorge bis zur Geburt gibt den Frauen die Möglichkeit, detaillierte Informationen zu bekommen, um im Bedarfsfall eine informierte Entscheidung zu treffen. Dadurch wird die rechtliche Voraussetzung einer medizinischen Aufklärung gewährleistet. Asymmetrien in Wissen und Bildungsniveau zwischen dem Fachpersonal und den schwangeren Frauen soll somit durch Interaktionsprozesse ausgeglichen und so die Vermittlung von Fachwissen entsprechend der Lebenssituation der Frau ermöglicht werden (Jung 2017; Schütze 2002). Dies ist nicht zuletzt aufgrund der fachlichen Kenntnisse der Sprach- und Integrationsmittlerinnen möglich. Auch wenn vonseiten des Sprachmittlerservices die Word-to-Word-Übersetzung als Standard gilt, wird dies in der Realität durch die zum Teil enge Verbundenheit der Sprachmittlerinnen mit den Frauen individuell gelebt. Insbesondere in der Rolle als »accompany immigrant patients« (Bischoff et al. 2012) intervenieren sie während der Begleitung dahingehend, dass sie die Schwangeren häufig darauf hinweisen, welche Aspekte im Austausch mit den Akteur* innen in der jeweiligen Situation wichtig sind (Rocholl & Lange 2021).

Sprach- und Integrationsmittlerinnen erhalten Einblicke in medizinische und für die Schwangere sehr intime Bereiche, in denen sich Situationen zum Teil dramatisch entwickeln können. Ihr originärer beruflicher Fokus, Sprach- und Integrationsprobleme zu lösen, expandiert hierbei leicht zur notwendigen Stellungnahme gegenüber eventueller körperlicher, psychischer oder struktureller Gewalt oder dem Auftreten von Autonomieverlust aufseiten der Schwangeren (Bohren et al. 2015; Rocholl & Lange 2021).

FALLBEISPIELE
Fallbeispiel 1

Eine Sprachmittlerin erzählt: »Ich hatte da einen Vorfall im Krankenhaus X. Ich bin dort öfter mit Schwangeren und war auch schon mit dieser Klientin im Vorfeld da. Auch bei den Vorsorgeuntersuchungen der Gynäkologin war ich dabei, und das Paar wünschte sich, dass ich auch mit zur Entbindung käme. Die Frau hat mich um 2 Uhr morgens angerufen und gesagt, dass sie blute und starke Schmerzen hätte. Ich habe sie gefragt, ob sie ein Auto haben, sonst würde ich ihnen einen Krankenwagen rufen. Der Mann hatte ein Auto. Ich habe gesagt: ›Dann ganz schnell, ich komme gleich.‹ Ich komm dahin und die lassen mich gar nicht rein. Ich höre Schreie von der Klientin und der Mann kommt raus. Ich habe ihn angerufen und der ist nach draußen gekommen und hat nur gesagt: ›Bitte, helfen Sie! Ich habe kein Wort verstanden‹, und da kam die Hebamme und sagte ›Nee. Ja, warum? Ich muss zuerst die Klientin fragen.‹ Dann hat die Hebamme die Frau gefragt, die sagte: ›Ja, ich erwarte sie.‹ Und die haben gesagt, weil sie gesagt hat: ›Ich will meine Dolmetscherin.‹ Diese zwei, drei Wörter Deutsch hat sie gesprochen, da haben sie gesagt, sie versteht Deutsch. Da haben die mich gar nicht reingelassen. Ich bin wirklich umsonst dortgeblieben. Der Mann war bei mir, er hat gesagt: ›Nee, ich schaff nichts, ich kann nicht.‹ Die Frau war allein. Und da stand ich auch da und konnte meiner Klientin nicht helfen, ich konnte ihr nicht sagen, was sie machen soll. Soll ich mit dir atmen, soll ich was machen.« (Rocholl & Lange 2021, Interview 3)

Fallbeispiel 2

Eine Sprachmittlerin erzählt: »Ich hatte z. B. folgenden Fall bei einer Begleitung zum Frauenarzt. Eine Frau hat drei Kinder zu Hause entbunden, in Albanien, immer mit Frauen. Und sie kannte keinen gynäkologischen Stuhl. Und dann war das auch noch ein Frauenarzt. Wir haben dann versucht zu erklären, dass sie jetzt da drauf muss, und das wollte sie nicht! Sie war total fertig, sie hat angefangen zu weinen und hat gesagt: ›Ich habe die Kinder zu Hause entbunden. Da ist ein Mann vor mir!‹ Der Gynäkologe war sehr unfreundlich und ungeduldig, und er meinte, er hätte jetzt keine Zeit mehr hier zu verlieren. Entweder sie geht jetzt auf den Stuhl oder wir können nix mehr machen.‹ [...] Der Frauenarzt war wirklich sehr unfreundlich. Ich habe dann versucht, ihm das auch zu erklären, dass das in Albanien wirklich so ist. Dann wurde er zugänglicher und stotterte: ›Ja, hm hm, ja, hm.‹« (Rocholl & Lange 2021, Interview 11)

Hierbei unterliegen Sprach- und Integrationsmittlerinnen zudem der Herausforderung, als Außenstehende eine in die sozialen Strukturen der Frau verinnerlichte Gewalt zu identifizieren und anzumerken. Dies führt in Einzelfällen dazu, dass sie als »Anwältin« (Leanza 2005) der Frauen agieren und Interventionen initiieren oder verhindern. Das häufig hierarchische, paternalistische medizinische System, bei dem der Schwangeren eine passive Rolle zugeordnet wird, die die Expertenmeinung des Gesundheitsfachpersonals duldsam empfangen muss (WHO 2012), kann durch die Anwesenheit der Sprach- und Integrationsmittlerin als sekundär in die Situation verflochtene Anwesende irritiert werden.

Die Akteur*innen des Gesundheits- und Sozialwesens und die Schwangeren profitieren aufgrund der Mittlerinnenfunktion der Sprach- und Integrationsmittlerinnen von deren fundiertem Wissen (Rocholl & Lange 2021). Durch einen geleiteten Informationsfluss können Faktoren, die Aspekte von Gewalt in der Geburtshilfe prädestinieren, verringert werden.

34.4 Fazit

Die Hinzuziehung von Sprach- und Integrationsmittlerinnen in die geburtshilfliche Betreuung von Frauen mit Sprachbarrieren und Migrations- oder Fluchthintergrund bietet eine gute Grundlage, Gewalt in der Geburtshilfe vorzubeugen. Das Verständnis zwischen der Schwangeren und dem Fachpersonal wird unterstützt und Abstimmungsprozesse werden ermöglicht. Noch sind die finanziellen Möglichkeiten für eine regelmäßige Begleitung durch Sprach- und Integrationsmittler*innen jedoch sehr eingeschränkt, da sich diese vornehmlich auf Termine der Pränataldiagnostik und dem Schwangerschaftskonflikt beschränken. Die Institutionen des Gesundheits- und Sozialwesens, die in die Betreuung einbezogen sind, verfügen hier nur über begrenzte Budgets. Die im Koalitionsvertrag von 2021 festgeschriebene Übernahme von Sprachmittlungsleistungen in das SGB V (Die Bundesregierung 2021) ist auch bis zum Beginn des Jahres 2024 noch nicht realisiert worden. Geregelt werden muss, in welchem Rahmen Sprachmittlung im klinischen und ambulanten Setting abgerechnet werden kann (Bündnis Sprachmittlung 2022). Aufseiten der professionellen Akteur*innen aus dem Gesundheits- und Sozialwesen wurde im Rahmen der Interviews mit den Sprach- und Integrationsmittlerinnen ersichtlich, dass die Vorstellungen über und der Umgang mit Sprach- und Integrationsmittlerinnen sehr variieren und zum Teil auf systemischer Unwissenheit, aber auch mangelndem Kooperationswillen gründen (Hadziabdic & Hjelm 2014). Dies hemmt die Akzeptanz, das Unterstützungspotenzial zu nutzen.

Die Auseinandersetzung mit Grenzerfahrungen, die die Begleitung in der geburtshilflichen Betreuung mit sich bringt, stellt täglich eine große Herausforderung für die Sprach- und Integrationsmittlerinnen dar. Uneinheitliche Qualifikationsinhalte und sehr weit aufgestellte Schulungsinhalte reichen für die Begleitung und die Vorbereitung auf mögliche Situationen in der Schwangerenbetreuung, im Kreißsaal und Wochenbett nicht aus (Rocholl & Lange 2021). Entsprechend der eingenommenen Rolle in der Begleitung besteht auch für die Sprach- und Integrationsmittlerinnen die Gefahr der Traumatisierung durch Gewalt an sich selbst (first victim; Wu 2000) oder die Gefahr der sekundären Traumatisierung durch Beobachtung von Gewalt an die Klientin (second victim; Strametz et al. 2020).

Durch die Pandemie und den damit verbundenen Restriktionen der erlaubten Personenzahl bei Vorsorgeuntersuchungen, der Geburt und der Zeit danach wurde auch den Sprach- und Integrationsmittlerinnen der Zugang zu Praxen und Kliniken sofort verwehrt. Den schwangeren Frauen und ihren Familien wurden dadurch elementare Möglichkeiten genommen, in für sie existenziellen Situationen Informationen zu erhalten. In kürzester Zeit wurden technische Möglichkeiten der Video- und Telefonübersetzungen per Handy oder Tablet generiert (SprInt Essen o. J. a). Die Video- oder Telefonübersetzung ermöglicht nur eine begrenzte Wahrnehmung der Situation (Engelhardt et al. 2021). Durch die fehlende räumliche Anwesenheit der Sprach- und Integrationsmittlerin ist der wichtige Beziehungsaufbau zwischen ihr und der Frau nur eingeschränkt möglich. Persistierende hohe Migrationszahlen dürfen trotz oder gerade wegen der Überlastung der Systeme nicht zu stagnierenden Strukturen oder gar zur Reduktion derselben führen, sondern sollten als Chancen wahrgenommen werden, den Einsatz von Sprach- und Integrationsmittlerinnen im geburtshilflichen Kontext weiterzuentwickeln, zu vereinheitlichen und zu verstetigen.

Interprofessionelle Trainings mit den professionellen Akteur*innen des Gesundheits- und Sozialwesens, worunter auch die Sprach- und Integrationsmittlerinnen perspektivisch zu fassen sein sollten, dienen dazu, voneinander zu lernen, und sind wertvoll für die Schaffung von gegenseitigem Verständnis und Respekt (Dimitrova et al. 2022; Gün 2018; Rocholl & Lange 2021; Sturman et al. 2018). Hierbei muss das Thema »Prävention von Gewalt in der Geburtshilfe« ein wichtiger Fokus sein, um den Frauen eine vertrauensvolle Basis im Frau- und Muttersein in unserer Gesellschaft zu ermöglichen.

Literatur

Ali, PA, Watson, R (2018) Language barriers and their impact on provision of care to patients with limited English proficiency: Nurses' perspectives. Journal of Clinical Nursing 27: e1152-e1160.

Becker, C, Grebe, T, Leopold, E (2010) Sprach- und Integrationsmittler/-in als neuer Beruf. Eine qualitative Studie zu Beschäftigungspotenzialen, Angebotsstrukturen und Kundenpräferenzen. Diakonie Wuppertal im Auftrag des Bundesministeriums für Arbeit und Soziales. http://tinyurl.com/yc24cfky

Bischoff, A, Hudelson, P (2010) Communicating with foreign language-speaking patients: Is access to professional interpreters enough? Journal of Travel Medicine 17: 15–20.

Bischoff, A, Kurth, E, Henley, A (2012) Staying in the middle: A qualitative study of health care interpreters' perceptions of their work. Interpreting 14: 1–22.

Bohren, MA, Vogel, JP, Hunter, EC, Lutsiv, O, Makh, SK, Souza, JP et al. (2015) The mistreatment of women during childbirth in health facilities globally: A mixed-methods systematic review. PLoS Medicine 12: e1001847; discussion e1001847.

Bündnis Sprachmittlung (Hg.) (2022) Positionspapier: Zur Aufnahme von Sprachmittlung in den Leistungskatalog der Gesetzlichen Krankenassen (GKV) bzw. ins SGB V. http://tinyurl.com/bbnnu22w

Die Bundesregierung (2021) Mehr Fortschritt wagen. Bündnis für Freiheit, Gerechtigkeit und Nachhaltigkeit. Koalitionsvertrag 2021–2025 zwischen der Sozialdemokratischen Partei Deutschlands (SPD), BÜNDNIS 90/DIE GRÜNEN und den Freien Demokraten (FDP). http://tinyurl.com/2p8byntj

Dimitrova, D, Siebert, U, Borde, T, Sehouli, J (2022) Interprofessionelles und interkulturelles Arbeiten und Kommunikation in der Gesundheitsversorgung. Forum 37: 285–288.

Divi, C, Koss, RG, Schmaltz, SP, Loeb, JM (2007) Language proficiency and adverse events in US hospitals: A pilot study. International Journal for Quality in Health Care 19: 60–67.

Eickhorst, A, Brand, C, Lang, K, Liel, C, Neumann, A, Schreier, A et al. (2015) Die Prävalenzstudie »Kinder in Deutschland – KiD 0-3« zur Erfassung von psychosozialen Belastungen und Frühen Hilfen in Familien mit 0–3-jährigen Kindern: Studiendesign und Analysepotential. Soziale Passagen 7: 381–387.

Engelhardt, M, Krautstengel, A, Patzelt, L, Gaudion, M, Kamhiye, J, Borde, T (2021) Na klar, jetzt spricht jeder über Corona. Aber wir sprechen nicht darüber was Corona für geflüchtete Mütter bedeutet. – Auswirkungen der Covid-19 Pandemie auf die Versorgungssituation von geflüchteten Frauen während Schwangerschaft und Geburt. 30. Kongress der Deutschen Gesellschaft für Perinatale Medizin – »Wandel als Herausforderung«. Zeitschrift für Geburtshilfe und Neonatologie 225(e89): 01.

Ernstmann, N, Sautermeister, J, Halbach, S (2019) Gesundheitskompetenz. In: Haring, R (Hg.) Gesundheitswissenschaften. Berlin: Springer.

Gün, AK (2018) Interkulturelle therapeutische Kompetenz. Möglichkeiten und Grenzen therapeutischen Handelns. Stuttgart: Kohlhammer.

Hadziabdic, E, Hjelm, K (2014) Arabic-speaking migrants' experiences of the use of interpreters in healthcare: A qualitative explorative study. International Journal for Equity in Health 13: 49.

HS-Gesundheit (2020) RundUm. Transkulturelles Netzwerk zur Begleitung bei Schwangerschaft und Geburt. 2018 – 2020. Ergebnisbroschüre. http://tinyurl.com/ykbjk7ns

Jung, T (2017) Die »gute Geburt«. Ergebnis richtiger Entscheidungen? Zur Kritik des gegenwärtigen Selbstbestimmungsdiskurses vor dem Hintergrund der Ökonomisierung des Geburtshilfesystems. Gender 9: 30–45.

Leanza, Y (2005) Roles of community interpreters in pediatrics as seen by interpreters, physicians and researchers. Interpreting 7: 167–192.

Limmer, C, Striebich, S, Tegethoff, D, Jung, T, Leinweber, J, Deutsche Gesellschaft für Hebammenwissenschaft e. V. (2020) Respektlosigkeit und Gewalt in der Geburtshilfe. GMS Zeitschrift für Hebammenwissenschaft 7.

Rocholl, A, Lange, U (2021a) Herausforderungen und Chancen bei der Hinzuziehung von Sprach- und Integrationsmittlerinnen in die Regelversorgung von Schwangeren und jungen Müttern aus Drittstaaten. Eine qualitative Erhebung im Rahmen des Projektes RundUm – Transkulturelles Netzwerk zur Begleitung bei Schwangerschaft und Geburt. International Journal of Health Professions 8: 86–97.

Sadler, M, Santos, MJ, Ruiz-Berdún, D, Rojas, GL, Skoko, E, Gillen, P et al. (2016) Moving beyond disrespect and abuse: Addressing the structural dimensions of obstetric violence. Reproductive Health Matters 24: 47–55.

Schütze, F (2002) Das Konzept der sozialen Welt im symbolischen Interaktionismus und die Wissensorganisation in modernen Komplexgesellschaften. In: Keim, I, Schütte, W (Hg.) Soziale Welten und kommunikative Stile. Tübingen: Gunter Narr Verlag: 57–83.

SprInt Servicestelle (o J. a). Qualifizierung. SprInt Qualifizierung zum/zur Sprach- und Integrationsmittler/-in. https://www.sprachundintegrationsmittler.org/qualifizierung/

SprInt Essen (o. J. b) Vermittlungsservice für Sprach- und Integrationsmittlung. https://sprint-essen.de/telefon-und-videodolmetschen/

Strametz, R, Raspe, M, Ettl, B, Huf, W, Pitz, A (2020) Handlungsempfehlung: Stärkung der Resilienz von Behandelnden und Umgang mit Second Victims im Rahmen der COVID-19-Pandemie zur Sicherung der Leistungsfähigkeit des Gesundheitswesens. Zentralblatt für Arbeitsmedizin, Arbeitsschutz und Ergonomie 70: 264–268.

Sturman, N, Farley, R, Claudio, F, Avila, P (2018) Improving the effectiveness of interpreted consultations: Australian interpreter, general practitioner and patient perspectives. Health & Social Care in the Community 26: e233–e240.

Vedam, S, Stoll, K, Taiwo, TK, Rubashkin, N, Cheyney, M, Strauss, N et al. (2019) The giving voice to mothers study: Inequity and mistreatment during pregnancy and childbirth in the United States. Reproductive Health 16: 77.

WHO, Weltgesundheitsorganisation (2012) Understanding and addressing violance against women. Genf: WHO. http://tinyurl.com/hw5nscbn

WHO, Weltgesundheitsorganisation (2014) Vermeidung und Beseitigung von Geringschätzung und Misshandlung bei Geburten in geburtshilflichen Einrichtungen. Genf: WHO. http://tinyurl.com/ybb2rrjs

Wolter, H, Grieger, D, Wesselman, E (2007) Einleitung: Gute-Praxis-Beispiele für Gesundheit und Integration. Ein Handbuch für Modelle guter Praxis. Berlin: Beauftragte der Bundes-regierung für Migration Flüchtlinge und Integration: 9–16.

Wu, AW (2000) Medical error: The second victim. The doctor who makes the mistake needs help too. British Medical Journal 320: 726–727.

CLAUDIA SCHUMANN-DOERMER

35 Eingriff ohne Übergriff – gynäkologische Untersuchungen in der Schwangerschaft

35.1 Einleitung

Prinzipiell ist nahezu jede körperliche Untersuchung mit einer Beunruhigung verbunden. Immer wird von medizinischen Fachkräften nach einer Abweichung »gesucht«. Der Vorgang selbst kann je nach Körperregion und Methode mehr oder weniger unangenehm erlebt werden, das Ergebnis der Untersuchung kann ebenso positive wie negative Bedeutung haben: Klärung der Situation mit Stärkung des eigenen Körpergefühls – oder weitere Beunruhigung durch die Diagnose einer Abweichung, mit entsprechenden Konsequenzen.

Typisch für die Situation ist eine strukturelle Asymmetrie zwischen Untersuchenden und Untersuchten, bedingt vor allem durch Kompetenz und Wissensvorsprung der Fachleute. Die Folge ist oft ein Machtgefälle. Typisch ist außerdem die unterschiedliche Wahrnehmung: Was für die Untersuchten eine Ausnahmesituation darstellt, gehört für die Untersuchenden zum beruflichen Alltag. Die damit verbundene unterschiedliche Gefühlslage – Aufregung versus Routine – ist den Untersuchenden oft nicht präsent.

Die gynäkologische Untersuchung nimmt im Reigen der Untersuchungen eine Sondersituation ein. Zu kaum einer anderen Untersuchung gehen Patient*innen in Deutschland so oft und gleichzeitig mit so gemischten Gefühlen. Sie entblößen ihren Unterleib, dann wird ihr Genitale inspiziert und abgetastet. Das kann mit Scham verbunden sein: »Man ist schon ganz schön exponiert.« Die Verunsicherung wird noch dadurch verstärkt, dass die untersuchte Person nicht beobachten kann, was gemacht wird, und dass sie von den untersuchten Organen (Labien, Vagina, Uterus) oft keine genaue Vorstellung hat. Es gibt Frauen, denen die Untersuchung nichts ausmacht. Die meisten gehen aber zumindest mit einem unguten Gefühl, manche mit Angst in die frauenärztliche Praxis, und manche meiden sie ganz (Gras 2019). Frauen, die Gewalt erlebt haben, die sexuell traumatisiert sind, können (unbeabsichtigt) durch eine vaginale Untersuchung erneut emotional belastet werden. Eine emotionale Überforderung kann zu einer Retraumatisierung führen.

35.2 Was ist bei der gynäkologischen Untersuchung zu beachten? Ein Leitfaden

Angesichts der Bedeutung der vaginalen Untersuchung und der möglichen Probleme scheint eine spezielle »Anleitung« dafür sinnvoll. Erstaunlicherweise wird das bislang in der klinischen gynäkologischen Ausbildung wenig beachtet. In einem Leitfaden, den ich gemeinsam mit einer Kollegin erarbeitet und online zur Diskussion gestellt habe (Schumann-Doermer & Gras 2021), haben wir als Grundsätze der Untersuchung zusammenfassend formuliert:

> »Aus Sicht der Fachleute geht es vorrangig um die kritische Selbstreflektion
> der Situation und der eigenen Haltung/Einstellung, um Aufmerksamkeit
> innerhalb des Teams für das Thema Gewalt und für unterschiedliche Diskrimi-
> nierungsformen, um professionelle Kommunikation und um medizinisches
> ebenso wie technisches Know-how. Ziel ist, über den Aufbau einer tragfähigen
> Beziehung möglichst viel Wissen über Gesundheit und Krankheit der
> Patient*innen zu erhalten und zu vermitteln. Mit Blick auf die Patient*innen
> geht es vorrangig um Respekt vor Bedürfnis und Gefühlen, um Information
> und Beratung und um Stärkung der Selbstbestimmung/Empowerment. In
> diesem Sinn ist Ziel, dass der Eingriff nicht als Übergriff erlebt wird, sondern
> als wichtiger Teil der gynäkologischen Betreuung, den die Patient*innen
> mitbestimmen können.« (S. 5)

Diese grundsätzlichen Überlegungen werden im Leitfaden, der inzwischen in einer überarbeiteten Version vorliegt (Schumann-Doermer & Gras 2023), noch konkretisiert. Einzelne Aspekte werden im Folgenden erläutert. Mit Blick darauf, dass Schwangerschaft und Geburt Phasen des Übergangs sind, verbunden mit einer erhöhten Sensibilität und Vulnerabilität, muss der hohe Anspruch an eine bedachte und überlegte gynäkologische Untersuchung in diesen Zeiten ganz besonders gelten.

35.2.1 Ist die Untersuchung erforderlich?

Laut derzeit gültigen Mutterschaftsrichtlinien ist eine »gynäkologische Untersuchung« nur bei der Feststellung der Schwangerschaft vorgesehen. Im weiteren Verlauf gehören nur die »Kontrolle des Stands der Gebärmutter, die Feststellung der Lage des Kindes und Kontrolle der kindlichen Herzaktionen« zum Untersuchungsstandard (Gemeinsamer Bundesausschuss 2023). Dennoch ist die regelmäßige vaginale Untersuchung hierzulande bei Frauenärzt*innen weit verbreitet, eventuell in Reaktion auf die entsprechende Rubrik im Mutterpass: Dort einen Strich zu machen, weil nicht vaginal untersucht wurde, kann als mangelnde ärztliche Sorgfalt erlebt werden. Allerdings gibt es keine Evidenz für den Nutzen der routinemäßigen vaginalen Untersuchung

(Horner & Hösli 2004). Manche Fachleute sehen sogar mehr Nachteile als Vorteile (Alexander et al. 2010; Lüdemann 2015; Schwarz 2018).

Das bedeutet: Die vaginale Untersuchung während der Schwangerschaft bedarf der Indikation; sie sollte die Ausnahme sein, nicht die Regel. Wenn es einen Grund gibt, z. B. Abklärung von Schmerzen oder Ausfluss, muss das der Schwangeren so erklärt werden, dass sie es verstehen kann. Ziel ist der informed consent, das heißt die informierte Zustimmung. Dazu gehört auch die Möglichkeit der informierten Ablehnung. Auch eine abgesprochene Zwischenlösung ist möglich: Abbruch der begonnenen Untersuchung, sobald ein »Stopp« geäußert wird.

Ähnliches gilt für die Geburt gemäß der aktuellen Leitlinie: »Die Fachperson soll sicher sein, dass diese Untersuchung erforderlich ist, um hilfreiche Informationen für den weiteren Ablauf zu bekommen. Die Gründe [...] sollen der Gebärenden erläutert werden« (AWMF 2020, Empfehlung 7.23).

35.2.2 Verantwortung für zwei? Umgang mit Schuld- und Schamgefühlen

Es geht gleichzeitig um das Wohl von zwei Personen: um die Schwangere und um das Kind. Das ist medizinisch eine einmalige Situation. Die Interessen beider stimmen meist überein. Ein zeitgerechter Ultraschallbefund ist positiv für beide, er beruhigt und erfreut die werdende Mutter und er spricht dafür, dass es dem Kind gut geht. Wenn aber das Kind nicht wächst und laut Befund »zu klein« ist, kann das Schuldgefühle bei der Schwangeren auslösen: »Habe ich etwas falsch gemacht?« Darauf gilt es, empathisch einzugehen.

Nicht nur die vaginale Untersuchung, sondern auch andere Kontrollen zum Wohl des Kindes können die Schwangere belasten. Dazu gehört z. B. die regelmäßige Gewichtskontrolle. Adipöse Schwangere wissen, dass ihr Übergewicht schädliche Auswirkungen haben kann. Sie hören oft genug kritische Ermahnungen. Der regelmäßige »öffentliche« Gang auf die Waage in der Praxis kann für sie mit Scham und der Furcht vor erneuter Diskriminierung verbunden sein. Neben der Information über den Sinn der Untersuchungen ist der Respekt vor den damit verbundenen Gefühlen die Voraussetzung dafür, damit passend umzugehen. Eine konkrete praktikable Alternative: Die Schwangere wiegt sich am Untersuchungstag selbst zu Hause und trägt den Wert im Mutterpass ein. So ist sie aktiv eingebunden und der Gewichtsverlauf kann später mit ihr in Ruhe besprochen werden.

FALLBEISPIEL Teil 1

Frau A., 28 Jahre, kommt zum ersten Mal in meine Praxis. Sie ist schwanger, lebt in einer lesbischen Beziehung. Sie hatte, wie sie von sich aus betont, noch nie Geschlechtsverkehr. Die Schwangerschaft entstand durch eine Insemination zu Hause mit Unterstützung ihrer Partnerin, die Krankenschwester ist. Die Periode ist seit 12 Wochen ausgeblieben. Sie hat keine Beschwerden. In einer gynäkologischen Praxis war sie bislang noch nie. Sie sah dafür keine Notwendigkeit, außerdem hielt sie die Sorge vor einer vaginalen Untersuchung ab: »Das geht bei mir nicht.« Sie will von mir während der Schwangerschaft gynäkologisch betreut werden, »ganz normal, aber ohne vaginale Untersuchung«. Ich erkläre mich dazu grundsätzlich bereit, ohne sie nach dem »Warum« zu fragen bzw. darüber zu diskutieren. Ich will nicht in sie eindringen, sie wird ihre Gründe haben. Das erleichtert sie spürbar.

Sie kommt regelmäßig und wird, wie in meiner Praxis üblich, im Wechsel von mir und von der Hebamme betreut. Wir beide nehmen sie immer freundlich und dabei zurückhaltend wahr. Beschwerden gibt sie nie an. Ab der 28. Schwangerschaftswoche fällt auf, dass sie zunehmend ernst und angespannt wirkt. Der Bauch ist beim Abtasten auffallend kontraktionsbereit. Darauf von mir vorsichtig angesprochen bricht es aus ihr heraus: »Allmählich kommt die Geburt näher, ich habe solche Angst davor – ich kann das Kind nicht durch die Scheide bekommen, das ist unmöglich!« Wir besprechen die Möglichkeit der primären Sectio, das heißt eines von Vornherein geplanten Kaiserschnitts. Mit ihrer Zustimmung kontaktiere ich den Chefarzt des städtischen Krankenhauses, der schnell Verständnis signalisiert. Nach ausführlicher Beratung durch die Oberärztin wird ihr eine primäre Sectio zugesagt und das auch im Aufnahmebogen so dokumentiert. »Die waren richtig nett da und haben das verstanden«, berichtet sie später lächelnd.

In der 32. Schwangerschaftswoche treten nachts starke Bauchschmerzen auf. Ihre Partnerin bringt sie in die Uni-Klinik, weil beide fürchten, dass das Kind kommt. Wegen drohender Frühgeburt will die aufnehmende Ärztin sie sofort vaginal untersuchen. Die Schwangere fühlt sich dem nicht gewachsen, lehnt ab. Ein Oberarzt wird zugezogen, droht mit negativen Konsequenzen für das Ungeborene. Frau A. fühlt sich zunehmend unter Druck. Sie verlässt gegen ärztlichen Rat die Klinik. Früh am nächsten Morgen steht sie in der Praxis, noch völlig aufgelöst. Die Situation ist bedrohlich, die Verantwortung für alle spürbar. Ich erkläre ihr, dass auch aus meiner Sicht eine Beurteilung des Gebärmutterhalses von vaginal wichtig ist, um die Situation bzw. Gefährdung besser beurteilen zu können, gerade mit Blick auf eventuell notwendige bzw. mögliche Interventionen. Ich frage sie, ob ich eine vaginale Untersuchung versuchen darf – mit der Perspektive, jederzeit aufzuhören – zum Wohl des Kindes. Sie stimmt zu, zögerlich: »Das sehe ich ein.« Sehr langsam (»Geht es noch?«) palpiere ich Scheide und Zervix, nehme Abstriche, führe dann vorsichtig mit ihrer Hilfe die Ultraschallsonde ein. Ergebnis: Zervix fest, aber deutlich belastet, im Ultraschall leicht verkürzt, kein Trichter; kaum Fluor, pH 4,0. Erleichterung! Übersetzt bedeutet das: Die Kontraktionen haben nicht zur Eröffnung des Gebärmutterhalses geführt, es gibt keinen Hinweis auf eine Entzündung, keine akute Gefahr der Frühgeburt. Sie kann zu Hause bleiben, ich betreue sie weiter ambulant.

35.2.3 Was erleichtert die Berührung?
Respektvolle Kommunikation

Besonders bei neuen Patient:innen ist es wichtig, nach Vorerfahrungen zu fragen. Gab es negative Erlebnisse, Schmerzen bei der Untersuchung? Wenn ja: Was würde die Untersuchung erleichtern? Das kann eine vertraute dritte Person sein oder die Untersuchung auf der Liege statt auf dem gynäkologischen Stuhl. Zudem sollte vorab ein Stoppsignal vereinbart werden, bei dem die Untersuchung abgebrochen wird, ohne Diskussion. Diese Abmachungen sind besonders wichtig bei Frauen mit Gewalterfahrung. Sie haben Ohnmacht erlebt, jetzt müssen sie das Geschehen aktiv beeinflussen können. Bewährt hat sich außerdem der Hinweis, dass auffallende Befunde nicht während der Untersuchung besprochen werden, sondern erst im Nachgespräch. Denn dann sitzt die Patientin angezogen gegenüber, die Erläuterung von Befund und Konsequenzen kann auf Augenhöhe erfolgen.

Während der Untersuchung ist der Blickkontakt wichtig, um Unbehagen und Stresssymptome früh erkennen und darauf reagieren zu können. Die Untersuchungsschritte sollten erklärt werden, damit die Patient:innen wissen, was vorgeht. Manche Patient:innen wollen erfahrungsgemäß nicht alles so genau wissen und lieber abschalten – auch das muss respektiert werden.

Im Nachgespräch geht es darum, das Erlebte und Gefundene zu reflektieren und einzuordnen. Eingebettet in das Vor- und Nachgespräch »hat die Berührung mit den Händen eine eigene Bedeutung und Berechtigung, wobei in Zeiten einer Sensibilisierung für Übergriffe – #MeToo – betont werden muss: Berührung setzt eine tragfähige Beziehung voraus« (Schumann-Doermer & Gras 2022, S. 8).

Wenn alles aus Sicht der Untersuchten gut abläuft, kann der von ihr zunächst vielleicht gefürchtete körperlich-fühlbare Kontakt beruhigen und das Gefühl vermitteln, »in guten Händen« zu sein.

35.2.4 Was tun bei Dissoziation?

Die vaginale Untersuchung kann schmerzhaft sein und zu Anspannung führen, die eine weitere Beurteilung erschwert. Als Reaktion fallen manchmal gutgemeinte Sätze: »Entspannen Sie sich, es ist gleich vorbei. Es dauert nicht mehr lange.« Das Problem: Genau diese Worte können die Erinnerung an eine sexuelle Traumatisierung und die damit verbundenen Emotionen hervorrufen. Wenn die Patientin davon überwältigt wird, kann es zur Dissoziation (Abspaltung) kommen. Diese Reaktion kann auch ganz andere Auslöser haben, z. B. das Spüren des Ultraschallgels auf dem Bauch oder ein spezieller Geruch. Manche Patient*innen kennen mögliche Auslöser und weisen darauf hin.

Die Dissoziation kann sich langsam anbahnen oder auch ganz plötzlich auftreten, für alle Beteiligten überraschend. Dann wirkt die Patientin plötzlich wie weggetreten, wie bewusstlos, sie sackt in sich zusammen. Das ist nicht gefährlich! Einfache Interventionen holen sie wieder zurück in die Gegenwart: »Hallo Frau Müller, ich bin Frau Dr. Maier, Ihre Frauenärztin. Sie sind in meiner Praxis. Bitte zählen Sie von 10 rückwärts – benennen Sie alle Farben im Raum.«

FALLBEISPIEL Teil 2

Kurz vor dem errechneten Geburtstermin kommt ein Fax aus der Geburtsklinik: Ein Sohn ist da, 3400 g, vaginal geboren, Mutter und Kind wohlauf. Doch keine Sectio? Später erfahren wir in der Praxis: Als die ihr von früher bekannten Bauchschmerzen immer stärker und regelmäßiger geworden waren, hatte Frau A. zunächst lange zu Hause abgewartet. Erst als sie es kaum noch aushielt, ließ sie sich in die Klinik bringen. Bei der Aufnahme war der Muttermund fast vollständig geöffnet. Sie wollte dennoch eine Sectio, aber es ging zu schnell. Das kindliche Köpfchen trat schnell tiefer, nach ein paar Presswehen war das Kind da.

Bei der ersten Konsultation im Wochenbett wirkte Frau A. gleichzeitig überwältigt und glücklich. Ich hatte den Eindruck, dass sie das Gewaltige erlebt hat, das Schwangerschaft und Geburt innewohnt, und ihre Kraft, das zu bewältigen.

35.3 Fazit

Gerade bei Untersuchungen in der Schwangerschaft ist eine besondere Sensibilität und Professionalität gefordert. Die Indikation ist jeweils zu hinterfragen. Unabhängig davon, ob es Hinweise gibt für eine frühere Gewalterfahrung, sollte jede vaginale Untersuchung respektvoll und traumasensibel durchgeführt werden und das Körpergefühl und die eigene Kompetenz der Schwangeren fördern, damit sie als stärkend und sichernd abgespeichert werden kann. Eine bewusste Gestaltung der Untersuchung begegnet der Gefahr, dass die Untersuchung als Übergriff wahrgenommen wird. Voraussetzung dafür ist eine Selbstreflexion der Untersuchenden über die Asymmetrie der Beziehung und die unterschiedliche Wahrnehmung.

Mein Resümee aus dem geschilderten, tatsächlich so erlebten Beispiel: Gute Betreuung in der Schwangerschaft benötigt nicht unbedingt eine vaginale Untersuchung. Falls sie aber, wie geschildert, zwingend indiziert ist, kann sie gelingen, ohne zu verletzen.

Bedingungen für die vaginale Untersuchungen sind eine respektvolle, traumasensible Haltung, eine klare Kommunikation, die informierte Entscheidung und ein gut strukturierter Ablauf. Das kann alle Beteiligten dabei unterstützen, die Herausforderungen zu bewältigen.

Literatur

Arbeitsgemeinschaft der Wissenschaftlichen Medizinischen Fachgesellschaften e. V., AWMF (2020) S3-Leitlinie Die Vaginale Geburt am Termin. Kurzfassung: 55. Berlin: AWMF.

Alexander, S, Boulvain, M, Ceysens, G, Haelterman, E, Zhang, WH (2010) Repeat digital cervical assessment in pregnancy for identifying women at risk of preterm labour. Obstetrics and Gynecology 116(3): 766−767.

Gemeinsamer Bundesausschuss, G-BA (2023) Richtlinie des Gemeinsamen Bundesausschusses über die ärztliche Betreuung während der Schwangerschaft und nach der Entbindung (»Mutterschafts-Richtlinie/Mu-RL«) in der Fassung vom 21. September 2023. Berlin: G-BA.

Gras, C (2019) Konzepte zur Verbesserung der gynäkologischen Untersuchung. Frauenarzt 60: 168−172.

Lüdemann, K (2015) Sinn und Unsinn von Untersuchungen in der Schwangerenvorsorge. Die Hebamme 28: 84−89.

Horner, E, Hösli, I (2004) Screening und Prophylaxe in der Schwangerschaft. Gynäkologie 3: 5−11.

Schwarz, C (2018) Mehr Austausch, weniger Angst. Deutsche Hebammenzeitschrift 11: 8−14.

Schumann-Doermer, C, Gras, C (2021) Zur Diskussion: Leitfaden für die gynäkologische Unterleibsuntersuchung. Berlin: Arbeitskreis Frauengesundheit in Medizin, Psychotherapie und Gesellschaft e. V., AKF. https://tinyurl.com/5xa2n3tu

Schumann-Doermer, C, Gras, C (2022) »... danach bin ich jahrelang nicht mehr zur Vorsorge gegangen«: Leitfaden für die gynäkologische Unterleibsuntersuchung. Gyne 3:7−11.

Schumann-Doermer, C, Gras, C (2023) Leitfaden für die gynäkologische Untersuchung. https://dgpfg.de/wp-content/uploads/2024/01/Leitfaden-Gyn.Untersuchung_Version_2_2023-download.pdf

ANDREA HOCKE

36 Nachbesprechung nach traumatisch erlebter Geburt

36.1 Gesprächstechniken

FALLBEISPIEL

Die Patientin ist eine 28-jährige Erstgebärende. Bei vorzeitigem Blasensprung wurde die Geburt eingeleitet. Bei protrahiertem Geburtsverlauf und pathologischer CTG wurde dann letztendlich ein Kaiserschnitt durchgeführt. Dieser verlief komplikationslos. Dem Kind ging es gut.

Die Mutter gab in der Nachbesprechung 1 Woche später Folgendes an: Seit der Geburt schläft sie kaum noch. Der Geburtsverlauf war für sie schrecklich gewesen: Es gab immer wieder neue Ansprechpartner und Ansprechpartnerinnen im Rahmen von Schichtwechsel. Sie wurde immer wieder aufgefordert, sich mehr zu entspannen. Aber sie wusste nicht, wie das gehen soll. Immer wieder wurde sie vaginal untersucht, aber man hat ihr nicht erklärt, warum dies erforderlich ist. Plötzlich kamen dann mehrere Ärztinnen und Hebammen in den Kreißsaal. Sie und auch ihr Mann spürten, dass etwas nicht in Ordnung ist, und sie waren in großer Sorge. Es gab keine Zeit für Erklärungen, warum der Kaiserschnitt notwendig ist. »Wir müssen Ihr Kind jetzt schnell rausholen, sonst ist es zu spät«, war die einzige Erklärung. Sie fühlt sich schuldig, dass alles so gelaufen ist, und sie glaubt, ihrem Kind geschadet zu haben.

Auch wenn bei vielen schwangeren Personen Ängste vor der Geburt bestehen, so gehen sie doch meistens davon aus, dass es ein schönes Erlebnis sein wird. Sie wünschen sich, dass das Kind gesund zur Welt kommt und die Geburt in einer Umgebung stattfindet, in der sie sich auch psychisch sicher fühlen. Dem Wunsch, die Kontrolle zu behalten und in die Entscheidungsfindung bei medizinisch notwendigen Maßnahmen eingebunden zu werden, kommt dabei eine besondere Bedeutung zu (WHO 2019)

Etwa 20 % aller Frauen erleben aber die Geburt als traumatisch (Boorman et al. 2014). Oft werden nicht die Komplikationen unter der Geburt als traumatisierend erlebt. Vielmehr berichten Frauen von Missachtung ihrer Schamgefühle und mangelnder kommunikativer Kompetenz beim medizinischen Personal. Die subjektive Wahrnehmung der Frau, aber auch die der Partner und Partnerinnen, mit dem Gefühl der Hilflosigkeit, des Autonomieverlusts und des Ausgeliefertseins stehen dabei im Vordergrund.

Die Wahrscheinlichkeit des Auftretens einer postpartalen Depression, zu der es bei ca. 15 % aller Geburten kommt (Rohde & Dorn 2023), ist nach einer traumatisch erlebten Geburt erhöht. Zu einer anhaltenden posttraumatischen Belastungsstörung (PTBS) kommt es nach ca. 3 % der Geburten. Frauen mit Gewalterfahrungen in der Vergangenheit sind besonders gefährdet, aber auch Frauen mit einem hohen Kontroll- und Sicherheitsbedürfnis, z. B. bei einer Angststörung (Weidner et al. 2018). In weiteren Schwangerschaften kann es dann immer zur Reaktualisierung der belastenden Symptome kommen.

Die Nachbesprechung der Geburt, die eigentlich immer erfolgen sollte, nicht nur nach einer traumatisch erlebten Geburt, ist eine wichtige präventive Maßnahme zur Stabilisierung für die Mutter und deren Partner oder Partnerin. Aber sie ist auch ein wichtiges Instrument zur Verhinderung einer anhaltenden Traumafolgestörung. Die Nachbesprechung kann im Rahmen des stationären Aufenthaltes oder in einem ambulanten Gespräch erfolgen. Angesichts der kurzen Liegezeiten und der Personalknappheit erfolgt eine Nachbesprechung der Geburt sowieso oftmals nicht im Rahmen des stationären Aufenthaltes. Auch kann es für die Mutter und deren Angehörige zu belastend sein, so kurz nach der Geburt mit dem medizinischen Personal, das bei der Geburt anwesend war, über die traumatischen Erfahrungen zu sprechen. Nach traumatischen Erfahrungen im Rahmen der Geburt kann es zu kognitiven und emotionalen Reaktionen kommen, die ebenfalls eine konstruktive Nachbesprechung direkt nach der Geburt erschweren. Wie bei allen Traumatisierungen kann es entweder direkt nach der traumatisch erlebten Geburt, aber auch erst zu einem deutlich späteren Zeitpunkt neben anderen Symptomen zum Gefühl der Abgestumpftheit und zu Konzentrationsstörungen kommen. Daher ist es wichtig, die Möglichkeit einer Nachbesprechung immer anzubieten, auch zu einem späteren Zeitpunkt.

Das wertschätzende Gespräch, ohne den Versuch der Rechtfertigung, und die Akzeptanz negativer Wahrnehmungen der Patientin stellen in der Regel eine große Entlastung und den ersten Schritt zu einer Verarbeitung des Erlebten dar (Rohde et al. 2017). Ein hilfreicher und ernst gemeinter Satz, der das Bedauern ausdrückt, wie z. B. »Es tut mir leid, dass Sie das so erlebt haben«, gibt Frauen besonders in der vulnerablen Phase nach der Geburt das Gefühl, ernst genommen zu werden.

Kommunikative Kompetenzen sind ein wichtiges Element der Beziehung zwischen Patientinnen und medizinischem Personal. Jede, oft auch unbedachte Äußerung stellt eine erste verbale Intervention dar und kann das Verhältnis zwischen Patient*innen, Partner*innen und dem medizinischen Personal negativ beeinflussen. Wertschätzung, Normalisierung und Entpathologisierung sind die wichtigsten Gesprächstechniken (→Tab. 36-1) im Rahmen der Nachbesprechung.

Technik	Ziel	Beispielformulierung
Normalisierung	Gefühle und Reaktionen entpathologisieren	»Es ist ganz verständlich, dass Sie nach der Geburt belastet sind.«
Fürsorgliche, empathische Ansprache	Hoffnung zulassen, Mitgefühl zeigen	»Es tut mir sehr leid, dass die Geburt nicht so gelaufen ist, wie Sie sich das gewünscht haben.«
Brückenfragen	Brücke zu einem bestimmten Thema schlagen, das für die Patientin z. B. schambesetzt ist	»Von anderen Patientinnen weiß ich, dass ...«
Offene Fragen	Patientin antwortet nicht mit Ja oder Nein, sondern bekommt Raum für ihre Gedanken	»Was fühlen Sie, wenn Sie jetzt über die Geburt sprechen?«

Tab. 36-1: Gesprächstechniken (Rohde et al. 2017)

Mögliche Symptome einer Traumafolgestörung sollten im Rahmen der Nachbesprechung immer aktiv abgefragt werden (→ Tab. 36-2). Gerade Schlafstörungen werden häufig beobachtet und können zu einer Zunahme der psychischen Instabilität führen. Frauen trauen sich zumeist nicht, darüber zu sprechen, hören sie doch von ihrer Umgebung, Schlaflosigkeit sei nach der Geburt völlig normal. Eine medikamentöse Unterstützung, z.B. mit Mirtazapin 15 mg (0-0-1/2) bei Bedarf ist im Rahmen einer Nutzen-Risiko-Abwägung auch in der Stillzeit zu verantworten und kann zur psychischen Stabilisierung beitragen.

Körperliche Symptome	Seelische Symptome
▪ Erschöpfung ▪ Schmerzen ▪ Schlafstörung ▪ Appetitlosigkeit, ungesunde Ernährung ▪ Anhaltender Bluthochdruck bei hohem Anspannungsniveau	▪ Depressivität ▪ Niedergedrücktheit ▪ Ängste ▪ Problematik in der Bindung zum Kind ▪ Schuld- und Schamgefühle ▪ Insuffizienzgefühle ▪ Sozialer Rückzug

Tab. 36-2: Mögliche Symptome nach einer traumatisch erlebten Geburt

36.2 Bei vorbestehender Gewalterfahrung und psychiatrischer Diagnose

FALLBEISPIEL

Eine 27-jährige Patientin stellt sich 1 Jahr nach der Geburt vor. Ihre vorbestehenden psychiatrischen Diagnosen sind folgende:

- Emotional instabile Persönlichkeitsstörung
- Posttraumatische Belastungsstörung nach sexuellem Missbrauch in der Pubertät

Es waren in der Vergangenheit mehrere stationäre Aufenthalte in psychiatrischen Kliniken erfolgt. Aktuell ist sie in ambulanter Verhaltenstherapie. Bei Geburtsstillstand in der Austrittsperiode folgte der Entschluss zur Vakuumextraktion. Anschließend hatte sie starke Nachblutungen und es fand eine Nachcurettage statt.

Sie berichtet: Die vaginalen Untersuchungen und auch die vaginale Geburt mittels Saugglocke brachten alle Erinnerungen an die Vergewaltigung zurück. Sie träumt seither ständig von der Geburt, die mit dem Tod des Kindes endet. Auch ihr Ehemann ist traumatisiert, da er die Not seiner Frau gesehen und sich sehr hilf- und machtlos gefühlt hat. Er wurde nicht informiert über den Verlauf, als sie länger als erwartet im OP war.

Im Geburtsvorbereitungsgespräch wurde sie nicht nach psychischen Belastungen oder Erkrankungen gefragt. Aus Angst vor Stigmatisierung und wegen der Sorge, man könne sie für eine schlechte Mutter halten, sprach sie aber auch nicht von sich aus darüber. Eine Nachbesprechung erfolgte nicht.

Risikofaktoren wie Gewalterfahrung oder eine vorbestehende psychische Erkrankung, die zu einer Traumatisierung im Rahmen der Geburt führen können, sollten im Rahmen des Gespräches zur Geburtsvorbereitung bereits zur Sprache gekommen sein. Da Frauen mit diesen Risikofaktoren aber oft aufgrund von Schuld- und Schamgefühlen schweigen und zuvor nicht aktiv befragt wurden, sollte dies auch in der Nachbesprechung immer erfragt werden. Viele Frauen erfahren Gewalt in ihrem Leben, insbesondere sexualisierte Gewalt. In einer Studie der EU gab jede dritte Frau an, in ihrem Leben Gewalt erfahren zu haben (European Union Agency for Fundamental Rights 2014). Dies kann sich häufig auch auf das Geburtserleben auswirken. Die Frage »Gibt es in Ihrem Leben Gewalterfahrung?« kann daher sehr hilfreich sein. Selbst wenn die Patientin im Moment auf die Frage nicht näher eingehen möchte, so wird sie doch wissen, dass dieses Thema im Rahmen der Nachbesprechung auch Raum finden kann. Es wird ihr ein Gefühl der Sicherheit und auch der Wertschätzung geben. Der Kontakt zu Selbsthilfegruppen (beispielsweise Schatten und Licht, Erzählcafé) wird meistens zusätzlich als unterstützend erlebt und sollte auch in der Nachbesprechung angeboten werden.

Oft vermeiden betroffene Frauen und Angehörige, die bei der Geburt dabei waren, über das Erlebte zu sprechen. Zum einen haben Frauen Angst, über ihre Belastungen zu sprechen. Zum anderen wird aber auch häufig angenommen, nicht darüber zu sprechen, sei der beste Weg, um sich wieder zu stabilisieren. Im Rahmen der wertschätzenden Kommunikation sollte immer wieder betont werden, dass alle von der Patientin geäußerten Gefühle richtig sind. Unter dem Aspekt eines traumatherapeutischen Ansatzes ist es wichtig, dass die Patientin Gedanken, die verbunden sind mit der traumatisch erlebten Geburt, nicht unterdrückt und alle negativen Gefühle wie Traurigkeit, aber auch Wut zulässt. Auch das Niederschreiben des Erlebten, das »therapeutische Schreiben«, kann die Verarbeitung der Ereignisse und der Gefühle erleichtern (Pennebaker 2019).

Sollte die Nachbesprechung in der Geburtsklinik oder im Geburtshaus nicht erfolgen, kann es hilfreich sein, Frauen mit traumatisch erlebter Geburt zu ermutigen, auch dort noch einmal um ein Gespräch zu bitten. Den Geburtsverlauf anhand des Geburtsberichtes zu besprechen, kann entlastend sein. Frauen können das Geschehene so oft besser nachvollziehen. Besonders Zeitabläufe und die Notwendigkeit von medizinischen Interventionen können nochmals erklärt werden. Auch wenn das subjektive Empfinden sich dadurch nicht ändern wird, so kann das Wissen über das Geschehene doch zur eigenen Stärkung beitragen (Vogel 2020).

Sollte der Kontakt mit der Geburtsklinik oder dem Geburtshaus zu belastend sein, besteht immer die Möglichkeit, den Geburtsbericht anzufordern und ihn mit unbeteiligtem Fachpersonal zu besprechen.

36.3 Bei vorbestehender problematischer Geburt

FALLBEISPIEL

Die Patientin, eine 24-jährige Erstgebärende, stellt sich 2 Jahre nach der Geburt in der Gynäkologischen Psychosomatik zum Gespräch vor. Das Kind kam bei Hohem Geradstand mit Kaiserschnitt zur Welt (Hoher Geradstand: Der Kopf des Kindes dreht sich nicht richtig in das Becken und kann nicht tiefertreten). Sie sagt, dass sie die Geburt mit dem Gefühl des eigenen Versagens in Verbindung bringt. Sie sei schuld, dass die erste Geburt in einem Kaiserschnitt geendet sei. Eigentlich wünschen sie und ihr Partner sich ein zweites Kind. Aber die Angst, erneut zu versagen, sei zu groß.

Nach Erhalt des Geburtsberichtes haben wir diesen ausführlich besprochen. Die Patientin gab an, erstmalig die Einstellungsanomalie bei einem Hohen Geradstand und die Zusammenhänge mit dem Zeitablauf verstanden zu haben. Sie könne nachvollziehen, dass eine vaginale Geburt so unmöglich gewesen war und es nicht ihre Schuld war, dass ein Kaiserschnitt notwendig wurde. Jetzt könne sie sich doch eine weitere Schwangerschaft vorstellen.

Immer wieder wird es passieren, dass man im Rahmen der Nachbesprechung je nach Schweregrad der psychischen Belastung an Grenzen stößt und sich unsicher ist in der

Beurteilung der von der Patientin geschilderten psychischen Symptome. Die Möglichkeit einer psychiatrischen oder psychosomatischen Konsultation sollte dann angeboten werden. So merkt die Patientin: Es gibt Raum für ein offenes Gespräch. Die Wertschätzung ihrer Probleme äußert sich in der Empfehlung zur Behandlung bei Ärzten und Ärztinnen oder Psychotherapeuten und Psychotherapeutinnen, die ein größeres Fachwissen in diesem Themenbereich haben.

Bei einer Nachbesprechung sollte auch immer angesprochen werden, dass im Falle einer weiteren Schwangerschaft im Rahmen einer Vorbesprechung genau überlegt werden sollte, welche Maßnahmen den Eltern bei der Geburt Sicherheit und Stärkung geben können.

36.4 Fazit

- Die Nachbesprechung einer traumatisch erlebten Geburt ist eine wichtige präventive Maßnahme, wenn sie in einem wertschätzenden Umfeld stattfindet.
- Frauen leiden zumeist unter starken Schuldgefühlen. Die Würdigung der Belastung und das aktive Erfragen der Symptome im Rahmen der Nachbesprechung erleichtern es der Patientin, offen über ihre Probleme zu sprechen.
- Bei der Nachbesprechung sollte ein rechtfertigendes Verhalten vermieden werden.
- Kommunikative Kompetenz des medizinischen Personals ist ein bedeutendes Instrument in der Nachbesprechung einer Geburt.
- Das Besprechen des Geburtsberichtes kann hilfreich sein.
- Es ist wichtig, die Patientin zum offenen Aussprechen negativer Gefühle wie Traurigkeit und auch Wut zu ermutigen.
- In der Nachbesprechung sollte immer angesprochen werden, dass im Falle weiterer Schwangerschaften eine Vorbesprechung mit Hebammen und/oder den behandelnden Ärzten und Ärztinnen, Psychotherapeuten oder Psychotherapeutinnen vor der Geburt sinnvoll ist, um einer Retraumatisierung vorzubeugen.

Literatur

Boorman, RJ, Devilly, GJ, Gamble, J, Creedy, DK, Fenwick, J. (2014) Childbirth and criteria for traumatic events. Midwifery 30(2): 255–261.

European Union Agency for Fundamental Rights (2014) Violence against women: An EU-wide survey. Main results report. Luxembourg: Publications Office of the European Union. https://tinyurl.com/5ebr2t83

Pennebaker, J (2019) Heilung durch Schreiben: Ein Arbeitsbuch zur Selbsthilfe. Göttingen: Hogrefe.

Rohde, A, Hocke, A, Dorn, A (2017) Psychosomatik in der Gynäkologie. Kompaktes Handeln – Konkretes Wissen. Stuttgart: Schattauer.

Rohde, A, Dorn, A (2023) Rund um die Geburt. Depressionen, Ängste und mehr. Hilfe und Selbsthilfe bei peripartalen psychischen Problemen. Stuttgart: Kohlhammer.

Vogel, S (2020) Wie habe ich geboren? Deutsche Hebammenzeitschrift 4. https://tinyurl.com/jdn7dzey

Weidner, K, Garthus-Niegel, S, Junge-Hoffmeister, J (2018) Traumatische Geburtsverläufe: Erkennen und Vermeiden. Zeitschrift für Geburtshilfe und Neonatologie 222: 189–196.

WHO, Weltgesundheitsorganisation (2019) Recommendations: Intrapartum care for a positive childbirth experience. Genf: WHO.

Yıldız, PD, Ayers, S, Phillips, L (2017) The prevalence of posttraumatic stress disorder in pregnancy and after birth: A systematic review and meta-analysis. Journal of Affective Disorders 208: 634–645.

Teil VII

Ausblick

Dieses Handbuch ist ein Anfang. Handbücher sind gewöhnlicherweise eher rückwärtsgewandt, sie beschreiben den etablierten Status quo eines Wissensgebietes – im Fall von Trauma und Gewalt in der geburtshilflichen Betreuung soll dieses Handbuch zwar ebenfalls als Nachschlagewerk dienen, aber der Wissensprozess auf dem Gebiet beginnt gerade erst. Das Thema hat seinen Platz erst jüngst im öffentlichen Bewusstsein erlangt, Praxis und Forschung wenden sich ihm im deutschsprachigen Raum erst langsam zu. Vieles ist im Fluss. Wir sehen dieses Handbuch daher als prozessorientiert. Es beschreibt nicht so sehr einen etablierten Zustand des Wissensgebietes, sondern hält einen Moment im sehr jungen Entwicklungsprozess fest. Es ist vorausschauend und zukunftsorientiert. Es gibt wichtige Denkanstöße, Momentaufnahmen aus einer Vielzahl an unterschiedlichen Perspektiven. An vielen Stellen im Buch werden Forschungsdesiderata formuliert, und wir sind sicher, dass für eine mögliche 2. Auflage auf deutlich mehr Forschung und intersubjektiv-gesicherte Erkenntnisse zurückgegriffen werden kann.

Auch international bewegt sich noch Vieles, und es bleibt spannend zu sehen, welchen Einfluss beispielsweise die UN-Frauenrechtskonvention (genannt CEDAW-Konvention) und das Übereinkommen des Europarats zur Verhütung und Bekämpfung von Gewalt gegen Frauen und häuslicher Gewalt (genannt Istanbul-Konvention, IK) haben werden. Beides sind in Deutschland rechtsverbindliche Schriftstücke, mit dem der Staat seine de facto Verantwortung anerkennt, und beide Dokumente sind theoretisch in der Lage, die strukturellen Voraussetzungen für Trauma und Gewalt in der Geburtshilfe zu verbessern.

Wir danken dem Verlag für das Interesse und das Vertrauen, einem so jungen und dynamischen Gebiet ein Handbuch zu ermöglichen. Wir glauben, dass dieses Handbuch viel Potenzial hat und wichtige Grundlagen zur Verfügung stellt.

Wir sind sehr froh, dass wir so viele unterschiedliche Beiträger*innen gewinnen konnten, und danken allen für ihre Bereitschaft und ihr Engagement, und wir freuen uns außerordentlich, dass es gelungen ist, ein so breites, interdisziplinäres Handbuch zu erschaffen, das so unterschiedliche Blickwinkel auf das Thema Trauma und Gewalt in der geburtshilflichen Betreuung wirft.

Einige Themen sind in den 2 Jahren Arbeit am Buch unterwegs »verloren gegangen«: Das Thema provoziert starke Emotionen und ließ auch die Autor*innen nicht unberührt. Mehr als eine Zusage wurde im Laufe der Arbeit an diesem Handbuch zurückgezogen, nicht nur einmal, weil das Thema überforderte und weil persönliche schmerzhafte Grenzen überschritten wurden.

Wir hätten sehr gerne auch Beiträge aus der juristisch-anwaltlichen Praxis und der medizinischen Ausbildung zum Thema Gewalt auf der klinischen Wochenbettstation, im häuslichen Wochenbett und in der Stillberatung aufgenommen, zu Schwangerschaft und Inhaftierung, und weitere Beiträge aus intersektionalen Diskriminierungsbereichen. Vielleicht gelingt dies für eine mögliche 2. Auflage.

Denn eines scheint gewiss: Trauma und Gewalt im geburtshilflichen Kontext werden bis auf Weiteres nicht verschwinden – zu stark ist die geburtshilfliche Kultur in Deutschland von gewalttolerierenden und damit gewaltfortsetzenden Haltungen und

Strukturen geprägt. Wir wünschen uns, dass die Auseinandersetzung damit und darüber immerhin Teil der öffentlichen Auseinandersetzung bleiben möge, und freuen uns, mit diesem Handbuch Grundlagen für eine lebendige, respektvolle und fruchtbare Auseinandersetzung beisteuern zu können.

Im Mai 2024
Martina Kruse und Katharina Hartmann

Anhang

Adressen zum Weiterlesen, Vernetzen, Unterstützen und Verweisen

Selbsthilfe und Unterstützung bei Gewalt unter der Geburt und traumatischen Geburten

Mother Hood e. V.
Eltern für #sichereGeburt
Mother Hood setzt sich für sichere Geburten und die Rechte von Frauen
und Familien ein.
https://mother-hood.de/

Traum(a)Geburt e. V.
Beratung, Schutz und Fürsorge vor, während und nach der Geburt
https://traumageburtev.de/

Roses Revolution
Am 25. November legen seit 2011 weltweit Frauen rosafarbene Rosen vor den Türen
von Kreißsälen und Kliniken ab, in denen sie während der Geburt ihres Kindes Gewalt
erfahren haben, und teilen anschließend Bilder der Niederlegung im Internet.
https://www.rosesrevolutiondeutschland.de/

Hilfetelefon Schwierige Geburt
Das Hilfetelefon nach schwieriger oder belastender Geburt ist ein Projekt der
Bundeselterninitiative Mother Hood e. V. in Kooperation mit der International
Society for Pre- and Perinatal Psychology and Medicine, ISPPM e. V.
https://hilfetelefon-schwierige-geburt.de/

Schatten & Licht e. V.
Der Verein stellt auf seiner Website unter »Hilfsangebote« eine umfangreiche Liste
mit Selbsthilfegruppen und Fachpersonal vor, in der nach Orten gesucht werden
kann. Außerdem verlinkt er auf weitere Angebote.
https://schatten-und-licht.de/

Internationale Gesellschaft für Prä- und Perinatale Psychologie und Medizin e. V. (ISPPM)

Unter »Therapeuten-Suche« listet die ISPPM auf ihrer Website unterschiedliche Berufsgruppen auf (z. B. Traumatherapeut*innen), nach denen gezielt gesucht werden kann.

https://angebote.isppm.ngo/

Das Kaiserschnitt-Netzwerk

Diese Seite richtet sich an Kaiserschnittmütter, bei denen die Erinnerung an den Kaiserschnitt noch schmerzt. Mit Fachinformationen sowie deutschen, schweizerischen und österreichischen Beratungsadressen zur Kaiserschnittverarbeitung wird betroffenen Müttern kompetente Hilfe vermittelt.

http://www.kaiserschnitt-netzwerk.de/

Gerechte Geburt

Die Initiative setzt sich für eine gerechte Geburtshilfe in Deutschland ein; sie bietet Informationen, Austausch und Diskussion.

https://www.gerechte-geburt.de/

GreenBirth e. V.

Der Verein stärkt schwangere Frauen/Familien in ihren Kompetenzen und Rechten.

https://www.greenbirth.de/de/

Schwangerschafts- und Familienberatung

Je nach Stadt unterscheiden sich die Anbieter*innen der Schwangerschafts- und Familienberatung. Hier ein grober Überblick über die unterschiedlichen Angebote, ohne Anspruch auf Vollständigkeit.

Pro familia

Pro familia bietet vertrauliche Beratung bei Fragen zu Schwangerschaft, Sexualität, Partnerschaft und Eltern-Sein.

https://www.profamilia.de/

donum vitae

donum vitae berät Frauen, Männer und Paare an mehr als 200 Orten bundesweit.

https://donumvitae.org/

AWO Schwangerschaftsberatung

Beratung zu Schwangerschaft(-skonflikten), Sexualität, Partnerschaft oder Familienplanung.

https://awo.org/schwangerschafts-konfliktberatung

Sozialdienst katholischer Frauen (SkF) und Caritas

Die Katholische Schwangerschaftsberatung von SkF und Caritas bietet bundesweit in 262 Beratungsstellen sowie in der Onlineberatung umfassende Information, individuelle Beratung und konkrete Hilfe vor, während und nach einer Schwangerschaft bis zum 3. Lebensjahr des Kindes an.
https://www.skf-zentrale.de/fachreferate/schwangerschaftsberatung/schwangerschaftsberatung
https://www.caritas.de/glossare/schwangerschaftsberatung

Weitere Träger

Weitere Träger der Familien- und Schwangerschaftsberatung sind unter anderem die Parisozial, die Evangelische Schwangerschaftsberatung, Frauenwürde. Beratungsstellen in Ihrer Nähe finden Sie unter https://www.familienplanung.de/beratung/beratungsstelle-finden/

Weitere Beratungsangebote und Informationsportale

Frühe Hilfen

Frühe Hilfen beraten, begleiten und unterstützen Familien von der Schwangerschaft bis zum 3. Lebensjahr niedrigschwellig. Hilfe bei der Suche nach lokaler Unterstützung gibt es unter
https://www.elternsein.info/fruehe-hilfen/suche-fruehe-hilfen/
Weiterführende Informationen zu Frühen Hilfen finden Sie unter
https://www.fruehehilfen.de/grundlagen-und-fachthemen/grundlagen-der-fruehen-hilfen/was-sind-fruehe-hilfen/

Emotionelle Erste Hilfe

Die Emotionelle Erste Hilfe ist eine professionelle Begleitung, die den Aufbau einer liebevollen Eltern-Kind-Bindung in der Schwangerschaft, der Geburt und in der ersten Zeit danach unterstützt.
https://www.emotionelle-erste-hilfe.org/

FINE e. V.

Frauenpsychosomatik im Netzwerk. Interdisziplinäres Hamburger Netzwerk mit Verlinkung zu unterschiedlichen Fachleuten
https://frauenpsychosomatik-hamburg.de/

Berliner Versorgungsnetzwerk Psychosomatische Gynäkologie und Geburtshilfe

Netzwerk von Personen verschiedener Fachrichtungen, die ambulante sowie stationäre psychosomatische Beratung und Behandlung für Frauen, Paare und Eltern im Bereich Gynäkologie und Geburtshilfe anbieten.
http://www.frauenpsychosomatik.de/

JUNO
Dieses Kölner Netzwerk für Schwangerschaft und Psyche ist ein Zusammenschluss von Expert*innen und Institutionen unterschiedlicher therapeutischer, medizinischer, pädagogischer und sozialer Fachbereiche.
https://juno-koeln.de/

Dresdner Netzwerk Schwangerschaft und Wochenbett
Im Dresdner Netzwerk Schwangerschaft und Wochenbett arbeiten Ärzt*innen, Hebammen, Psychotherapeut*innen, Stillberater*innen und Schwangerschafts- und Familienberater*innen multiprofessionell zusammen.
https://www.schwangerschaft-wochenbett.de/

Die Schmetterlingskinder
Dies ist eine besondere Seite für Eltern, die ihr Kind verloren haben durch eine Fehlgeburt, Totgeburt, medizinisch indizierten Abbruch, eine Frühgeburt, durch Krankheit, oder während oder kurz nach der Geburt oder durch den plötzlichen Säuglingstod.
http://schmetterlingskinder.de/

Bundesverband Verwaiste Eltern und trauernde Geschwister in Deutschland e. V.
Der Verband begleitet Familien auf dem Weg mit der Trauer um ihr verstorbenes Kind.
https://www.veid.de/

Bundesverband Kindstod in Schwangerschaft und nach Geburt e. V.
Aus der Gemeinschaft von Sternenkinder- und Sterneneltern-Vereinen deutschlandweit hat sich dieser Bundesverband entwickelt. Aufgabe des Bundesverbandes ist es, die allgemeinen, ideellen, fachlichen, wirtschaftlichen und sozialpolitischen Belange rund um das Thema des frühen Kindstodes während Schwangerschaft, Geburt und erster Lebenszeit zu vertreten.
https://bvksg.eu/

Regenbogenportal des Bundesministeriums für Familien, Senioren, Frauen und Jugend
Hier sind Informationsmaterialen zum Thema queere Elternschaft abrufbar
https://www.regenbogenportal.de/

Bundesverband Trans*
Der Bundesverband Trans* (BVT*) versteht sich als ein Zusammenschluss von Einzelpersonen, Gruppen, Vereinen, Verbänden und Initiativen auf Regional-, Landes- und Bundesebene. Das gemeinsame Bestreben ist der Einsatz für geschlechtliche Selbstbestimmung und Vielfalt.
https://www.bundesverband-trans.de/

Nationales Gesundheitsziel. Gesundheit rund um die Geburt
Der Kooperationsverbund gesundheitsziele.de des Bundesgesundheitsministeriums hat das Ziel, den nationalen Gesundheitsprozess weiterzuentwickeln. In der folgenden Broschüre geht es um die Gesundheit rund um die Geburt.
https://www.bundesgesundheitsministerium.de/fileadmin/Dateien/5_Publikationen/Gesundheit/Broschueren/Nationales_Gesundheitsziel_Gesundheit_rund_um_die_Geburt.pdf

Leitlinien
»Leitlinien geben Empfehlungen, wie eine Erkrankung festgestellt und behandelt werden sollte. Sie richten sich vor allem an Ärztinnen und Ärzte, aber auch an Pflegekräfte und andere Fachleute im Gesundheitswesen.
Leitlinien sollen dazu beitragen, dass Patientinnen und Patienten angemessen behandelt und versorgt werden. [...]
Leitlinien fassen das aktuelle medizinische Wissen zusammen, wägen Nutzen und Schaden von Untersuchungen und Behandlungen ab und geben auf dieser Basis konkrete Empfehlungen zum Vorgehen. Eine Leitlinie soll außerdem darüber informieren, wie gut eine Empfehlung wissenschaftlich belegt ist. Leitlinien müssen regelmäßig aktualisiert werden.
Im Gegensatz zu Richtlinien sind Leitlinien rechtlich nicht verbindlich. Das heißt, Ärztinnen und Ärzte können von der in der Leitlinie empfohlenen Behandlung abweichen, wenn sie denken, dass sie für einen bestimmten Patienten nicht geeignet ist. Abweichungen sollten aber jeweils begründet sein.«
(https://www.gesundheitsinformation.de/was-sind-leitlinien.html)
Auch für werdende Eltern können Leitlinien hilfreich sein, um zu wissen, welche Möglichkeiten ihnen zur Verfügung stehen. Im Folgenden finden Sie links zu einigen relevanten Leitlinien.

- S-3-Leitlinie Die vaginale Geburt am Termin: https://register.awmf.org/de/leitlinien/detail/015-083
- S-3-Leitlinie Die Sectio caesarea: https://register.awmf.org/de/leitlinien/detail/015-084
- S2e-Leitlinie Überwachung und Betreuung von Zwillingsschwangerschaften: https://register.awmf.org/de/leitlinien/detail/015-087
- S2k-Leitlinie Geburtseinleitung: https://register.awmf.org/de/leitlinien/detail/015-088

International

White Ribbon Alliance
Charta zur respektvollen Geburtshilfe: Die universellen Rechte für Schwangere und gebärende Frauen.
https://whiteribbonalliance.org/wp-content/uploads/2022/05/WRA_RMC_Charter_FINAL.pdf

International Childbirth Initiative (ICI)
12 Schritte zur sicheren und respektvollen MutterBaby-Familien-Geburtshilfe
https://icichildbirth.org/wp-content/uploads/2021/05/ICI_12StepSummary2021.pdf

UN-Frauenrechtskonvention (CEDAW)
Die Bezeichnung Frauenrechtskonvention ist eine Abkürzung für das Übereinkommen zur Beseitigung jeder Form von Diskriminierung der Frau, CEDAW (Convention on the Elimination of All Forms of Discrimination Against Women). Dieses Übereinkommen der Vereinten Nationen ist das wichtigste internationale Menschenrechtsinstrumentarium für Frauen. Hier werden Standards zur Bekämpfung der Frauendiskriminierung in den Bereichen Kultur, Soziales, Bildung, Politik und Gesetzgebung festgesetzt.
https://www.frauenrechtskonvention.de/

Istanbul-Konvention
Die Istanbul-Konvention ist ein Übereinkommen des Europarats zur Verhütung und Bekämpfung von Gewalt gegen Frauen und häuslicher Gewalt.
https://rm.coe.int/1680462535

Sachverzeichnis

www.klett-cotta.de/schattauer

Eva Meisenzahl, Vero-
nika Stegmüller, Nicole
Gerbig
**Psychische Belastungen
in Schwangerschaft und
Stillzeit**
Das Manual für Gruppen-
und Einzelsettings
232 Seiten, kartoniert
ISBN 978-3-608-40062-5

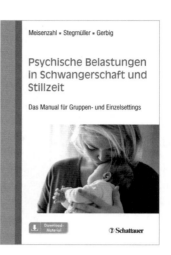

Hilfe für belastete Frauen in Schwangerschaft und Postpartalzeit

- Angesprochen sind: Alle, die eine Gruppe für Schwangere und Mütter anbieten wollen - von der ÄrztIn und PsychotherapeutIn bis zur Hebamme und BeraterIn

- In die Zukunft gedacht: Psychoedukation von Müttern ebnet den Weg für eine sichere Bindung und eine bessere psychische Gesundheit für Mutter und Kind sowie die gesamte Familie

- Niederschwellig: Einmal die Woche à 90 Minuten am besten in der Gruppe, um fehlende soziale Kontakte auszugleichen

- Hilfe durch: Stabilisierung, Wissensvermittlung und Entlastung